病気予防や症状改善に役立つ

# 中医アロマセラピー

中医アロマセラピスト／薬剤師・国際中医師
有藤文香 著

池田書店

# 中医学とアロマセラピーとの出会い

誰にでも起こり得るちょっとした身体の不調や美容の悩み。これを自分の手で和らげたり、改善したりできる新しいセルフ医学、それが「中医アロマセラピー」、略して〝中医アロマ〟です。中医アロマは、西洋のアロマセラピーと東洋の中医学という二大植物療法を融合したもので、日本ではまだあまり知られていませんが、イギリスではすでに実践されている予防医学のひとつ。中国で古代より伝わる伝統医学の考えをもとに、体質や症状に合ったエッセンシャルオイルを選び、それを使って、ツボや経絡《けいらく》（ツボとツボを結ぶライン）をやさしくマッサージし、人間に本来備わった自然治癒力によって心身の健康を取り戻すためのトリートメントです。

私は、イギリスで中医アロマを学び、日本で中医学を学び、現在は薬剤師として、またアロマセラピストとして、中医アロマサロンのスクールとサロン、漢方薬店を開き、クリニックの漢方内科で漢方相談を担当しています。

実は私は、大学卒業後、ある製薬会社で働いていましたが、いくつかきっかけがあって退職し、中医アロマの世界に入りました。薬は病気を治すためにあるものですが、間違った使い方をすると、薬害をもたらす危険性もはらんでいます。製薬会社に勤めていたころの私はそのことで悩み、知らないうちに心身のバランスを崩し、社会人としても、まともな生活を送ることができなくなっていました。みるみる太り、肌荒れがひどくなり、月経は定期的に来ない……。見かねた薬剤師の母が、私に漢方薬をすすめてくれたのです。

その薬は、ニキビのために処方してもらった薬でした。ところが、半年間飲み続けていると、ニキビだけでなく便秘も解消、月経も順調になって体重も減ってきたのです！　その変化を、当時はとても不思議に感じたものでした。まるで魔法にかけられたかのように――。

でもこれが、私にとって中医学との本当の出会いになりました。23歳のころのことです。

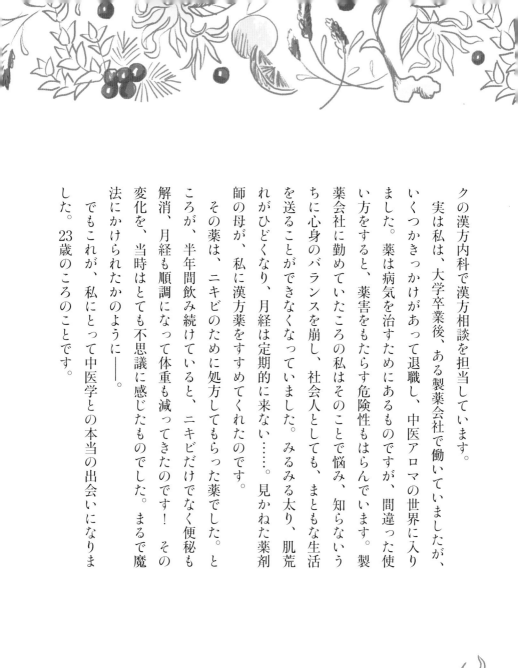

早速、中医学を礎にしたアロマセラピーが実践されているというイギリスに渡った私は、そこで中医アロマを学び、実際に施術する機会も得て、〝中医アロマ〟の高い効果に衝撃を受け、心を打たれました。帰国後、いよいよ本格的に中医学を学び始めてからは、日本の中医学のレベルの高さに驚き、国際中医師の先生方の熱い情熱と使命感に触発されました。そして、改めて、中医学とアロマセラピーを融合した新しい予防医学に日本で取り組むことの意義の大きさを感じました。

しかし、できるだけたくさんの方に健康になってもらいたい、美しくなってもらいたい、毎日気持ち良く生活してほしいと願って精一杯がんばっても、私一人では一日4人の施術が限界です。そこで、誰もが気軽に、中医アロマを実践できる方法はないかと考え、この本を書くことにしました。この本をきっかけに、多くの方が〝中医アロマセラピスト〟になることができれば、自分自身はもちろん、大切な相手にも実践することができる。病気を未然に防いで健やかな毎日を過ごすことができる。私はそう信じています。

疲れたとき、体調のすぐれないとき、心配ごとがあるとき、愛する人が体をさすってくれるだけで、気持ちが軽くなり、安心し、悪いものが飛んでいってしまうように思うことがあります。自分や相手をいたわりながら行うトリートメントには、やさしさという思いやりの「気」がたっぷりこもっています。どんな凄腕のセラピストの手よりも、ずっとずっと効き目があるはずです。

まずは、自分や周囲の大切な人の体を触って、身体の声を聴いてみてください。もしかすると、想像以上の悲鳴が聴こえてくるかもしれません。そんな身体の叫びに驚き、辛くなることがあるかもしれません。でも、一番近くでその声と向き合うことができるのは、あなた自身しかいないのです。

人間を自然の一部と考える中医学と、100%天然の植物から抽出された精油の自然の力をかりて、体や心を健康な状態へリセットしましょう。

がんばっている自分のために、大切な人たちの健康を守るために――。

# Contents

第4章　中医アロマの実践

# 中医アロマのツボ経絡マッサージ法

## 第5章 中医アロマの実践

# 症例・体質別トリートメント法 —— 129

体の中から元気になる *column*

# 中医アロマとは

――東洋と西洋の融合による予防医学――

## 植物の力で病気の予防を！

中医学とアロマセラピーという二大植物療法を融合したのが、中医アロマセラピー、略して〝中医アロマ〟です。すでにイギリスでは民間療法のひとつとして取り入れられている療法で、中医学的に体質を見立てて治療法を決め、エッセンシャルオイルを用いて、ツボや経絡（体中をめぐる「気」や「血」の通り道）をマッサージしたり、芳香浴などで楽しんだりすることにより、身体の内側と外側の両方から健康な状態に戻します。

植物療法は、世界中の家庭で古くから民間療法として伝えられてきました。その中でも、東洋の中医学と西洋のアロマセラピーは、予防医学の観点から、難治性の病気に対して現代医学の代替医療としてさらなる可能性が期待されています。双方とも、１００％自然の恵みによる予防医学です。植物の力によって、自然界の一部である人間の自然治癒力を高めることができるのです。

## 中医学とアロマセラピー、いいとこどりの治療法

中医アロマは、中医学とアロマセラピー、双方の良いところを取り入れて、相乗効果をねらいます。ベースになるのは、中医学の基本的な考え方である陰陽《いんよう》五行《ごぎょう》学説です。詳しくは第2章で解説しますが、陰陽学説は、世の中のものすべてが、女と男、夜と昼、寒いと熱い、のように「陰」と「陽」に分けられるという考え方です。五行学説は、自然界にあるすべてのものを5つに分類し、それらの相互関係を説明するものです。

人間の身体も、図のように5つに分類されます。

ひとりひとりの体質を細かく見極めるには、中医学の「四診《ししん》（望診《ぼうしん》・聞診《ぶんしん》・問診《もんしん》・切診《せっしん》）」により、「弁《べん》証論治《しょうろんち》」を用いて診断します。これについては、第3章で詳しく紹介します。

次に、診察の結果によって治療法を決定しますが、このとき中医アロマでは、中医学で用いる生薬や漢方薬の代わりに、同じ100%天然の、香り高いエッセンシャルオイルや、精油を希釈するキャリアオイルを使います。

治療法は、症状や体質によって選んだオイルの心地良い香りの中で行うトリートメント。ツボや経絡を取り入れてオイルマッサージを行います。14本の経絡とツボ、体の部位ごとのマッサージ法は第4章で解説します。

中医アロマが通常のオイルマッサージと異なる点は、ソフトタッチのオイルトリートメントによって究極のリラクゼーションを味わうことができるところ。また、精油が皮膚から吸収されることにより、血流に乗って各臓器に働きかけるので、一度で深く長く効果を得られるうれしいセラピーなのです。

## 五行の応用図

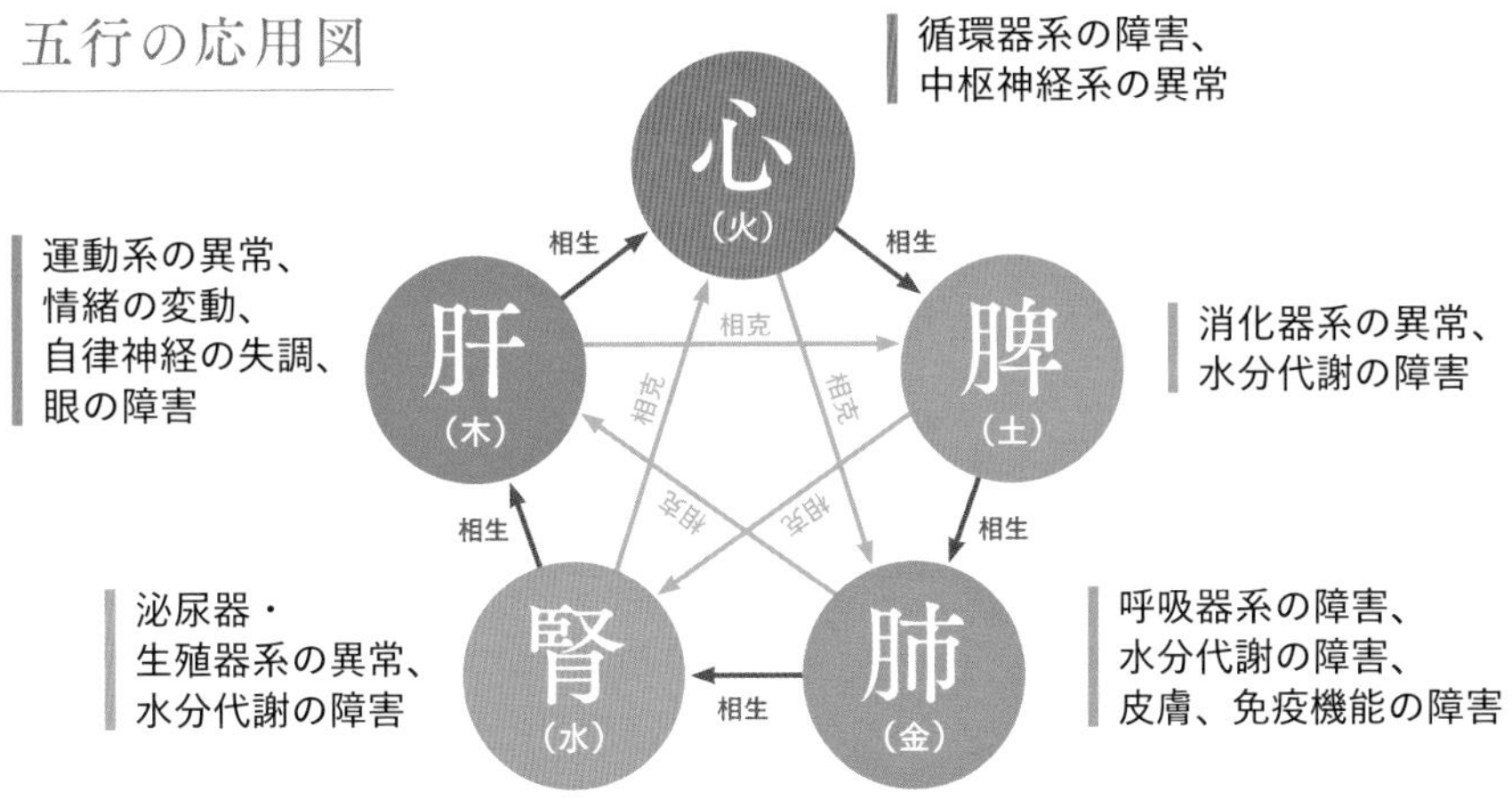


**相克関係**（相手の過剰を抑制・制約する関係）

**相生関係**（お互いに助け合う親子関係）

五行の「五」は、「木」「火」「土」「金」「水」の五元素を指します。自然界の事象を人体に関連づけて、人間の生理機能や病理変化を示すために応用します。

## 体に聴く、香りを聞く、心に効くセラピー

中医アロマは、化学合成された薬を処方する西洋医学とは違って、正しく行えば副作用の心配もなく、手軽に生活に取り入れることができます。少し難解なところもあるかもしれませんが、それは、人の体や心の状態が、年齢や体質によってさまざまに変化していく複雑なものだからです。

第5章では、そうしたさまざまな心身の不調を症状と体質別に分類し、ひとつひとつに対してトリートメント法を紹介します。心身の不調は誰にでもあることですから、日常生活において必ず役立つことがあるはずです。第6章では、中医アロマのトリートメントで用いるアロマオイルについて、中医学的見地から性質と効能を解説していきます。おすすめのブランドも紹介しますので、オイル選びに役立ててください。

## あなたと大切な人たちの健康を守るために

中医アロマの知識とトリートメントのテクニックがあれば、誰でも自分自身の手で病気を予防し、健康で楽しい生活を送ることができるようになるでしょう。あなた自身はもちろん、ケアを必要としている身近な人たちの心身の健康のためにも役立てることができます。中医アロマは、あなたや周囲の大切な人たちが、毎日を笑顔で暮らせるためにあるのです。

※現在、医療機関にかかっている方、妊娠中、授乳中の方は、医師に相談してから始めてください。本書では、著者の経験や研究をもとに、病気の予防や症状の改善に役立つレシピやトリートメントを掲載しています。体質によっては合わないこともありますので、異常がみられる場合はただちに使用や施術を中止し、医師にご相談ください。本書の著者並びに出版社は、使用に関して生じた一切の損傷や負傷、その他についての責任は負いません。

第 1 章

中医アロマの基礎

# アロマセラピーのおさらい

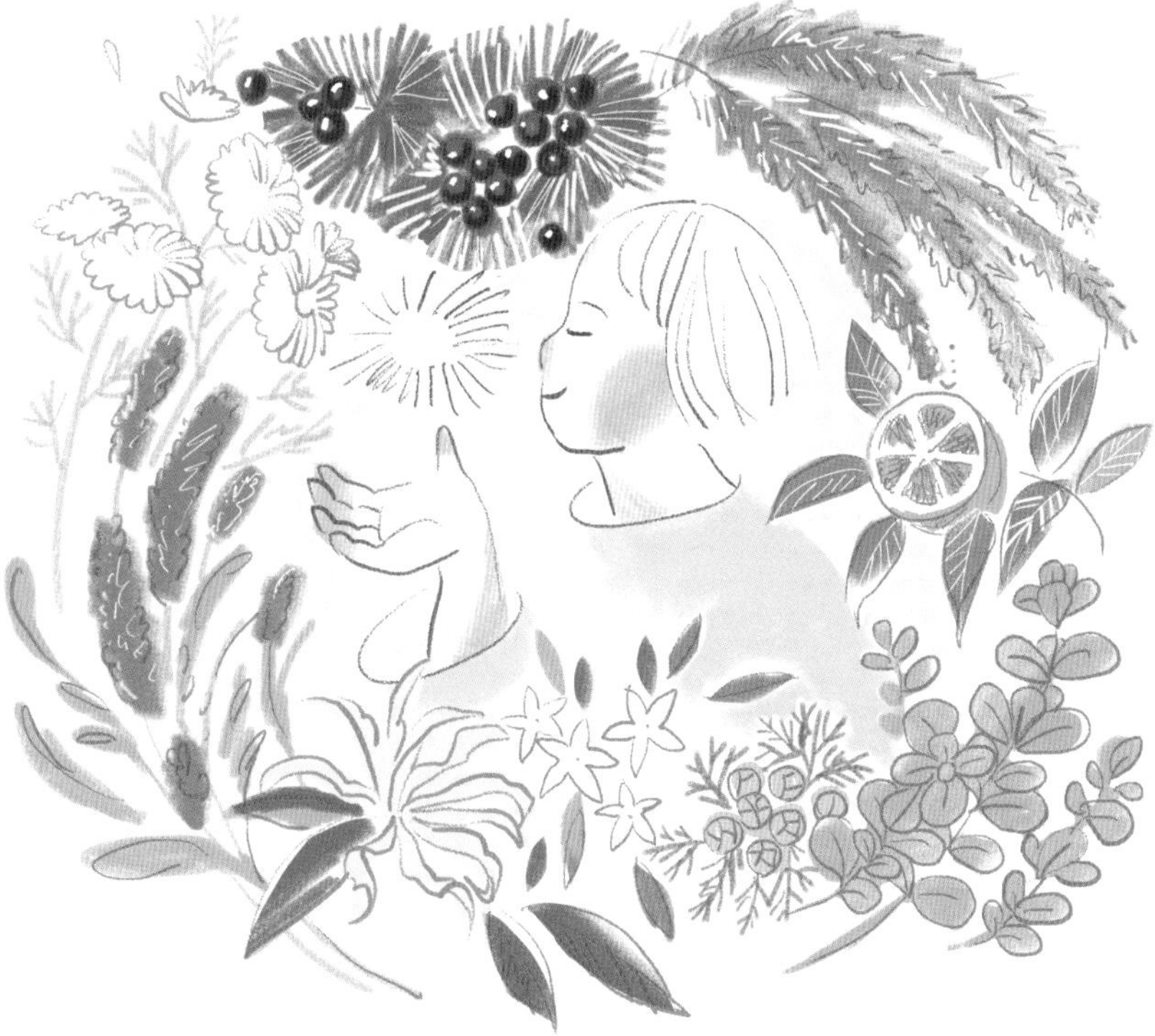

中医学との共通点も多い西洋の自然療法

# 知っておきたいアロマセラピーの基礎

古くから自然の力を信じてきた人々の経験の蓄積が、
アロマセラピーという新しい家庭の医学を育てました。

## アロマセラピーとは

**１００％天然成分の精油を用いた伝統ある自然健康療法**

アロマセラピーは、ハーブや香木、スパイス（種や果実）などの生薬を原料として抽出した精油を使って行う自然療法。英語でアロマは「芳香」、セラピーは「療法」を意味します。精油は１００％天然成分でできており、この成分には、心身をリラックスさせたり、自然治癒力を高めたりする作用があります。アロマセラピーは、これを利用して心と体の不調を改善し、心身ともにバランス良く、健康的にしていきます。

アロマセラピーが体系的な学問としてまとめられたのは１９７８年のことですが、「香り」のもたらす効果はなんと紀元前３０００年の昔から、宗教儀式や医療、化粧品や香料などで利用されていたといいます。現代に開発された多くの西洋薬と異なり、アロマセラピーは太古の時代から人々が経験を積み重ね、少しずつ蓄積した医学体系に基づいています。副作用も知り尽くされています。この点は、中国伝統医学も同様です。

**ブレンドオイルを用いて行うトリートメント**

アロマセラピーでは、主にオイルマッサージによるトリートメントを行います。オイルマッサージは、まず筋肉と骨の癒着を解消し、主に関節の可動域を増進させます。さらに、トリートメント中は精油が心に染みわたる香りを放ち、精神的・生理的効果を生み出すとともに、オイルが皮膚に染み込んで有効成分が血液に流れ込みます。スキンシップによるリラックス効果もあります。

**新しい家庭の医学としてのアロマセラピー**

風邪、頭痛、肩こり、月経痛など日常的に起こりがちな症状に対しては、予防法を知り、余計な薬は使わず、安全で気軽に行うことができる治療を家庭で実践するのが一番です。アロマセラピーはそうした治療法のひとつとして非常に有効です。なぜなら、体に起こったトラブルを特定の部分だけの問題にせず、心も含めた全体的な問題と考えるから。さまざまな要因でさまざまな病気が起こると考えるので、ひとりひとりに合わせたオーダーメイド治療が可能なのです。近年では病院でも、代替補完医療として精油を用いるところが出てきました。

## ◆◆◆ 精油と基材について

**精油の3つの特徴**

精油には、共通して次の3つの特徴があります。

◎強い香りがある
◎揮発《きはつ》性がある
◎水には溶けにくいが、油にはよく溶ける

精油は、植物の花や葉、果皮からほんのわずかに分泌される有機化合物の集合体。つまり、100%天然のものです。この有機化合物の構造や、成分とその分量によって、香りや作用に特徴が出てきます。

**基材について**

精油は100%天然ですが、誰にでも安全とはいえません。精油は植物の濃縮された香りそのものなので、使用の際には希釈が必要です。希釈のための材料のことを「基材」と呼びます。

オイルマッサージで用いる基材はキャリアオイルといい、精油を身体に行き渡らせるための媒体となって働きます。また、潤滑剤となってマッサージの動作をしやすくします。種類によって差はありますが、すべてのキャリアオイルに軟化作用があります。

　このほかの主な基材では、ルームスプレーなどに用いる無水エタノール、化粧水などに用いる精製水、バスソルトなどに用いる塩、クリームなどに用いる蜜蝋《みつろう》、パックなどに用いるクレイがあります。

## 香りのメカニズム

### 鼻から大脳へ

　空気中に揮発した精油の成分を吸い込むと、分子が鼻腔の上部にある粘膜に付着します。その情報が電気信号（神経インパルス）になって、欲求や感情などに深くかかわる大脳辺縁系に直接伝わります。さらに視床下部へ伝わり、自律神経系や内分泌系、免疫系に働きかけ、心身に影響していきます。気持ちが落ち着き、心身のバランスを取り戻す大きな助けになりますが、これは香りが記憶と結びつき、潜在意識に働きかけてヒーリング効果をもたらし、精油成分の情報が脳による神経伝達物質の放出にかかわるからだと考えられています。

### 肺から血液へ

　芳香浴で精油の香りを吸入したり深呼吸したりすると、肺に入った精油成分の分子は肺胞の粘膜から血液に入り、体内の組織に影響を与えます。また、鼻腔粘膜からもごく少量が血液に入ります。ただ、吸入してもほとんどがまた呼気として出て行ってしまうので、効果は経皮吸収の1/10ほどになります。

### 皮膚から血液、リンパへ

　アロマバスやオイルマッサージでは、有効成分が皮膚から吸収され、深部にある真皮《しんぴ》まで浸透します。そこからさらに毛細血管やリンパ管に入って全身をめぐり、各器官に作用します。

### 精油の代謝

　精油の成分は鼻からのルート以外は血液中に取り込まれ、ほかの化学成分と同様に体内をめぐってさまざまな組織に影響を与えます。最終的には肝臓が分解し、そのほとんどが腎臓で濾過され、尿・汗・呼気・便の中に排出されると考えられています。

### 「高品質だから飲める」には要注意

経口摂取したものは小腸で吸収され、肝臓で解毒・代謝されます。精油を継続的に原液で内服した場合、それらの成分を代謝するために肝臓が働き続け、その結果、肝炎を起こすことも珍しくありません。子どもの場合は少量でも毒性を示し、けいれんや嘔吐、下痢などの中毒症状が出る恐れもあります。食品添加物だから安心して飲める、メディカルグレードだから安全という考え方はとても危険です。精油の飲用には専門的な知識や細心の注意が必要です。

## 精油の選び方

下の４つの項目をチェックしたうえで、自分の体質や体調に合ったオイルを選びます。自分好みの香りを選ぶのもポイントです。第3章と第5章も参照してください。

◎１００％天然のオイルか？
◎化学合成された香料を使用していないか？
◎精油名、学名、原産地が表示されているか？
◎輸入元や製造元、使用期限が表示されているか？

## 精油の取り扱いと保存

精油は１００％天然のものですが、副作用を起こす可能性がないわけではありません。正しい保存方法や使用方法を覚えて、楽しくアロマセラピーを行いましょう。

・直接肌につけたり、飲んだりしない。
・火気の近くでの使用には十分注意する。
・子どもやペットの手が届かないところに保存。
・敏感肌の人は使用前にパッチテストを行う。
・同じ精油を長期間使い続けない。
・妊娠中・授乳中・乳幼児への使用には注意する。
・効能のほか安全性についても知ったうえで使う。
・冷暗所で保管し、使用期限を守る。
・柑橘系の精油の多くには光毒性があるので、肌に用いた後は12時間以上、紫外線を避ける。

## 精油の安全性

精油は、使い方を誤ると、人間にとってマイナスの作用を示すものもあります。正しい使い方のほかにも、それぞれの精油が持つ作用を知っておかなければなりません。妊娠中・授乳中・乳幼児・てんかん症状のある人・神経障害のある人・高血圧の人などの場合、使用してはならない精油もあります。

### 乳幼児に対する安全性

幼い子どもは免疫機能が確立していないので、さまざまな精油の天然成分に対する適応力が大人ほどありません。

1歳未満の赤ちゃんには、いかなる方法でも精油の使用は控えましょう。3歳未満の乳幼児の場合は、芳香浴なら精油を利用しても良いでしょう。3歳以上になったらオイルマッサージを始めてもかまいませんが、精油の使用量は大人の1/10の量から始め、最大でも1/2にしましょう。

**〈子どもに使ってはいけない精油〉**
クローブ、シナモン、ジンジャー、タイム、バジル、フェンネル、ジュニパーベリー

### 妊婦に対する安全性

受精から8週目までは精油の影響を受けやすい時期なので、使用は避けましょう。妊娠5カ月くらいまでは芳香浴のみの使用に限定してください。5カ月以降でも1％以下の低濃度で用いましょう。

**〈妊娠中に使ってはいけない精油〉**
クラリセージ、クローブ、シナモン、ジャスミンアブソリュート、スイートマージョラム、タイム、バジル、フェンネル、ペパーミント、ミルラ、ローズマリー

**〈妊娠6カ月まで使ってはいけない精油〉** サイプレス

### そのほかの病気に対する安全性

特定の疾患がある場合は、専門医の指導に従って精油を使用しましょう。特に刺激性の高いオイルは注意が必要です。

**〈高血圧の人に使ってはいけない精油〉**
ローズマリー、ヒソップ、タイム

**〈てんかんの人に使ってはいけない精油〉**
フェンネル、ローズマリー、クラリセージ

**〈敏感肌への使用は注意が必要な精油〉**
クローブ、シナモン、ジャスミンアブソリュート、ジンジャー、タイム、パインニードル、バジル、フェンネル、ブラックペッパー、ペパーミント、ベンゾイン、レモン、レモングラス

**〈まれに敏感肌に刺激が出る精油〉**
イランイラン、ジュニパーベリー、スイートマージョラム、ゼラニウム、ティートリー、ベルガモット、ヤロウ

**〈光毒性がある精油〉**※肌に使用した後、12時間は紫外線を避けましょう。
ベルガモット、グレープフルーツ、レモン、ライム

## ◆精油のブレンド方法

精油には、個性の強いもの、ほかとバランスをとってくれるものなど、それぞれ異なる性質があります。単独で用いても効果はありますが、相性の良い精油を組み合わせることで相乗効果が生まれ、より高い効果を期待できます。第2章から第5章までを参考に、自分に合ったブレンドオイルを作りましょう。

❶マッサージオイルは精油をキャリアオイルで希釈して作ります。キャリアオイルは肌質で選ぶのがベスト。スイートアーモンドオイルやホホバオイルは扱いやすいので特におすすめです。

❷カウンセリングにより、症状に合ったオイルをみつけます。第2章と第3章を参照してください。

❸主役の精油を決めます。メインになる1本は好きな香りにしましょう。

❹ブレンドする精油を決めます。ノートのバランスを考えて選ぶのがポイントです。

**［トップノート］**最初に匂い立ち、はかなく消える香り

**［ミドルノート］**トップノートの次に匂い立つ香り

**［ベースノート］**時間が経つとほのかに匂い、長続きする香り

❺香りの印象を試します。

❻ブレンドファクター（BF）の数値を基準に精油の滴数を決めます。ブレンドファクターとは、香りの強さを表す数値。数字が小さいほど香りが強くなります。香りの強い精油は少なく、弱い精油は多く。ブレンドファクターの数値と滴数は、ほぼ比例すると考えてください。

❼キャリアオイルとブレンドします。作ったオイルは冷暗所で保存し、2週間以内に使い切ってください。

**ブレンドオイルの濃度と精油の滴数の目安**

| | 敏感肌用 | フェイス用 | ボディ用 |
|---|---|---|---|
| キャリアオイル | 0.5% | 1% | 2% |
| 10ml | 1滴 | 2滴 | 4滴 |
| 20ml | 2滴 | 4滴 | 8滴 |
| 30ml | 3滴 | 6滴 | 12滴 |

# 家庭でできる食養生

## 体の中から元気になるコラム《薬膳》

中国では、まだ病気ではない未病（なんとなく不調）の段階からその兆しとなる病気の芽をみつけ、その芽を摘んで病気にならないようにすることが最高の医療と考えられてきました。薬膳も、漢方薬、鍼灸《しんきゅう》、気功などとともに中医学の養生法のひとつ。毎日、自分の体に合った食事を実践して未病を改善し、健康になるための身近でたしかな療法です。中国最古の医学書といわれる『黄帝内経《こうていだいけい》』には、「穀は養をなし、畜は益をなし、菜は充をなし、果は助をなす」とあります。病気の治療でも、薬物治療の前に、穀・畜・菜・果などの食物をとることが身体を養い、健康を維持するための必要条件なのです。

薬膳の起源は、約3000年前に宮廷の食事を管理していた医者「食医」にあるといいます。食物の味は「酸・苦・甘・辛・鹹《かん》」の五味に分かれ、それぞれ身体の五臓「肝・心・脾・肺・腎」と深くかかわっており、異なる効能があるとされています。薬膳ではそれらの働きをうまく利用して、体質や身体の不調を治していきます。また、五味は「春・夏・土用（梅雨）・秋・冬」の五季にも当てはまります。薬膳では、それぞれの季節や風土に合った食材や調理法を選んで用います。

薬膳を意識した暮らしではキッチンが薬箱、あなた自身がホームドクターです。日々の食事を工夫することにより自分の身体、そして大切な人たちの身体を健康的に美しくしていきましょう。

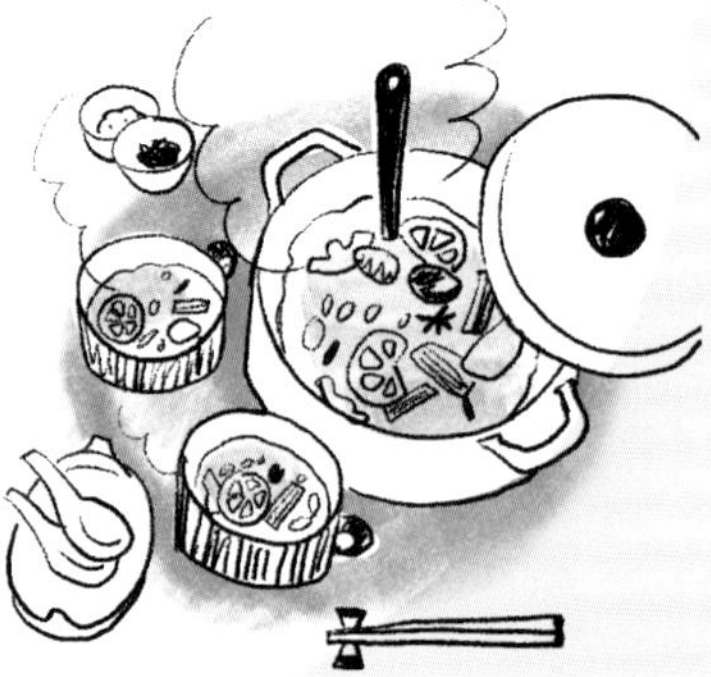

第 2 章

中医アロマの基礎

# 初めてでも分かる
# 中国伝統医学

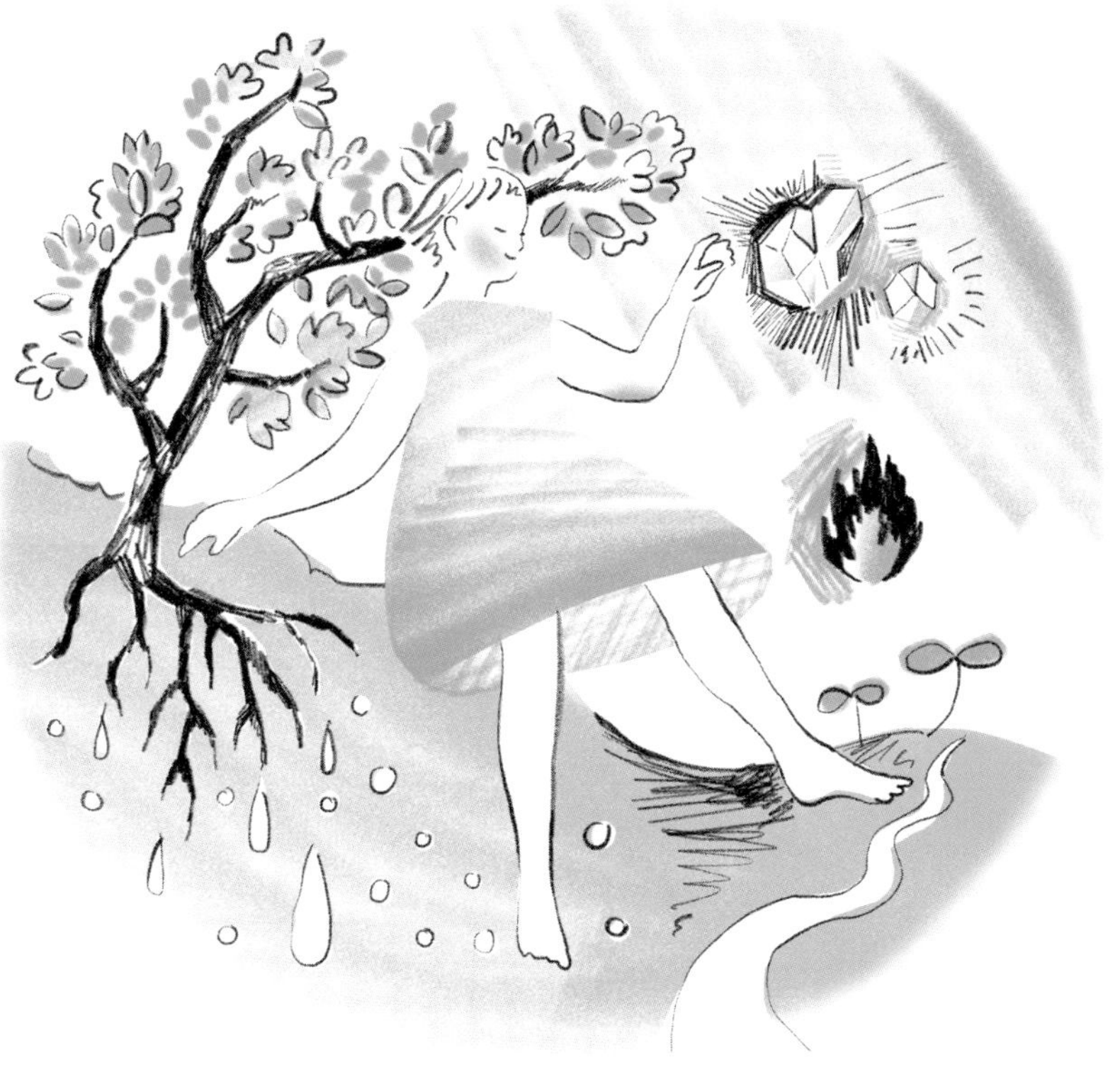

予防医学の考え方を理解しましょう

# 私たちの日常にある中医学の世界

多種多様な人々の多種多様な病を、
根本の原因を突き止めて予防・改善する。それが中医学です。

## 人間の体も心も大自然の一部

健康食品やサプリメント、病院で処方してもらった薬など、何を飲んでも治らない。ひとつ症状が治まっても、また違う症状が出てきてしまう。病院へ行ったら「不定愁訴《ふていしゅうそ》」（明白な原因が見られないのにさまざまな自覚症状がある状態）といわれ、精神安定剤を処方されて帰されてしまった。そんな経験はありませんか？

病院での治療は、病気になってから薬を投与したり、手術したりする対症療法が中心です。一方、中医学の場合は予防医学が中心ですから、病院へ行くほどでもないような、「なんとなく不調」という症状も、漢方薬や鍼灸（鍼《はり》を打ったり灸をすえたりして症状を改善する中医学の療法のひとつ）、推拿《すいな》（多種多様な手技によって症状を改善する中医学の療法のひとつ）、薬膳（健康維持のための食事として薬食同源の考え方から生まれたもの）などを用いて根本からの改善を目指します。

西洋医学は、心のことなら精神科へ、目のことなら眼科へ、胃の調子が悪ければ胃腸科へ、といった具合に体の中の各器官をひとつの部品として考えます。一方中医学では、肉体と精神を大自然の中のひとつの事象としてとらえます。多種多様な症状が出現する背景には、ひとりひとりの体質や、その人が暮らす土地の気候や風土なども関係していると考え、根本の原因を突き詰めてそれに対峙しようというのが基本的な姿勢です。ですから、たとえば目の調子が悪くても肝臓の調子が悪くても、同じ治療を行う場合があります。根本の原因を突き詰めていくため、原因が同じなら治療法も同じということになるのです。

季節の移り変わりによる環境の変化や、喜怒哀楽のような人間の心理の微妙な変化は、全身の「気血《きけつ》（体内の正気と血液のこと。生命力の源）」の流れや「五臓六腑」に影響を与えます。その影響は、病院で行う検査の数値よりもむしろ、たとえば全身をめぐる「経絡《けいらく》」や「ツボ」に反応点として現れてきます。

中医学では、それを診《み》て治療法を決定しますが、その部分は痛かったり、かゆかったり、こっていたりするので、誰でも無意識のうちに、手でさすったり揉んだりしているはずです。また、赤くなったり黒ずんだりもしますから、目で見てすぐに異常が認められることもあります。家庭でも私たちは、寒い季節には体の温まる食べものを、暑い季節には体を冷やす食べものをとる習慣が身についています。また、イライラするときは酸っぱいもの、思い悩んでいるときには甘いものを自然と食べたくなりますね。このように、実は日常の生活そのものが中医学の世界であり、知らず知らずのうちに、私たちは中医学を生活の中に取り入れているのです。

## 中医学はバランス医学

中国伝統医学は、３０００年以上の歴史を経て今日に伝えられたさまざまな理論や考え方を組み合わせ、病気になる前に病気を治療する「未病先防《みびょうせんぼう》」の予防医学です。人々が古くから体験してきた多種多様な症状と、それらに対する治療経験を蓄積することによって体系立てられたもので、特に現代中国で行われているものを「中医学」と呼んでいます。たとえば昔の人は、病気を治す薬草を探すために誤って毒草を服用してしまうようなこともあったはずです。しかし、そうした経験の積み重ねによって、人々は薬草に関する知識を少しずつ得て、害のある薬草は淘汰され、人にやさしく安全で効果のある薬草だけが残って現在に至っているのです。

ちなみに、西洋医学の場合は、新薬が開発されてから人の体に使用されるまで、試験期間はたった9年から17年くらいのものです。本当にその薬が人間の体に適しているかどうかは、次の世代か、あるいはその次の世代になってみないと分からないのではないでしょうか。

中医学の基本となっているのが「陰陽五行学説」です。陰陽五行といわれると、なんだか難しいから自分には無理、と思われるかもしれません。しかし実は、そう思っているあなたも、もうすでに陰陽五行の世界に入っているのです。なぜなら、陰陽五行は、自然界そのものだからです。

自然界に存在するものは、すべて陰と陽に分けられます。それらをさらに「木《もく》・火《か》・土《ど》・金《ごん》・水《すい》」という５つの材（五材）に分けたものが五行です。五材のバランスが崩れると病気になると考え、それを元に戻すには、不足しているものを補い、過剰なものを捨てるという方法をとります。中医学の最大のポイントは、このバランス。症状だけにとらわれず、根本的にバランスを整えていくことなのです。

## 陰陽学説

〈相手がなくては成立しない〉

下記のような図を見たことはありますか？　この図は、太極図とか陰陽魚などと呼ばれています。たしかに、どことなく2匹の魚が重なっているようにも見えますね。

この図の中に、陰陽学説の４つの意味が込められています。まず、世の中のすべてのものは、女と男、夜と昼のように陰と陽に分けられるということ（陰陽対立）。次に、陰の中にも陽があり、陽の中にも陰があり、どちらかひとつだけでは完成せず、相手がいて初めて成立するということ（陰陽互根《ごこん》）。また、お互いの力関係はつねに変動しているということ（陰陽消長《しょうちょう》）。そして、あるタイミングで陽が陰に、陰が陽に変わるということ（陰陽転化《てんか》）。

陰陽学説では、自然界の物事を、対立する2要素に分類して陰陽の区別をし

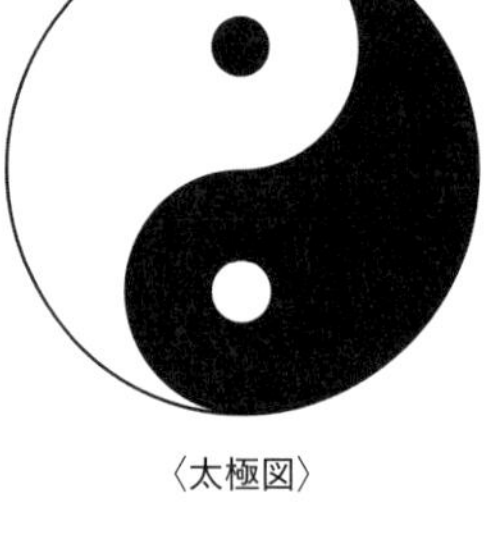

〈太極図〉

ますが、ここで覚えておくべき大切なことは、分類自体よりも、その考え方です。相反するものがただ対立しているのではなく、互いに依存しながら、力のバランスを変え、互いに転化し流動しているものなのだという基本の考え方を理解しておくようにしましょう。

## 五行学説

〈互いに助け合い、抑制し合う〉

五行学説は自然界に存在するすべてのものを5つに分類し、あらゆるものの相互関係を説明したものです。五行の「五」は「木・火・土・金・水」という5つの生活必須物質からなり、「行」には「めぐる」という意味と、「秩序」の意味があります。

五行学説は古くから政治や哲学などで用いられてきましたが、医学でも、現存する中国最古の医学書である『黄帝内経《こうていだいけい》』に基本的な考え方のひとつとして診断や病理、治療などに採用されていることが書かれています。中医学では、五行学説は、人体の臓腑との相互関係を明らかにするものとして用いられます。「木」は「肝《かん》」、「火」は「心《しん》」、「土」は「脾《ひ》」、「金」は「肺《はい》」、「水」は「腎《じん》」と分類され、互いに関連し合っているものと考えます。相互関係には、「相生《そうせい》」と「相克《そうこく》」があります。

相生関係は、お互いに助け合う関係。木が燃えて火を生み、火は土（灰）を生じ、土から金（金属）が採れ、金属の表面に水滴がつき、水は木を養うという、

### 陰陽の関係

| 陰 | 月 | 夜 | 寒涼 | 暗い | 静 | 内 |
|---|---|---|---|---|---|---|
| 陽 | 太陽 | 昼 | 熱温 | 明るい | 動 | 外 |

### 身体における陰陽

| 陰 | 裏 | 腹部 | 下半身 | 筋骨・五臓 | 血 | 抑制・衰退 |
|---|---|---|---|---|---|---|
| 陽 | 表 | 背部 | 上半身 | 皮毛・五腑 | 気 | 興奮・亢進 |

物事の発生から発展をうながす関係です。火は木の子どもであり、土の親であるという親子関係で言い表すこともあります。

相克関係は、相手の過剰を抑制・制約する関係。木は土から養分を奪い、土は水の流れをせき止め、水は火を消し、火は金属を溶かし、金は木を切り倒すというように、抑制し合ってバランスを保つ関係です。人体の五臓を五行に分けて見てみると、それぞれお互いにコントロールし合っていることが分かります。下の図を参照してください。

**五臓の**
**相生相克図**

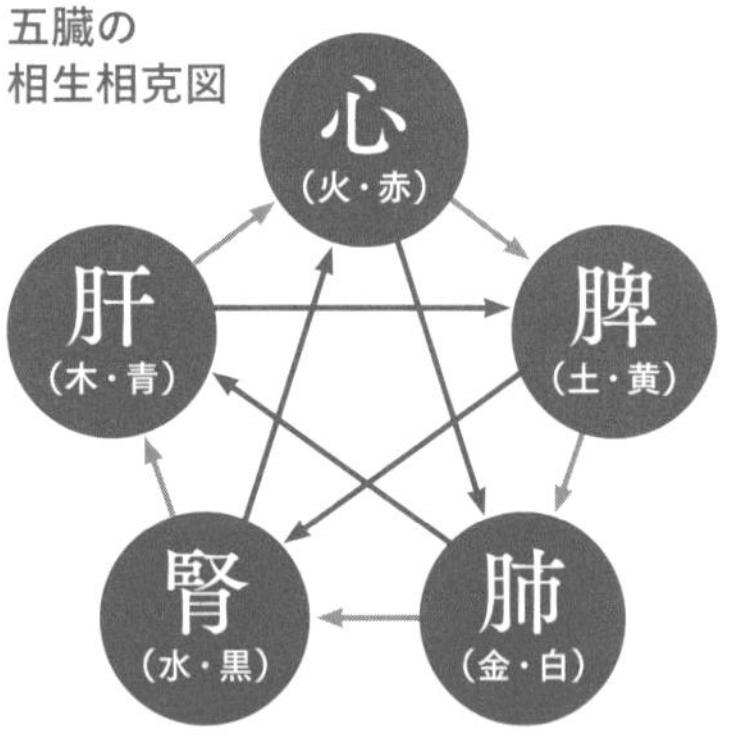


※（　）内は五行・五色を示す。

**相克関係**（相手の過剰を抑制・制約する関係）

**相生関係**（お互いに助け合う親子関係）

### ◆木―肝……性質＝曲直　色＝青

樹木は屈曲しながら、しかしのびのびと上や外に向かって伸びていき、圧迫を嫌がる性質があります。体の中では五臓の「肝」で、血を貯蔵するところ、また、「気血」を体中にめぐらせる性質（疏泄《そせつ》）を持っています。この性質によって、筋肉に栄養を送ったり、しなやかな動きを可能にしたり、自律神経系などにおける精神活動をスムーズに行ったりしていると考えられています。また、目と深いつながりがあります。

### ◆火―心……性質＝炎上　色＝赤

火が燃えてものを温めたり、温度が上がったりするなど、炎上している様子を表しています。五臓では「心」で、活発な循環器のポンプ機能（推動《すいどう》）の働きでほかの臓器を温めています（温煦《おんく》）。休むことなく働き、火熱を生むので、火の臓といわれています。また、脳に血液を送ることで、中枢神経系や脳に栄養を行き渡らせる働きをしています。舌と深いつながりがあり、ろれつなどに関係しています。

### ◆土―脾……性質＝稼穡《かしょく》 色＝黄

種をまく、収穫するなどのイメージ、また、土の中で新しい生命を生み出す様子や死滅したものを受け入れる様子を表しています。人類や生物にとっての母のような存在です。五臓では「脾」で、「気」や「血」を作り、全身へ供給し、食べものの消化をつかさどる働きをします（運化《うんか》）。また、昇清《しょうせい》機能といい、臓器を持ち上げて下垂を起こさないようにしています。血液が血管の外に漏れ出さないよう監視する機能（統血《とうけつ》）も脾の機能として重要な役割です。肉づきと深いつながりがあります。

ほかにも五行は以下のように相関している

| 五行 | 木 | 火 | 土 | 金 | 水 |
|---|---|---|---|---|---|
| 五臓 | 肝 | 心 | 脾 | 肺 | 腎 |
| 五腑 | 胆 | 小腸 | 胃 | 大腸 | 膀胱 |
| 五志 | 怒 | 喜 | 思 | 悲 | 恐 |
| 五悪 | 風 | 熱 | 湿 | 燥 | 寒 |
| 五色 | 青 | 赤 | 黄 | 白 | 黑 |
| 五味 | 酸 | 苦 | 甘 | 辛 | 鹹 |
| 五根 | 目 | 舌 | 口 | 鼻 | 耳 |
| 五華 | 爪 | 顔 | 唇 | 体毛 | 髪 |
| 五液 | 涙 | 汗 | 涎 | 鼻水 | 唾 |
| 五体 | 筋 | 血脈 | 肌肉 | 皮毛 | 骨髄 |
| 五季 | 春 | 夏 | 土用（梅雨） | 秋 | 冬 |
| 五方 | 東 | 南 | 中央 | 西 | 北 |

[五臓] 内臓の働きを５つに分類
[五腑] 五臓とともに働き、飲食物の通過する内臓
[五志] 五臓とつながる感情　[五悪] 五臓を冒す気象現象
[五色] 五臓と関係する顔や肌の色　[五味] 五臓と関係する味覚
[五根] 五臓とつながる感覚器
[五華] 五臓の精気の発するところ
[五液] 五臓と関係する液体　[五体] 五臓が養う部位
[五季] 五臓が病気を起こしやすい季節
[五方] 五悪と関係する方位

◆金―肺……性質＝従革《じゅうかく》 色＝白

金属が鋳型に合わせて変形する（従革《じゅうかく》）、金属のように重く沈む、清潔などのイメージがあります。五臓では「肺」に属し、外部のきれいな空気を体の中に取り込み（粛降《しゅくこう》）、不要なものを外に排出します（宣発《せんぱつ》）。呼吸をつかさどり、皮膚や毛穴に関係しています。また、鼻とも深いつながりがあります。

◆水―腎……性質＝潤下 色＝黒

水は上から下に流れ、潤したり、冷やす働きをします。水は水色ではなく、中医学では深い海のような水の色と考え、黒で表します。五臓では「腎」で、肺からの気を吸引する「納気《のうき》作用」と、それを体内に蓄える「封蔵《ふうぞう》作用」があります。また、「気化《きか》作用」により水液の貯留や排出もつかさどります。生殖機能や成長発育、老化とも関係します。耳とも深いつながりがあります。

## 中医学の薬性《やくせい》理論

〈なぜ植物で病気を改善できるの？〉

中医学で漢方薬を正しく使うには、生薬の基本的な性質や効能についてまとめた「薬性理論」を知っておく必要があります。中医アロマで用いる精油も同様に、その原料となる植物について知ることが重要です。

薬性理論の基本となるのが、「四気《しき》・五味《ごみ》」「帰経《きけい》」の考え方です。まず、生薬や精油が各器官にうまく働きかけられるようにするには、四気と五味を正しく使い分ける必要があります。

生薬も精油もそれぞれ性質や効能がありますが、中医学では陰陽学説に基づいて、体を温めるものと熱を冷ますもの（寒熱）、精神の興奮を促すものと鎮めるもの（虚実）、潤いを与えるものと乾燥を進めるもの（陰陽）、といった違いがあると考えます。これらを考慮すれば、中医アロマのトリートメントも応用性がさらに高まり、五臓へのより高い効果を期待できます。

### ◆四気—体を温める・冷やす

体を温めるものは、程度によって温性と熱性に分けられます。一方、体を冷やすものは涼性と寒性に分けられます。この4つを四気といいます。温めもしないし、冷やしもしないものは「平性《へいせい》」と分類します。

### ◆五味—五臓との関係

生薬や食材が持つ味を5つに分類したのが五味です。それぞれの成分が各経絡を通じて、対応する臓器に作用します。このような植物と臓腑の関係を「帰経」といい、植物がどの内臓や経絡のトラブルに対して有効なのかを示しています。酸味は肝へ、苦味は心へ、甘味は脾へ、辛味は肺へ、塩味（鹹《かん》）は腎へと運ばれていきます。五味もバランスが重要で、とり過ぎるとその臓器に障害を起こすことがあるので、薄味が基本。精油の場合は定められた濃度を守ってブレンドするようにしてください。

**四気に分類した代表的な食材とエッセンシャルオイル**

| 四気 | 寒 | 涼 | 平 | 温 | 熱 |
|---|---|---|---|---|---|
| 食材 | スイカ<br>ゴーヤ | 豚肉<br>豆腐 | 大豆<br>米 | 生姜<br>ういきょう | 唐辛子<br>シナモン |
| オイル | ペパーミント<br>レモン（微寒） | ローズオットー<br>ネロリ | スイートオレンジ<br>カモミールローマン | スイートマージョラム<br>ローズマリー | ジンジャー<br>シナモン |

**五臓に作用する五味とエッセンシャルオイル**

| 五味 | 酸 | 苦 | 甘 | 辛 | 鹹《かん》 |
|---|---|---|---|---|---|
| 五臓 | 肝 | 心 | 脾 | 肺 | 腎 |
| 有効なオイル | スイートオレンジ<br>グレープフルーツ | ネロリ<br>ラベンダー | スイートマージョラム<br>フランキンセンス | ユーカリグロブルス<br>ティートリー | ジュニパーベリー<br>ジンジャー |

column 02

# 身近で健康を支えるお茶の世界

体の中から元気になるコラム《お茶》

茶は古くから解毒に用いられてきました。薬草の神ともいわれる「神農」がお湯を沸かしていると、そこへ木の葉が舞い降りてきて煎じられ、飲んでみるとあまりに香ばしく美味しかった……。これが茶の始まりとされています。その後、神農は人の身体に効果のある茶葉を探し求め、自らを実験台にして一日に72種の毒にあたり、そのたびに茶葉を使って解毒したといわれています。こうして茶は古くから薬として使われてきました。日本でも、たとえばお寿司屋さんでは濃い緑茶が振る舞われますが、これは緑茶の抗菌作用で生魚を消毒する効果が期待されたものです。

茶にはさまざまな種類があり、効能も多くあります。中国茶は発酵度の低いものから、緑茶、烏龍茶、紅茶、プーアール茶などと分類されます。この順番で体の熱を冷ますと考えるので、夏には緑茶、冬には紅茶やプーアール茶がおすすめです。また、菊花茶やジャスミン茶は花茶とも呼ばれ、華やかな香りで心身ともにリラックスさせてくれるだけでなく、ストレスに効果があります。ちなみに、茶ではありませんがコーヒーは体を冷やすので、冷え性や胃腸の弱い人は注意しましょう。

何十年も熟成された状態の良い茶葉は、ヴィンテージワインのようにオークションで扱われるものもあります。また、中には深い味わいとともに陶酔感をもたらす茶もあり、アルコールに代わるものとしても人気が高まっています。

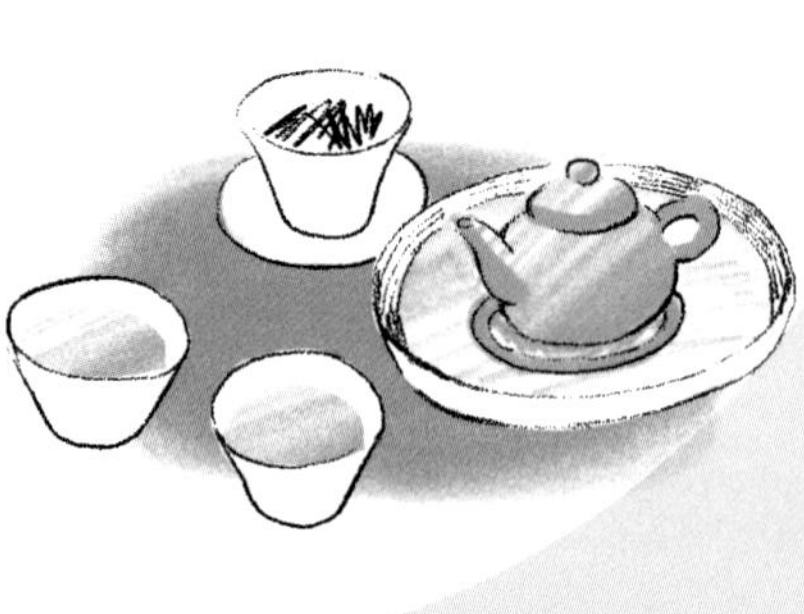

第 3 章

中医アロマの実践

# 中医アロマのオーダーメイド処方術

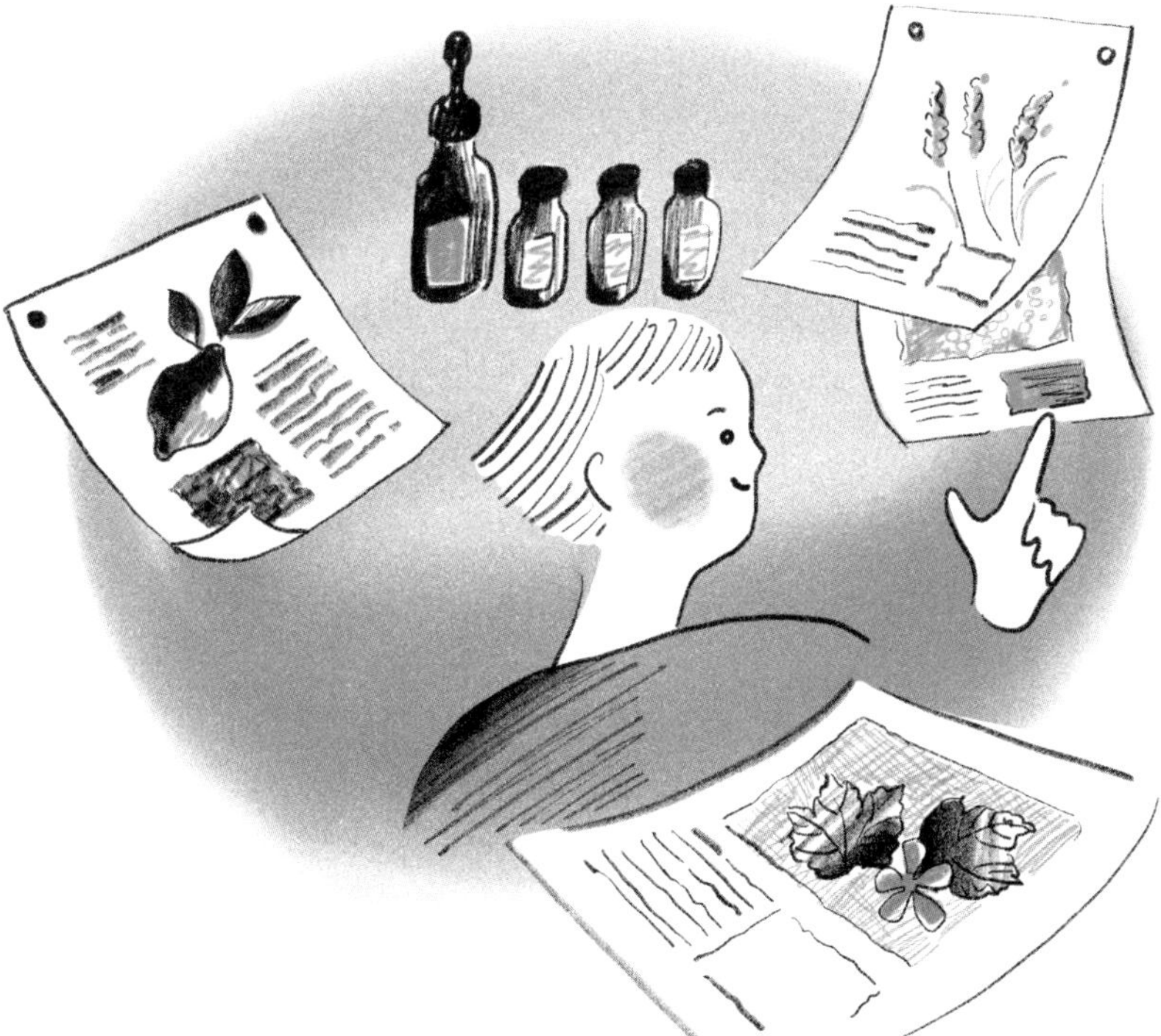

ひとりひとりの身体の声を聴いてみましょう

# 体質に合った治療法を見極める

対症療法ではなく、根本療法と体質改善を目指す中医学。
その考え方を用いる中医アロマなら、ひとりひとり個別のトリートメントが可能です。

## ◆体質を見立てて治療法を決める「弁証論治《べんしょうろんち》」

中医学では、前述の陰陽学説など、いくつかの重要な考え方を組み合わせて患者の体質を見立て、ひとりひとりに合った治療法を決定します。この方法を「弁証論治」といい、多くの場合、「定位（病気がどこで起こっているかをみる）」と「定性（病気の性質をみる）」という2つの作業によって行われます。

「体質を見立てる」＝「弁証論治」に際して、柱となる考え方には、以下のようなものがあります。

◎陰陽五行学説《いんようごぎょうがくせつ》　◎八綱弁証《はっこうべんしょう》

◎気血津液弁証《きけつしんえきべんしょう》　◎五臓六腑弁証《ごぞうろっぷべんしょう》

本書では、五行学説による五臓六腑弁証で体の中のどの部分にトラブルが起きているのかを知り（定位）、そのトラブルの状態を陰陽学説と八綱弁証・気血津液弁証に基づいて測っていきます（定性）。

## ◆◆◆ 陰《いん》陽《よう》学説とアロマセラピー《体質の見立て方の基本となる考え方》

中医学の世界では、陰陽学説は基本中の基本となる考え方ですが（P.24参照）、中医アロマの治療においても、陰陽の働きを理解することが重要なポイントになります。個人の体質や症状に合わせて精油を選択すれば、陰陽それぞれの働きを助けることができます。

特にアロマセラピーにおいて、陰と陽とは以下のような意味を持ちます。

**陰**　冷やす、鎮静する、津液を増やす、眠りをうながす、リラックスさせる

**陽**　温める、活性化する、刺激を与える、目覚めさせる、リフレッシュさせる

陰が不足している（陰の力が足りない）ことを「陰《いん》虚《きょ》」、陽が不足している（陽の力が足りない）ことを「陽虚《ようきょ》」といい、それぞれ特有の症状が出ます。どちらの症状が出ているかによって、大きく2つのタイプに分けて治療することができます。

### 陰が少ない【陰虚タイプ】

陰が足りないので冷ますことができず、潤いも不足し、熱い症状が強く出てきます。主な症状としては、のぼせ、手足のほてり、寝汗、のどの渇き、落ち着きがない、舌の色が深紅で裂紋があり苔が少ない、脈が細いなどがあります。熱感があるのは顔や手足に限定され、ほてりやのどの渇きは夜の間に顕著になります。中医アロマでは、「補陰《ほいん》」のオイルで陰を補い、熱を冷まします。

〈おすすめエッセンシャルオイル〉
ローズオットー、ゼラニウム、フランキンセンス、イランイラン、サンダルウッド、ホーウッド

〈効果的な生薬と食材〉
山いも、黒豆、白きくらげ、牡蠣、豚肉、卵、くこの実、つばめの巣、すっぽん、ごま、麦門冬《ばくもんどう》、亀板《きばん》

### 陽が少ない【陽虚タイプ】

陽が足りないので温めることができず、冷えの症状が強く出てきます。冷え以外の症状には、疲れや

すい、気力がない、顔面蒼白、尿量過多、軟便、舌質が淡白、脈が沈遅、などがあります。中医アロマでは、「補陽《ほよう》」のオイルで陽を補います。

**〈おすすめエッセンシャルオイル〉**
ローズマリー、ジンジャー、スイートマージョラム、シナモン、ジュニパーベリー、マンダリン

**〈効果的な生薬と食材〉**
生姜《しょうきょう》（生のしょうが）、唐辛子、にんにく、にら、えび、まぐろ、フェンネル、クローブ、シナモン、鹿茸《ろくじょう》、杜仲《とちゅう》、海馬《かいま》、くるみ

## ◆八綱弁証《はっこうべんしょう》とアロマセラピー《バランスをみるための指標》

人の健康は、陰陽の対立と調和によって保たれていますが、陰陽のバランスが崩れると、身体の不調や病気が発生してきます。このバランスの崩れを、その人の「病位」「病性」「病勢」で分類し、把握するための指標となるのが八綱弁証です。病気を見立てるための東洋医学の目盛り、といってもいいかもしれません。

8つの指標には、まず、病気の位置が浅いか深いか（病位）を示す「表裏」、病気の性質が寒性か熱性か（病性）を示す「寒熱」、病気の勢い（病勢）に対する人体の抵抗力をみる「虚実」、そして体全体のバランスを見る「陰陽」の判定（P.33参照）があります。八綱弁証で分類・判定された病気の状態を「証《しょう》」とし、「表証《ひょうしょう》」「裏証《りしょう》」「寒証《かんしょう》」「熱証《ねっしょう》」「虚証《きょしょう》」「実証《じっしょう》」と言い表します。

中医学では、八綱弁証や気血津液弁証（P.37参照）でその人の体質と病気の状態を見立て、五臓六腑弁証（P.42参照）によってトラブルの生じている場所を特定したうえで治療方針を決めます。中医アロマでも同様に、まず症状と体質を見極めることでトリートメント法の選択をします。それから精油の選択、経絡の選択、トリートメントの強さ、時間などを決めていきましょう。

### 【病位の判定】表証か？　裏証か？

病気が起きているのが体の浅いところなのか（表

証）、深いところなのか（裏証）を調べます。

病気の進行は「表」の部分から始まって、やがて進行すると「裏」に向かいます。慢性病の場合は内臓がダメージを受けますが、これは病が裏に入って動かない状態と考えます。

### 病位が表証の場合

病位が体表部に存在している表証の状態では、悪寒、発熱、頭痛、発汗、関節痛、神経痛、むくみといった症状が出てきます。中医学では、表証の場合、まだ病気が体の表面にあるので、汗を出してそれを体の表面から外に出す「汗法《かんぽう》」という治療法をとります。中医アロマでは、身体が温まるオイルまたは、発散性のオイルを使います。

〈おすすめエッセンシャルオイル〉
ジンジャー、シナモン、ティートリー、ペパーミント

〈効果的な生薬と食材〉
桂枝《けいし》、ねぎ、しそ、麻黄《まおう》、ペパーミント、葛根《かっこん》、柴胡《さいこ》、パクチー、生姜、うど、レモンバーム

### 病位が裏証の場合

裏証は体の内部で発生した精神的ストレスや疲労、飲食の不摂生などが原因となる場合と、表証の症状が長引いて裏に侵入してきた場合の2つがあります。この場合、慢性頭痛、生理不順、腰痛、便秘などの慢性的な症状が出てきます。中医アロマでは症状に合わせて五臓六腑や気血津液のバランスをとるオイルを使い全身を整えていきます。また、表証、裏証のほかに、表証から裏証への進行中や症状が混ざっているような状態を「半表半裏《はんぴょうはんり》」といいます。寒気と発熱が交互に現れる、胸脇部が張って苦しい、食欲不振、イライラ、不安、風邪をこじらせた場合などを指します。基本的には、裏証を治療していくことで自然に表証の症状も改善します。

## 【病性の判定】寒証か？ 熱証か？

身体の不調が寒性なのか（寒証）、熱性なのか（熱証）を調べます。

### 病性が寒証の場合

寒証の症状には、寒がり、顔面蒼白、手足の冷え、軟便、頻尿、痰、咳、鼻水、関節のこわばりがあるなどがあります。とにかく冷えの症状が強いので、体を温めましょう。中医アロマでも、身体を温める効果の高いオイルを選びます。

〈おすすめエッセンシャルオイル〉
ローズマリー、ジンジャー、マンダリン、シナモン、ティートリー

〈効果的な生薬と食材〉
乾姜《かんきょう》（乾燥しょうが）、唐辛子、らっきょう、附子《ぶし》、肉桂《にっけい》、しそ、ねぎ、酒、生姜、こしょう

### 病性が熱証の場合

一方、熱証の症状としては、暑がり、顔色が紅潮している、口が渇く、便秘、尿が少ない、熱がある、ほてる、胸焼けがするなどがあります。熱の症状が強いので、体を冷ますことが必要です。中医アロマでも、特に身体の熱を冷ます作用のあるオイルを選びます。

〈おすすめエッセンシャルオイル〉
ペパーミント、ラベンダー、レモン、カモミールジャーマン

〈効果的な生薬と食材〉
黄連《おうれん》、柿、スイカ、こんにゃく、豆腐、きゅうり、緑茶、金銀花《きんぎんか》、板藍根《ばんらんこん》、五行草《ごぎょうそう》、竜胆草《りゅうたんそう》、なす

## 【病勢の判定】虚証か？　実証か？

病気に対抗する体力が不足しているのか（虚証）、過剰な栄養の蓄積や老廃物があるのか（実証）を調べます。

### 病勢が虚証の場合

虚証タイプの人は、筋肉が弱い、声が小さくて不明瞭、胃腸が弱い、疲れやすい、腹壁が軟弱などの特徴があります。病気に対する抵抗力も弱く、「気」「血」「津液（体内の水分）」が不足している体質です。中医アロマでは、補うパワーのあるオイルを選び、弱めの刺激でマッサージを行うことでバランスを整えます。なお、トリートメントの時間は短めにするよう注意します。

〈おすすめエッセンシャルオイル〉
ラベンダー、イランイラン、ゼラニウム、スイートオレンジ、スイートマージョラム、クラリセージ

〈効果的な生薬と食材〉
鹿茸《ろくじょう》、当帰《とうき》、高麗人参、黄耆《おうぎ》、阿膠《あきょう》、米、山いも、かぼちゃ、牡蠣

### 病勢が実証の場合

実証タイプの人は、がっちり型、声が大きくて明瞭、胃腸が強い、便秘がち、腹壁に弾力性があるなどの特徴があります。このタイプの人は、身体の機能が高まり過ぎて過剰に興奮してしまいがち。中医アロマでは、体の中の不要なものを排出する働きのあるオイルを選び、強めの刺激でマッサージを行うことでバランスを整えます。

〈おすすめエッセンシャルオイル〉
ジュニパーベリー、サイプレス、グレープフルーツ、レモン

〈効果的な生薬と食材〉
大黄《だいおう》、レタス、レモン、小豆、とうもろこし、わかめ、のり、茯苓《ぶくりょう》、薏苡仁《よくいにん》、丹参《たんじん》、サンザシ

## ◆◆気《き》血《けつ》津《しん》液《えき》弁《べん》証《しょう》とアロマセラピー《生命の構成要素》

中医学では、人間の生命を構成している要素は、「気」「血」「津液」「精」の4つと考えます。

「気」は〝元気〟〝やる気〟などの言葉で使われるように、身体の働きや機能、あるいはそれを支える栄養素を表します。「血」は血液そのものの意味のほか肉体や器質を、「津液」は体内の水分（体液）や潤いを表します。「精」は生命エネルギー源、あるいは生殖のエネルギーを表しています。ここでは、「精」を除く3つの要素について説明します。

気血津液は相互に助け合い、コントロールし合い、密接にかかわり合うことにより、生理機能を営んでいます。中医学では、それぞれ不足しているところには補充し、過剰なところは流れが滞らないようにすることで、身体全体のバランスを改善していきます。

中医アロマでは、気力をアップさせるオイルや血液の流れを良くするオイル、不足している水分を補ってくれるオイルなど、気血津液に関係するオイルを選び、3つの要素のバランスが保たれるよう、うながします。

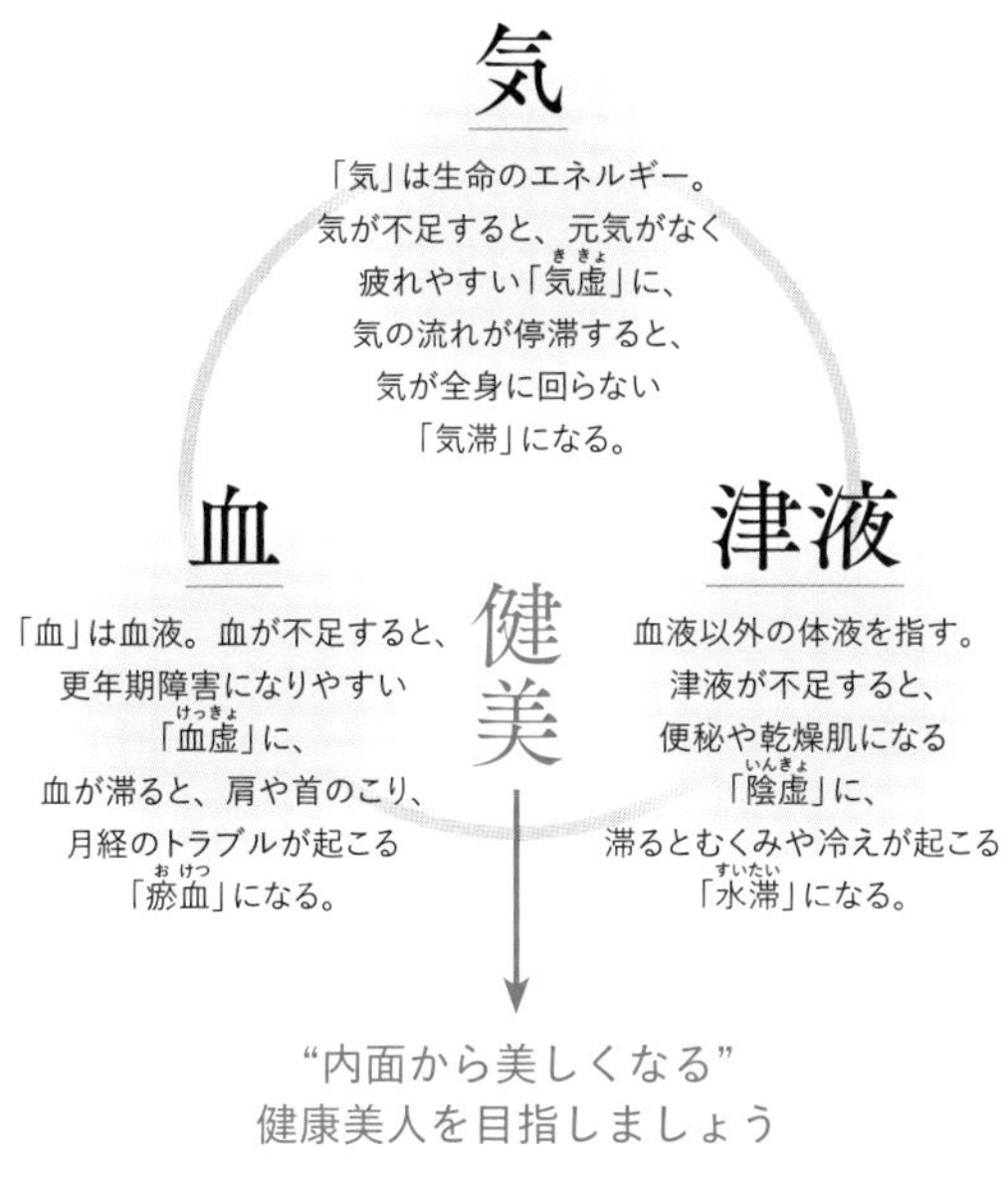
気
「気」は生命のエネルギー。
気が不足すると、元気がなく
疲れやすい「気虚《ききょ》」に、
気の流れが停滞すると、
気が全身に回らない
「気滞」になる。
血
「血」は血液。血が不足すると、
更年期障害になりやすい
「血虚《けっきょ》」に、
血が滞ると、肩や首のこり、
月経のトラブルが起こる
「瘀血《おけつ》」になる。
津液
血液以外の体液を指す。
津液が不足すると、
便秘や乾燥肌になる
「陰虚《いんきょ》」に、
滞るとむくみや冷えが起こる
「水滞《すいたい》」になる。
健美
“内面から美しくなる”
健康美人を目指しましょう

## 気の働き　命あるものの根源

中医学でいう気は、人体の構成要素であり、生命活動のもっとも基本にあるものと考えます。気には、大きく分けて5つの働きがあります。

**❶推動《すいどう》作用**
—血液循環など、身体の生理作用を推進する働き。

**❷温煦《おんく》作用**
—体温を正常に保つ働き。

**❸防御作用**
—外界からウイルスや細菌などの病因（外邪《がいじゃ》）が体内に侵入しないよう身体を守る働き。身体のバリア機能。

**❹固摂《こせつ》作用**
—血液や汗、尿、便などが体外へ漏れるのを防ぐ働き。

**❺気化作用**
—尿の生成など、身体の新陳代謝を促す働き。

このような気の働きが不足したり、過剰になって滞ったりすると、「気虚《ききょ》」「気滞《きたい》」といった病的な状態が現れてきます。

### 気が不足した【気虚タイプ】

気の5つの働きがうまくいかず、新陳代謝が悪くなってしまった状態を気虚といいます。具体的な症状としては、疲れやすい、体がだるい、風邪をひきやすい、花粉症、汗っかき、息切れする、月経がだらだら続く、下痢をしやすい、冷え性、舌の色が薄い、舌に歯形がつくなどがあります。

睡眠不足や不規則な生活によって体力が消耗してしまった状態なので、規則正しい食生活や睡眠はもちろんのこと、中医アロマでは体力を補い（補気《ほき》）、身体に力がみなぎるような精油を選んでトリートメントを行います。

**〈おすすめエッセンシャルオイル〉**
スイートオレンジ、イランイラン、ゼラニウム、サンダルウッド、シダーウッド、ジンジャー、ティートリー、パチュリ、ユーカリグロブルス、ラベンダー

**〈効果的な生薬と食材〉**
高麗人参《こうらいにんじん》、米、ぶどう、山いも、アスパラガス、きくらげ、うなぎ、えび、黄耆《おうぎ》、霊芝《れいし》、大棗《たいそう》、鮭、牛肉、みそ、カカオ

### 気が滞っている【気滞タイプ】

ストレスが溜まることにより、体内の気のめぐりが悪くなり、滞ってしまった状態です。具体的な症状としては、イライラ、うつ、情緒不安定、自律神経失調症、肩こり、頭痛、げっぷやおなら、便秘と下痢を繰り返す、月経の前に胸が張ったり気分がいらついたりする、肌荒れがひどいなどがあります。ストレスを受けやすく、情緒不安定のほかにも不眠や胃腸障害を起こしやすいので、ストレスを発散し、リフレッシュ効果（理気）を期待できる精油を選んでトリートメントを行います。

**〈おすすめエッセンシャルオイル〉**
ベルガモット、スイートオレンジ、カモミールジャーマン、カモミールローマン、グレープフルーツ、ネロリ、ペパーミント、ラベンダー、レモン、ローズマリー

**〈効果的な生薬と食材〉**
柴胡《さいこ》、しそ、山椒、そば、玉ねぎ、すだち、ゆず、ワイン、陳皮《ちんぴ》、玫瑰花《まいかいか》、半夏《はんげ》、ペパーミント

## 血の働き　肉体が蓄えた栄養物

血は、肉体の器質や蓄えられた栄養物のこと。中医学では、飲食物の中の栄養素を原料に、空気中の清気（酸素）と結合してできた赤く栄養価の高い液体、と定義していますが、狭義には血液そのものを指します。これは中医学独特の考え方で、血は精神活動にも深くかかわり、精神の安定や充実などの役割もあるとします。血が不足したり、流れが滞ったりすると、病的な状態が現れます。

### 血が不足している【血虚タイプ】

血が不足すると、もの忘れ、不眠、冷え性、貧血、肌のつやがない、肌がカサつく、髪に元気がない、月経が遅れ気味、経血の量が少ない、記憶力低下、めまいといった症状が出てきます。

「気は血の帥《すい》」といわれるとおり、血は気の働きによって活性化されます。中医アロマでは、気を補う

オイルで血も補うことができると考えます。血を補うことにより（補血）、身体に栄養をプラスして、不眠や肌のトラブル、身体の栄養不足を防ぎましょう。

〈おすすめエッセンシャルオイル〉
スイートマージョラム、マンダリン、ラベンダー、イランイラン、ゼラニウムなどにシナモンをプラスするとより効果大

〈効果的な生薬と食材〉
当帰《とうき》、龍眼《りゅうがん》、セロリ、黒豆、黒きくらげ、にんじん、ほうれん草、熟地黄《じゅくじおう》、阿膠《あきょう》、牡蠣、卵

### 血行が滞った【瘀血《おけつ》タイプ】

いわゆる血行不良で、生活習慣病ともっともかかわりの深いタイプです。眼の下のクマやシミ、頭痛、肩こり、月経不順、月経痛、高血圧、高脂血症、舌の色が紫色、舌の裏に紫色の静脈が大きく目立っているといった症状が出てきます。軽いものから重症のものまで、さまざまな症状が起こりやすいので、つねに予防を心がけましょう。中医アロマでは、血の流れを良くする作用（活血《かっけつ》化《か》瘀《お》）のあるオイルを使います。

〈おすすめエッセンシャルオイル〉
ローズマリー、レモン、ティートリー、フランキンセンス、ローズオットー、サイプレス

〈効果的な生薬と食材〉
黒米、こんにゃく、納豆、玉ねぎ、桃、丹参《たんじん》、川芎《せんきゅう》、田七《でんしち》人参、乳香《にゅうこう》、紅花、いわし、黒砂糖、酢、あまざけ

## 津液の働き

### 生命維持に欠かせない体液

津液は体内の水分の総称で、リンパ液など血液以外の体液や汗、唾液、腸液、尿なども含みます。津液そのものが陰の性質を持ち、生命の維持に欠かせないものです。肌や筋肉、粘膜を潤す役割や便通を良くする役割もあり、さらに体温の調節にもかかわっています。津液の代謝には、主に「腎」「脾」「肺」の3つの臓器が深く関係しています。津液が不足したり、多過ぎて滞ったりすると、病的な症状が現れます。

### 体の中が乾燥してカラカラになった【津液不足タイプ】

体内の津液を消耗してしまうと、体が熱っぽい、のぼせる、ほてる、微熱がある、夜中の発汗がひどい、口が渇く、舌に亀裂が入る、目が乾燥する、急激な脱水症状があるなどの症状が出てきます。老化や過労によっても津液は消耗してしまいます。これらは、陰虚（P.33参照）の人に多く見られる症状で、治療法も同様です。中医アロマでは、身体に潤いをプラスする作用（補陰）のある精油を選んでトリートメントを行います。

〈おすすめエッセンシャルオイル〉
ローズオットー、フランキンセンス、ゼラニウム、サンダルウッド、カモミールジャーマン、イランイラン、ホーウッド
〈効果的な生薬と食材〉
麦門冬《ばくもんどう》、百合、べっこう、黄精《おうせい》、白きくらげ、黒米、アスパラガス、いか、貝柱、つばめの巣、チーズ、ヨーグルト、氷砂糖、ハチミツ

### 体の中に余分な水分が溜まっている【津液停滞タイプ】

津液が滞って水分代謝がうまく行われないため、体に余分な水分が溜まってしまった状態です。下痢、むくみ、胃がぽちゃぽちゃする、体が重い、体がだるい、湿気の多い時期や雨の日は特に体調を崩しやすい、冷える、おりものが多い、気持ちが悪い、嘔吐、痰が出やすい、ぽてっとした大きな舌で苔が厚いなどの症状が現れてきます。日ごろから冷たいものや水分のとり過ぎに注意しましょう。中医アロマでは、水はけを良くしてくれるデトックス効果（利湿《りしつ》）のあるオイルを使い、余分な水分を排出していきます。

〈おすすめエッセンシャルオイル〉
ジュニパーベリー、サイプレス、グレープフルーツ、レモン、サンダルウッド、シダーウッド、パチュリ、パイン、ゼラニウム
〈効果的な生薬と食材〉
半夏《はんげ》、黒豆、薏苡仁《よくいにん》（はと麦）、茯苓《ぶくりょう》、玉米鬚《ぎょくべいじゅ》（とうもろこしのひげ）、赤小豆、木通《もくつう》（あけび）、枝豆、キャベツ、セロリ、バジル、ココナッツ、しじみ、のり

## 五《ご》臓《ぞう》六《ろっ》腑《ぷ》弁《べん》証《しょう》とアロマセラピー《内臓の働きを理解しましょう》

五臓六腑弁証は、前述の陰陽五行学説を人体に応用したもので、臓腑の生理・病理の特徴を基礎にした弁証法です。五行の考え方に、気血津液弁証、八綱弁証を組み合わせることによって症状を分析し、治療法を決めていきます。

これは、数千年にもわたる中国の医療経験の財産ともいえる理論で、今日の複雑多岐にわたる不快な症状や、難治性といわれる病気の解決のカギになると考えられています。

本書の第5章では、五臓六腑弁証を基に症状の分析をし、さらに体質によって予防法や改善法を分類していますので、実際に自分の症状や体質に合ったトリートメント法を正しく行うために活用していただきたいと思います。その際、もし分からないことがあったら本章をもう一度読み直し、さらに理解を深め、実践に役立ててください。

中医学でいう五臓は、西洋医学でいう臓器よりも広い意味を持ちます。

五臓は、「肝《かん》・心《しん》・脾《ひ》・肺《はい》・腎《じん》」の5つからなり、それぞれ順番に、「胆《たん》・小腸《しょうちょう》・胃《い》・大腸《だいちょう》・膀胱《ぼうこう》」の五《ご》腑《ふ》が、表裏一体の関係で、対になって作用しています。肝と胆、心と小腸、脾と胃、肺と大腸、腎と膀胱、という具合です。そして、これら5つの要素が相互に作用して、互いを補い合い、抑制し合っています（P.11、P.26図参照）。

これに「三焦《さんしょう》」と「心包《しんぽう》」が加わって「六臓六腑」ということもあります。

三焦は、体を3つに分けた上焦（頭から胸まで）・中焦（胸からおへそまで）・下焦（おへそから足まで）の総称で、個別の臓器名ではありませんが、消化吸収や大小便の水分代謝に関係する腑とされています。水分コントロールにより体の上中下の調和を図る作用を持つと考えられます。

心包は、実態はありませんが、心を包み、その保護をつかさどる臓とされます。

三焦と心包は経絡《けいらく》（体中をめぐる「気」や「血」の通り道。ツボとツボを結ぶライン）の上では対になって作用しています。

本来は、六臓六腑の12経絡がネットワークのように連携し合い、影響し合いながら健康なバランスを保つのが理想です。しかし、どこか1カ所でも弱いところ、または強過ぎるところがあると、バランスが崩れてしまい、気になる症状や病気などが出てきます。

多くの場合、五臓五腑を健全にすれば、三焦や心包もバランス良く作用するので、中医学では五臓五腑で診断し、治療を行います。五臓の中でトラブルを抱えている内臓系を判断できれば、自分が強いところと弱いところの判別がつき、体質を特定できます。

次のページでは、まず個々の体質を特定するために、各臓腑がトラブルを抱えている場合に出やすい主な症状をあげています。思い当たる項目をチェックしてみてください。もっともチェックの数が多いグループが、あなたの今の弱点です。

もし、ひとつではなく、いくつかのタイプに当てはまる場合は、複数の体質を併せ持っていることになります。その場合は、もっとも気になる症状をまず優先してください。どちらも症状がそれほど重くない場合は、2つのタイプからそれぞれ好きな精油を選ぶのでもかまいません。

ただ、香りのバランスが悪くなってしまうので、3つ以上のタイプからオイルを選ぶのは避けてください。たくさんの種類のオイルを使えばそれだけたくさんの症状が緩和されるわけではありません。

ターゲットを絞り込むことで、治療効果はより高まります。まず、そのときもっともつらい症状のある臓腑にターゲットを絞ってオイルをブレンドするのがベストです。

各臓腑の働きと、トラブルが起こったときやトラブルの予防のためのトリートメント法は、本章のP.46から詳しく解説しています。実際にトリートメントを行う場合は、必ず最後まで読んでから行うようにしましょう。

# 体質早分かりチェック

各臓腑が問題を抱えているときに出てきやすい主な症状をあげています。当てはまるものにチェックし、自分がどのタイプか特定してみましょう。もっともチェック数が多いグループが、あなたの今の弱点です。

## Type 1

□イライラして怒りやすい
□便秘と下痢を繰り返す
□肩こりになりやすい
□爪が欠けやすく、もろい
□月経痛や月経不順
□脇腹や胸が張る
□目が疲れやすく、視力が衰える
□足がつりやすい
□PMSがひどい
□ストレスで体調を崩しやすい　など

## Type 2

□動悸や息切れがする
□不安感がある
□舌炎ができやすい
□高血圧または低血圧
□シミやくすみが気になる
□寝つきが悪く、眠りが浅い
□もの忘れしやすい
□ろれつが回らない
□血行が悪く手足が冷える
□顔がほてりやすい　など

## Type 3

□食欲がない
□下痢または便秘をしやすい
□胃下垂
□内出血斑ができやすい
□月経がだらだら続く
□胃痛、胃もたれになりやすい
□手足がだるく、力が弱い
□体がやせる、または水太り
□気圧の変化に弱い
□皮膚のたるみが気になる　など

## Type 4

□風邪をひきやすい
□花粉症
□咳や痰が出やすい
□のどがはれて痛みやすい
□人混みが苦手
□肌トラブルが多い
□アレルギー体質
□呼吸が浅い
□肌の乾燥やシワが気になる
□悲観的になりやすい　など

## Type 5

□むくみやすい
□骨がもろく歯が弱い
□聴力低下や耳鳴り
□尿が近い
□肌の色が黒ずんでいる
□足腰がだるく冷える
□成長発育が悪い
□抜け毛や白髪が多い
□病気にかかりやすく、治りにくい
□精力減退または不妊症　など

**肝・胆**
**タイプ**
**（木のタイプ）**

特徴

ストレスを受けやすく、自律神経系の乱れに注意

おすすめエッセンシャルオイル

気のめぐりを良くし、リラックス効果のあるオイル
➡**スイートオレンジ、グレープフルーツ**など

**心・小腸**
**タイプ**
**（火のタイプ）**

特徴

循環器系や脳に影響が出やすい

おすすめエッセンシャルオイル

血の流れを良くし、心を落ち着かせる作用のあるオイル
➡**ローズマリー、ラベンダー**など

**脾・胃**
**タイプ**
**（土のタイプ）**

特徴

胃腸系が弱いので、食欲不振や食べ過ぎに注意

おすすめエッセンシャルオイル

消化を促進するオイル
➡**ペパーミント、レモン**など

**肺・大腸**
**タイプ**
**（金のタイプ）**

特徴

呼吸器系のほか、皮膚などの身体を守るバリア機能が弱っている

おすすめエッセンシャルオイル

身体のバリア機能を高める、抗菌作用のあるオイル
➡**ティートリー、ユーカリグロブルス**など

**腎・膀胱**
**タイプ**
**（水のタイプ）**

特徴

老化による症状が出てきている。冷え性や新陳代謝の衰えに注意

おすすめエッセンシャルオイル

老化防止作用や、身体を温める作用のあるオイル
➡**ゼラニウム、シダーウッド**など

ストレスを受けやすい現代人に多い

# 肝・胆タイプ（木のタイプ）

肝・胆は、情緒の安定に関与しているため、ストレスの影響を一番受けやすい部分です。このタイプの人は、自律神経系のトラブルが起こりやすいようです。また、爪が割れやすくなったり、欠けやすくなったりすることがあります。疲れ目で目がかすむ、しょぼつくなどといった目のトラブルや、月経のトラブルも出やすくなります。

**肝の働き**

・血を蓄えて全身に供給する。
・筋を管理して関節運動を円滑にする。
・目と関連。視力を調整し、爪の健康に関係する。
・気血の循環を促進させる（疏泄《そせつ》）。

**胆の働き**

・決断をつかさどる、胆汁は疏泄を助ける。

肝・胆タイプのおすすめエッセンシャルオイル

ベルガモット、スイートオレンジ、グレープフルーツ、マンダリン、カモミールローマン、カモミールジャーマン

★肝の経絡に入ってきやすい味は「酸」。中医アロマでは、酸っぱい味のもの、柑橘系のオイルをまず選びます。キク科の植物のオイルも肝に作用（帰経）します。肝のオイルを使って、ストレスやこりから解放され、のびのびとした生活を送りましょう。

**タイプ別トリートメント法**

肝・胆タイプは次の2タイプに分けられます。どちらも、おすすめオイルのなかから好きな香りのものを選んでブレンドし、主に「肝経《かんけい》」（P.75参照）と「胆経《たんけい》」（P.74参照）を中心にマッサージを行います。

## 肝《かん》血《けつ》虚《きょ》タイプ

肝

血が不足しているので、心神にも影響が出ることがあるのが特徴です。肝の血を補って肝を強化する

ために「滋補肝血《じほかんけつ》」という治療を行います。

主な症状

めまい、夜尿症、耳鳴り、不眠、夢をたくさん見る、髪や爪の色が悪い、手足がしびれる、足がつる、貧血、閉経、月経量の減少、慢性肝炎など

おすすめエッセンシャルオイル

スイートオレンジ、マンダリン、カモミールローマン

## 肝気鬱結《かんきうっけつ》タイプ　肝

鬱滞《うったい》した肝の気の流れをスムーズにするために「疏肝理気解鬱《そかんりきかいうつ》」という治療を行います。

主な症状

怒りやすい、イライラ、抑鬱《よくうつ》感、のどに梅の種大の異物が詰まったような感じがする、胸のつかえ、月経不順、月経痛、ノイローゼ、更年期障害など

おすすめエッセンシャルオイル

ベルガモット、グレープフルーツ、カモミールジャーマン

神経の細やかさが体調に現れやすい

## 心・小腸タイプ（火のタイプ）

心は、血液を循環する心臓のポンプ機能と、大脳の働きによる神経や心もつかさどります。心タイプの人は、悩み過ぎて眠れない、心配ごとがあると胸が重い、または胸が痛むなど、神経の細やかさが体調に出やすいようです。さらに循環器系の働きが衰えると、動悸や息切れ、少しの動作で汗がたくさん出る、血行が悪く、冷え性やシミくすみなどのトラブルも出てきます。

**心の働き**

- 血液循環を良くし、全身に栄養を与える。
- 精神を充実させ、意識や思考活動がしっかり行われるよう機能する。
- 味覚を正常に保ち、言語をはっきり話すことができるよう機能する。心の状態は顔に表れる。
- 発汗は心の機能を反映する。
- 心包と深く関係。心包に守られている。

### 小腸の働き

・胃から送られてきた食べものを消化し、清濁を区別する。脾の働きによって清なるもの（栄養分）は全身へ、濁なるもの（不要なもの）のうち固形分は大腸へ、水分は膀胱へ送られる。

**心・小腸タイプのおすすめエッセンシャルオイル**

ラベンダー、ジャスミン、ローズオットー、イランイラン、ローズマリー、ネロリ、レモングラス

★心の経絡に入って行きやすい味は「苦」。バラに限らず、お花はとても甘くいい香りがしますが、その花びらをかじってみると苦い味がします。中医アロマではこのように、花から抽出されたオイルや、血液の循環を良くするオイルが効果を発揮すると考えます。

## タイプ別トリートメント法

心・小腸タイプは、まず実証と虚証に分かれ、さらに6タイプに細分化されます。どのタイプも、おすすめオイルを使って「心経《しんけい》」「小腸経《しょうちょうけい》」（ともにP.70参照）を中心にマッサージを行います。さらに、心の働きを助ける「心包経《しんぽうけい》」や、心包経の腑である「三焦経《さんしょうけい》」（ともにP.73参照）のマッサージもプラスすれば完璧です。

### ▼実証タイプ

## 心火上炎《しんかじょうえん》タイプ　心

重い症状が多く、さらに悪化すると狂乱状態に陥ることもあります。心の興奮を鎮め、リラックスさせることで心の火を消しましょう。

**主な症状**

イライラ、もだえるほど胸が苦しい、パニック、不眠、夢が多い、顔面紅潮、口が渇く、舌が紅く燃えるように熱い、脈が速いなど

**おすすめエッセンシャルオイル**

ラベンダー、ローズオットー、ネロリ、カモミールジャーマン、フランキンセンス、サンダルウッド

## 心血瘀阻《しんけつおそ》タイプ　心

循環器系の重い病気につながりかねない症状が多くあります。「瘀血《おけつ》（血行不良）」を取り除き、心臓の働きを改善する必要があります。同時に血瘀の原因を取り除く治療も行います。

**主な症状**

動悸がする、胸の圧迫感や痛みがある、胸からのどにかけての灼熱感がある、左の肩甲骨の周りが痛む、不眠、不安感がある、舌色が暗赤または暗紫色、舌面に茶褐色の斑点がある、不整脈、狭心症、心筋梗塞など

**おすすめエッセンシャルオイル**

ローズマリー、ローズオットー、ラベンダー、フランキンセンス、サンダルウッド

## ▼虚証タイプ

### 心《しん》気《き》虚《きょ》タイプ　心

次の症状が運動などで激しく動くと悪化するという場合は、より注意が必要です。心の気を補うための治療を行います。

**主な症状**

動悸、息切れ、胸苦しい、倦怠感、無力感、顔面が白い、呼吸が弱い、少し動くと汗が出る、めまい、不安感、舌が淡白、脈が細い、不整脈など

**おすすめエッセンシャルオイル**

イランイラン、ラベンダー、レモングラス

### 心《しん》陽《よう》虚《きょ》タイプ　心

心気虚の症状に加えて次の症状が見られます。体を温め、心の陽を補う治療を行います。

**主な症状**

手足の冷え、寒がり、顔面が青白い、そのほかの「寒」の諸症状（P. 35参照）など

**おすすめエッセンシャルオイル**

ローズマリー、ジャスミン、ジンジャー

### 心《しん》血《けつ》虚《きょ》タイプ　心

心の機能が全体的に弱く、考える力も弱くなり、

精神も不安定になってしまっているタイプです。血を補い、精神状態を安定させる治療を行います。

**主な症状**

動悸がする、不眠、夢をたくさん見る、もの忘れ、めまい、顔色が悪い、舌や唇の色が薄い、脈が細い、貧血傾向など

**おすすめエッセンシャルオイル**

ラベンダー、ローズオットー、ジャスミン、スイートマージョラム

## 心《しん》陰《いん》虚《きょ》タイプ

心

左記の症状のほか、「陰虚」の諸症状（P.33参照）が出る人もいます。「陰液（体液。津液の別称）」を補い、精神状態を安定させる治療を。

**主な症状**

動悸がする、不眠、夢をたくさん見る、もの忘れがひどい、口が渇く、手のひらや足の裏がほてる、夕方からほてるように微熱が出る、寝汗が出る、舌が紅色で表面が乾燥気味など

**おすすめエッセンシャルオイル**

イランイラン、ローズオットー、フランキンセンス

胃腸系が弱いので食欲不振や食べ過ぎに注意

# 脾・胃タイプ（土のタイプ）

消化器系や胃腸と密接に関係あるのが脾と胃のタイプ。脾タイプの人は、食欲不振と大食いが両極端に出ることがあるのが特徴です。体形も、極端にやせている人と、ぽっちゃりとした水太りの人と、どちらもいるようです。脾は水分代謝にもかかわっていて、「脾は燥を好み、湿を嫌う」といわれています。湿度の高い日本の気候では、基本的に脾にトラブルを持っている人が多く、特に梅雨から夏にかけての時期は胃腸を壊す人が多くなります。脾タイプの人が水分や冷たいものをとり過ぎると、お腹の冷えや下痢につながりがちです。また、乳製品のとり過ぎにも注意しましょう。

### 脾の働き

・運搬や消化を行い、体内に栄養分を補う。
・血管から血液が漏れ出すのを防止する。
・食べものや飲みものから得た滋養物質をもとに生成した精（後天の精）を補充し、生命エネルギーを充実させる。また、昇清機能（気を上に持ち上げる機能）を持つ。
・運化作用によって得た栄養分により、筋肉や皮下の組織を養う。
・口は消化器系の一部であるため、胃腸の状態は口や唇に現れる。
・よだれは脾の機能を反映している。

**胃の働き**

・飲食物を一度受け入れてから、ある程度消化吸収し、小腸へ送り出す。

**脾・胃タイプのおすすめエッセンシャルオイル**

ペパーミント、スイートマージョラム、パチュリ、レモン、フランキンセンス、サンダルウッド

★脾におすすめなのは、なんといっても消化吸収を助けるオイルです。食欲のバランスを整えて胃腸をサポートしましょう。お料理のときにハーブとしても使うようななじみのある植物をはじめ、肝・胆タイプ（P.46参照）でも出てきた柑橘系の精油も効果があります。また、湿が溜まった夏風邪や、ビールの飲み過ぎなどの夏バテには、湿を取り除いてくれるパチュリがおすすめです。

**タイプ別トリートメント法**

脾・胃タイプは、まず実証と虚証に分かれ、さらに6タイプに細分化されます。おすすめオイルを使って、「脾経」（P.69参照）と「胃経《いけい》」（P.68参照）を中心にマッサージを行います。

次の2タイプは、同じ「湿邪困脾《しつじゃこんぴ》」ですが、寒証と熱証に分けて考えます。共通の症状としては、頭が重い、口の中がネバネバする、胃がつかえる、食欲不振、吐き気・嘔吐、腹痛、便が泥状、おりものが多い、むくみなどがあります。

### ▼実証タイプ

## 湿邪困脾《しつじゃこんぴ》（寒湿）タイプ　脾

生ものや冷たいもののとり過ぎで体が冷え、脾の運化作用が低下して「湿邪《しつじゃ》」が溜まっています。脾胃を温め、湿を取り除く治療を行います。

主な症状

唾《つば》やさらさらとした痰が多い、おりものの色は薄くて無臭、下痢、舌の苔が白くて分厚いなど

おすすめエッセンシャルオイル

パチュリ、スイートマージョラム、ジンジャー、マンダリン

## 湿邪《しつじゃ》困脾《こんぴ》（熱）タイプ　脾

お酒、甘いもののとり過ぎで、体に熱と湿が溜まっています。脾胃の熱を冷まして湿を取り除く治療を行います。

主な症状

切れにくい痰、口の中が苦い、おりものは粘りがあり黄色くて臭いが強い、舌の苔が黄色くて厚い、臭いの強い便など

おすすめエッセンシャルオイル

パチュリ、ペパーミント、レモン、グレープフルーツ

### ▼虚証タイプ

以下は同じ「脾気虚《ひききょ》」のタイプですが、さらに4つに分けて考えます。

## 脾気虚弱《ひききょじゃく》タイプ　脾

虚弱体質や不摂生などで脾の運化作用（食べものや飲みものを運ぶ機能）が弱ったタイプ。脾胃の機能を補って丈夫にするための治療を行います。

主な症状

食欲不振、食後に腹部が張る、便が泥状、無気力、全身の倦怠感、やせている、顔面に疲労感あって黄色い、舌が淡白、舌苔が薄くて白いなど

おすすめエッセンシャルオイル

スイートマージョラム、ペパーミント、レモン、マンダリン、スイートオレンジ

## 脾《ひ》気《き》下《げ》陥《かん》タイプ

脾

脾気虚弱のほかに左記のような症状が出てくる場合は、虚弱体質や出産などが原因で昇清機能が弱ってしまいます。この昇清機能を活発にするための治療が必要です。

**主な症状**

めまい、胃下垂、脱腸、脱肛、子宮下垂、習慣性の流産、遊走腎など

**おすすめエッセンシャルオイル**

スイートマージョラム、ペパーミント、レモン、ローズマリー、マンダリン

## 脾《ひ》不《ふ》統《とう》血《けつ》タイプ

脾

脾気虚弱の症状のほか、左記のような症状が出てくると、体力が消耗して統血《とうけつ》作用(血液が脈外に出ないようにする作用)が低下してしまいます。この統血作用を活発にするための治療が必要です。

**主な症状**

あざができやすい、鼻血が出やすい、血尿、血便、不正出血、経血の量が多い、月経がだらだら続くなど

**おすすめエッセンシャルオイル**

フランキンセンス、パチュリ、サンダルウッド、スイートマージョラム

## 脾《ひ》陽《よう》虚《きょ》タイプ

脾

脾気虚弱の症状のほかに左記の症状がある場合は、脾気虚弱が慢性化して衰弱してしまったか、あるいは冷たいもののとり過ぎで冷えてしまっているタイプです。温めて脾の運化作用を活発にするための治療が必要です。

**主な症状**

みぞおちがしくしく痛むが温めたり手で触ったりすると気持ちが良い、手足が冷える、水様性の下痢、むくむ、おりものは多量で透明無臭など

**おすすめエッセンシャルオイル**

スイートマージョラム、ジンジャー、マンダリン、スイートオレンジ

身体を守るバリア機能が弱っているのかも

# 肺・大腸タイプ（金のタイプ）

肺のタイプは、鼻やのどなどの呼吸器系のほか、皮膚も含めた体全体のバリア機能に関係があります。このタイプの人は、そのバリア機能が弱っていることが多く、どちらかといえば虚弱体質です。風邪をひきやすかったり、鼻炎や花粉症などのアレルギー疾患を抱えていたりすることも多いようです。また、乾燥肌やアトピーなど、皮膚のトラブルを抱えているのもこのタイプです。

## 肺の働き

・「気（生命活動のもっとも基本にあるもの）」を調節する。きれいな空気を吸い込み、体内の汚い空気を外に排出。また、身体の周りに気を張りめぐらせてバリアを作る。
・皮膚、汗腺、毛穴と関係しており、毛穴の開閉を管理し、熱を発散させて体温を調整する。
・鼻に穴を開く。肺の症状は鼻に現れる。
・呼吸をつかさどり、尿の生成など体内の水分代謝にもかかわる。

## 大腸の働き

・カス（余剰な脂肪分や糖分）を運搬するパイプの役割を担う。

### 肺・大腸タイプのおすすめエッセンシャルオイル

ユーカリグロブルス、ティートリー、サイプレス、パインニードル、クラリセージ

★肺におすすめのオイルには、抗菌作用のあるものが多く、これらは皮膚や呼吸器系に作用します。身体に気を張りめぐらせ、バリア機能を高める効果があり、風邪の流行る時期や花粉症の時期には、香らせておくだけでも予防になります。

### タイプ別トリートメント法

肺・大腸タイプは、寒証と熱証、気虚、陰虚の4つに分かれます。どのタイプも、おすすめオイルを使って「肺経《はいけい》」「大腸経《だいちょうけい》」（ともにP.67参照）を中心にマッサージします。

## 風《ふう》寒《かん》犯《はん》肺《ぱい》タイプ　肺

風邪をひいている人に多いタイプです。体を温め、冷えを除き、発汗させることによって、寒邪を外に追い出します。

**主な症状**

咳が出る、ひゅうひゅうぜいぜいと喘ぐ、白く薄いか、または無色透明の痰が出る、鼻づまり、水っぽい鼻水が出る、悪寒がある、発熱、頭痛、節々が痛む、舌は白く薄いなど

**おすすめエッセンシャルオイル**

ユーカリグロブルス、パインニードル、ティートリー、シナモン、ジンジャー

## 風《ふう》熱《ねつ》犯《はん》肺《ぱい》タイプ　肺

細菌やウイルスを倒して熱を冷ます必要があります。中医アロマでは、高い抗菌作用を期待できるオイルや涼性~寒性で解毒作用のあるオイルを選びます。

**主な症状**

咳が出る、黄色く粘っこい痰が出る、鼻づまり、黄色か青色の不透明な鼻水が出る、発熱、頭痛、軽度の悪寒がある、のどの腫れと痛みがある、口が渇く、舌の尖端が紅色、舌苔は薄い黄色など

**おすすめエッセンシャルオイル**

サイプレス、クラリセージ、ティートリー、フランキンセンス、ラベンダー、ペパーミント、レモン、ベルガモット

## 肺《はい》気《き》虚《きょ》タイプ　肺

主に気虚（P.38参照）の症状が出るのが特徴。肺に栄養分を補い機能を活性化させる「補《ほ》益《えき》肺《はい》気《き》」、また、肌を引き締める「益《えっ》気《き》固《こ》表《ひょう》」という治療を行います。

**主な症状**

喘息、花粉症、ハウスダストや食物アレルギー、息切れ、透明で薄い痰や鼻水が出る、大声を出せない、汗が漏れる、顔色が悪い、疲れやすい、呼吸が浅い、舌が淡白など

おすすめエッセンシャルオイル

サイプレス、クラリセージ、ティートリー、ユーカリグロブルス、フランキンセンス

## 肺《はい》陰《いん》虚《きょ》タイプ

肺

主に陰虚（P.33参照）の症状が出るのが特徴。陰を補って肺を潤す「滋《じ》陰《いん》潤《じゅん》肺《ぱい》」、また、陰を補ってほてりを冷ます「滋《じ》陰《いん》降《こう》火《か》」という治療を行います。

主な症状

乾いた咳が出る、少量で粘っこい痰、乾燥肌、シワができやすい、息切れする、口が渇く、しわがれ声、手足がほてる、潮熱、寝汗をかくなど

おすすめエッセンシャルオイル

サイプレス、クラリセージ、フランキンセンス、サンダルウッド、ゼラニウム

冷え性や新陳代謝の衰えに気をつけて

# 腎・膀胱タイプ（水のタイプ）

腎は生命エネルギーの源のようなところ。腎タイプは、腎臓が弱っているというよりも、生きる力が減ってしまっている状態だと考えられます。このタイプは、老廃物の排出機能の低下や代謝が悪いなどの特徴があり、また、体を温める機能が弱く冷え症になりやすいので注意が必要です。一方、老化や過労により体内の水分が消耗して潤い不足になり、微熱やほてりが出る場合もあります。抜け毛や白髪が多くなることもあります。

### 腎の働き

・精（生命エネルギー）を蓄える。生長・発育・生殖に関係。
・身体の種火となる火を燃やしている。（命門の火）
・骨、骨髄、脳髄、歯を養う。
・耳と肛門と尿道と関係。頭髪は腎の機能を示す指標になる。
・体液や尿などの水液を調節する。
・深い呼吸と関係。肺から取り入れた清気を深く取り入れる。
・尿の生成を行う。

### 膀胱の働き

・尿を貯蔵し、排泄する。

**腎・膀胱タイプのおすすめエッセンシャルオイル**

腎陰を高めるオイル
　ゼラニウム、シダーウッド、ホーウッド、
腎陽を高めるオイル
　ジュニパーベリー、ジンジャー、シナモン

★このタイプには、生命エネルギーを養い、元気と活力を補う香りがおすすめです。そのほか、利尿作用を発揮するジュニパーベリーやサイプレスも腎・膀胱に効果の高いオイルです。

**タイプ別トリートメント法**

腎・膀胱タイプの病証は虚証のみ。5タイプに分かれます。おすすめオイルから好きな香りを選んでブレンドし、「腎経」（P.72参照）、「膀胱経」（P.71参照）を中心にマッサージします。

## 腎《じん》陰《いん》虚《きょ》タイプ　腎

腎陰を補う「滋《じ》補《ほ》腎《じん》陰《いん》」という治療を行います。

**主な症状**

足腰がだるい、めまい、耳鳴り、不眠、健忘、視力減退、遺精、口が渇く、手足がほてる、のぼせる、潮熱、寝汗、頬が赤い、経血量が少ない、閉経、舌が紅色、舌苔は少なく表面が乾燥、裂紋など

**おすすめエッセンシャルオイル**

ゼラニウム、サンダルウッド、ローズウッド、ホーウッド、イランイラン

## 陰《いん》虚《きょ》火《か》旺《おう》タイプ　腎

腎陰虚の症状に加えて左記の症状が出るタイプ。腎陰を補い、さらに「火《か》邪《じゃ》」を除く「滋《じ》陰《いん》降《こう》火《か》」という治療を行います。

**主な症状**

顔面が紅潮している、強いのぼせがある、性欲の異常亢進、微熱など

**おすすめエッセンシャルオイル**

ゼラニウム、サンダルウッド、ホーウッド、ジャスミン、ローズオットー、ネロリ、フランキンセンス、イランイラン

## 腎陽虚《じんようきょ》タイプ

腎

このタイプには、体を温め、腎陽を補う「温補腎《おんぼじん》陽《よう》」という治療を行います。

主な症状

足腰が冷えてだるい、寒がり、手足が冷える、尿が近い、尿が出にくい、顔色が悪くてむくむ、無気力、インポテンツ、不妊症、舌が淡泊、舌苔が白いなど

おすすめエッセンシャルオイル

ジンジャー、ジュニパーベリー、シダーウッド、シナモン、ジャスミン

## 腎気不固《じんきふこ》タイプ

腎

このタイプには、腎気を補い、固摂《こせつ》作用を活発にさせる「補腎固摂《ほじんこせつ》」という治療を行います。

主な症状

足腰がだるい、精神疲労、頻尿、排尿後も尿が滴り落ちる、夜間の頻尿、小児の夜尿や失禁、早漏、おりものが多いなど

おすすめエッセンシャルオイル

ジュニパーベリー、ジンジャー、サンダルウッド、シダーウッド、ホーウッド

## 腎精不足《じんせいぶそく》タイプ

腎

このタイプには、腎精を補う「補益腎精《ほえきじんせい》」という治療を行います。

主な症状

精子不足、不妊症、小児の発育の遅れ、足腰の衰え、動作緩慢、認知症、老化現象など

おすすめエッセンシャルオイル

ジンジャー、シダーウッド、サンダルウッド、ジャスミン、ローズオットー、イランイラン、ゼラニウム

## 四診《しん》から弁証論治へ《中医学の4つの診察方法》

中医学の診察やアロマセラピーのカウンセリングは、相手の心身の状態やライフスタイルなどの情報を集めることから始まります。

中医アロマの場合も、中医学における診察方法である「四診」（望診《ぼうしん》・聞診《ぶんしん》・問診《もんしん》・切診《せっしん》）により、ひとりひとりの身体とじっくり向き合っていきます。「四診」によって集められた情報は、さまざまな尺度（八綱弁証・気血津液弁証・五臓六腑弁証など）で調べられ、「見立て（診断）」が立てられます。この過程を「弁証」といいます。そして、この見立てに従って治療方針を立てます。これが「論治」ということになります。

中医学では、漢方薬を処方したり、鍼灸でツボを使って予防や治療をしたりしますが、中医アロマでは、その弁証に合った精油やキャリアオイルを選び、経絡やツボを用いたオイルマッサージによって予防や治療を行っていきます。

**【中医アロマのトリートメントの進め方】**

①四診（情報を集める）
②弁証（身体を見立てる）
③論治（アロマの選択——マッサージやセルフケア）

①②③を繰り返すことで、あなた自身の手であなたや、あなたの大切な人たちの健康管理を行うことができるのです。

### 四診（望診・聞診・問診・切診）で情報集め

四診I

### 「望診」——目で見て情報を集める

望診には、精神状態を調べる「望神《ぼうしん》」、皮膚の色を見る「望色《ぼうしょく》」、形を見る「望形《ぼうけい》」、舌を見る「舌診《ぜっしん》」があります。

#### 望神——精神状態を調べる

精神状態が良ければ、目に精気があり、表情も豊かです。精神状態が良くないと、目がうつろで、表情も暗く、動作も鈍くなってしまいます。

## 望色 ―― 皮膚の色を見る

皮膚が自然な潤いを持っていれば、健康状態は良いと考えられます。異常に赤みを帯びているときは体に熱性（熱証）の症状があり、蒼白でつやが良くないときは体に冷え（寒証）があるか、貧血の状態（血虚）といえます。

分泌物（涙・汗）や排泄物（痰・鼻水・尿・便・おりものなど）は、無色透明でさらさらした感じのときは寒性であり、黄色で濃い場合は熱性です。また、顔色は、皮膚の色を見るのにもっとも分かりやすい部分です。顔色と五臓六腑との間にはかなり密接な関係があります。

**○顔色が青い** ―― 血管が浮き出ている、眉間に青筋が出ているなど、肝との関係が深いケースです。ストレスによる緊張が続く場合や、怒りやすい人に見られます。肝臓病とも関係しています。

**○顔色が赤い** ―― 赤ら顔や発熱しているときなどの赤い顔色は、心との関係が深いケースです。興奮しやすい人、狭心症や心筋梗塞など心疾患がある人、一部の高血圧の人にも見られる色です。

**○顔色が黄色い** ―― 栄養バランスが良くない場合や、黄疸によるものなどがあり、脾との関係が深いケースです。消化器系が弱い人や、貧血傾向のある人に見られることがあります。

**○顔色が白い** ―― 色白の人、皮膚が透き通るように薄い人に見られ、肺との関係が深いケースです。色白の人は、鼻・のど・気管支・肺などの呼吸器系が弱いことが多く、皮膚が弱い人が多いようです。風邪をひきやすかったり、アレルギー疾患を持っていたりする場合も多いようです。

**○顔色が黒い** ―― 黒ずみ、目の下のクマなどは腎と関係が深い色です。腎臓疾患や泌尿器系、ホルモン系の機能低下や老化なども関係しています。

よく見られる顔色は、以上の五色です。中国では顔を見るだけで病気を診断できる中医師もいるくらい、顔の中には情報が詰まっているのです。

## 望形 ―― 形を見る

太っているかやせているかなどの体格や骨格、姿勢、病変部の変形など、形体異常を観察します。

## 舌診 ——舌を見る

舌診は中医学独特の診察法で、舌の色や形、苔の色や厚さなどを観察することによって、体の内側の状態が分かります。

舌の色、形、苔の状態をよく観察します。舌の色の観察は、できるだけ自然光の差す明るいところで行いましょう。また、舌苔は、飲みものや食べものの色がつきやすいので、観察前には色の濃いものを口にしないようにします。

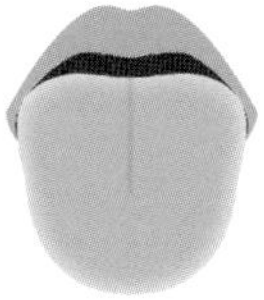

**健康な状態**

全体がきれいなピンク色。前面にうっすら白い舌苔。舌辺はきれいな曲線で、滑らかに動く。苔がまったくないのも病的な状態。

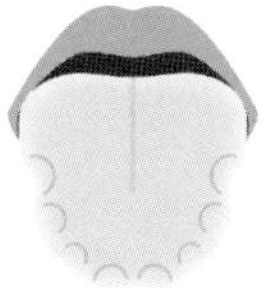

**気が足りない…気虚タイプ**

ぽってり厚い舌。舌が大きいため両側に歯型のつく舌。疲れて新陳代謝が低下し、水分代謝も悪くなってむくんだ状態。

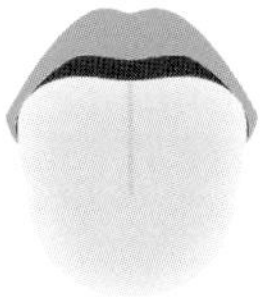

**体が冷える…陽虚タイプ**

気虚が進んで体が冷えているときは、血液のめぐりが悪くなるので、舌が白っぽくなる。

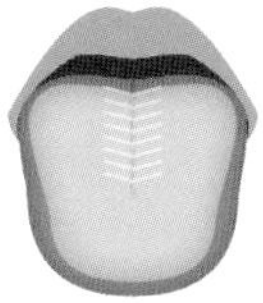

**水分が過剰…痰湿タイプ**

白い舌苔がベッタリとくっついている。水分過剰でむくみや冷えを起こしている状態。

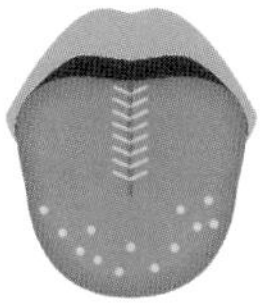

**水分や油のとり過ぎ…湿熱タイプ**

舌苔が黄色い。お酒や辛いもの、高カロリーのものをとり過ぎて、体に熱がこもっている状態。

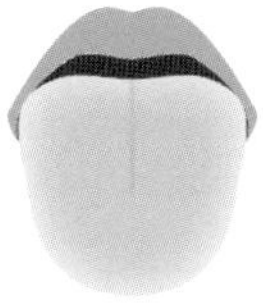

**血液不足気味…血虚タイプ**

舌の色がピンク色よりも淡い。血液不足、つまり貧血傾向にある状態。

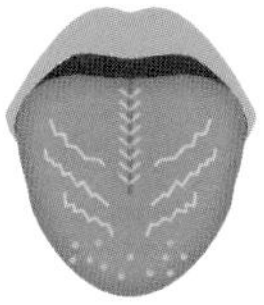

**潤い不足…陰虚タイプ**

舌全体に赤みがある。体に熱がこもり、体液が不足している状態。舌全体が小さく細い。亀裂が入ることもある。

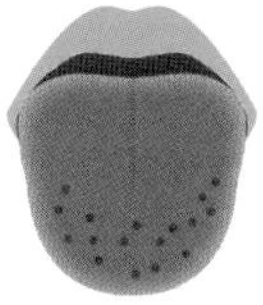

**血行不良…瘀血タイプ**

紫色の舌。血液のめぐりが悪い。舌にチョコレート色のシミのような斑点〈瘀斑（おはん）〉ができることもある。

四診Ⅱ

## 「聞診」——耳と鼻で聞いて情報を収集

聞という字には、聞くという意味と匂いを嗅ぐという意味があります。日本の香道で香りを試すことを「香を聞く」というように、聞診では、声や呼吸、咳の音など耳から聞こえる情報と、口臭、体臭、排泄物の臭いなどの鼻から得られる情報で診断します。

**○音声の強弱**

高い・大きい・力強い——実証

低い・小さい・弱々しい——虚証

かすれ声・聞き取りにくい——気証

**○言語**

おしゃべり——実証・熱証

おとなしい・口数が少ない——虚証・寒証

ろれつが回らない——心の機能低下による重度の血行不良

**○呼吸**

呼吸が深い・力がある・早い——実証

呼吸が浅い・力がない・弱い——虚証

呼吸が荒い——痰熱または痰湿

ため息が多い——ストレスが溜まった状態

**○咳の音**

痰が多い・重苦しい咳——痰証

気道の粘膜が乾燥している、痰が少なくコンコンと咳をする——燥証《そうしょう》

弱々しい咳——虚証

力強い咳——実証

**○臭い**

臭いが強い・臭い——熱証

臭いが薄い・ほとんどない——寒証

四診Ⅲ

## 「問診」——自覚症状や経過を聞いて情報を収集

問診は、現在の病状や家庭、既往歴、ライフスタイルや家族の体質、自覚症状を中心に身体の状態を聞いていきます。

ポイントは、体の寒熱、汗の状態、口の渇き、食欲・味覚、便通・尿、目の状態、耳の状態、鼻の状態、睡眠の状態、月経の状態の10点です。

四診IV

## 「切診」——体に触れて情報を収集

切診は、いわゆる「触診」のことをいいますが、中医学では特に脈診に特徴があります。

### ○脈診

軽く押さえると拍動を指に感じる——表証
強く押さえなければ拍動を感じない——裏証
1呼吸に6拍以上——熱証
1呼吸に3拍以下——寒証
非常に力強い脈——実証
非常に弱々しい脈——虚証

### ○体の感触・熱を調べる

体に触れてみて、しこりやこり、皮膚のざらつきがあるかどうか、熱の有無、乾燥状態、弾力性の有無などを調べていきます。経絡上にしこりがあるときは、その臓腑のトラブルを疑います。

## 弁証論治でトリートメント方針を決定

中医学の診察では、実際の症状には関係ないと思われるようなことまで質問されるので、「頭痛なのに、なぜ排便や月経痛や食生活のことまで聞くの?」と不思議に思われるでしょう。しかし、一番重要なことを忘れないでください。中医学では、頭痛だから痛み止め、便秘だから下剤、という対症療法はしません。四診により詳しく体を調査することで、ひとりひとりの体調や体質に合ったオーダーメイドの処方が可能になるのです。

中医アロマでは、四診の結果から、陰陽の考え方をベースに、八綱弁証、気血津液弁証に基づいて病気の状態や体質を見立てます。

また、五臓六腑弁証により、臓腑のトラブルを探し当て、マッサージする経絡の判定をします。そしていよいよ、すべての結果を総合的に判断したうえで、症状と体質のタイプに適したオイルを選んでトリートメントを行います。

ただし、何よりも大事なことは、受け手が心地良いかどうか、いい香りだと感じるかどうかです。好きな香りの中で、信頼できる人からトリートメントを受けること。これが、症状や体質改善のための一番の近道であることを忘れないでくださいね。

# おうちスパで自分磨き

体の中から元気になるコラム《お風呂》

サロンでのカウンセリングのとき、冷え性や肩こりを訴える人に「お風呂に毎日入っていますか？」と聞くと、「当然です」という答えが返ってきます。しかし、実際はお風呂ではなくシャワーを浴びるだけという人が多いようです。

実は、ゆっくりお風呂に浸かると、副交感神経が優位になっていきます。これが筋肉の緊張をほぐし、一日の疲れを癒し、深い眠りへ誘うのです。さらに精油を使うと、有効成分を鼻からも肌からも吸収できるため、心身に潤いを与えることができます。

シャワーだけでは体の芯の汚れは取りきれません。毎日お風呂に浸かりましょう。肩こりや疲労回復、筋肉痛などには全身浴を行います。好きな精油（5滴以下）を入れ、好きな音楽をかけてリラックスしましょう。浸かっている間にマッサージやパックをするのも効果的です。ダイエットや冷え性、月経痛や腰痛には、みぞおち程度の湯量での半身浴がおすすめです（精油は5滴以下）。また、目の疲れ、頭痛、気分転換などには手浴（精油は3滴以下）、足のむくみ、だるさ、風邪のひき始め、水虫などには足浴（精油は3滴以下）を試してみてください。朝は少し熱めのお湯（42度くらい）でシャキッと目覚め、夜はぬるめのお湯（38度くらい）でリラックスすることをおすすめします。

※精油は、直接湯船に入れると表面に浮いてしまいますが揮発するのも早いため、入る前にシャワーで水面にお湯を当てて揮発させるのも方法です。柑橘系やペパーミントなどの刺激の強い精油は、10mℓほどの牛乳かキャリアオイルに混ぜてから入れると良いです。

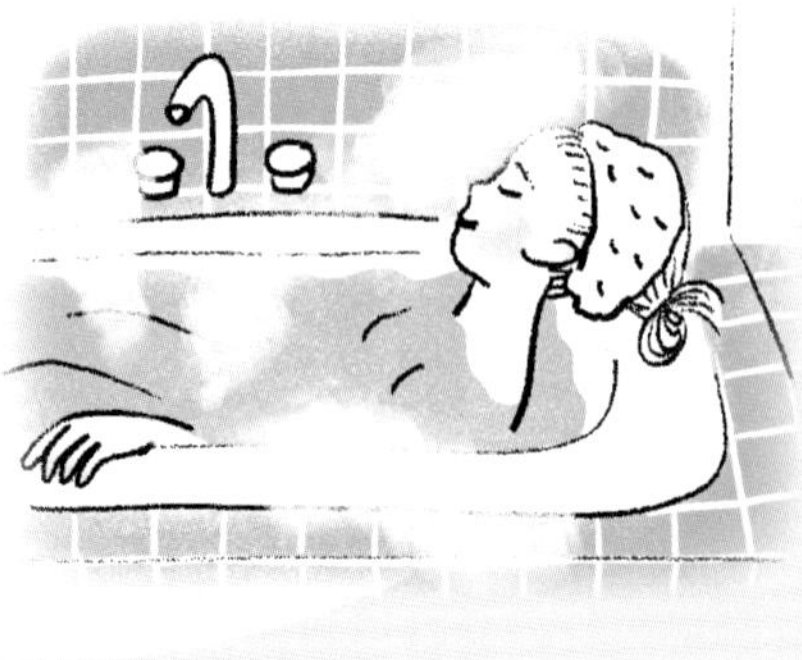

第 4 章

中医アロマの実践

# 中医アロマの
# ツボ経絡マッサージ法

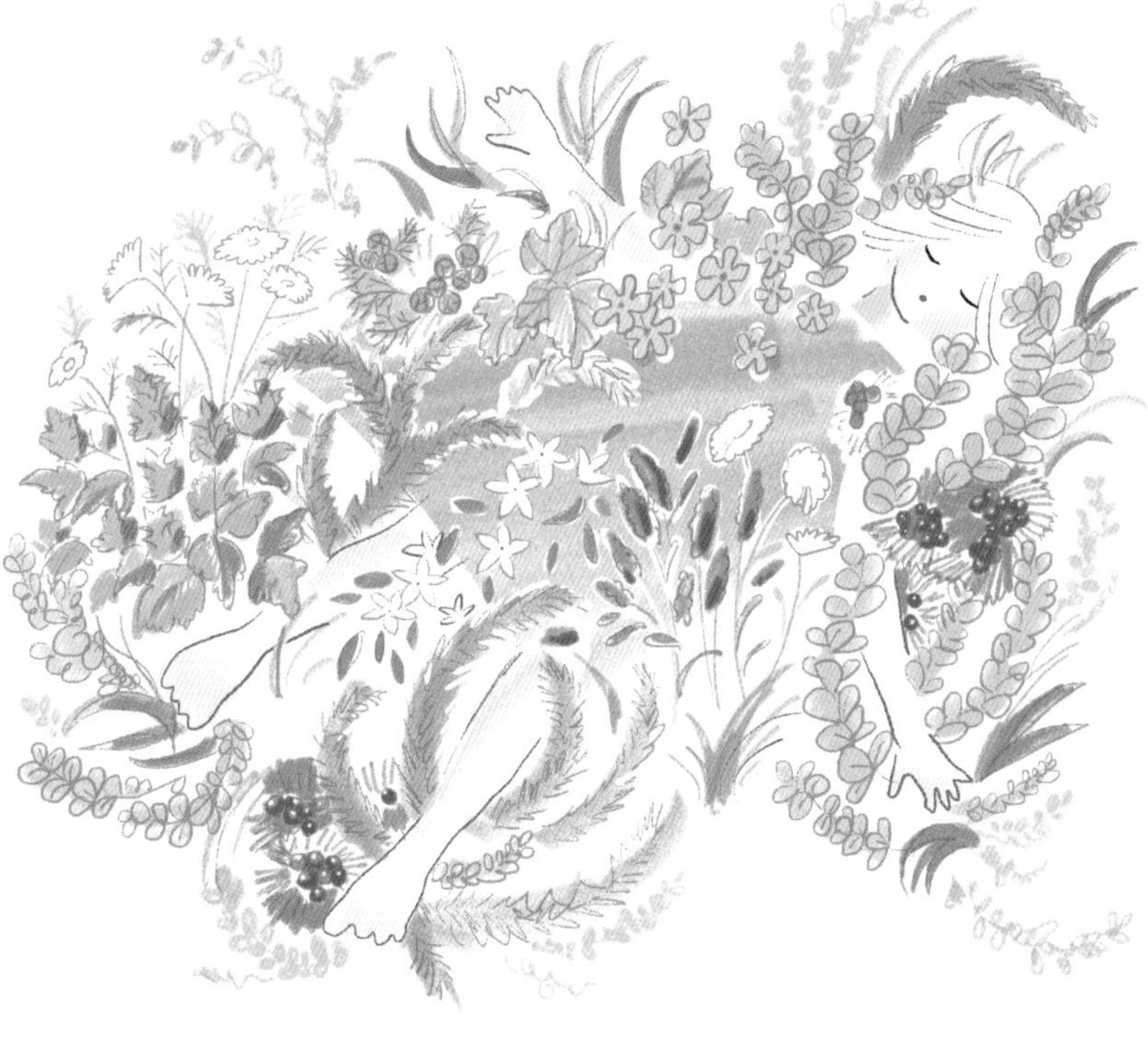

# 中医アロマセラピーのツボ経《けい》絡《らく》トリートメントとは？

中医アロマの経絡トリートメントは、「経絡」のツボを刺激して全身のバランスを整えるマッサージです。

経絡は「経脈《けいみゃく》」と「絡脈《らくみゃく》」からなり、生命エネルギーである「気」と「血《けつ》」の流れる道で、頭のてっぺんから、指先、つま先まで全身をめぐっています。

経脈は、体の表面から内部に入り込み、「胃のライン」「肝のライン」「心のライン」というように、各臓器とつながっています。絡脈は、経脈と経脈をつないで全身に気や血をめぐらせる脈です。つまり、経脈と絡脈は、経脈が太い枝で、絡脈がそこから伸びた小枝のような関係にあります。通常は、14系統の主な経脈に、各経脈をつなぐ絡脈もすべて含めて経絡と呼びます。

経脈は、体表部では手または足にあるので、手足のどちらかと、その経脈とつながっている臓腑の名前がつけられています。また、陰陽論に基づき、五臓は「陰」、六腑は「陽」とされます。「手《て》太《たい》陰《いん》肺《はい》経《けい》」「足《あし》陽《よう》明《めい》胃《い》経《けい》」といった具合です。余談ですが、人間はかつて四足歩行の動物だったことから、陽の当たる側を陽、陽の当たらない側を陰と考えることもあります。

経絡上にある反応点を「経穴《けいけつ》（ツボ）」といいます。このツボはほぼ左右対称に全身に分布していて、同時に刺激すると効果的です。身体のどこかに異常が発生したり、体内の気血の流れが滞ると、ツボが黒ずんだり赤くなったり、触るとコリコリしたりザラついたり張りがなかったり、といった反応が出ます。こうした異常を確認することで、問題のある器官や内臓を特定できるのです。逆に考えると、経絡やツボをマッサージして刺激することにより、体表面から各臓器にアプローチすることができるというわけです。これが、通常の経絡トリートメントです。

中医アロマが通常の経絡トリートメントと違うのは、五行に対応したエッセンシャルオイルを用いてマッサージをするところ。オイルの香りの中で体も心もリラックスして受けられるだけでなく、皮膚がオイルを吸収し、有効成分が経絡を通って身体に行き渡ります。アロマとマッサージの相乗作用で、さらなる効果が期待できるのです。

概要
脚裏
脚表
手・腕
背中
腰・お尻
お腹
デコルテ
顔
頭

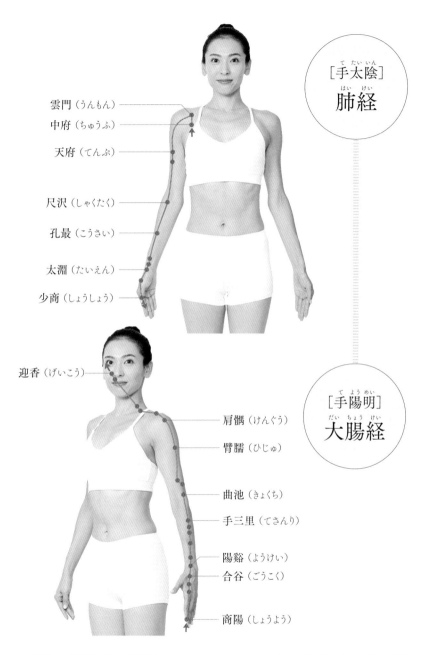

## ［手《て》太《たい》陰《いん》］
## 肺《はい》経《けい》

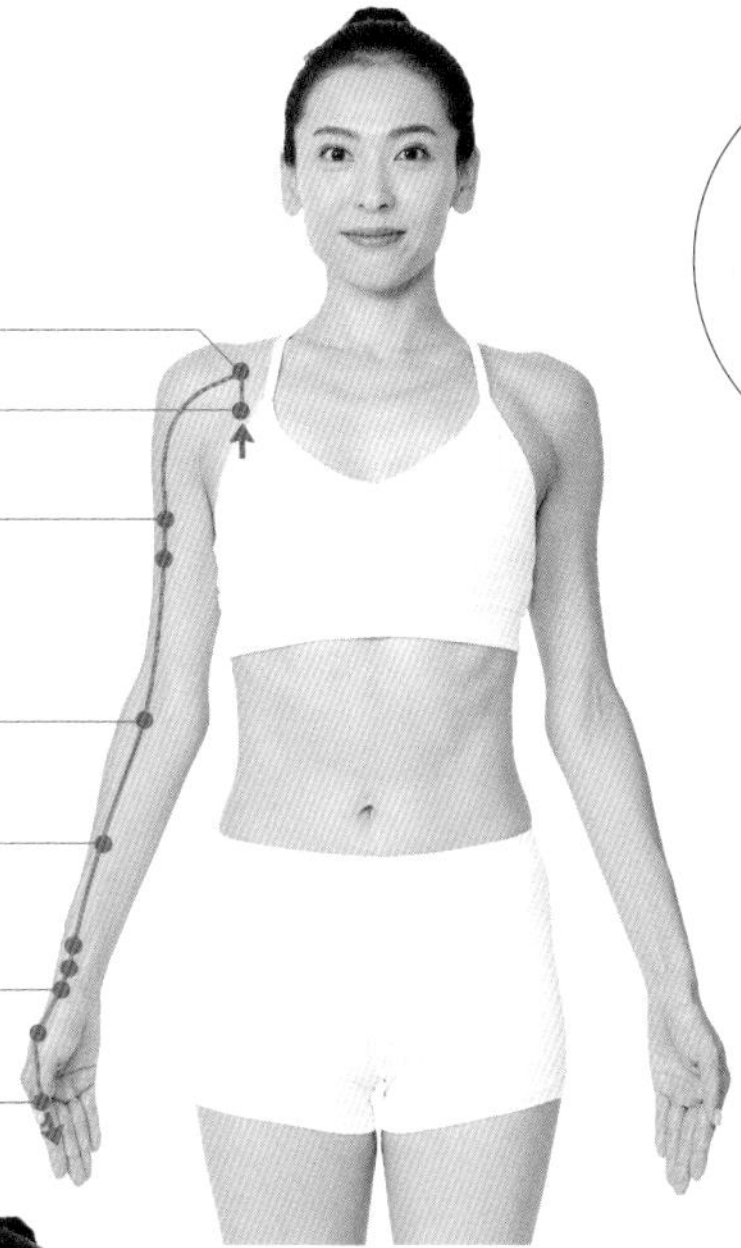


## ［手《て》陽《よう》明《めい》］
## 大《だい》腸《ちょう》経《けい》

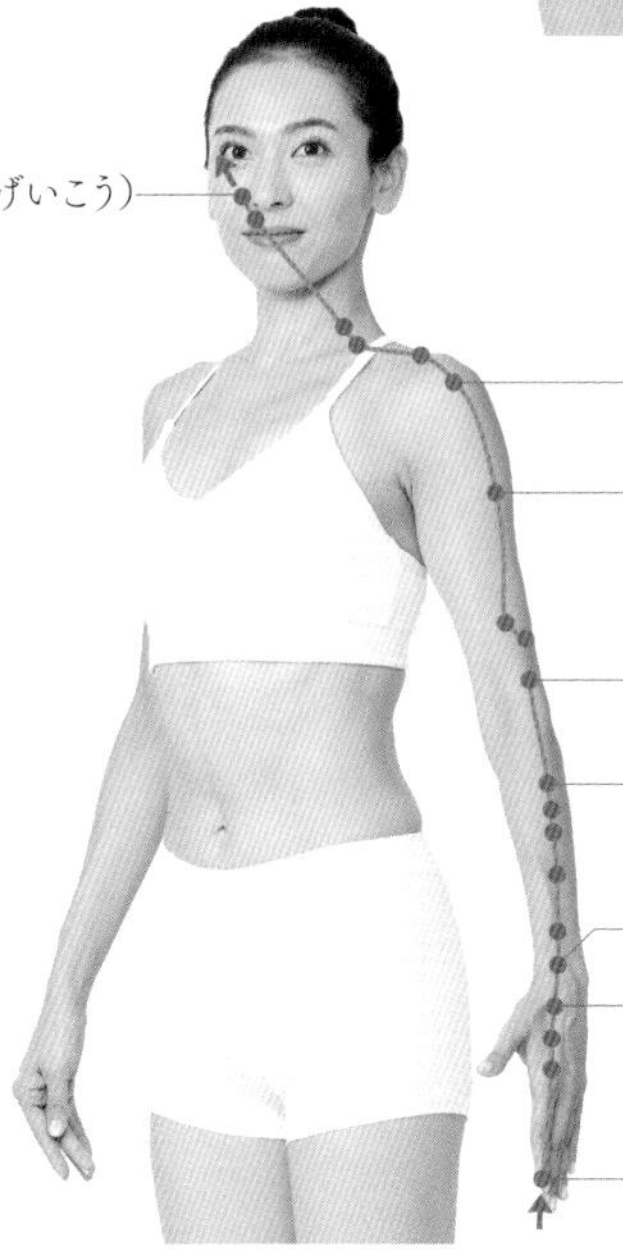


「肺経」を刺激すると、呼吸器系疾患、アレルギー、アトピーなど皮膚のトラブルの改善に効果的です。 肺経と表裏関係にあり、指先で連なっているのが「大腸経」。便秘や肌荒れ、花粉症などのアレルギー疾患、肺のトラブルの改善にも効果的。鼻横で胃経に連なっています。

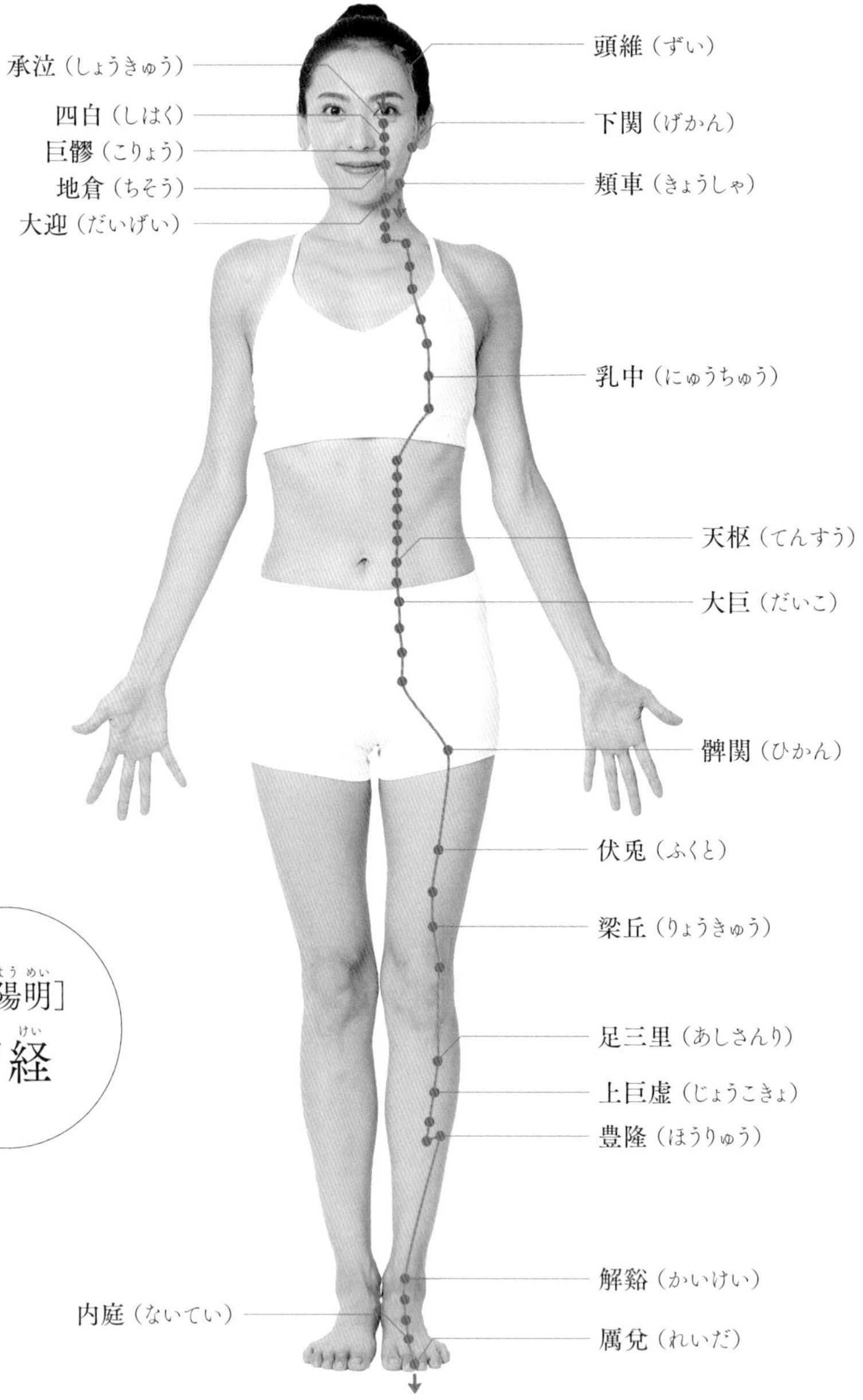


［足《あし》陽《よう》明《めい》］

## 胃《い》経《けい》

「胃経」への刺激は胃腸を強くし、体中に「気血」を充実させます。 顔のシワやたるみ改善にも。

左ページの「脾経」と表裏関係にあり、足の指先で互いに連なります。

## ［足《あし》太《たい》陰《いん》］脾《ひ》経《けい》

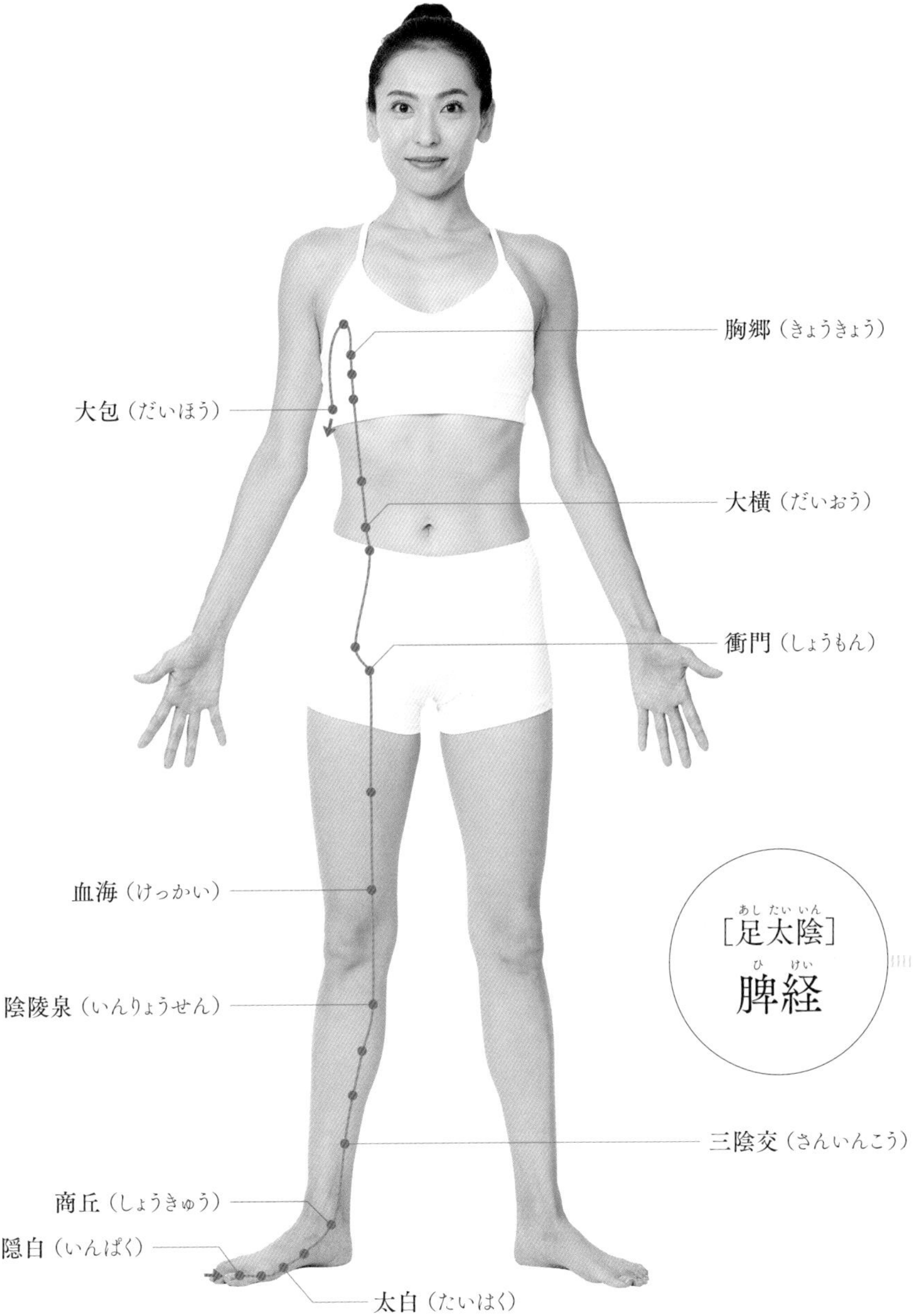


脾は消化吸収をつかさどる臓。女性疾患に関するツボも多くあります。脾経は脇の下で心経に連なります。

## [手《て》少《しょう》陰《いん》]
# 心《しん》経《けい》

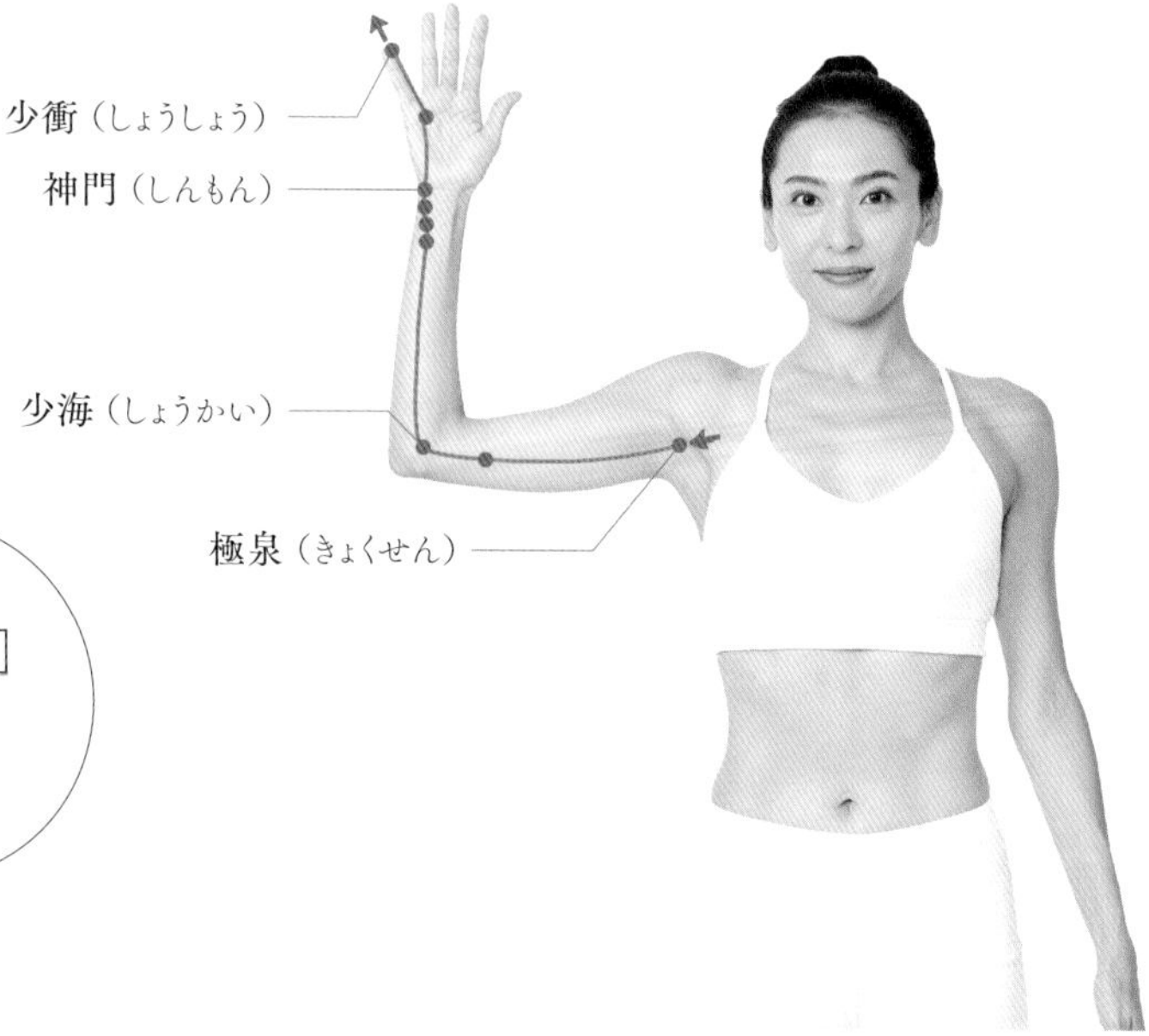


## [手《て》太《たい》陽《よう》]
# 小《しょう》腸《ちょう》経《けい》

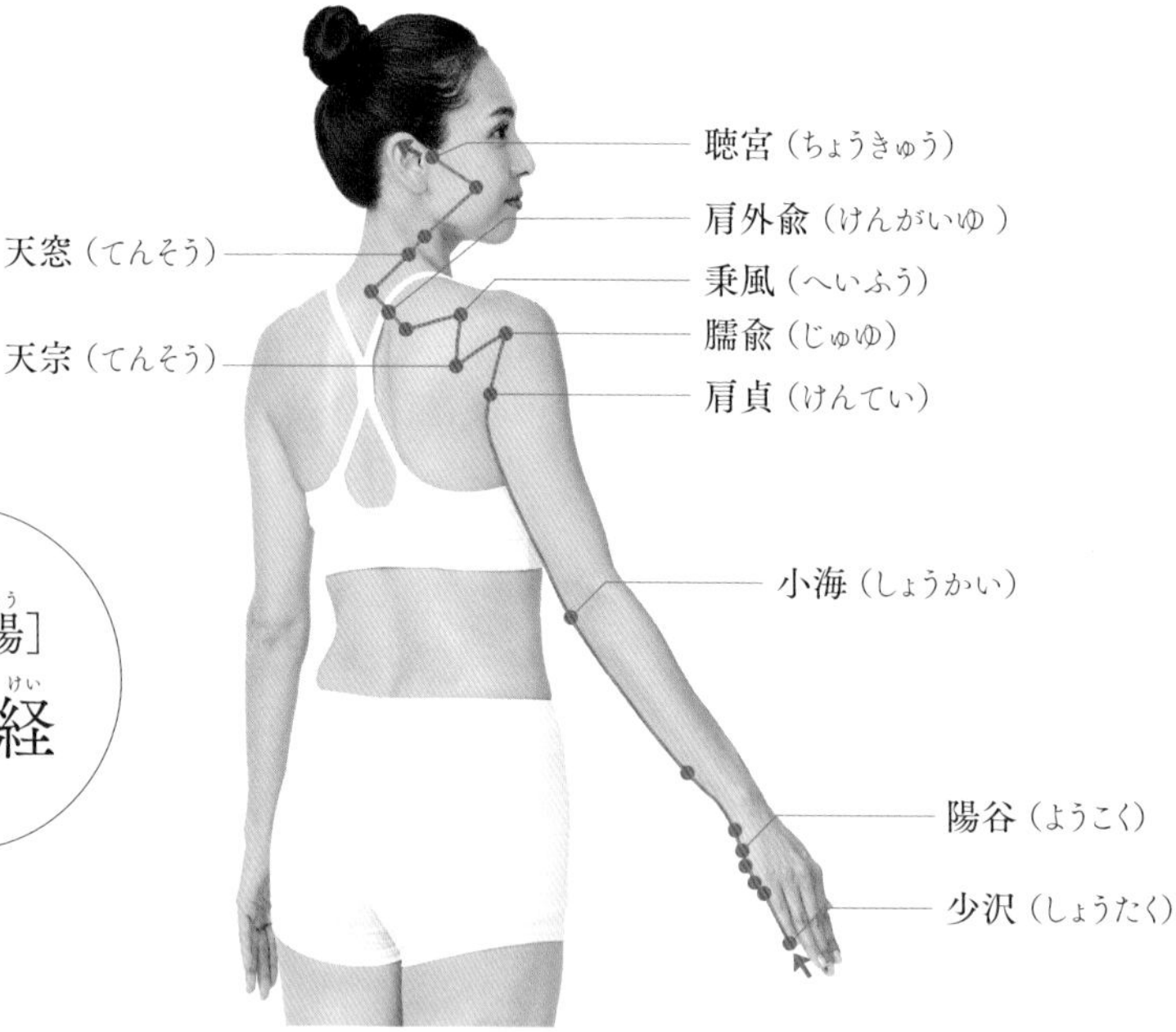


「心」は循環器系や脳の働きのほか、心にも関係しています。「心経」への刺激は高血圧など循環器系疾患、不眠、精神的ストレスに効果的。手の小指の先で表裏関係にある「小腸経」に連なります。小腸経は栄養吸収に関係あり。肩こり、腕のだるさにも。顔面で膀胱経に連なります。

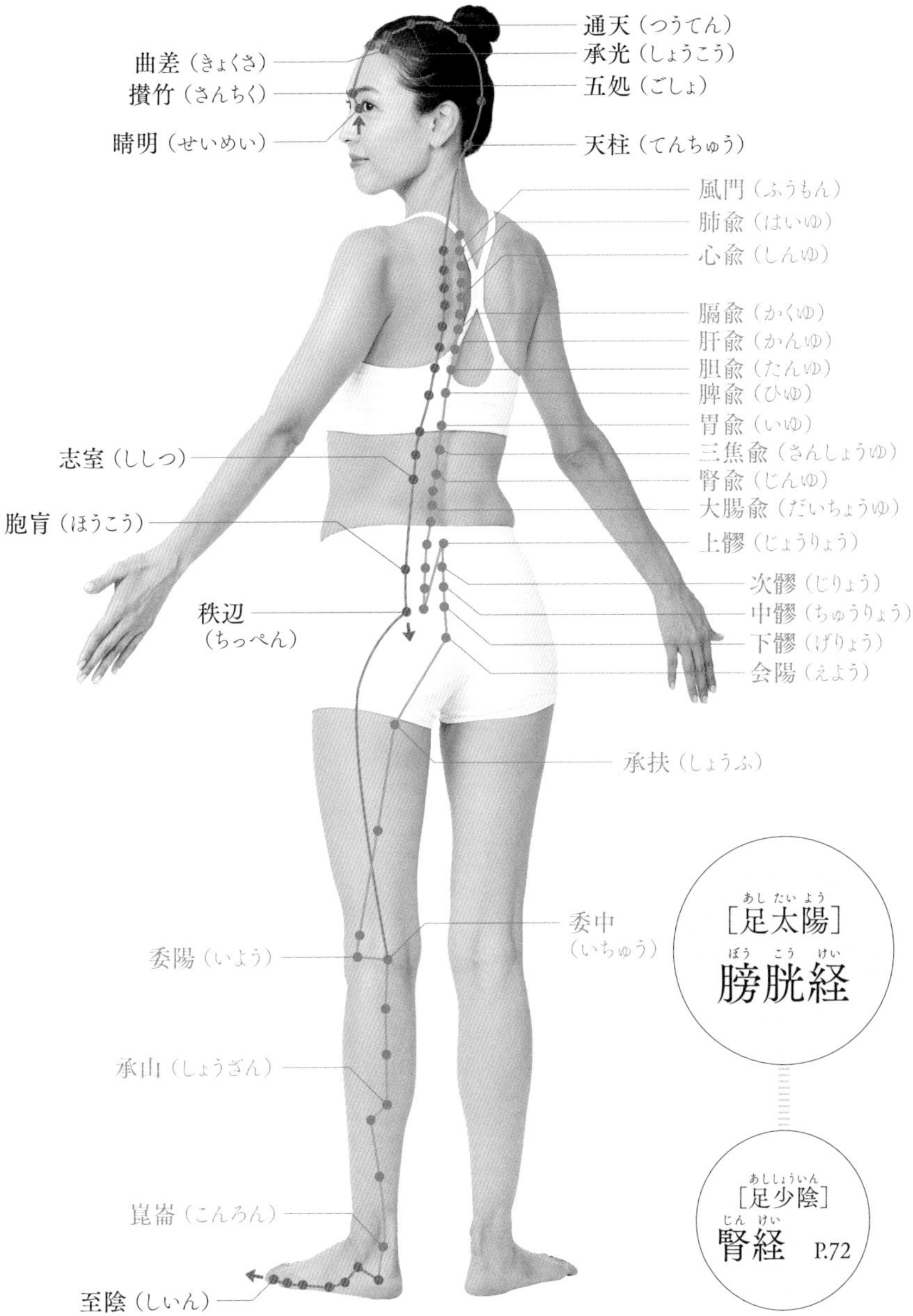


1行と2行に分かれる「膀胱経」は、刺激するとむくみやこりに効果的。尿の排泄にも関係あり。足で表裏関係にある「腎経」（次ページ）と連なります。腎経は生命エネルギーの源のようなところ。脚のだるさ、冷え、活力不足、老化に効果的。胸で「心包経」に連なります。

［足少陰《あししょういん》］

# 腎《じん》経《けい》

［足太陽《あしたいよう》］

膀《ぼう》胱《こう》経《けい》 P.71

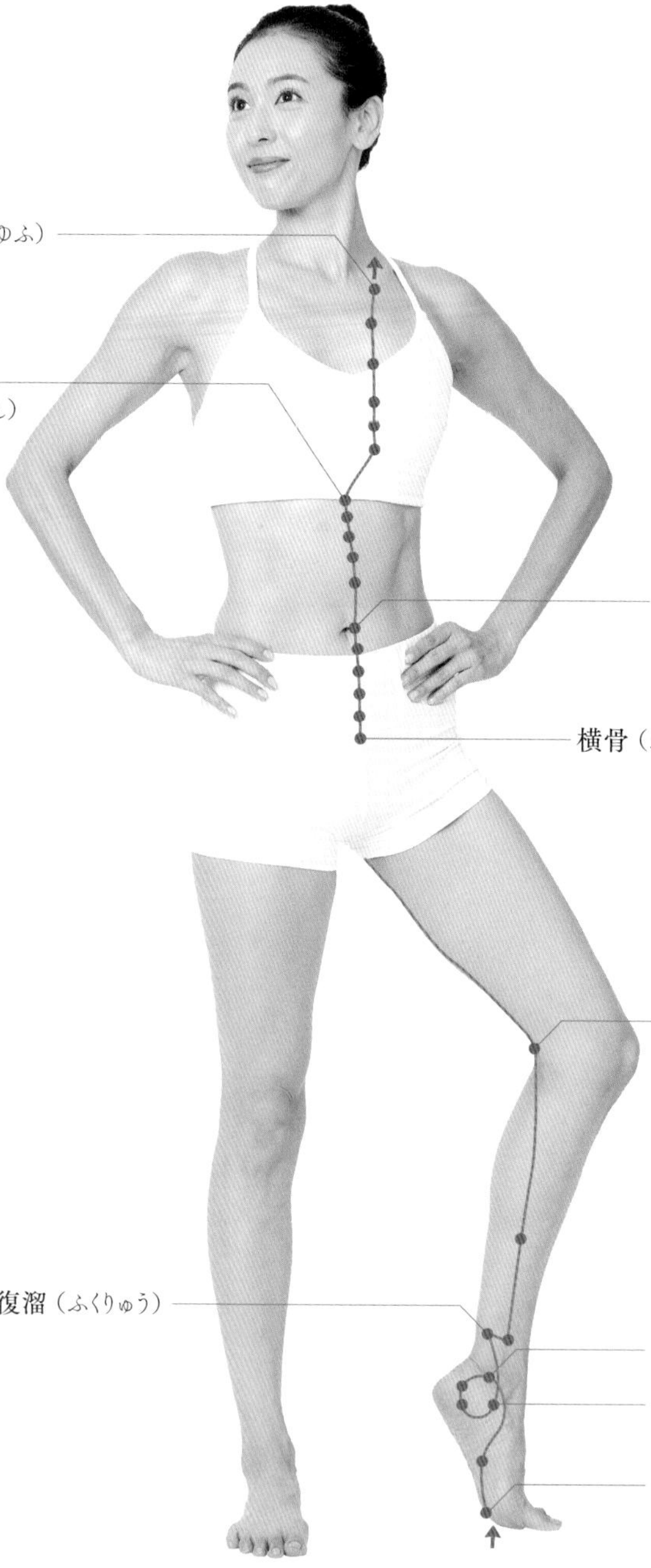

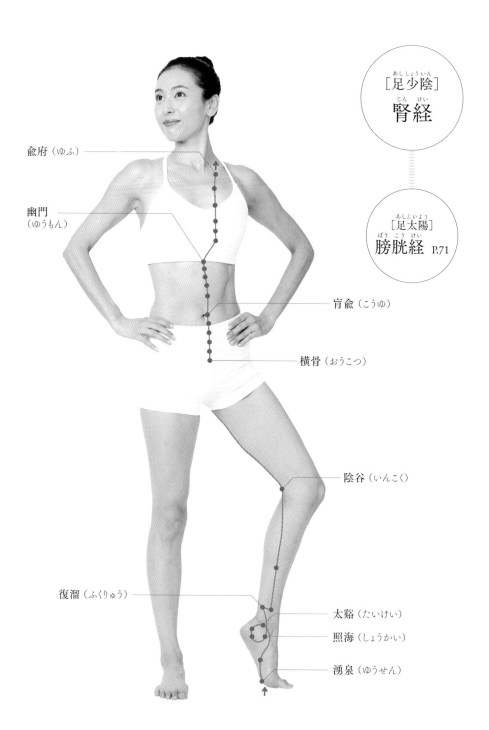

## [手《て》厥《けつ》陰《いん》]

## 心《しん》包《ぼう》経《けい》

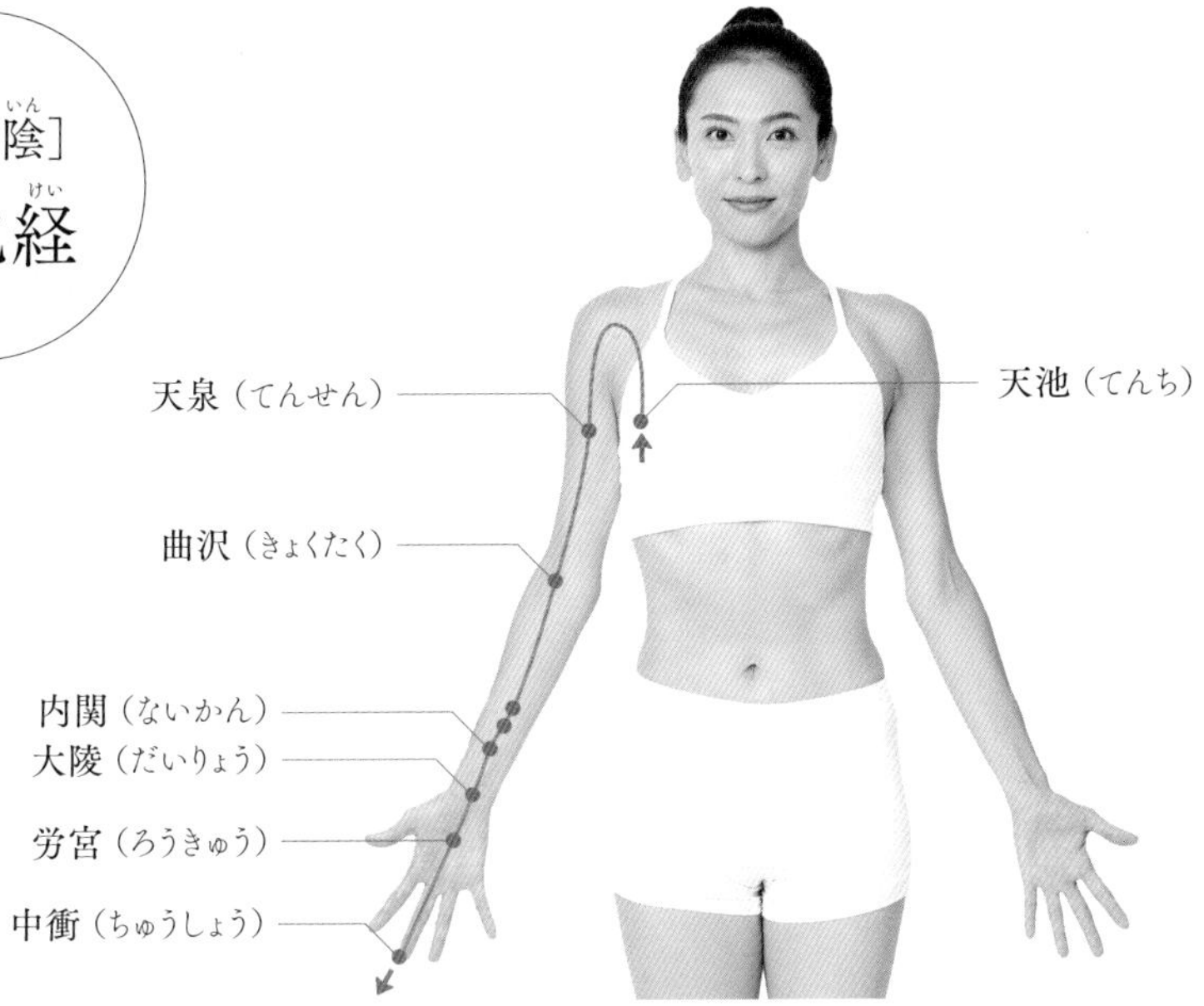


## [手《て》少《しょう》陽《よう》]

## 三《さん》焦《しょう》経《けい》

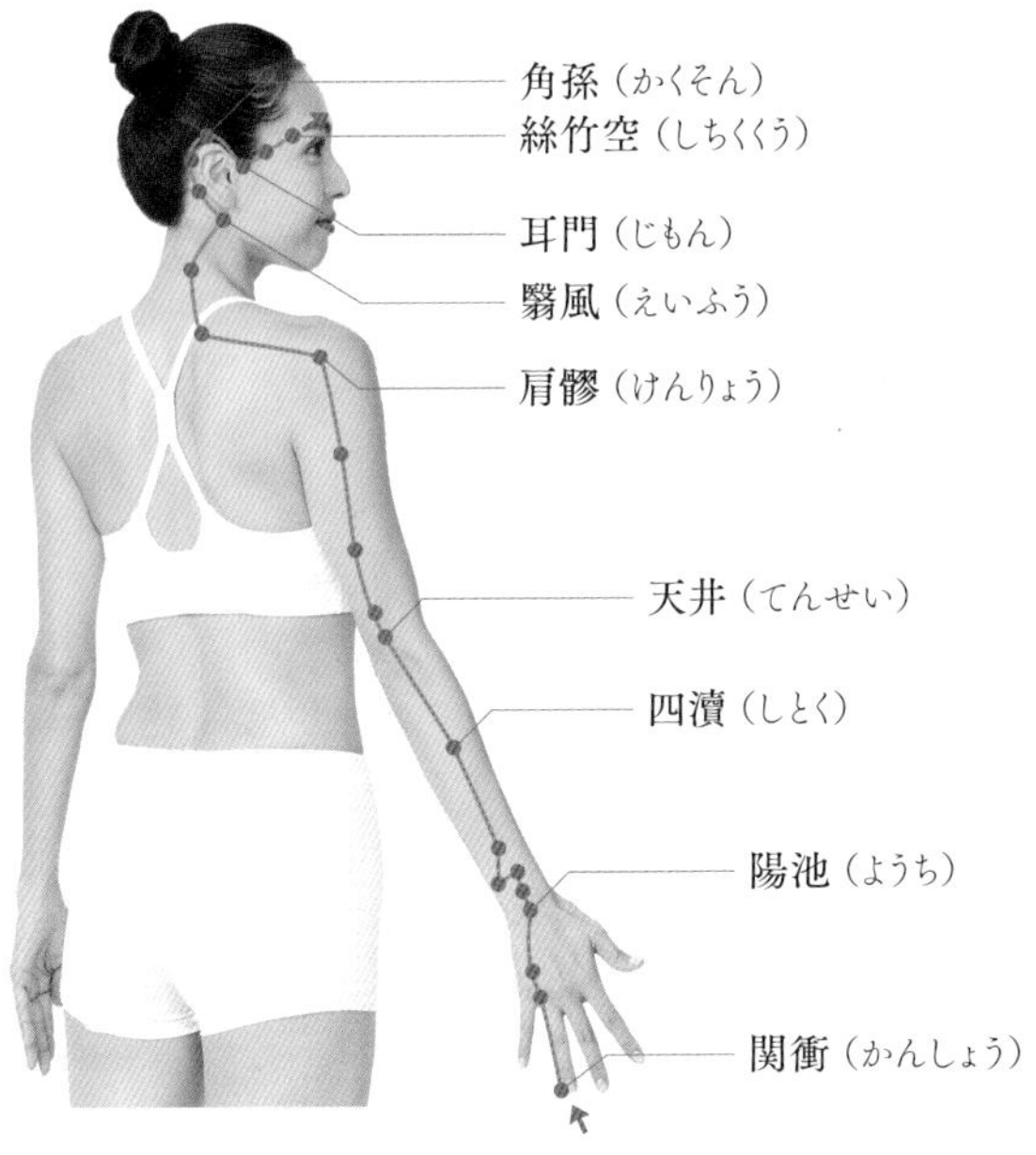


「心包経」は「心」を守るので「心経」とセットでケアしたい経絡。特に精神面に働きかけるので、ストレスに効果的。指先で「三焦経」に連なります。三焦経は水分代謝をつかさどるので、むくみ対策やダイエットなど新陳代謝アップに効果的。目の横で「胆経」に連なります。

［足少陽《あししょうよう》］
# 胆《たん》経《けい》

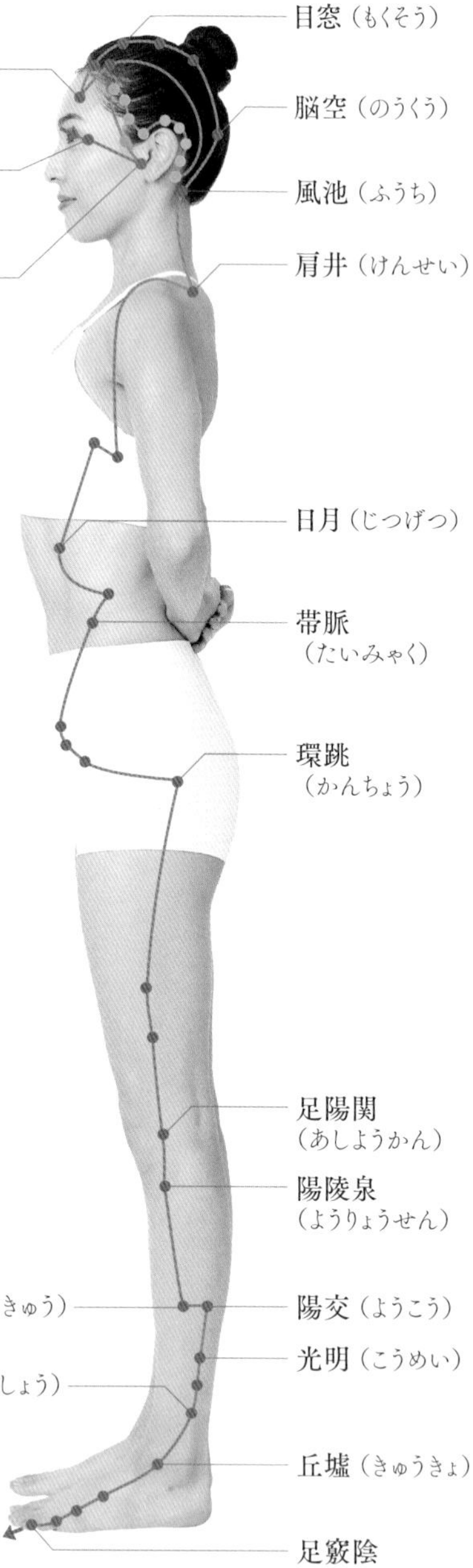


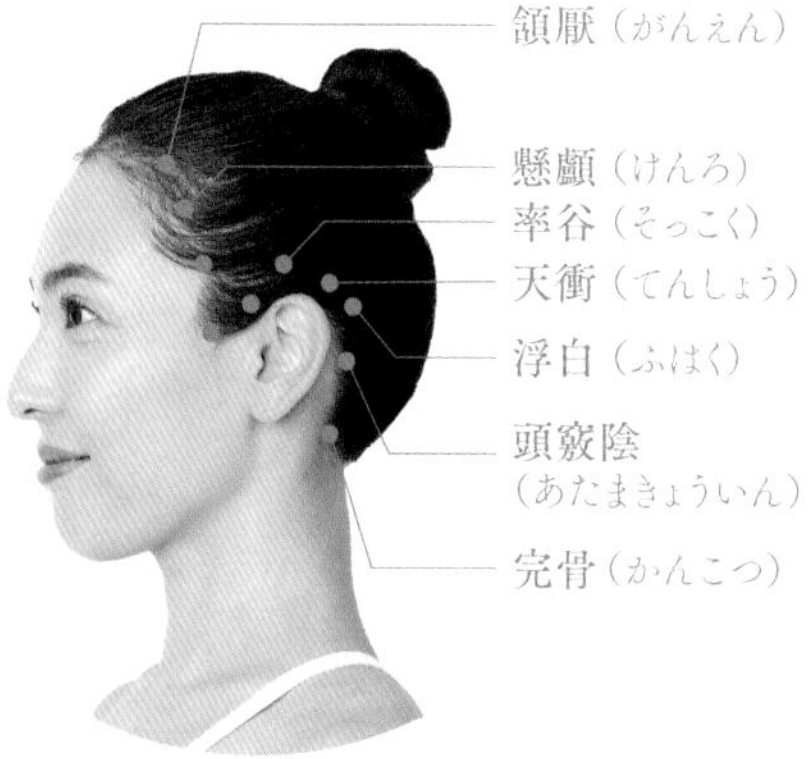


「胆経」は頭のツボが多く、刺激すると緊張性の頭痛に効果あり。足先で表裏関係にある「肝」と連なります。「肝経」は「気血」の流れ、自律神経をつかさどります。生活が不規則なとき、精神的な疲れやストレスがあるときに刺激すると効果的。胸で「肺経」に連なります。

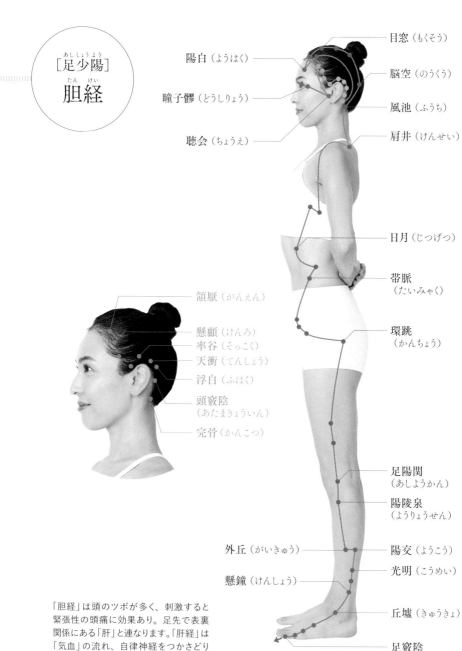

# ［足《あし》厥《けつ》陰《いん》］
# 肝《かん》経《けい》

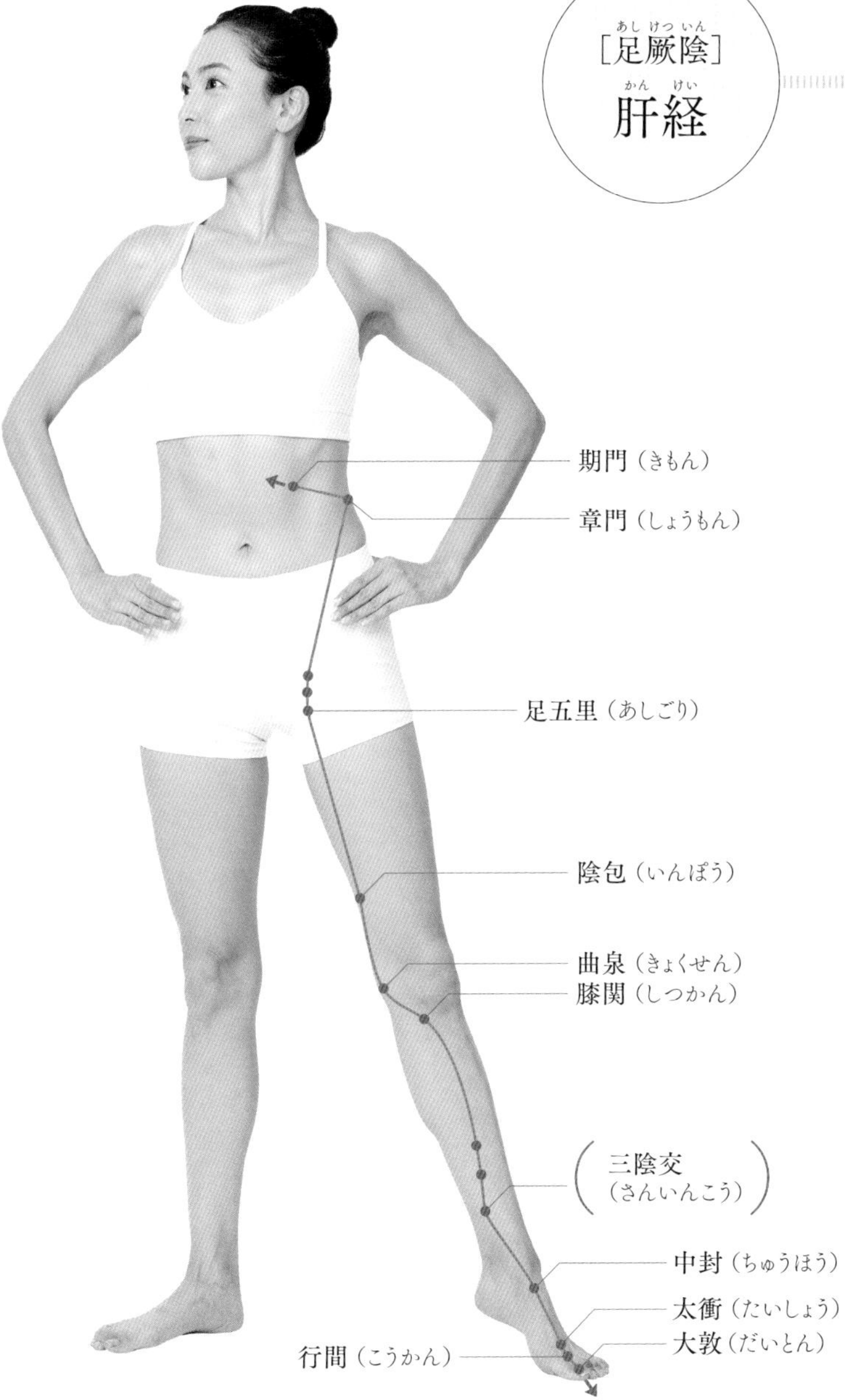

# 任脈《にんみゃく》

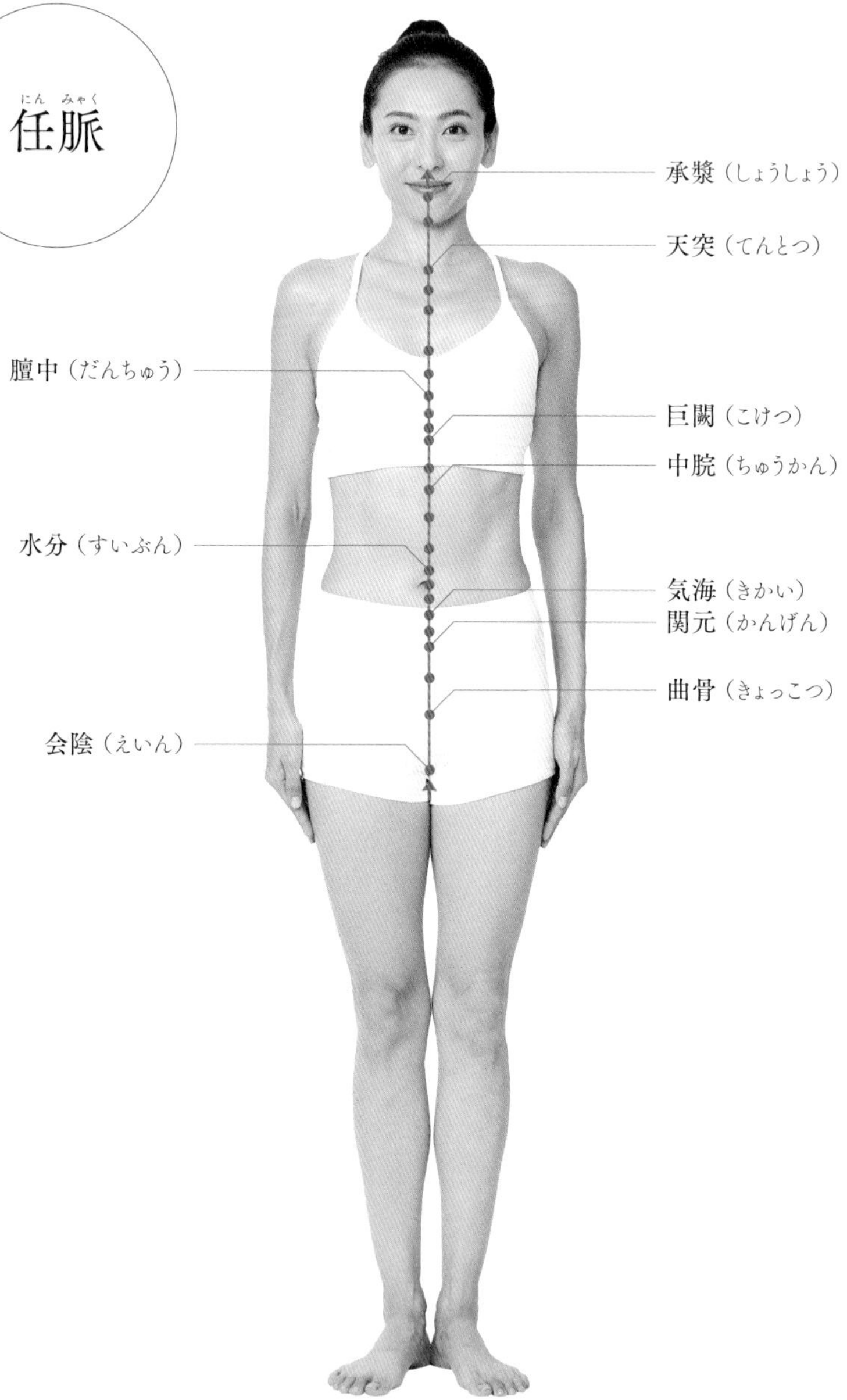


「任脈」は、全身の「陰」のバランスを整えています。刺激すると、全身の不調のほか、婦人科系疾患や消化器系のトラブルにも効果的です。

# 督《とく》脈《みゃく》

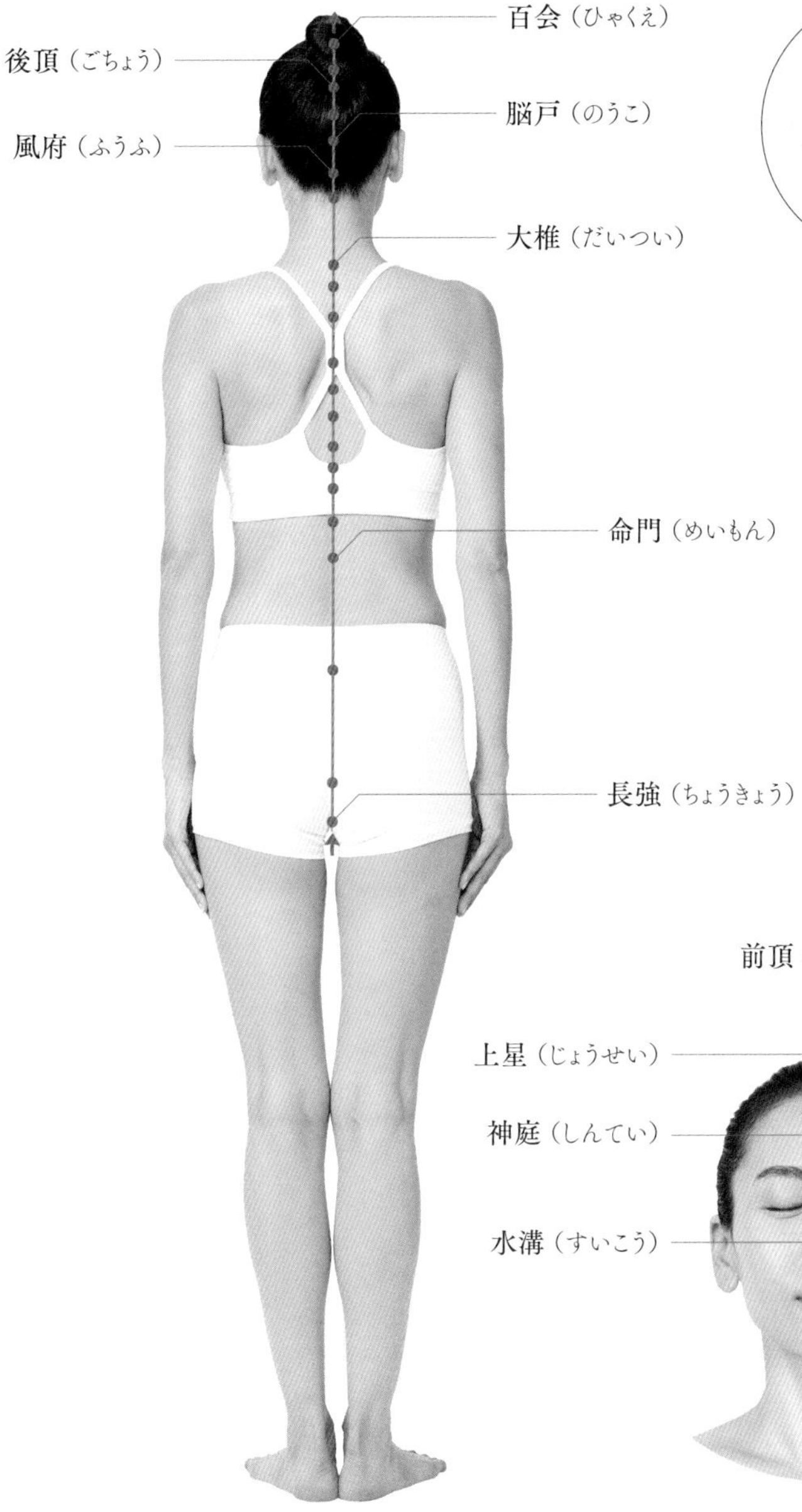


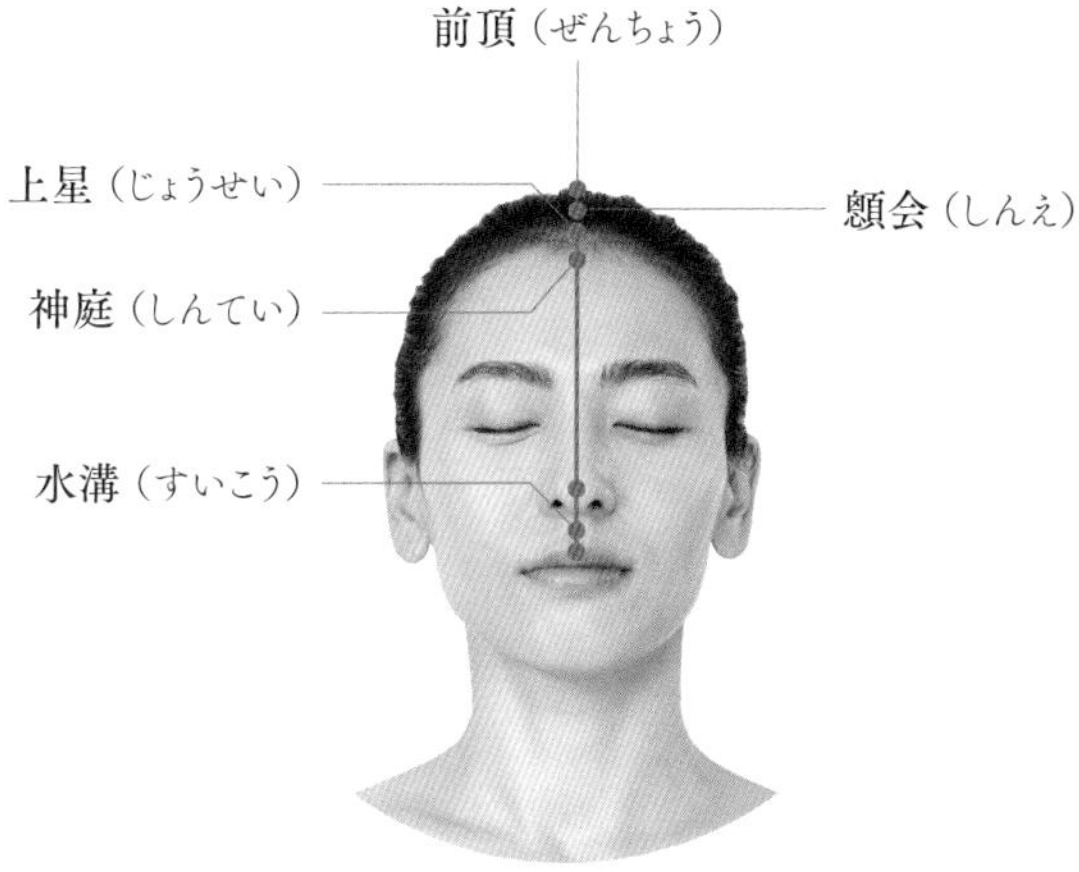


「督脈」は全身の「陽」のバランスを整えています。刺激すると、体の背面のこりや全身のあらゆる不調に効果的です。

## トリートメントを効果的に行うポイントは？

### ❶体を温めて

体が温まった状態で行うと、「気」や「血」のめぐりが良いので筋肉の緊張や疲れも取れやすくなります。お風呂あがりに行うか、足だけでもホットタオルで温めてから行うと、より高い効果を期待できます。肌を露出するので、寒くない温度設定で。電気式毛布などの使用もＧｏｏｄ。

### ❷リラックスできる空間作りを

照明を暗くしてキャンドルを灯す、ＢＧＭをかけるなど、忙しい毎日をリセットできる空間を演出しましょう。オイルを体に塗布できない場合は、芳香浴をしながらストレッチを。

---

## マッサージをするときの注意

### ❶体調を整えて

何よりセラピストの体調を整えておくことが第一。体調の悪さやイライラなどが、手から相手に伝わってしまいます。

### ❷手のお手入れを

マッサージの前後に手を洗うのはもちろん、爪を短くカットしておくこと。普段からハンドクリームなどでお手入れしておきましょう。

### ❸心地良い加減を調節して

ツボの押しすぎや押す時間には気をつけましょう。特に高齢者の場合は、やさしく短めの時間で行います。全身マッサージ（90分）を行うなら、30分ずつに区切り、2日に1回の割合などで行うと効果的です。

### ❹相手の体調を考えて

体調が悪いときや、発熱時、妊娠初期、傷や湿疹など皮膚トラブルのある箇所のマッサージは避けましょう。

### ❺水分補給をこまめに

水分代謝が活発になるので、マッサージ前にトイレを済ませておくようにしましょう。水分補給をこまめにし、特にマッサージ後はコップ1杯の常温の水を飲みます。食事の前後1時間や、飲酒後のトリートメントは避けてください。また、トリートメント後の飲酒は、普段より酔いやすくなるので注意しましょう。

### ❻こんなときは……

症状がひどい場合や、改善が見られない場合、またマッサージ中に異常を感じたら、すぐに中止し、医師などの専門家に相談しましょう。

# マッサージの手技

## ゴッドハンドを超えるセラピストになりましょう！

心のこもったマッサージは、ゴッドハンド=神の手をも超える効果をもたらすでしょう。
相手を思いやる気持ち、「症状を良くしてあげよう、リラックスさせて
あげよう」という気持ちこそが、相手の身体を解きほぐしてくれるのです。

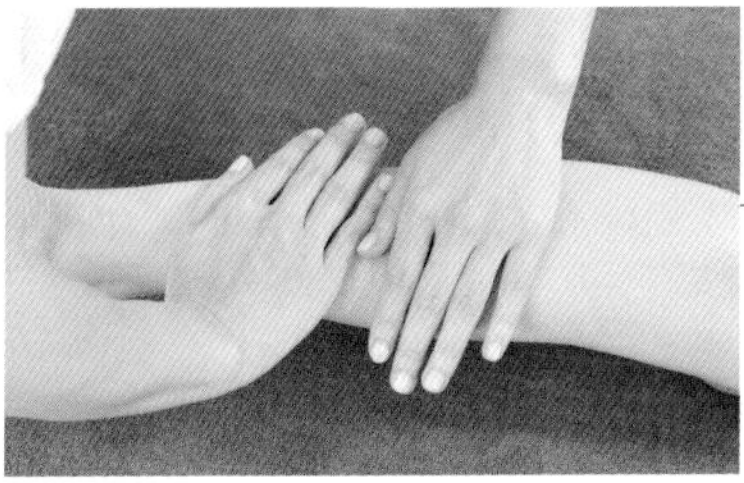

### 軽《けい》擦《さつ》 ＝ 軽くなでる、さする

皮膚、筋肉の血行促進に効果的。また、皮膚や神経の緊張をほぐします。 他の手技の準備段階やしめくくりとして行います。

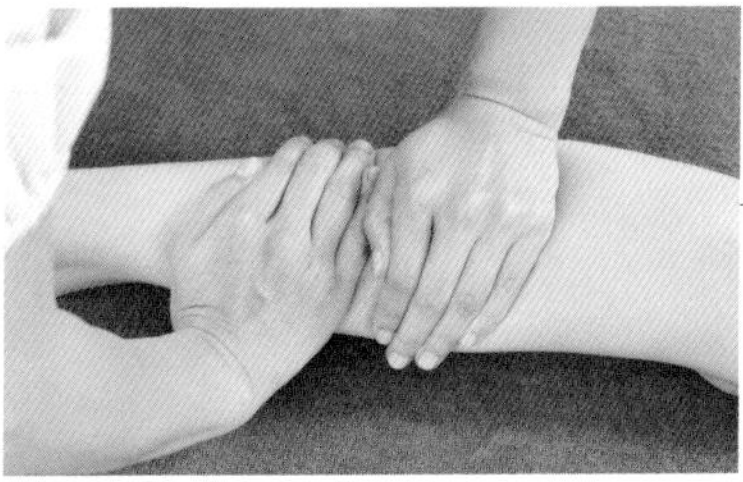

### 強《きょう》擦《さつ》 ＝ 強くこする、さする

深部の組織をさするように押す方法。老廃物を流し、内臓機能を整える効果があります。

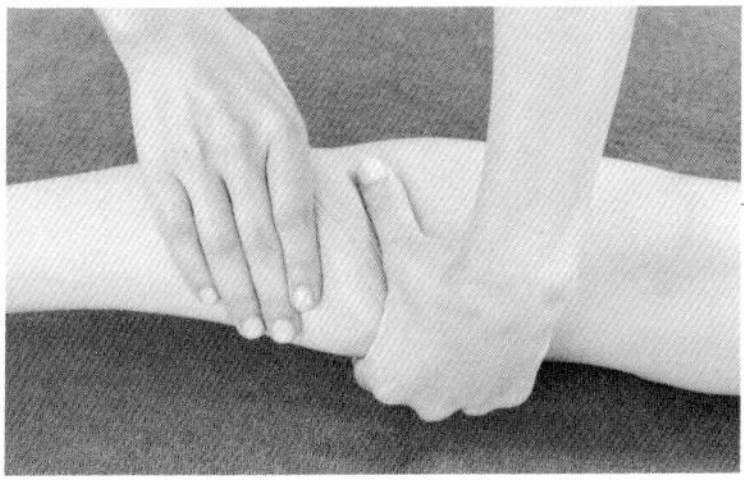

### 揉《じゅう》捏《ねつ》 ＝ もむ、こねる

手のさまざまな部分を密着させて、筋肉をつかみ上げながら揉み、圧力をかけます。筋肉の疲労を予防・回復させます。

その他の手技

- **圧迫** ＝ 手のひら、指で圧迫
  神経の安定、老廃物の排出を促します。ツボの圧迫（指圧）は反射により内臓の働きを調整します。
- **ハッキング・タッピング** ＝ 手のひら、側面、こぶしなどでたたく
  血行促進、神経機能を促進・安定させます。
- **ストレッチ** ＝ 大きくゆっくりと動かす
  末梢神経、筋肉に刺激を与え、関節やその部位全体を緩めます。

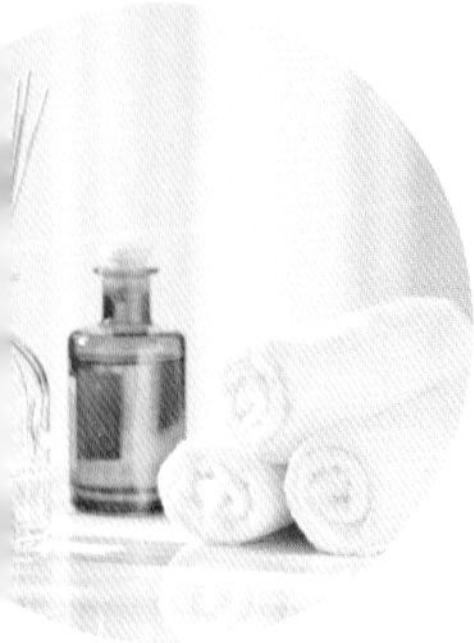

マッサージを始める前に……

# 体をチェックしながらストレッチを行いましょう

※トリートメントを行う際は、下着は外して行います。マッサージを行っていない部分は、体が冷えないようタオルをかけておきましょう（ストレッチの写真はわかりやすいよう、下着をつけ、タオルを外した状態で撮影しています）。

## 背中のストレッチ

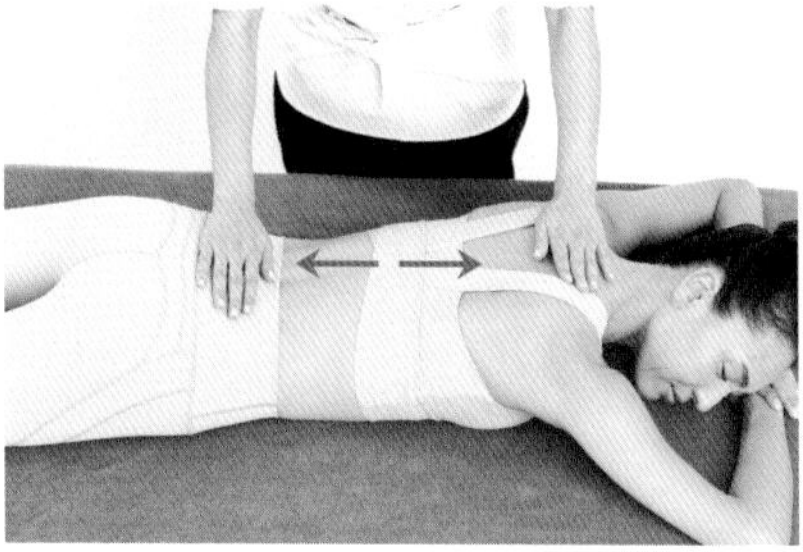

① うつぶせになってもらいタオルの上からゆっくりと手をのせる。相手の呼吸に自分の呼吸も合わせて。

② 背中の中心から首と腰に向かってひとなでする。

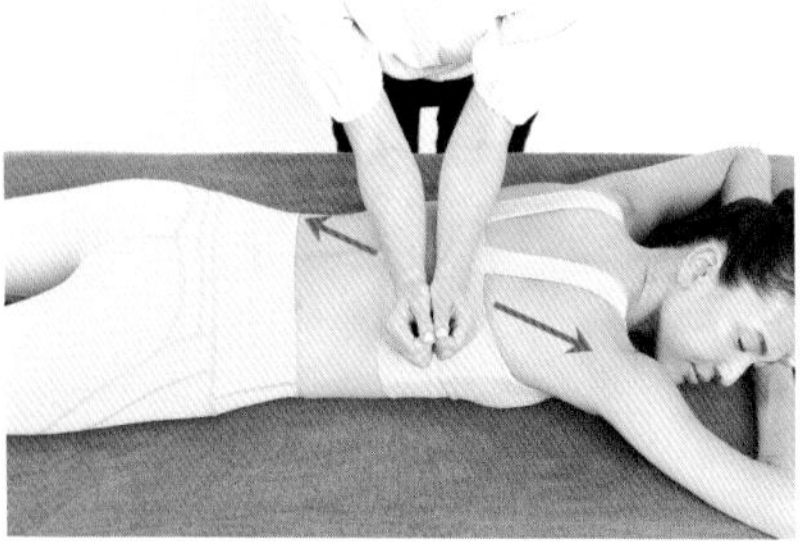

③ 背中の中心に両腕の内側が当たるようにのせ、対角線上にひらく。

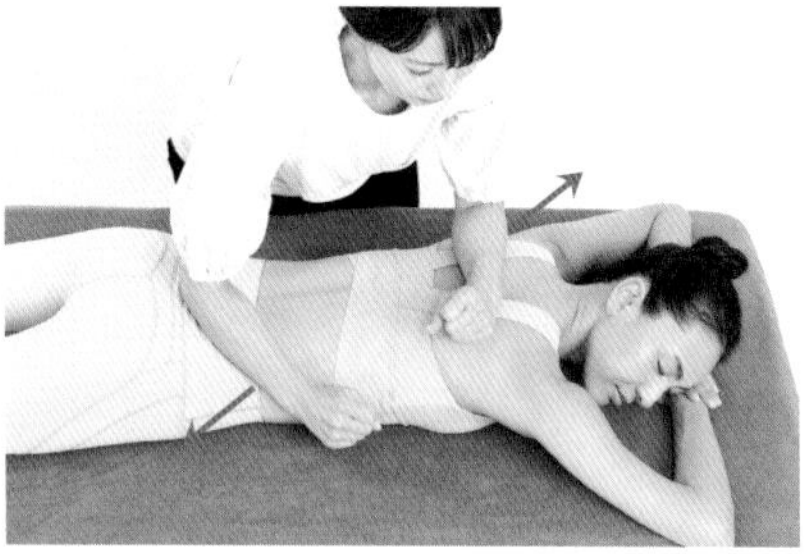

④ 腕を肩甲骨と腸骨に引っ掛け、八の字にして上から体重をのせる。こうすると、背中の筋肉がゆっくり伸びていく。

⑤ 向きを変えて反対側も③、④と同様に行う。これを2度繰り返す。

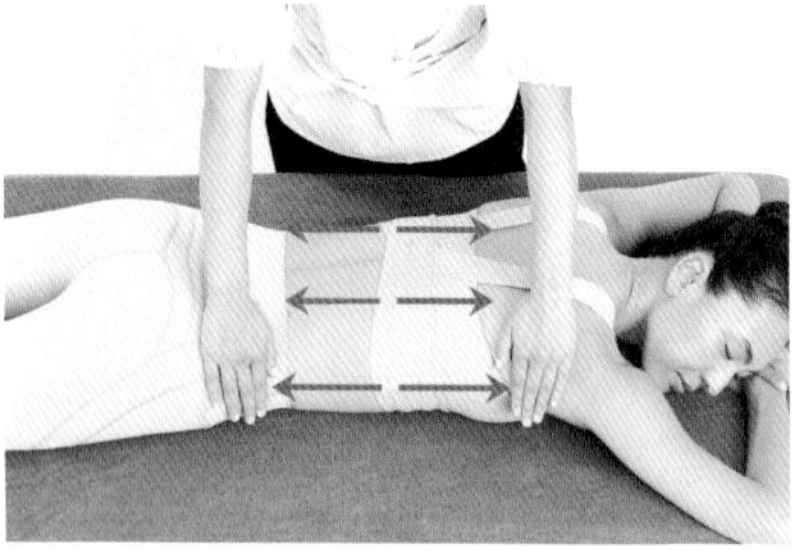

⑥ 自分と反対側の脇腹、脊椎、自分側の脇腹の3つのラインを中央から肩側、腰側に向かってなでる。

# 脚のストレッチ

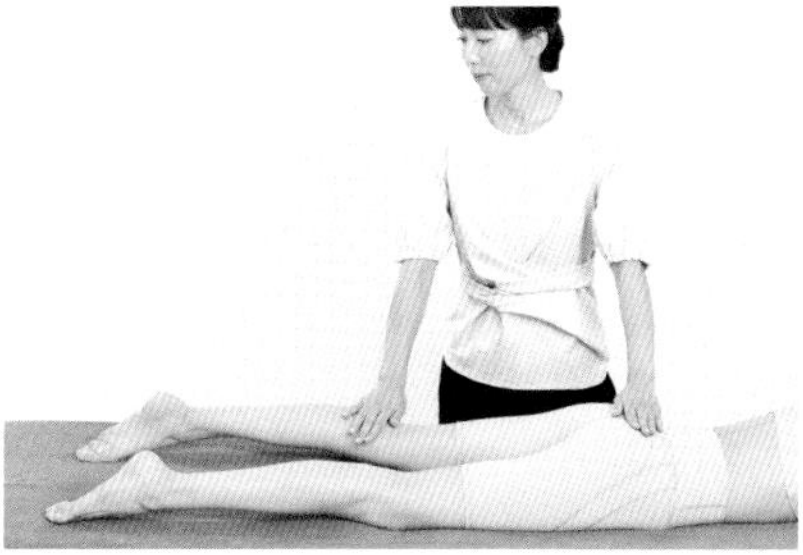

❶ 背中のストレッチが終わったら、仙骨の上に片手を置き、脚に移動する。

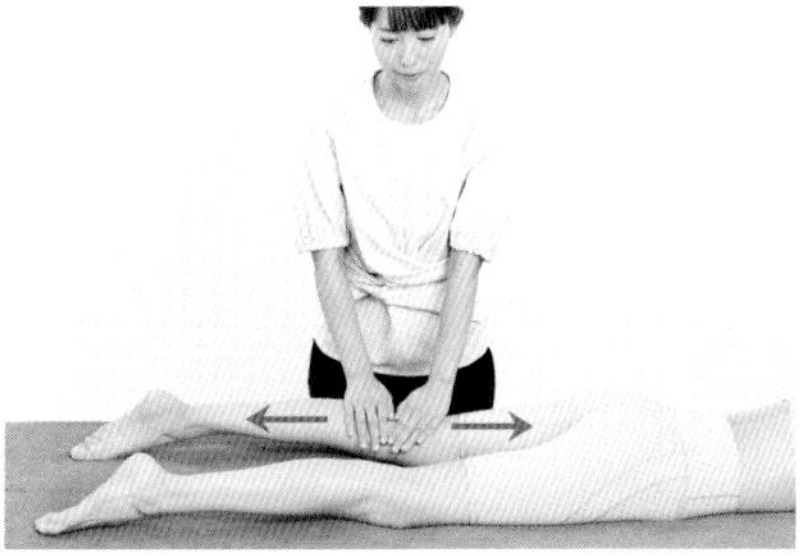

❷ 揃えた両手を広げるように、ひざの裏から足首とお尻に向かってさする。

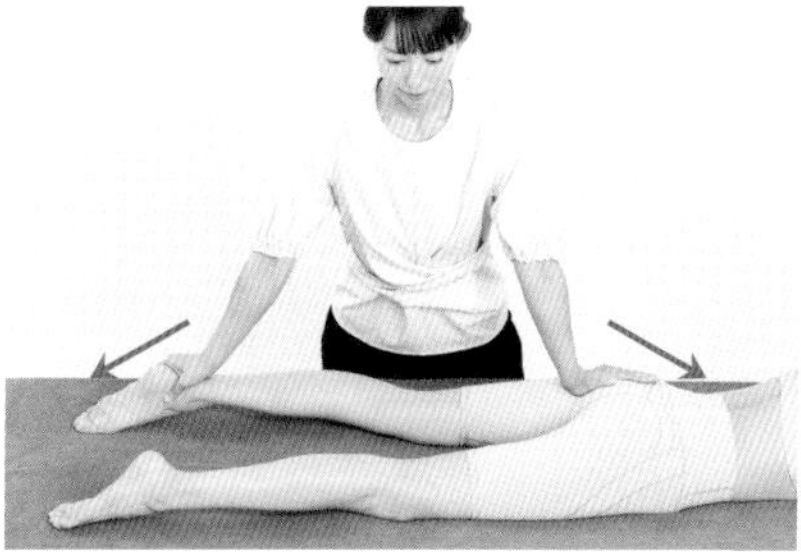

❸ 手を返して、足首とお尻のつけ根を押さえて上から体重をのせる。

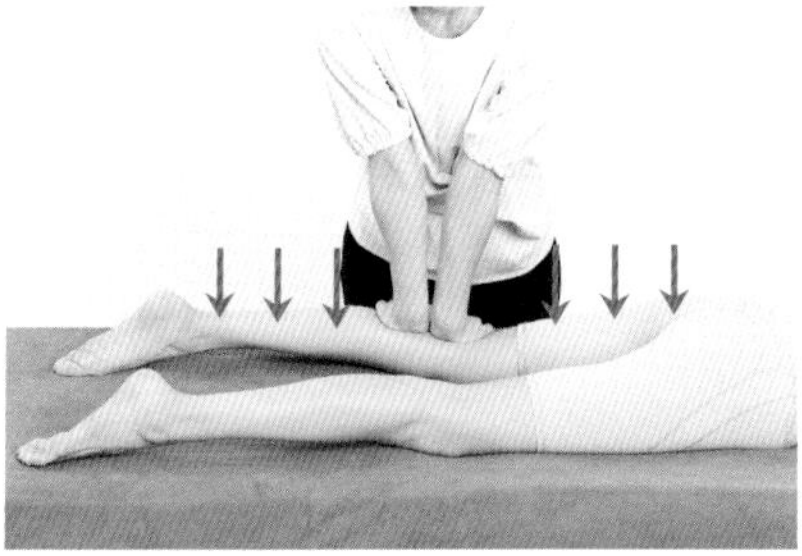

❹ 両側から脚の中心を圧迫しながらひざ裏まで戻る。

❺ ❷〜❹をもう一度繰り返す。

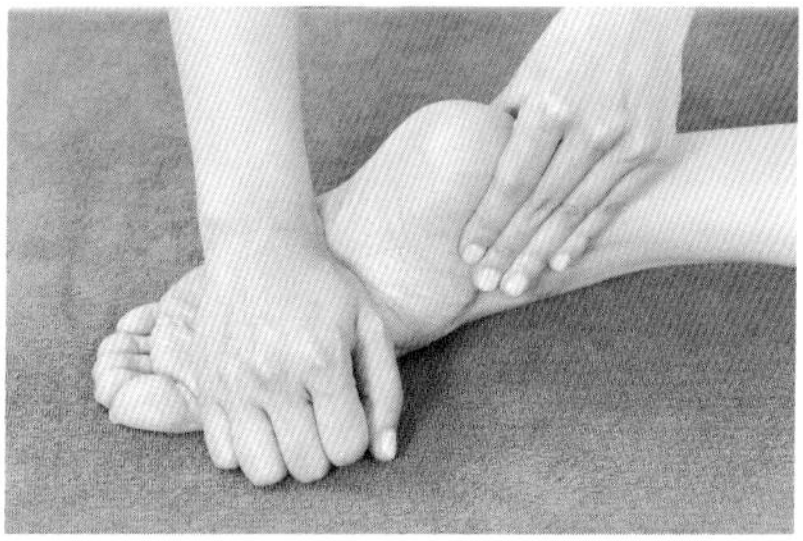

❻ 最後にもう一度、❷の要領でひざ裏からお尻と足首に向かって流し、最後に手根《しゅこん》（手のひらのつけ根）で足裏を圧迫する。

❼ 反対の脚も同様に行う。

この後、いよいよ
オイルトリートメントに移ります。
トリートメントは、
この本に出てくる部位の順番で
全身行うのが理想ですが、
症状に合わせて
部位ごとに行うのも有効。
第5章とともに活用してください。

# マッサージ法のページの見方

## 《正しい手技と手順で行いましょう》

中医アロマのトリートメントでは、ツボと経絡を使って、「気」や「血」が滞りなく流れていくようにマッサージすることがポイントになります。気や血は経絡を決まった方向で流れているものなので、マッサージを行う際は、体の部位によってさまざまな手技を使い分けながら、正しい手順で行う必要があります。

次のページから始まる体の部位別のマッサージは、一度のトリートメントで順番にすべて行うのが理想です。ただし、症状によって個別のトリートメントを行いたい場合は、症状や体質に合わせておすすめのマッサージがありますので、第5章を参照してください。

マッサージの流れを示す手順番号には❶❷❸……のように色がついています。この色は説明している写真の矢印線の色と対応しています。写真の矢印近くにも手順番号を小さく記載しました。手順に沿って番号と同じ色の矢印の動きでマッサージを行いましょう。どの手技を使うかは、番号の横に書いてあります。

また、番号の下に「基本」と書いてあるのは、その部位のマッサージを滑らかに行い、スムーズに気血を流すための基本となる動きで、各工程が途切れないよう〝つなぎ〟の役割を果たすものです。ひとつの部位のマッサージの中で、何度も登場してきます。その都度、基本と同じ動きを行ってください。この基本の動きをマスターすれば、受け手の感じる気持ち良さも倍増するはずです。

### マッサージ法の表記のルール

| | |
|---|---|
| ❶❷❸❹ | 手技の手順を示す❶❷❸の番号には色がつけられています。この色は、動きを表す説明写真の矢印線の色と対応しています。さらに矢印線脇には小さく手順番号も加えました。説明文と合わせて動きや流れの参考にしてください。 |
| ———→<br>- - - - →| 実線は、各部位の表面（見えている部分）のマッサージ、<br>点線は、各部位の側面や背面（見えない部分）のマッサージを表します。 |
| 軽くさする | 番号の横には「軽くさする」（軽擦《けいさつ》）、「強くさする」（強擦《きょうさつ》）、「揉む」（揉捏《じゅうねつ》）などの手技を記しています。 |
| 基本 | マッサージは、各工程に間をおかず、流れるように行うのがコツ。そのため、各部位ごとに工程と工程の“つなぎ”となる基本の動作が繰り返し出てきます。2回目以降は前のページに戻って基本動作を確認してください。 |

# 脚裏のマッサージ

**【使用経路】 膀胱経 ▶ P.71　腎経 ▶ P.72　胆経 ▶ P.74**

余分な水分を排出するためのマッサージ。足の疲れやむくみに効果的です。脚表のマッサージと組み合わせることで「陰陽」のバランスを整えることもできます。全体的にお尻に向かって絞り上げるようなイメージで行いましょう。脚やせ、太もものセルライト予防やヒップアップ効果も期待できます。ひざ裏は敏感なので力を入れ過ぎないようにしましょう。

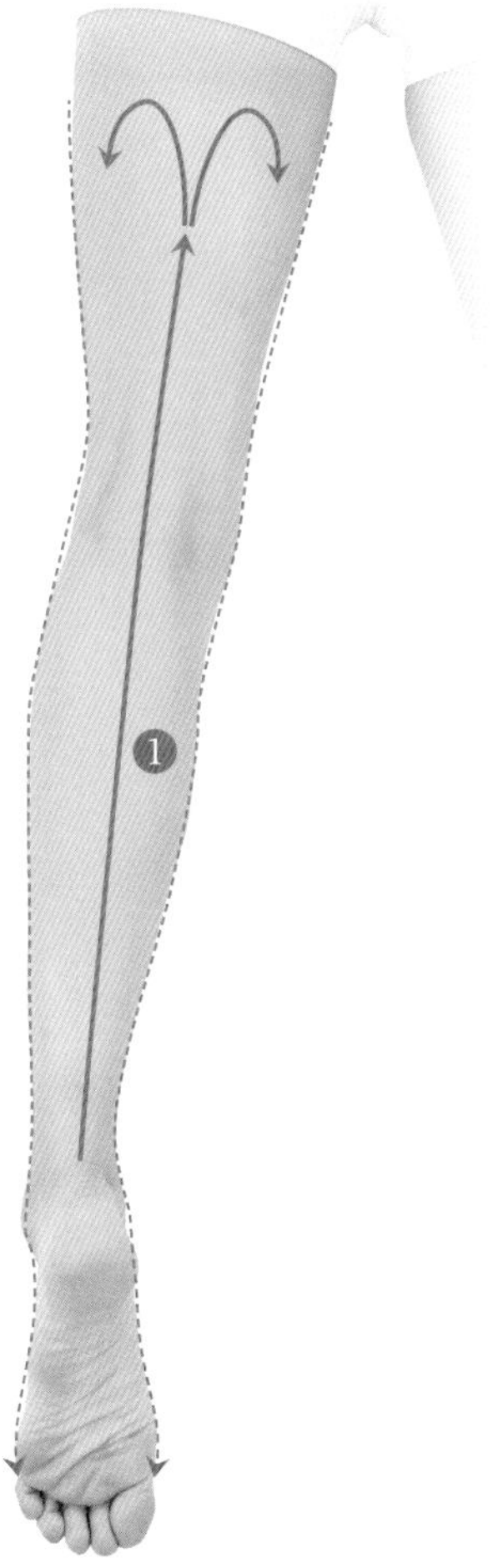


## ① オイル塗布

❶の矢印に沿って足首からオイル塗布。側面に軽く手を沿わせてさすりながら、点線に沿って足のつけ根からつま先へ戻る。

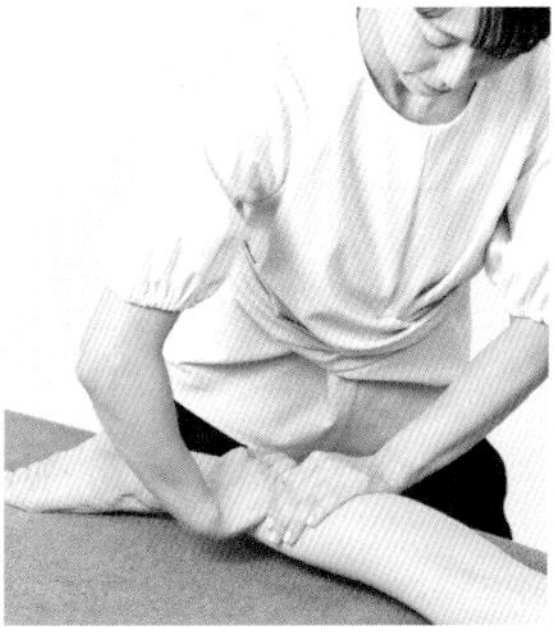

マッサージする脚の側に立ち、手の指、手のひら、全体を使って、ぎゅっと絞り上げるように。

## ② 軽くさする

基本

❶と同じ経路で矢印に沿って軽《けい》擦《さつ》(2回)。

## ③ 強くさする

❶と同じ経路で矢印に沿って強《きょう》擦《さつ》(2回)。

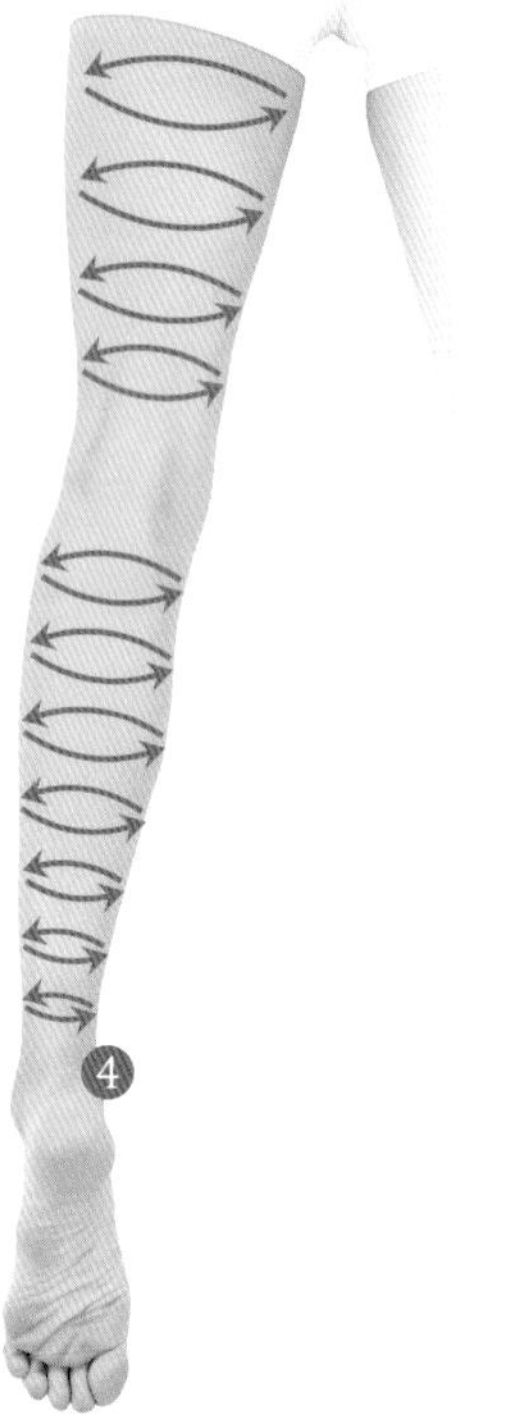


## ❹ 揉む

足首からお尻の下へ揉捏《じゅうねつ》(1往復)。

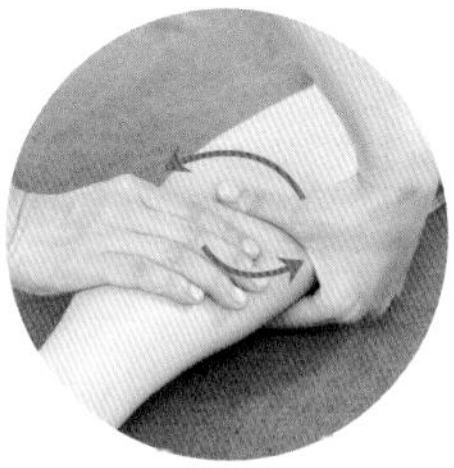

手を少しずつずらしながら揉み上げていく。ふくらはぎは親指と四指を使って、太ももは手の指、手のひら全体を使って。

## ⑤ 軽くさする ▶ 基本 1回

〈P.83参照〉

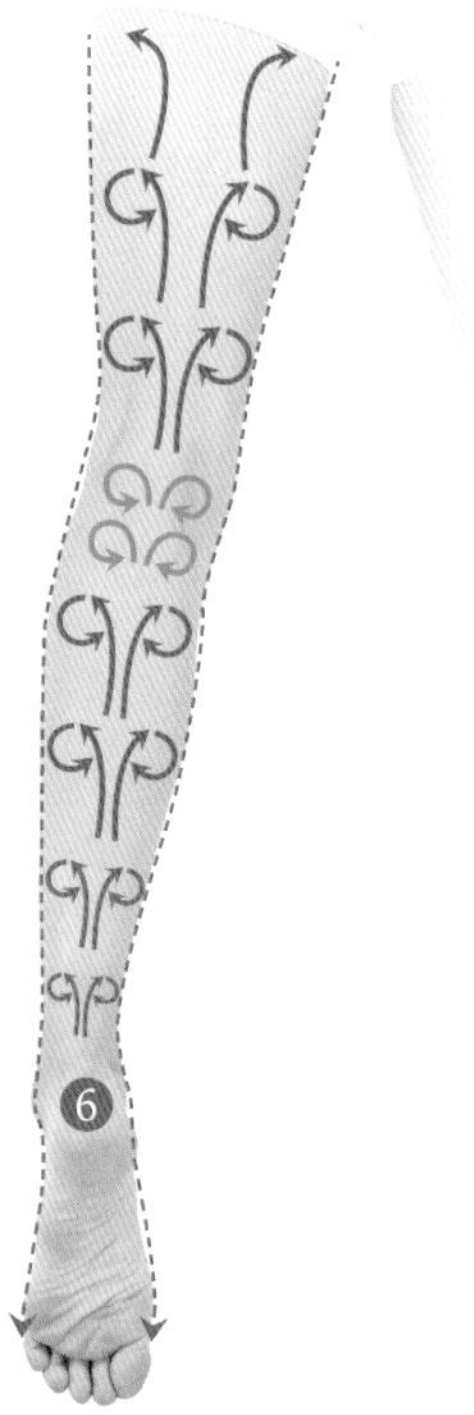


## ❻ 強くさする

膀胱経《ぼうこうけい》のマッサージ。足首から上へ親指で強擦。ひざ裏はやさしく念入りに。戻りは側面を点線に沿って軽擦。

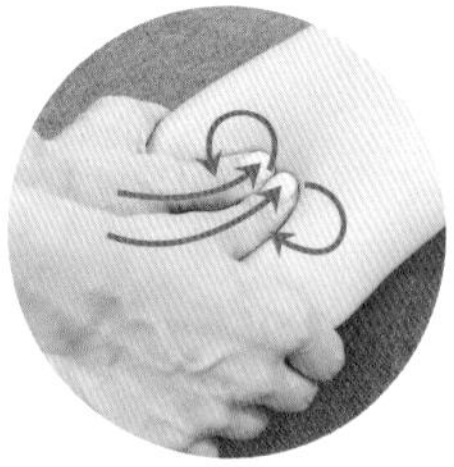

上に向かって絞り上げる、くるっと回すときは力を抜いて。

## ⑦ 軽くさする ▶ 基本 1回

〈P.83参照〉

## ⑧ 揉む

足の裏を両親指で強く揉捏。

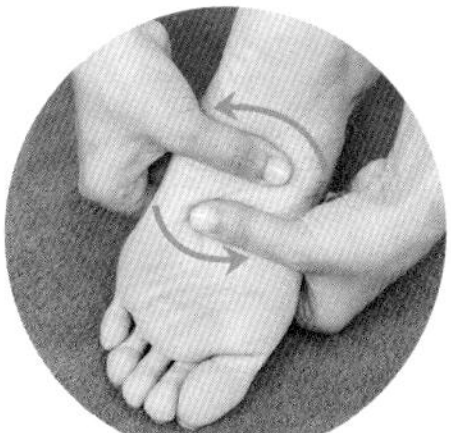

足の裏の両側から真ん中に向かって強く押し込むように。

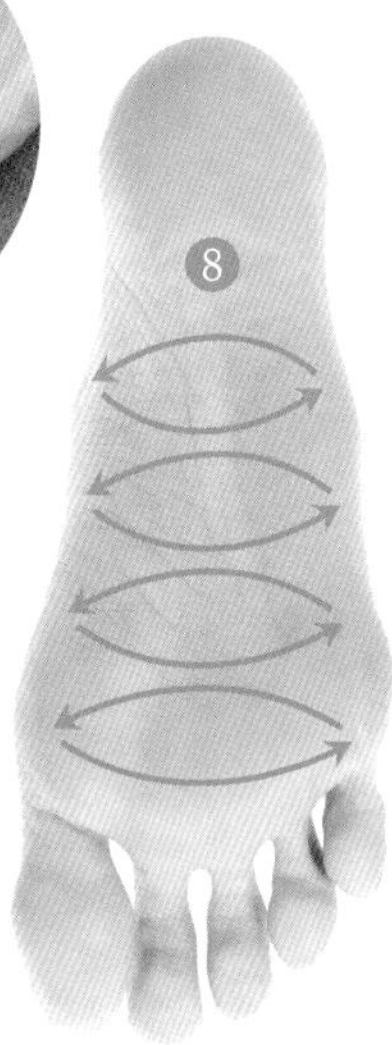


## ⑨ 軽くさする ▶ 基本 1回

〈P.83参照〉

## ⑩ 揉む

⑧を繰り返す（2回）。

## ⑪ 軽くさする ▶ 基本 1回

〈P.83参照〉

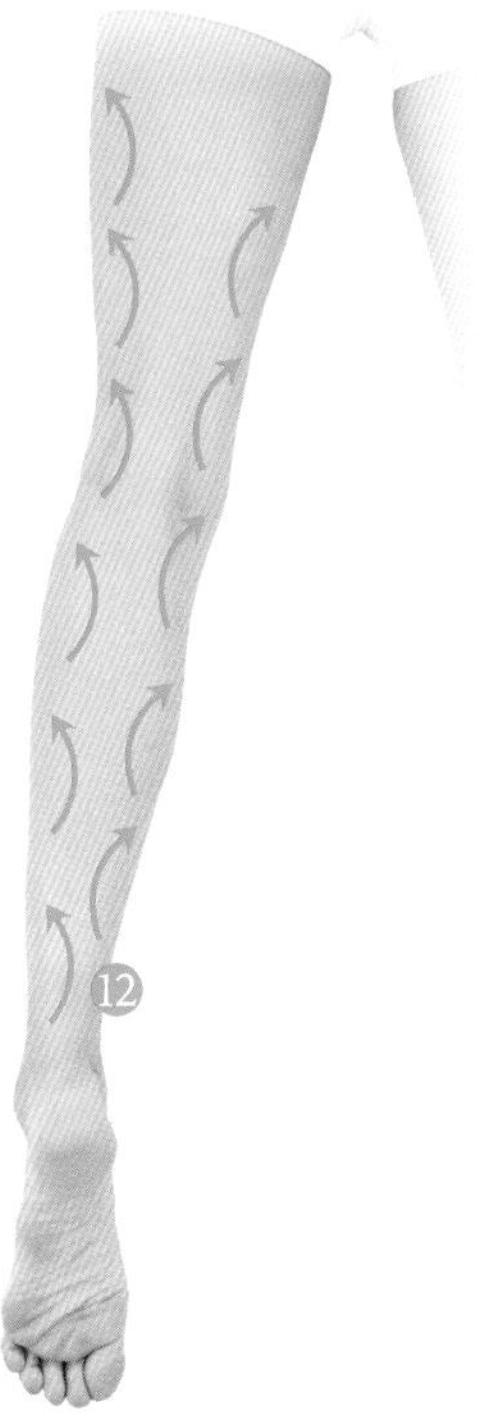


## ⑫ 軽くさする

足首から上へ交互にさすり上げる。

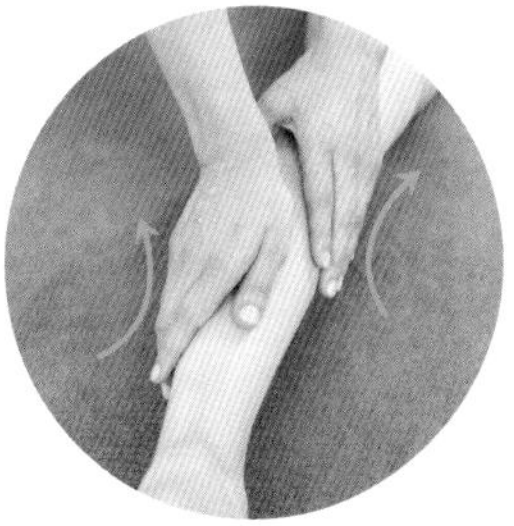

脚全体をお尻に向かって引き上げるように。

## ⑬ 流す

⑫の戻り。中指を中心に手のひら全体を使って胆経《たんけい》を流す。陽陵泉《ようりょうせん》からは両親指を重ねて。終点は足薬指の小指側の爪のつけ根(1回)。

## ⑭ 軽くさする ▶ 基本 1回

〈P.83参照〉

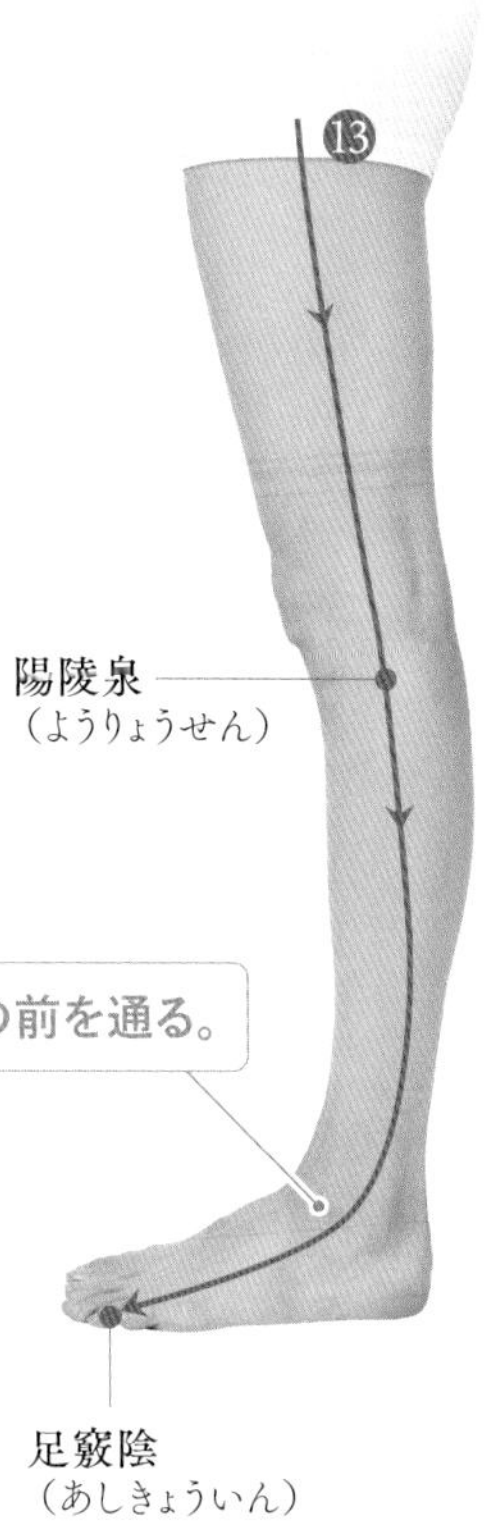


*Point*

外くるぶしの前を通る。

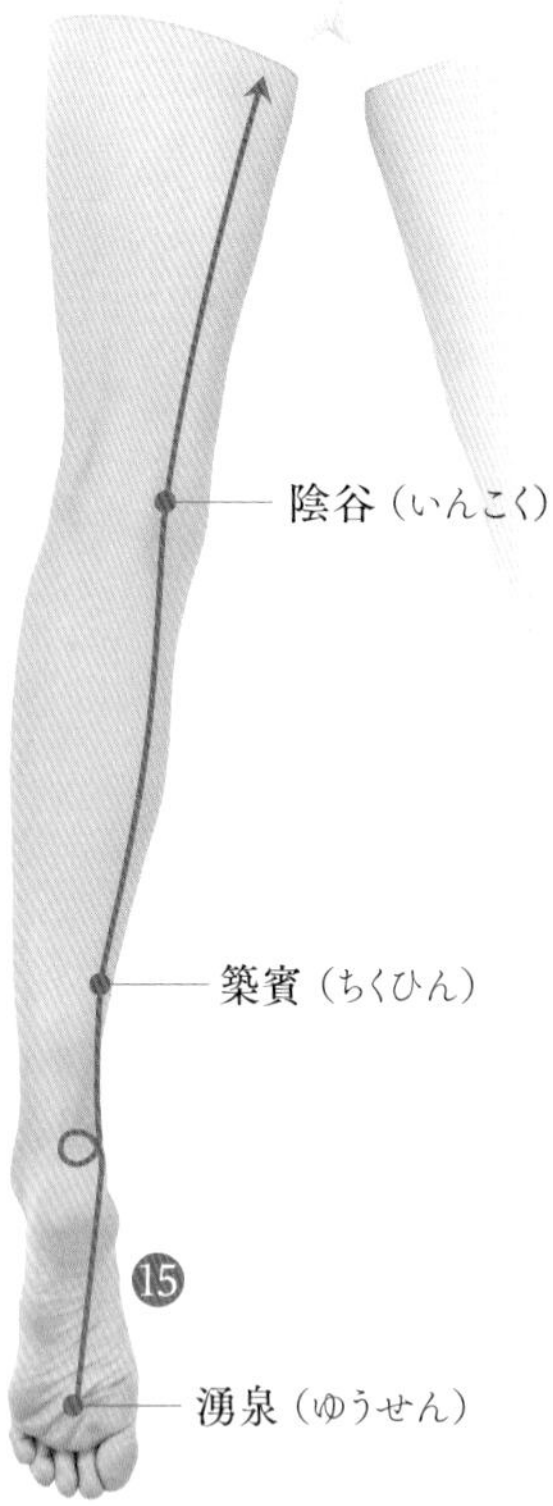


## ⑮ 流す

腎経《じんけい》を親指で、下から上に流す。内くるぶしの下で1回転する。

*Point*

湧泉に両親指を重ねて圧迫してから流すと、より効果的。

## 16 流す

膀胱経を両親指で、上から下へ流す。終点は小指の外側の爪のつけ根。

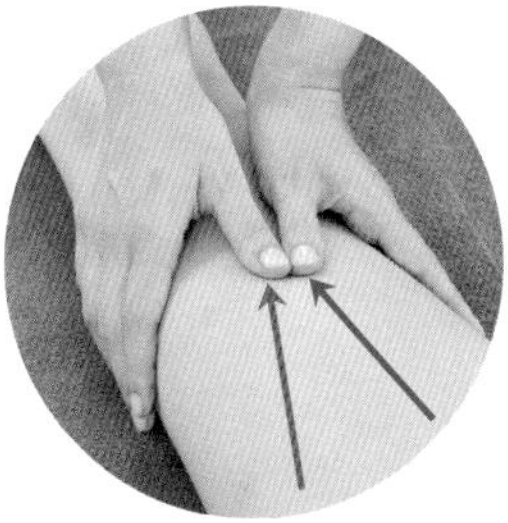

膀胱経1行を右手親指、2行を左手親指で脚のつけ根から下に向かって流す。委中からは親指を重ねて押し流す。

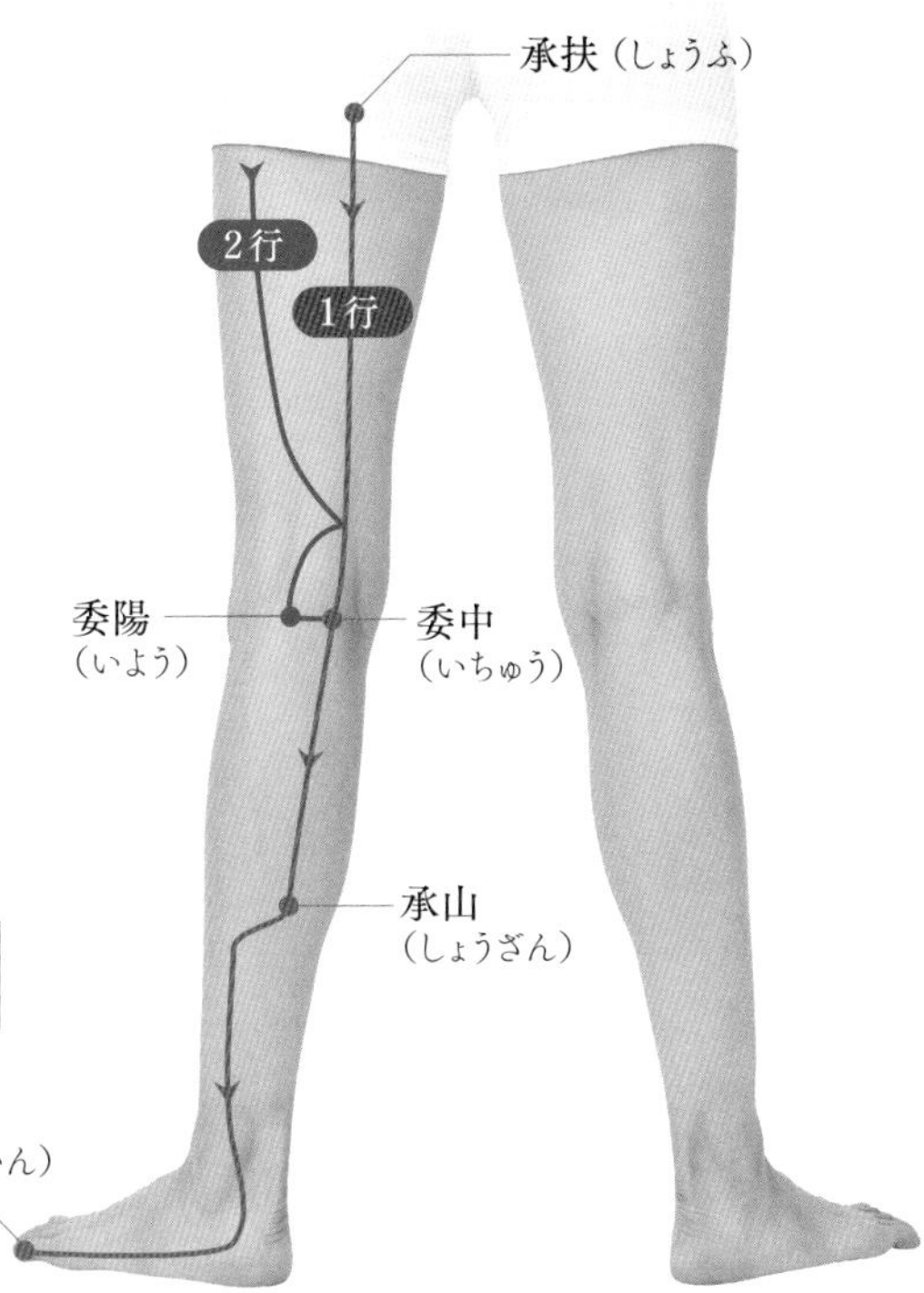


## 17 軽くさする ▶ 基本 1回

〈P.83参照〉

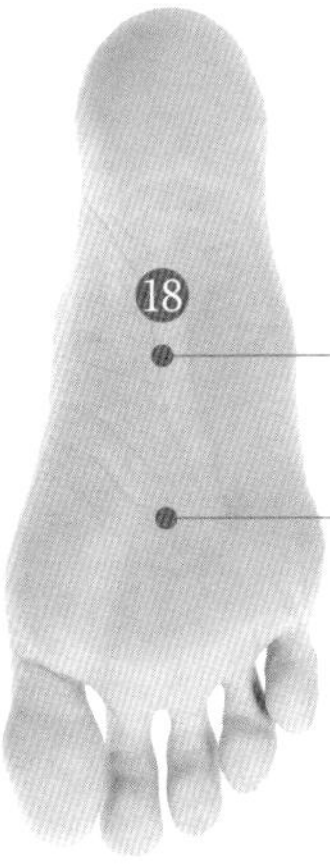


## 18 押す

足裏のツボを手《しゅ》根《こん》（手のひらのつけ根）で圧迫。

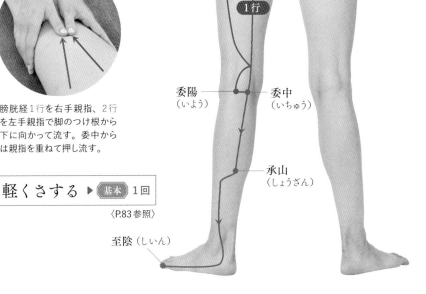

# 脚表のマッサージ

【使用経路】 脾経▶P.69　腎経▶P.72　胆経▶P.74　肝経▶P.75　胃経▶P.68

自分にも応用しやすいマッサージです。体のあらゆる部位に対応する足の裏の反射区への刺激により、全身のだるさや疲れを取ることができます。ひざから上はくすぐったく感じる人もいますが、しっかりと圧をかければ解消できます。筋肉痛から胃腸の不調まで、幅広く対応できるマッサージです。脚裏のマッサージと組み合わせるのも良いでしょう。

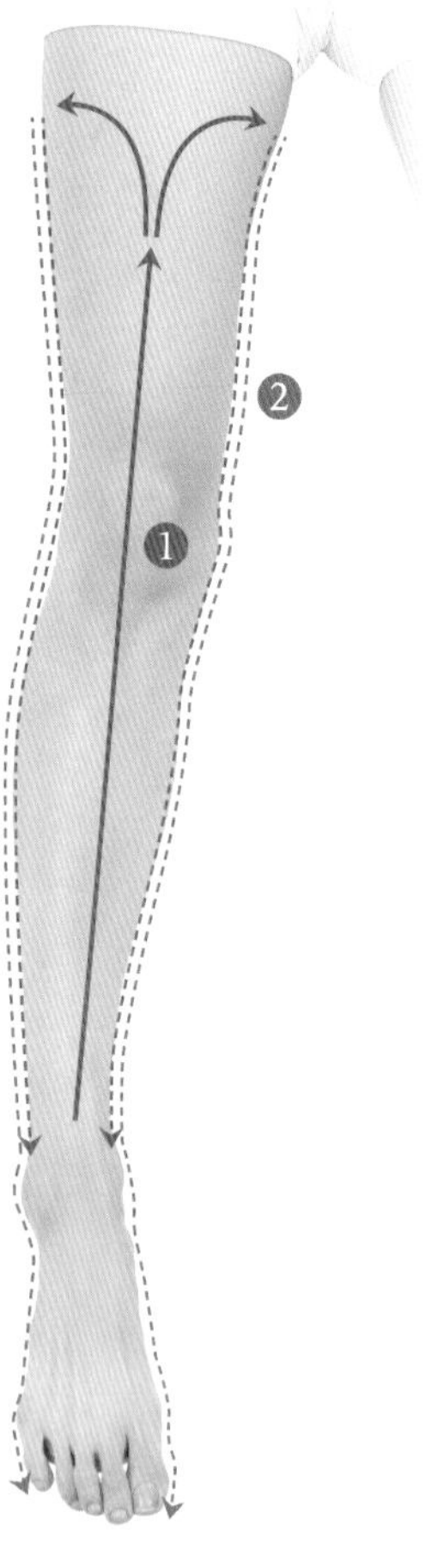


## ❶ オイル塗布

矢印に沿って足首からオイル塗布。
側面を点線に沿って戻る。

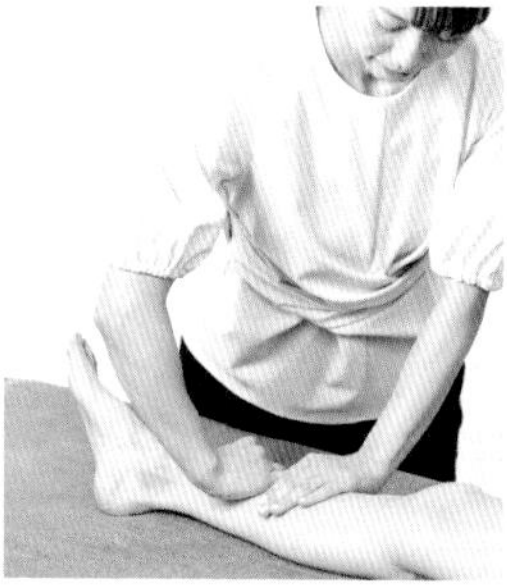

マッサージする脚の側に立ち、絞り上げるように。内もも上部は敏感な部位なので避けること。

## ❷ 軽くさする

基本

❶と同様の経路で軽《けい》擦《さつ》。❷の点線で足首まで戻ったら踵《かかと》を手のひらで包み込み、つま先へ抜ける(2回)。

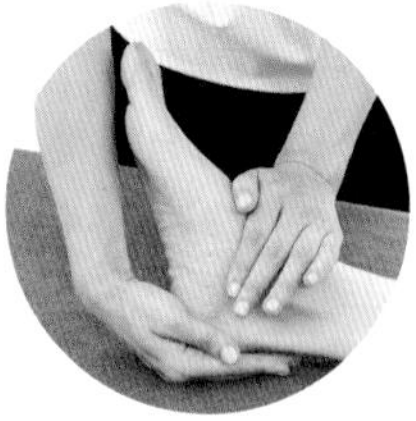

片手のひらを踵に、もう片方の手は足首の上に置いて。

## ③ 強くさする

❷と同じ経路で強擦《きょうさつ》。側面は❷の点線に沿って軽擦で戻る(1回)。

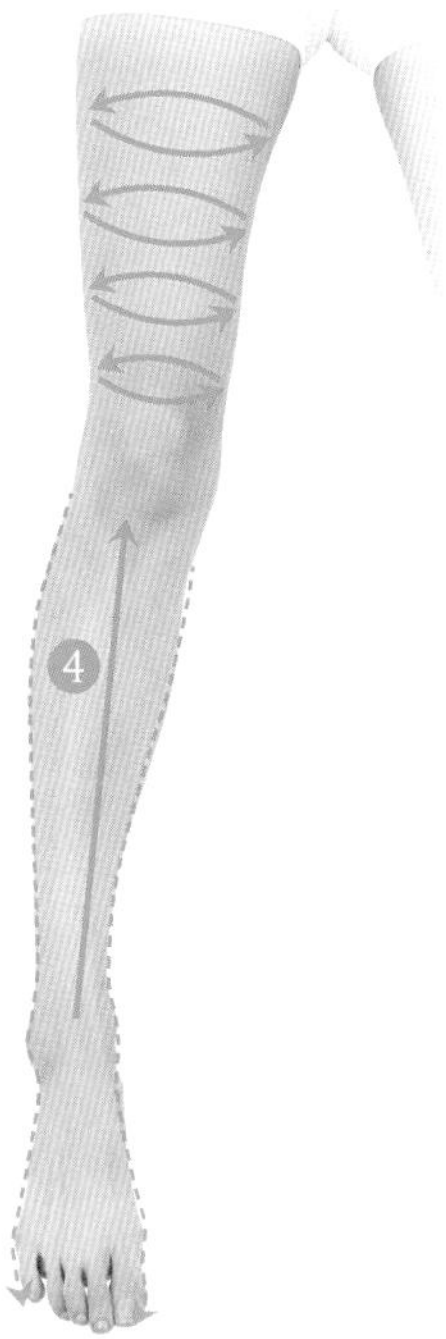


## ④ 強くさする ＋ 揉む

足先からひざ下まで強擦(1回)、ひざ上から脚のつけ根まで揉《じゅう》捏《ねつ》(1往復)。点線に沿って軽擦で戻る。

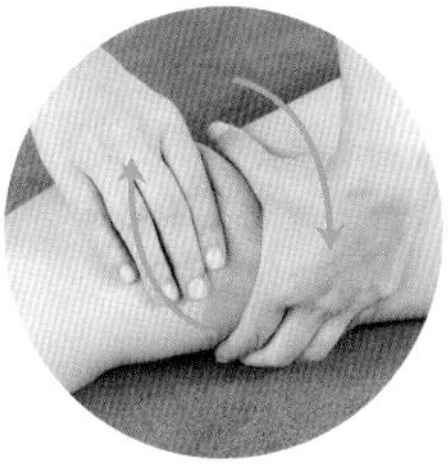

筋肉と脂肪をほぐすように揉む

## ⑤ 軽くさする ▶ 基本 2回

〈P.88参照〉

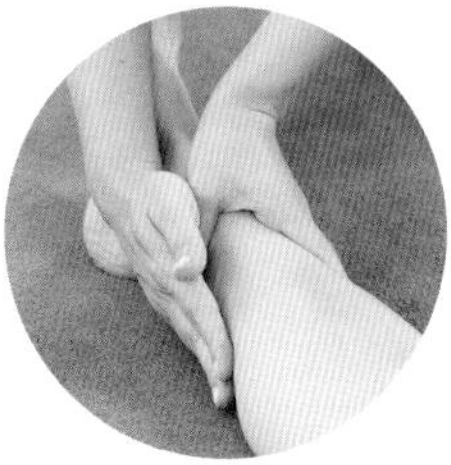

親指に手根(手のひらのつけ根)を添えて、手根に体重をかけて。

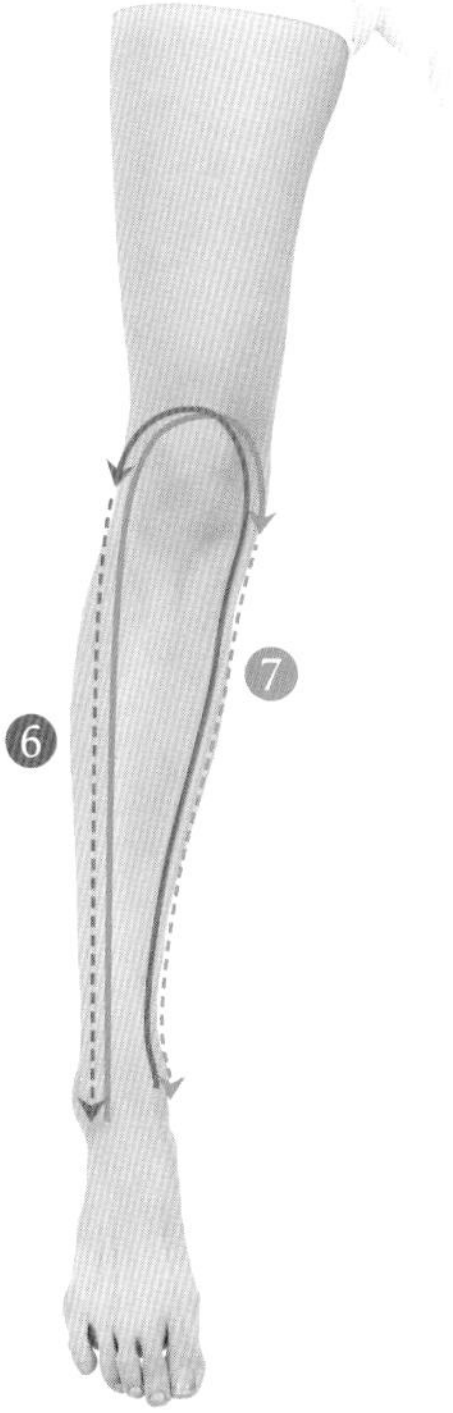


## ⑥ 強くさする

脾経のマッサージ。すねの骨の内側を親指で強擦(1回)。戻りは手を軽く沿わせる程度に。

## ⑦ 強くさする

胃《い》経《けい》のマッサージ。すねの骨の外側を親指で強擦(1回)。戻りは側面を点線に沿って軽く。

## ⑧ 強くさする

⑥と⑦を繰り返す(2回)。

## ⑨ 強くさする

足先からひざ上まで軽擦で上がり、ひざの周りを各3回ずつ。

ⓐは手根で、
ⓑは親指で、
ⓒも親指で強擦。

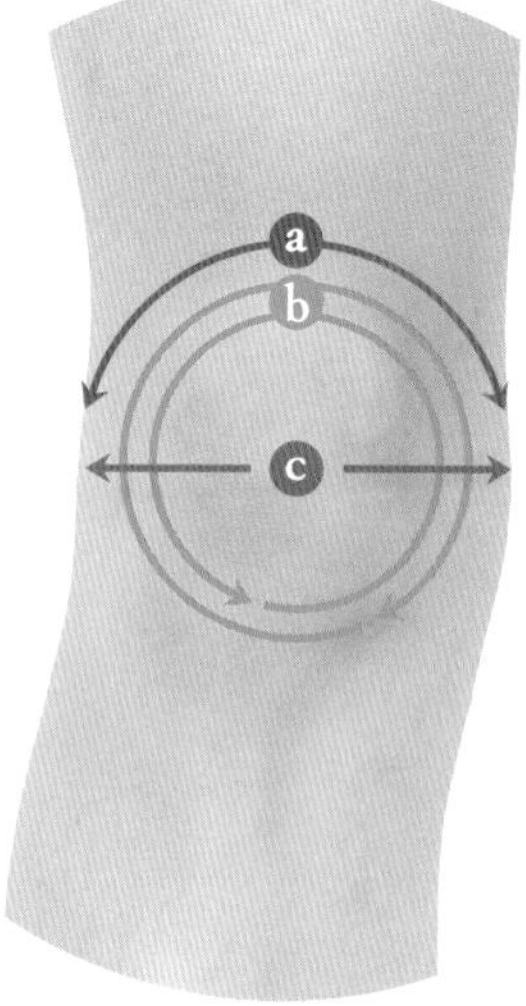


## ⑩ 強くさする

ひざ裏を点線のように四指で強擦した後、足先まで軽擦で戻る。

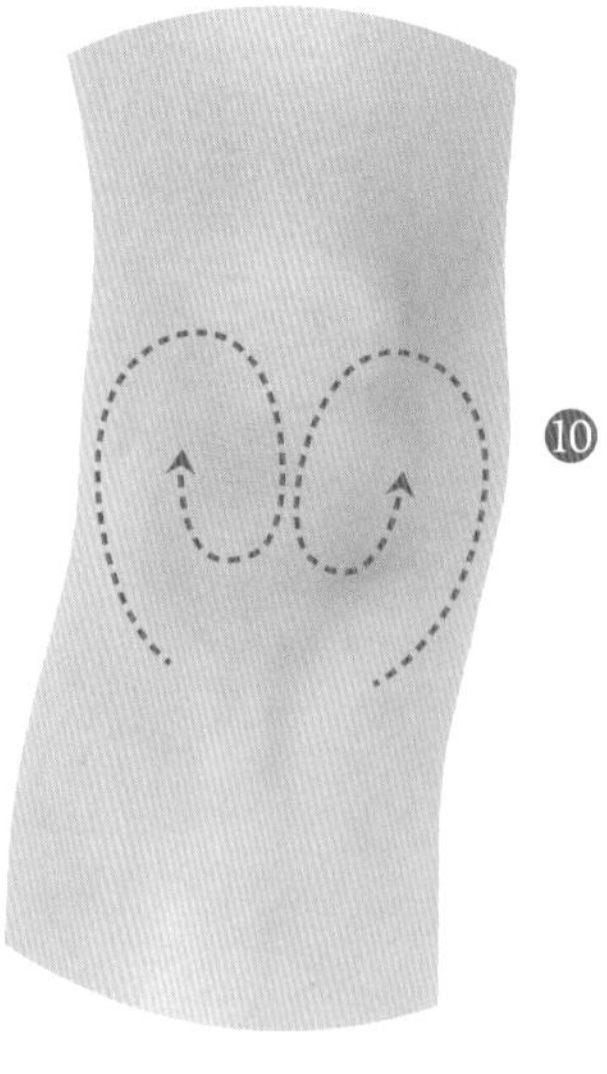


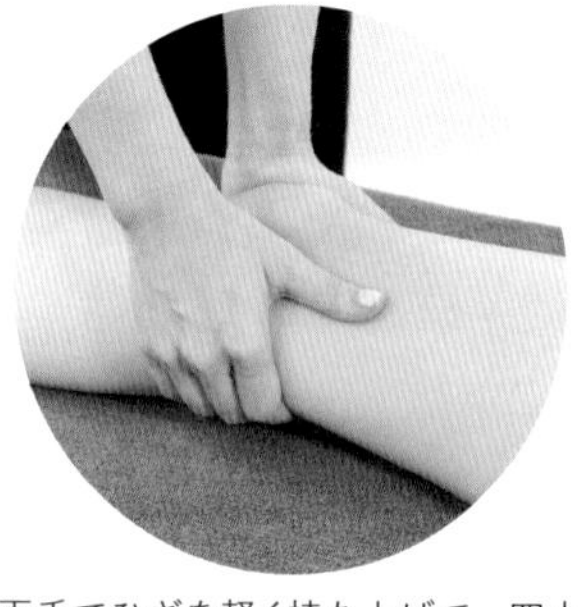

両手でひざを軽く持ち上げて、四本の指でぐるぐると揉むようにさする。

## ⑪ 軽くさする ▶ 基本 1回

〈P.88参照〉

足先へ戻ったら踵《かかと》を持って足首をストレッチ。

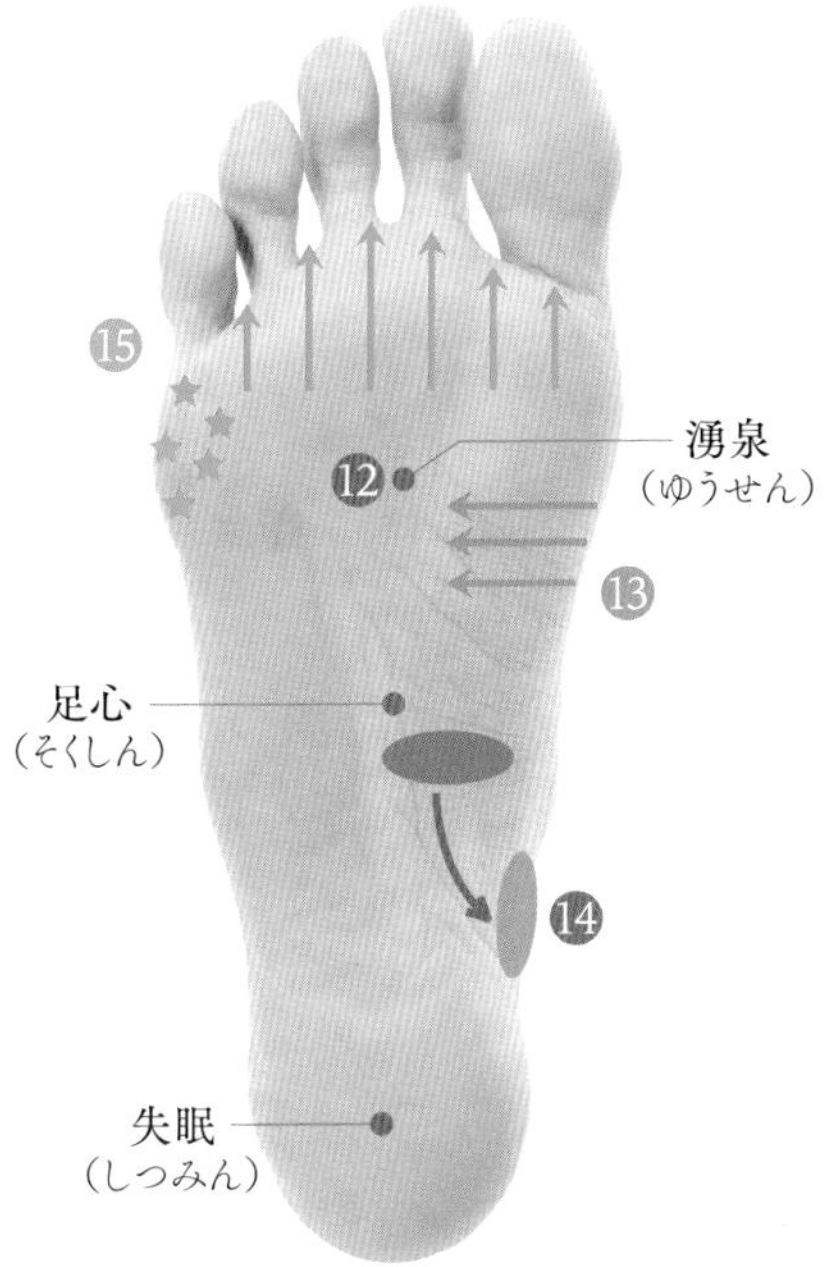


### 12 押す

上から湧泉《ゆうせん》、足心《そくしん》、失眠《しつみん》を、親指を重ねて圧迫。

### 13 押す

反射区圧迫（胃）

### 14 押す

反射区圧迫
（腎臓●→膀胱●）

### 15 押す

反射区圧迫（肺↑、肩★）

【反射区とは】手のひらや足の裏の表面にあり、各器官や内臓につながっているといわれる末梢神経が集中している場所。

### 16 揉む

指の関節をつけ根から
親指と人差し指で挟み、
絞り抜く。

### 17 押す

指と指の間を圧迫。

### 18 強くさする

足の甲の骨の間を両親指で
強擦（2回）。

### 19 強くさする

足首を念入りに両親指で強擦。

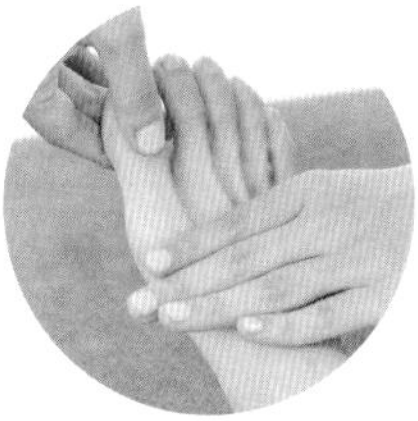
指先で少しずつずらしながら圧をかけて絞る。

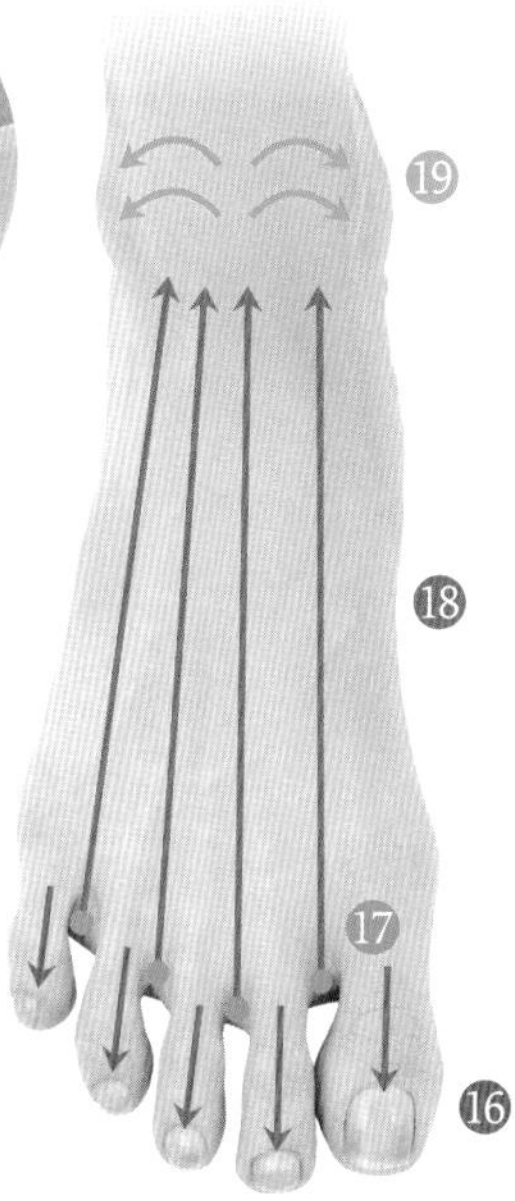

## ⑳ ストレッチ

親指と人差し指を中心に足首を挟み、もう片方の手の親指で解谿《かいけい》を押しながら手前に引いてストレッチ。

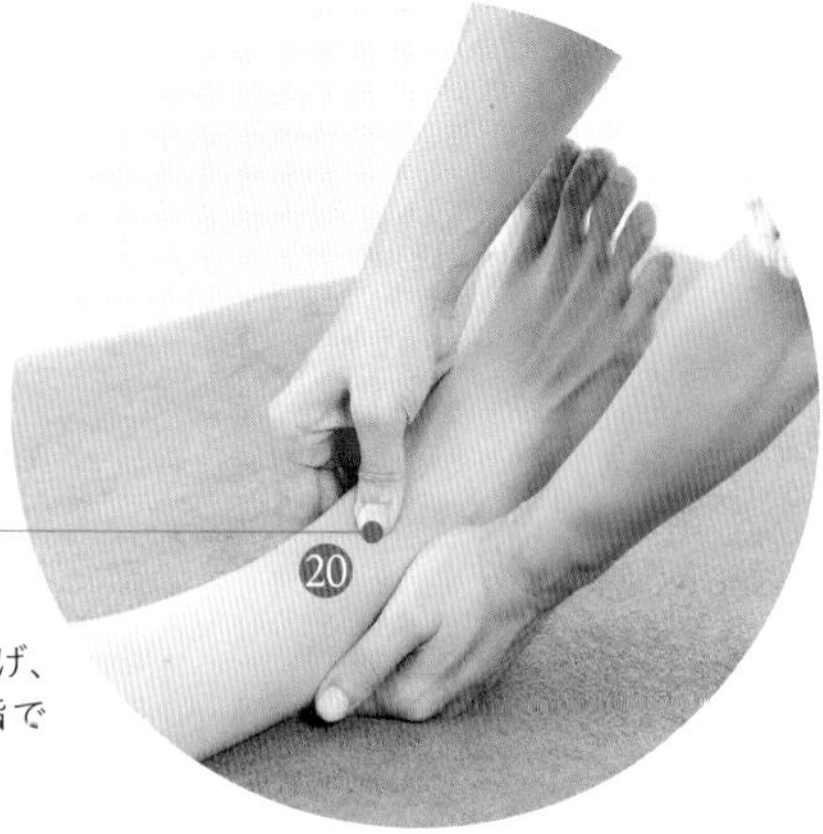


片手で足首を持ち上げ、もう片方の手は親指で解谿を押さえる。

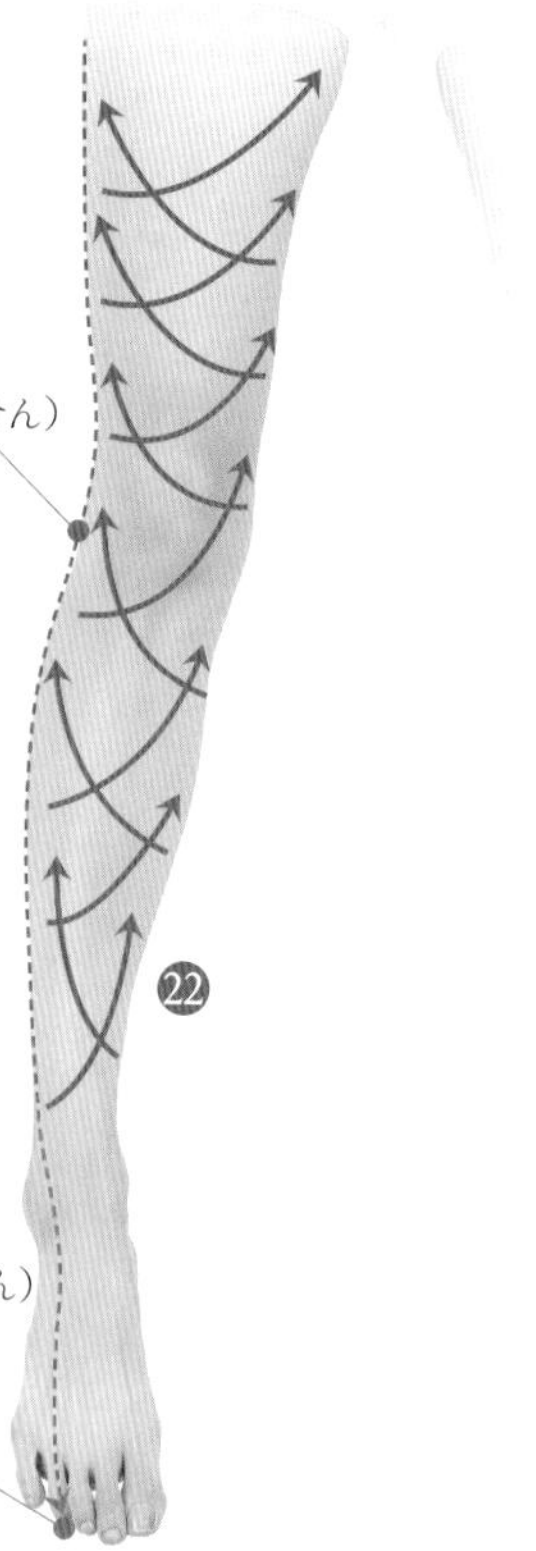


## ㉑ 軽くさする ▶ 基本 1回

〈P.88参照〉

## ㉒ 軽くさする

足首から脚のつけ根に向かって交互に軽擦。戻りは点線に沿って太もも側面から薬指の小指側の爪のつけ根まで（胆経《たんけい》のマッサージ）。

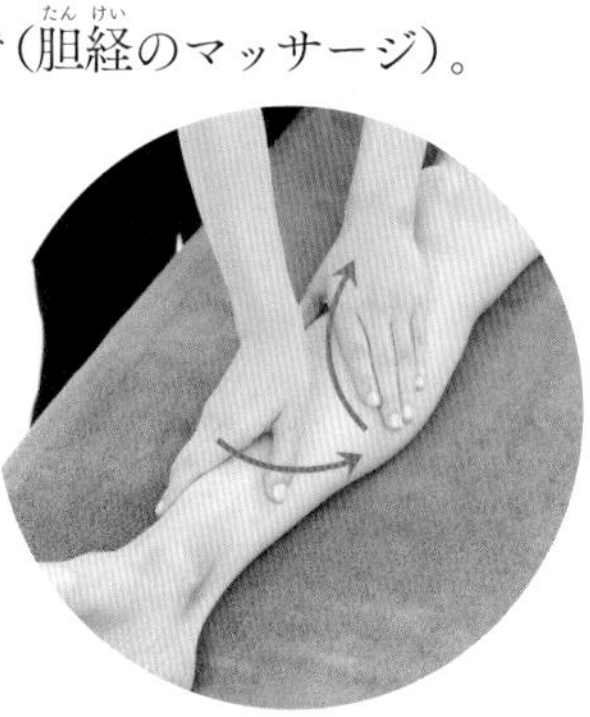

## 23 流す

親指の内側から脾《ひ》経《けい》を流す。始点は親指の内側の爪のつけ根。

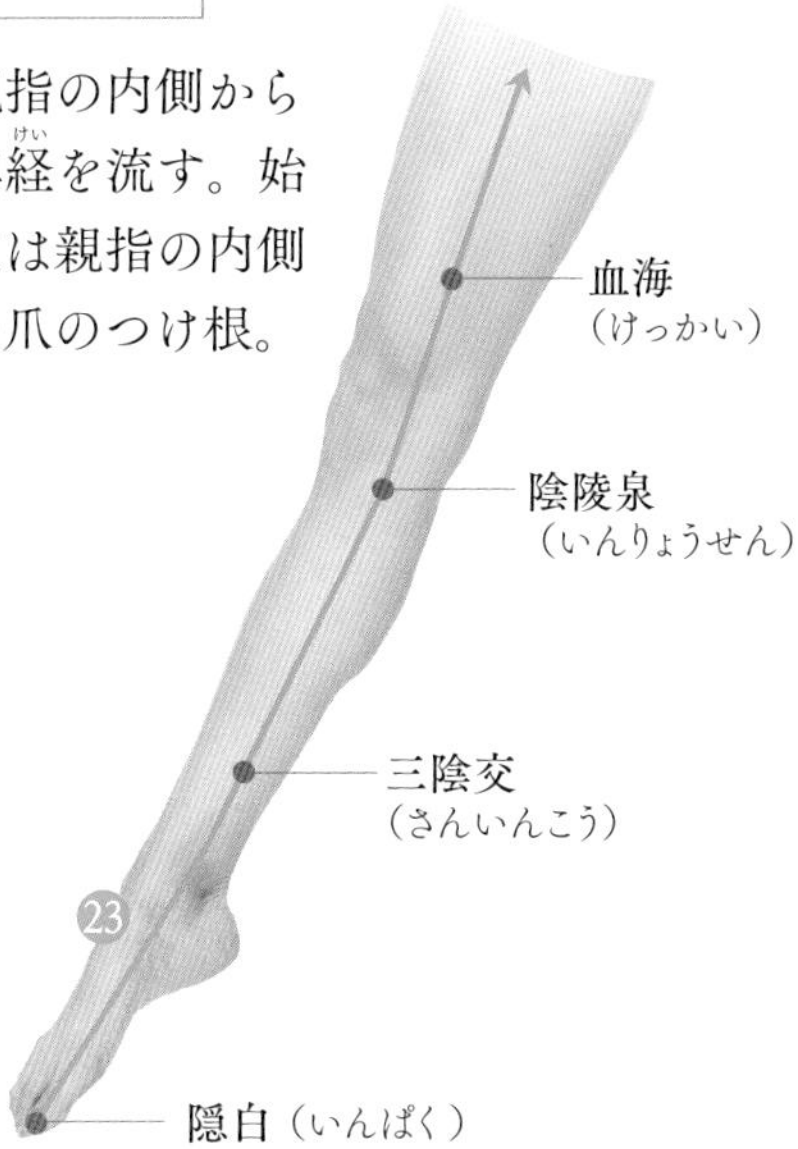


## 24 流す

太もも前の真ん中から両親指を重ねて、人差し指の中指側の爪のつけ根まで胃《い》経《けい》を流す。

## 25 流す

親指の人差し指側から肝《かん》経《けい》を流す。

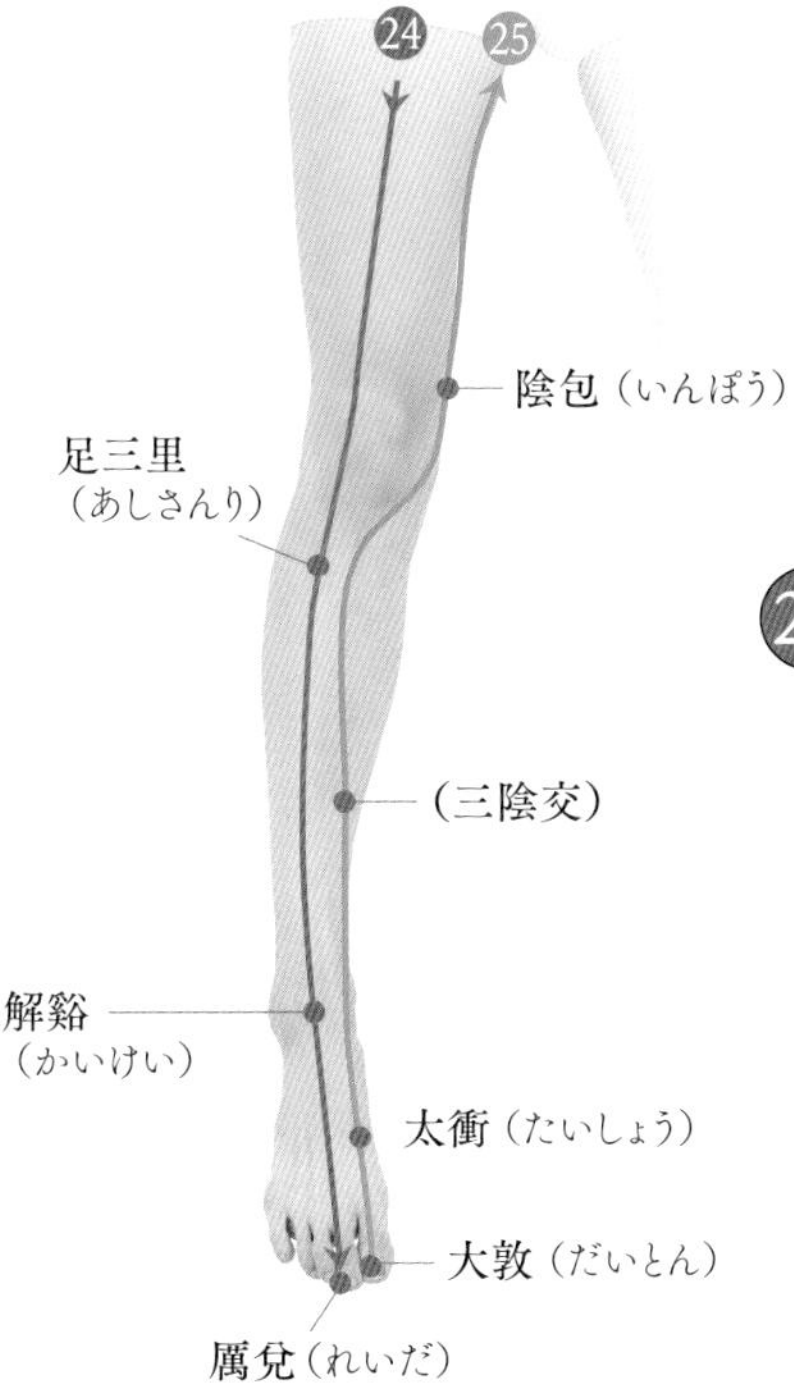


## 26 流す

太ももの外側から薬指まで胆《たん》経《けい》を流す。

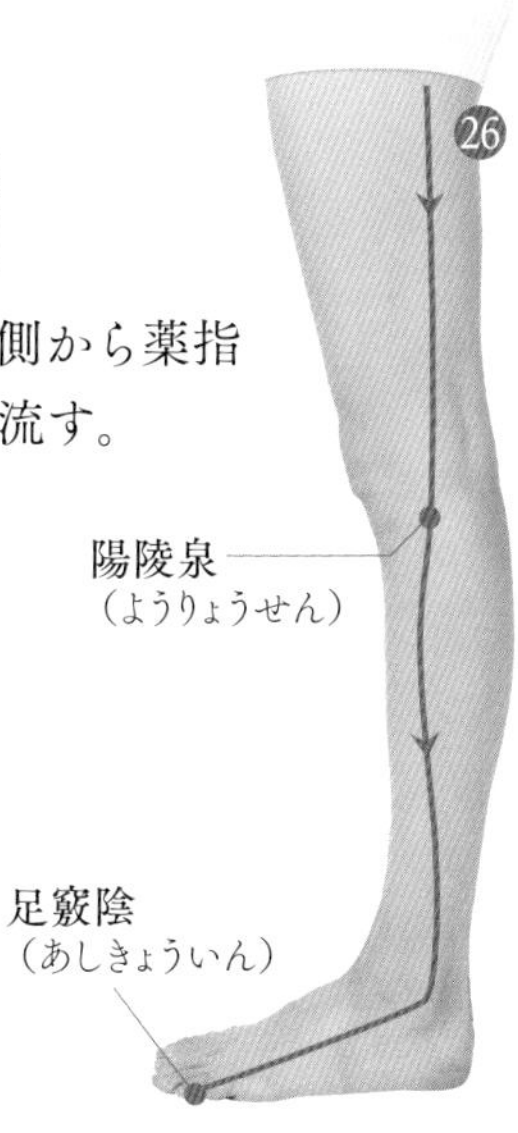

# 手・腕のマッサージ

**【使用経路】 肺経→大腸経 ▶ P.67　心経→小腸経 ▶ P.70　心包経→三焦経 ▶ P.73**

手のマッサージは袖を上げれば服を着て座ったままでも手軽に行うことができます。狭い面積の中に「肺」「大腸」「心」「小腸」「心包」「三焦」の６経絡があるので難度は高いですが、その分しっかり効果を実感できます。経絡の始点と終点が集まる爪のつけ根は念入りに刺激しましょう。精神的なリラックスを求めたいときは心と心包の経絡を流しましょう。

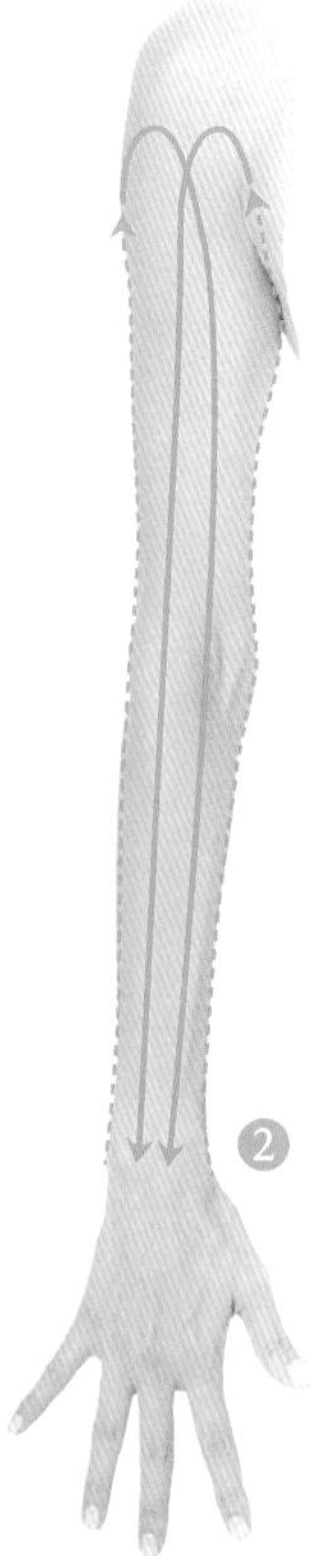


## 1 オイル塗布

矢印に沿ってオイル塗布。戻りは点線に沿って腕の側面を手首まで。

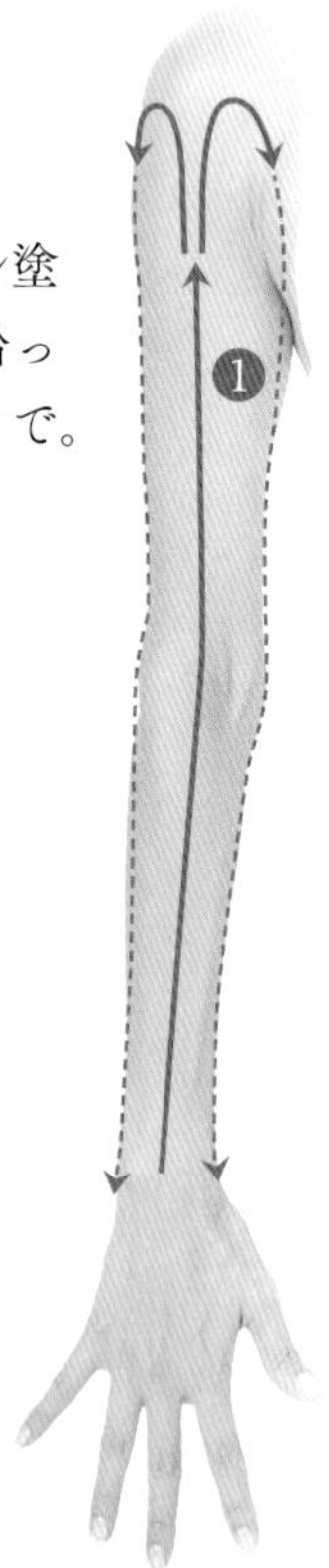


## 2 軽くさする

基本

❶を逆向きに。点線矢印に沿って腕の側面から肩に向かって軽擦《けいさつ》(2回)。戻りは腕の表面を手首まで。点線は 四指、実線は親指と四指で。

## ③ 強くさする ＋ 軽くさする

手首からひじまで軽擦、腕上部を手根《しゅこん》(手のひらのつけ根)でぐるぐると強擦《きょうさつ》。戻りは腕の側面を点線に沿って(2回)。

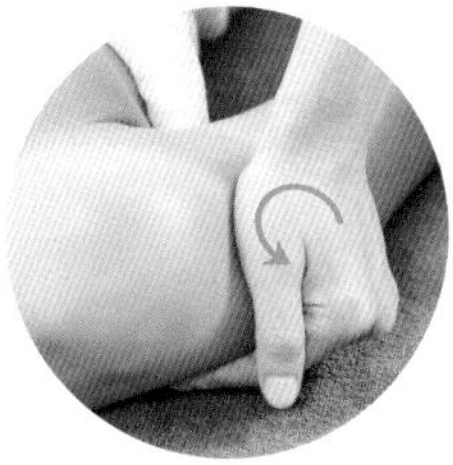

腕の内側から外側に向かって。骨の上を揉まないように注意すること。

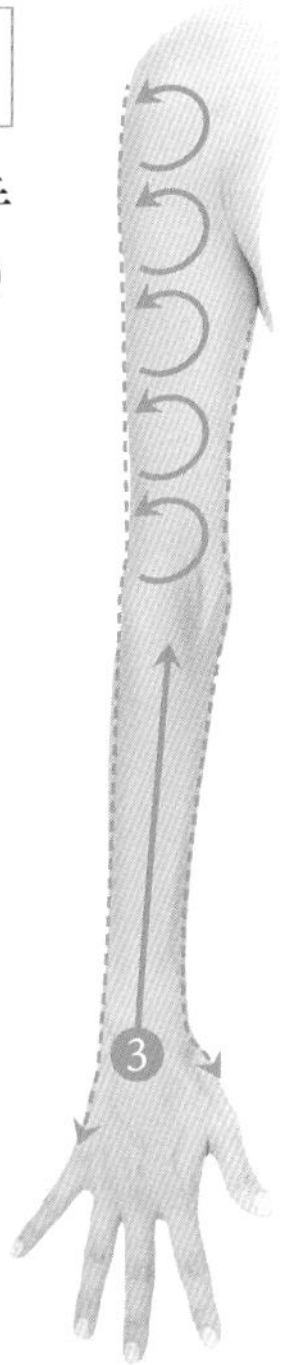


## ④ 軽くさする ▶ 基本 1回

〈P.94参照〉

## ⑤ 流す

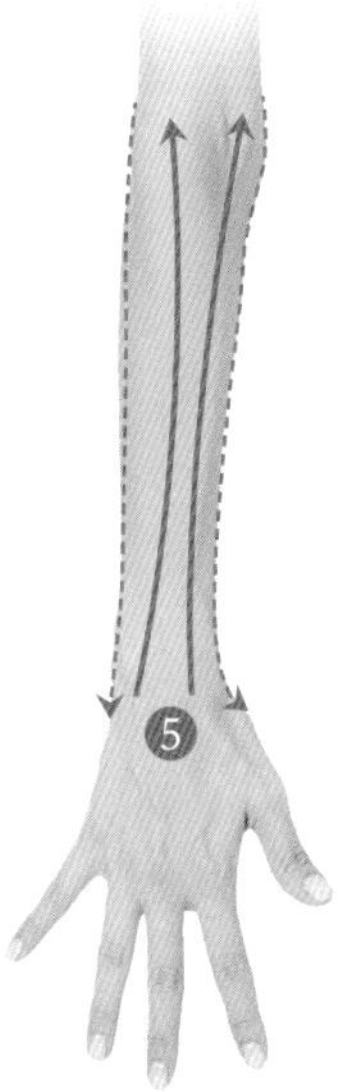


橈骨《とうこつ》(前腕の親指側にある長骨)と指伸筋《ししんきん》(指を伸ばす筋肉)のすぐ脇を、手首からひじまで親指で片側ずつ流す(各2回)。

## ⑥ 強くさする

手のひら側を手首からひじまで、親指でらせんを描くように片側ずつ強擦(各2回)。

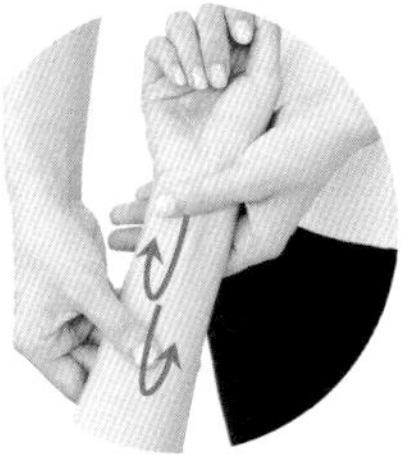

片手ずつ、ひじに向かって絞り上げるように。

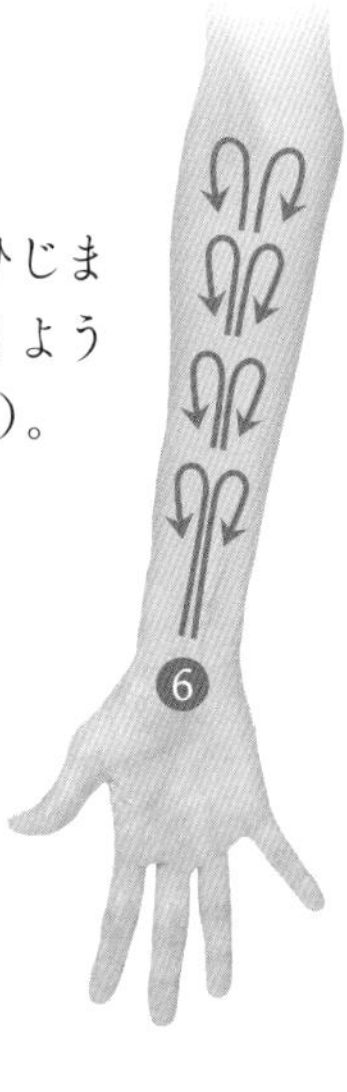

## 7 軽くさする

手の甲と手首を親指で交互軽擦(8回)。

## 8 揉む ＋ 押す

各指つけ根から絞るように親指で軽擦し、爪のつけ根を圧迫。指の股も圧迫。

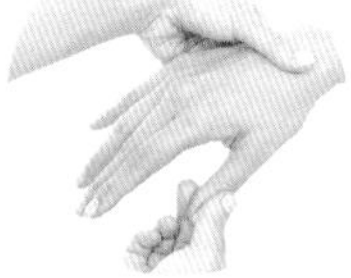

片手を手首に添えて安定させる。

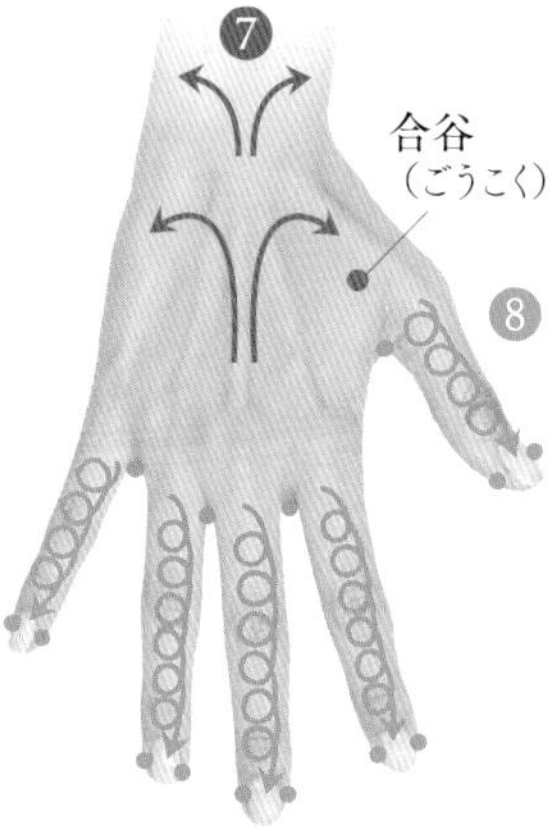


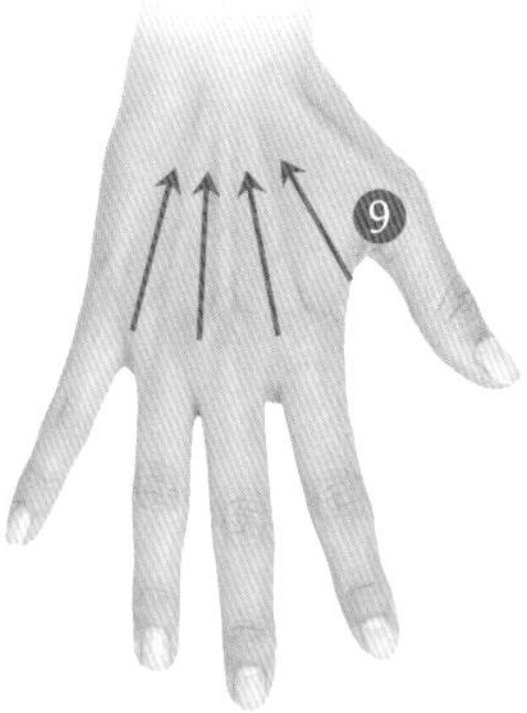


## 9 流す

手の甲の骨の間を親指で交互強擦。

## 10 揉む ＋ 押す

小指と薬指で受け手の小指と親指を挟んで手のひらを交互強擦し、労《ろう》宮《きゅう》を圧迫。

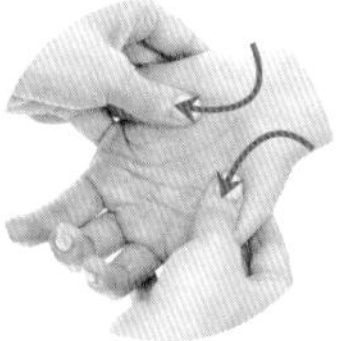

両手の親指を交互に使いながら行う。

## 11 揉む

そのまま親指のつけ根と小指のつけ根へ強擦で戻る。

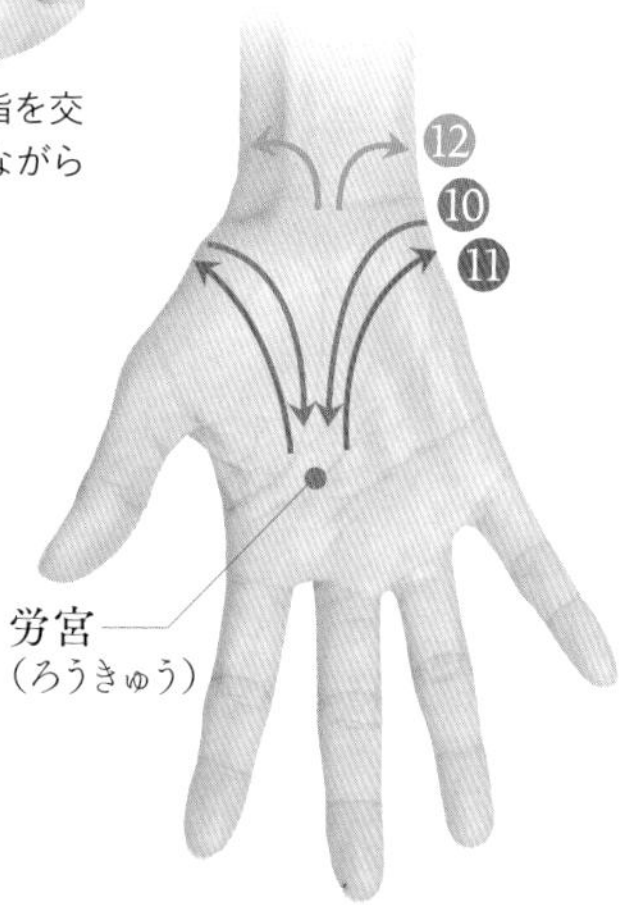


## 12 揉む

手首を親指で交互軽擦。

概要
脚裏
脚表
手・腕
背中
腰・お尻
お腹
デコルテ
顔
頭

## ⑬ 軽くさする ＋ 流す

**軽擦で手首から肩まで上がり、鎖骨下の中府《ちゅうふ》から親指外側の少商《しょうしょう》まで肺経《はいけい》を下る。**

受け手の手首に片手を添えて
支えながら、親指で流す。

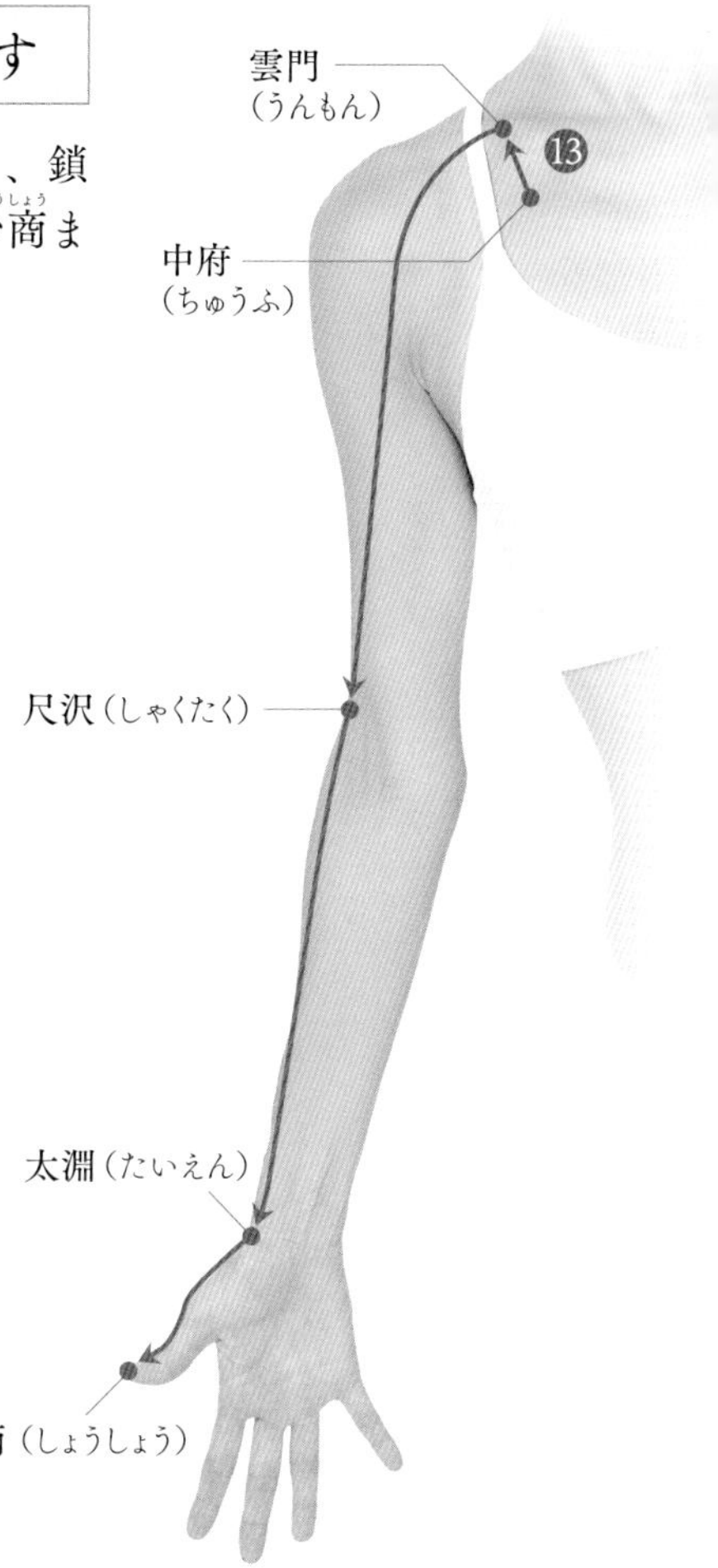


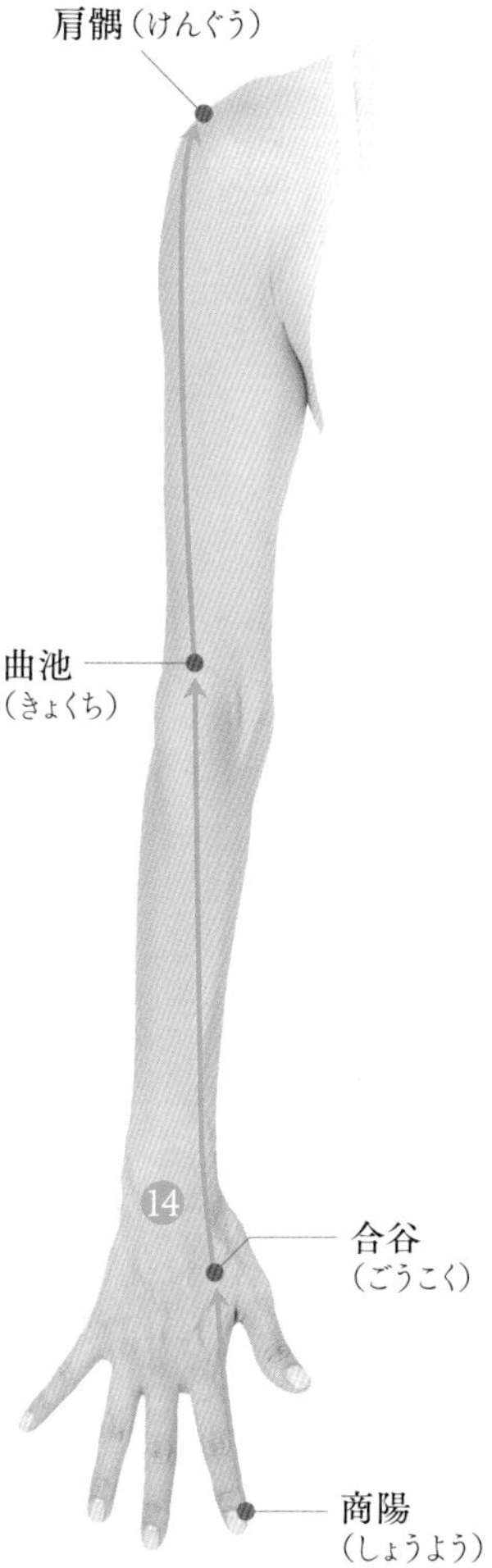


## ⑭ 流す

**軽擦で、人差し指の親指側の商陽《しょうよう》から肩中央のくぼみの肩髃《けんぐう》まで大腸経《だいちょうけい》を上がる。**

親指で合谷まで上がったら、中指に替えて
肩まで上がる。受け手の手首に片手を添え
て支えながら。

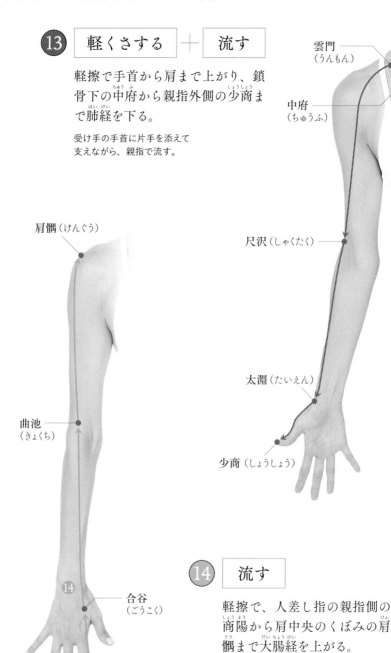

## ⑮ 流す

軽擦で、脇の下の真ん中の極泉《きょくせん》から小指の薬指側の少衝《しょうしょう》へ、心経《しんけい》を下る。

受け手の手首に片手を添えて支えながら、内手の親指を使って流す。

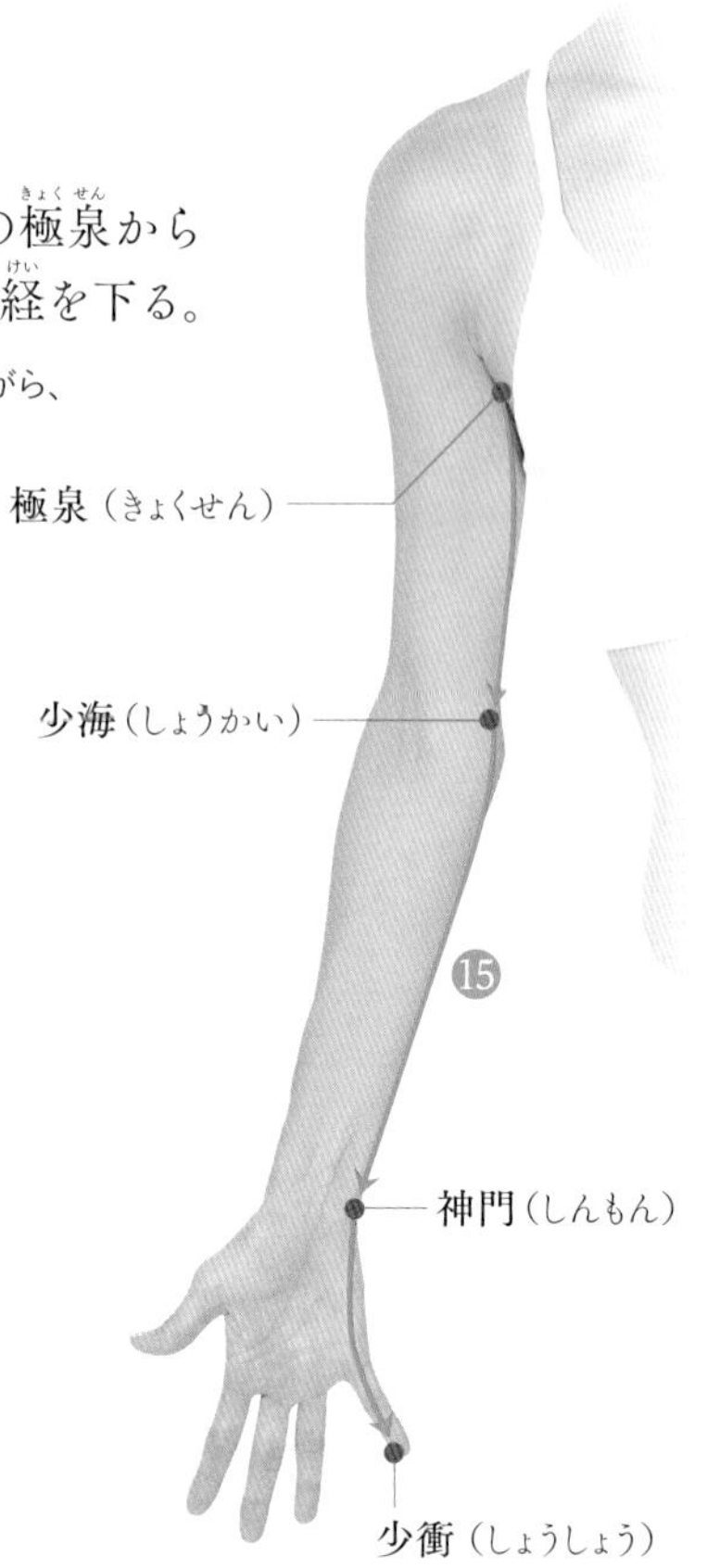


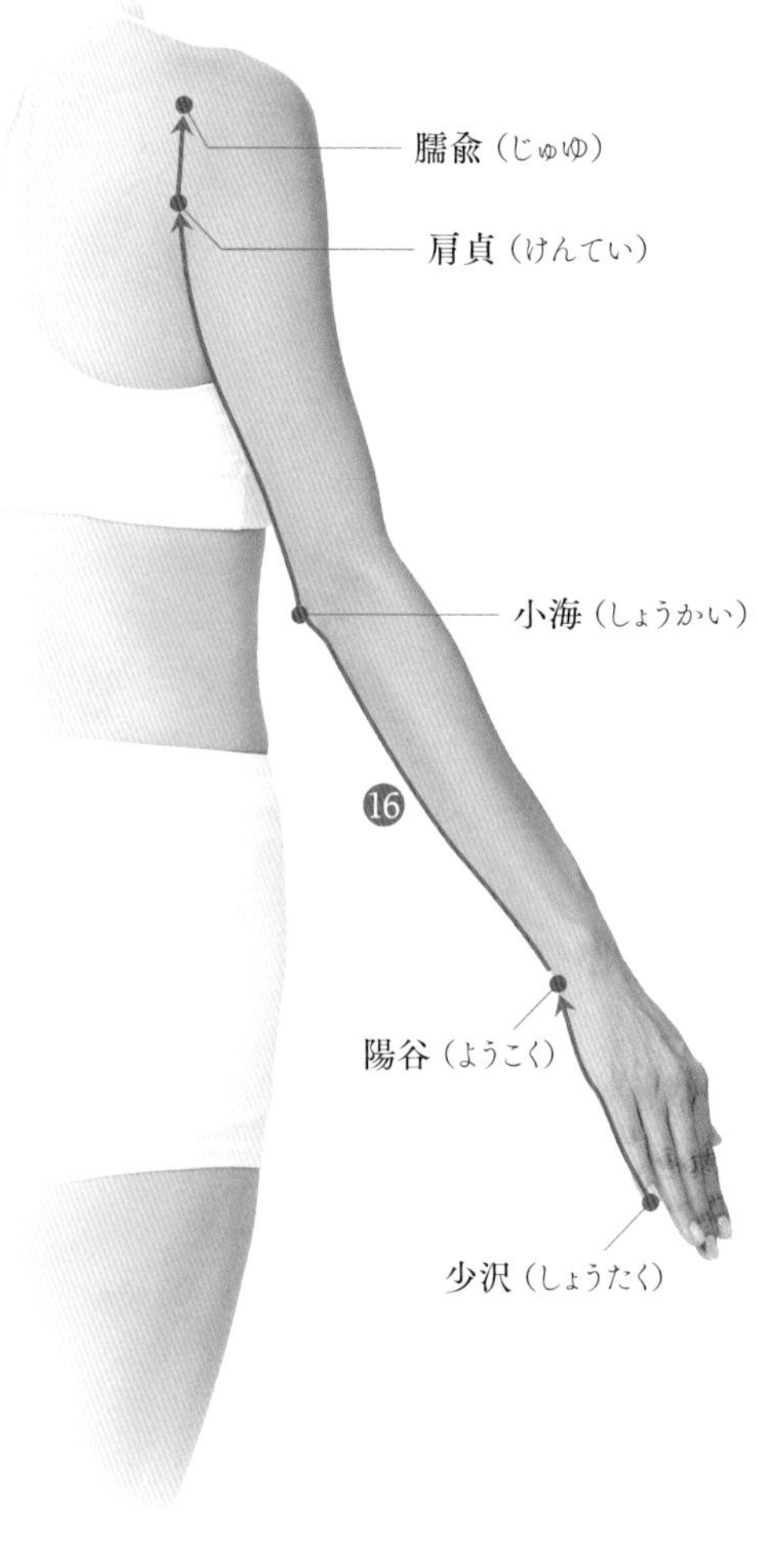


## ⑯ 流す

軽擦で、小指の外側の少沢《しょうたく》から脇の後ろ、後ろ肩の骨の下の臑兪《じゅゆ》まで小腸経《しょうちょうけい》を上がる。

受け手の手首に片手を添えて支えながら、中指を使って流す。

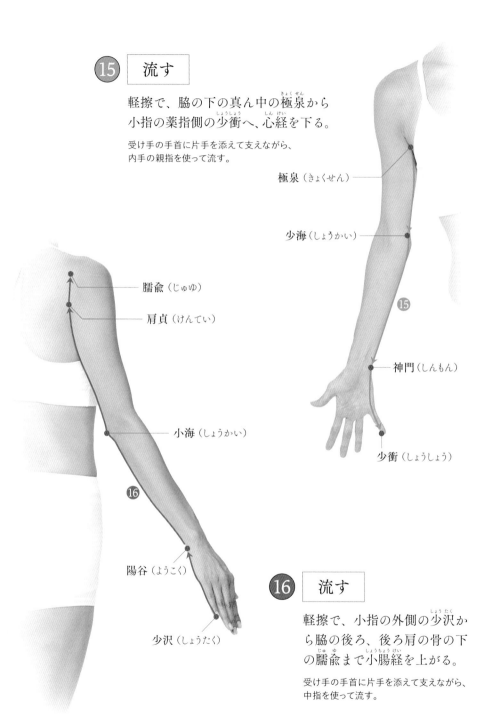

## 17 流す

軽擦で、乳首のすぐ外側の天《てん》池《ち》から中指の先の中衝《ちゅうしょう》まで、心《しん》包《ぽう》経《けい》を下る。

受け手の手首に片手を添えて支えながら、親指を使って流す。

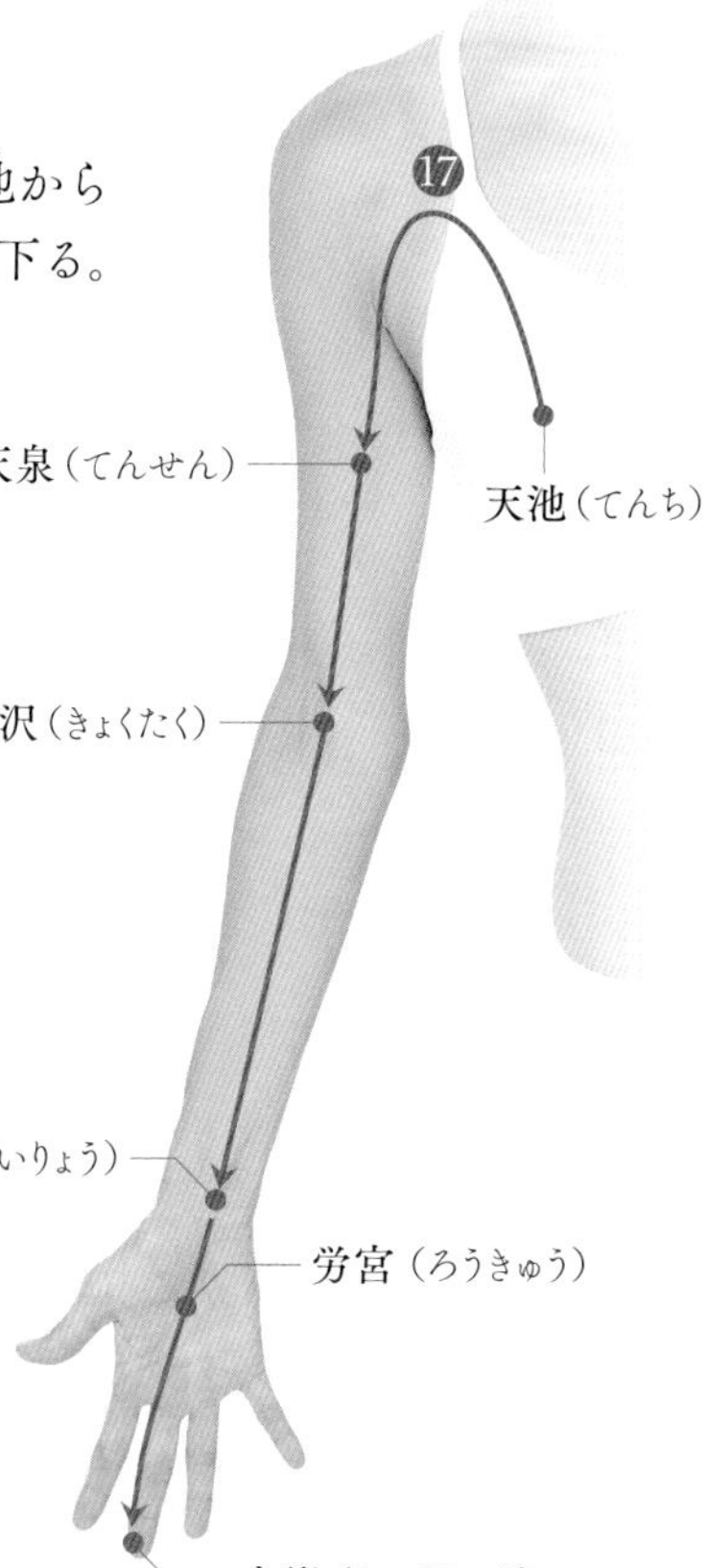


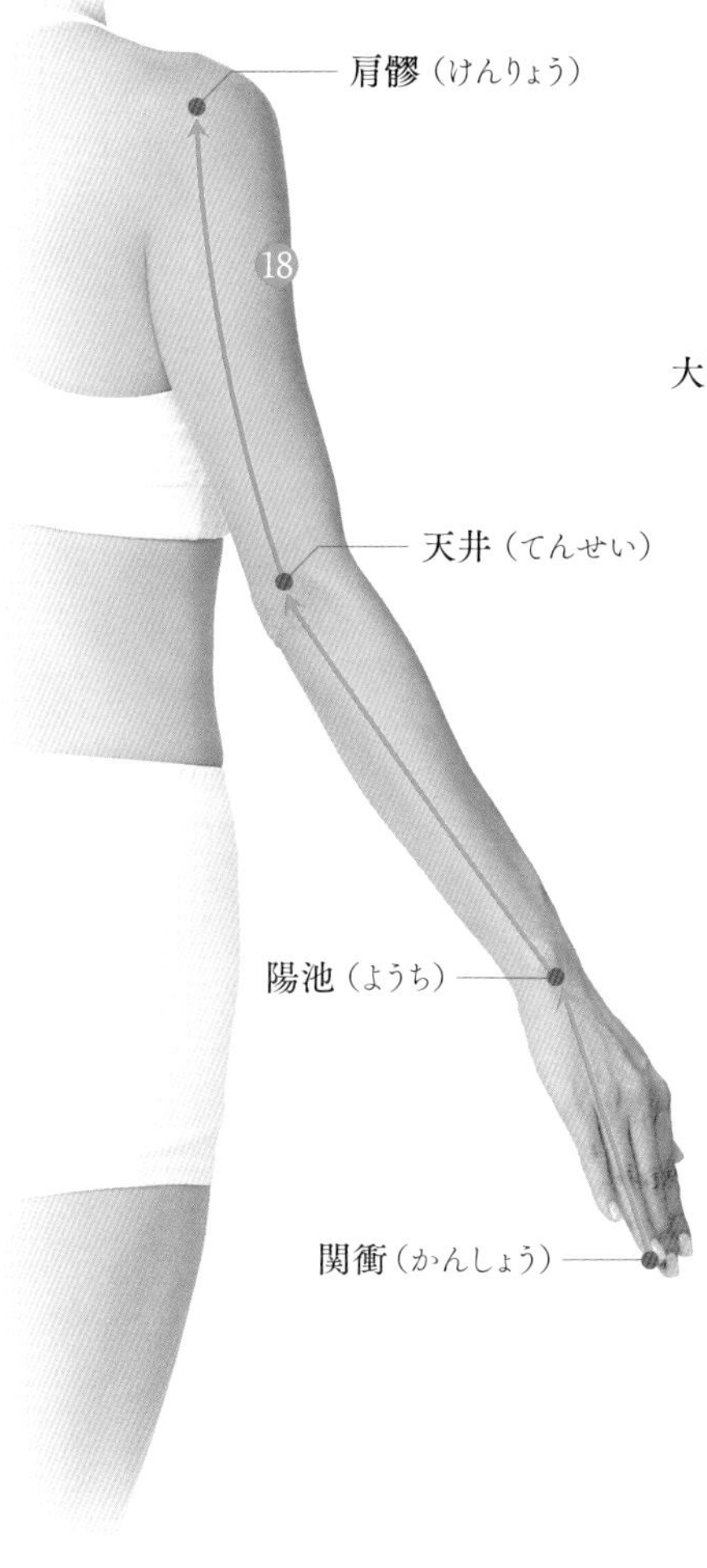


## 18 流す

軽擦で薬指の小指側の関衝《かんしょう》から、ひじ、肩《けん》髎《りょう》まで、三《さん》焦《しょう》経《けい》を上がる。

受け手の手首に片手を添えて支えながら、中指を使って流す。

## 19 軽くさする ▶基本 1回

〈P.94参照〉

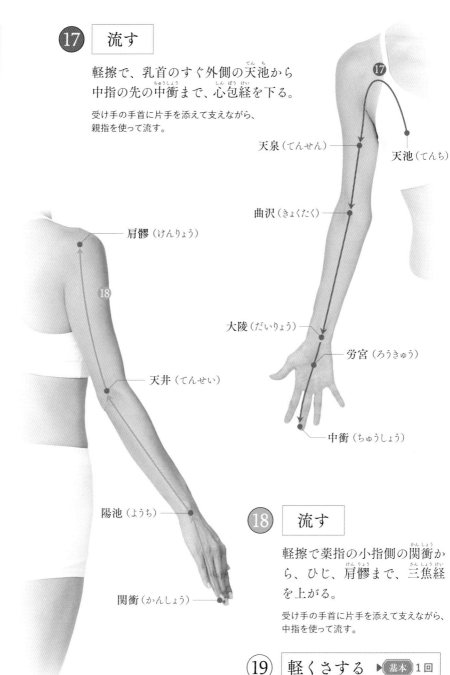

# 背中・腰・お尻のツボと経絡

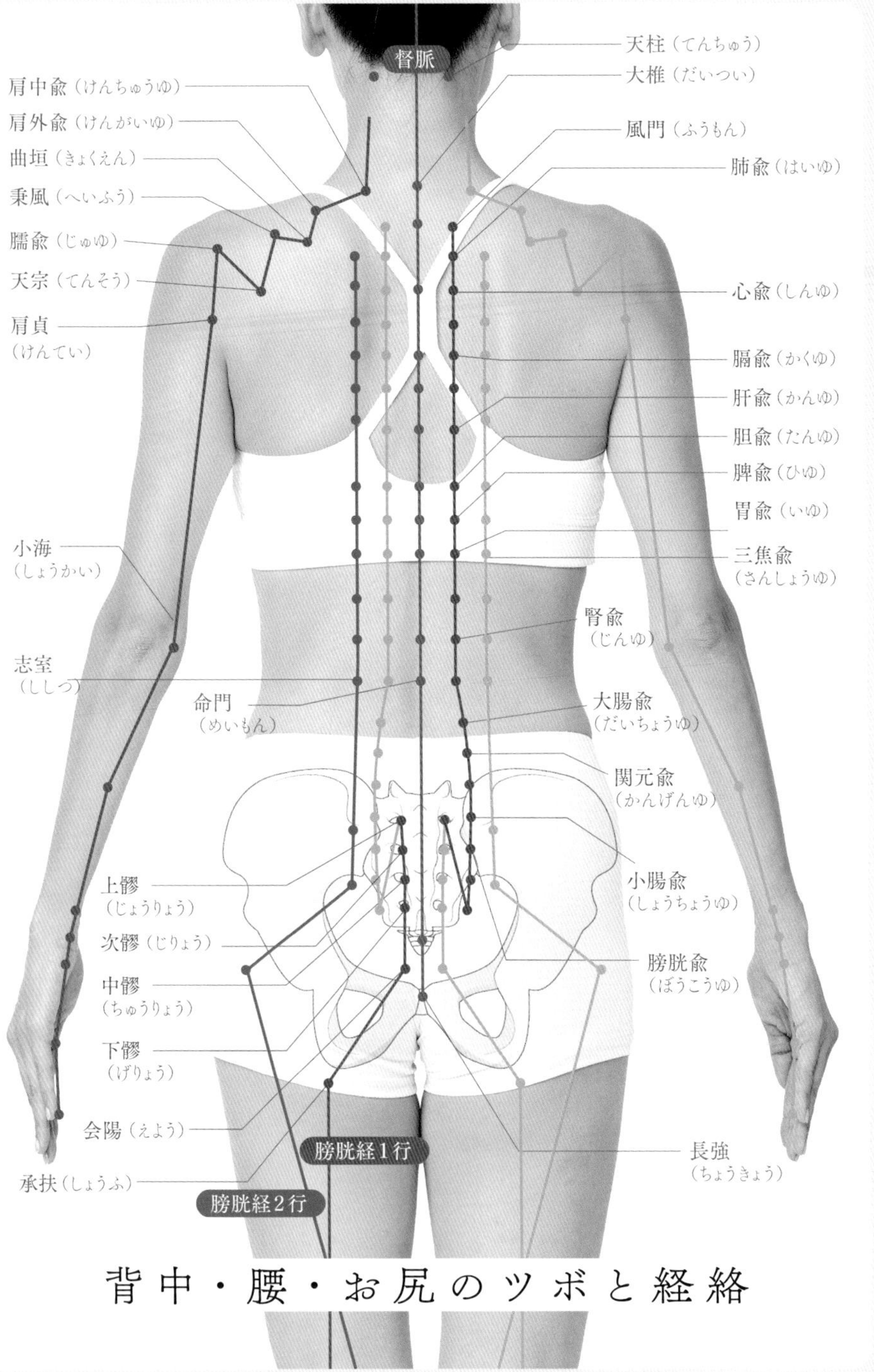

督脈
肩中兪（けんちゅうゆ）
肩外兪（けんがいゆ）
曲垣（きょくえん）
秉風（へいふう）
臑兪（じゅゆ）
天宗（てんそう）
肩貞（けんてい）
小海（しょうかい）
志室（ししつ）
命門（めいもん）
上髎（じょうりょう）
次髎（じりょう）
中髎（ちゅうりょう）
下髎（げりょう）
会陽（えよう）
承扶（しょうふ）
膀胱経1行
膀胱経2行
天柱（てんちゅう）
大椎（だいつい）
風門（ふうもん）
肺兪（はいゆ）
心兪（しんゆ）
膈兪（かくゆ）
肝兪（かんゆ）
胆兪（たんゆ）
脾兪（ひゆ）
胃兪（いゆ）
三焦兪（さんしょうゆ）
腎兪（じんゆ）
大腸兪（だいちょうゆ）
関元兪（かんげんゆ）
小腸兪（しょうちょうゆ）
膀胱兪（ぼうこうゆ）
長強（ちょうきょう）

# 背中のマッサージ

【使用経路】 小腸経 ▶ P.70 膀胱経 1.2 ▶ P.71

自分ではなかなかマッサージできないだけに、こりやすいところでもあります。大きいストロークでゆったりとマッサージすることで、相手にリラックスと安心感を与えることができ、精神的なストレスにも効果があります。特に、背骨の両側の膀胱経１行、２行、と肩甲骨周りの僧帽筋の緊張をほぐすことで、つらい肩こりや腰の痛みを解消できます。

## 1 オイル塗布

矢印に沿って全体にオイルが行き渡るように塗布。
肩から腕にかけても忘れずに（２回）。

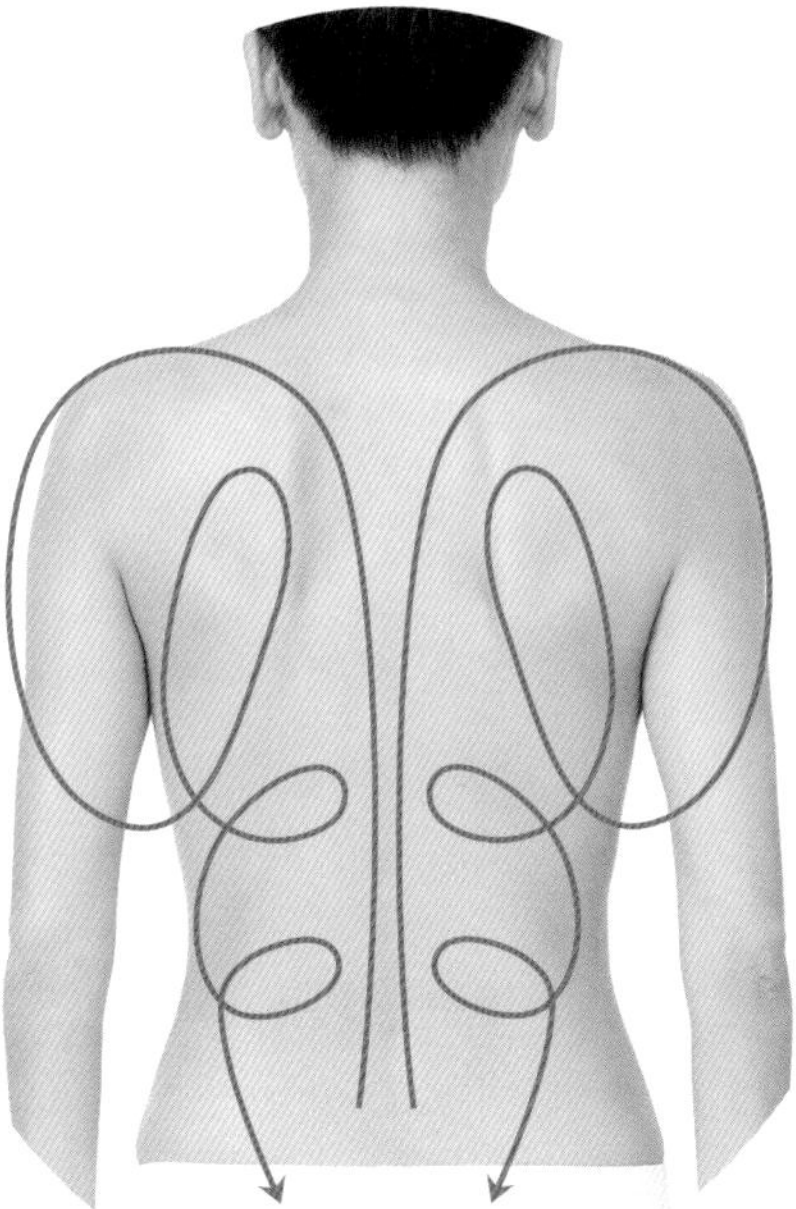

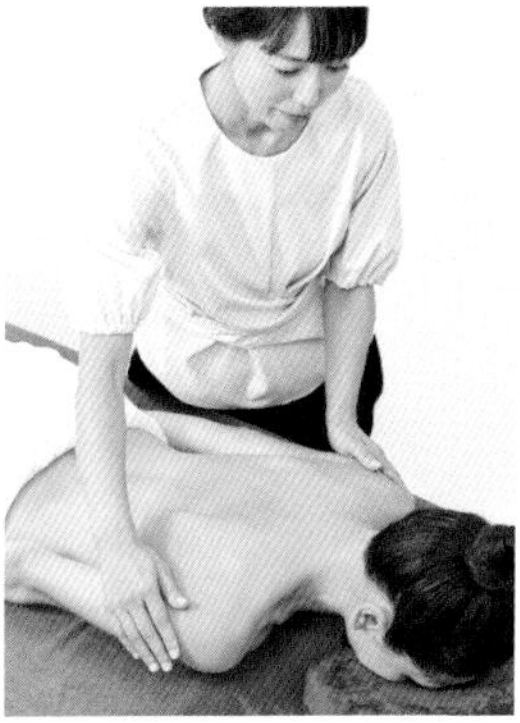

受け手の背中の左側に立って行う。背中は面積が広いので、オイルはたっぷりと多めに使って、途中で足りなくなったらこまめにプラスすること。

## 2 軽くさする ＋ 強くさする

基本

a→b→c→dの順で軽擦《けいさつ》。dは腸骨《ちょうこつ》のすぐ上を手根《しゅこん》（手のひらのつけ根）で強擦《きょうさつ》（2回）。

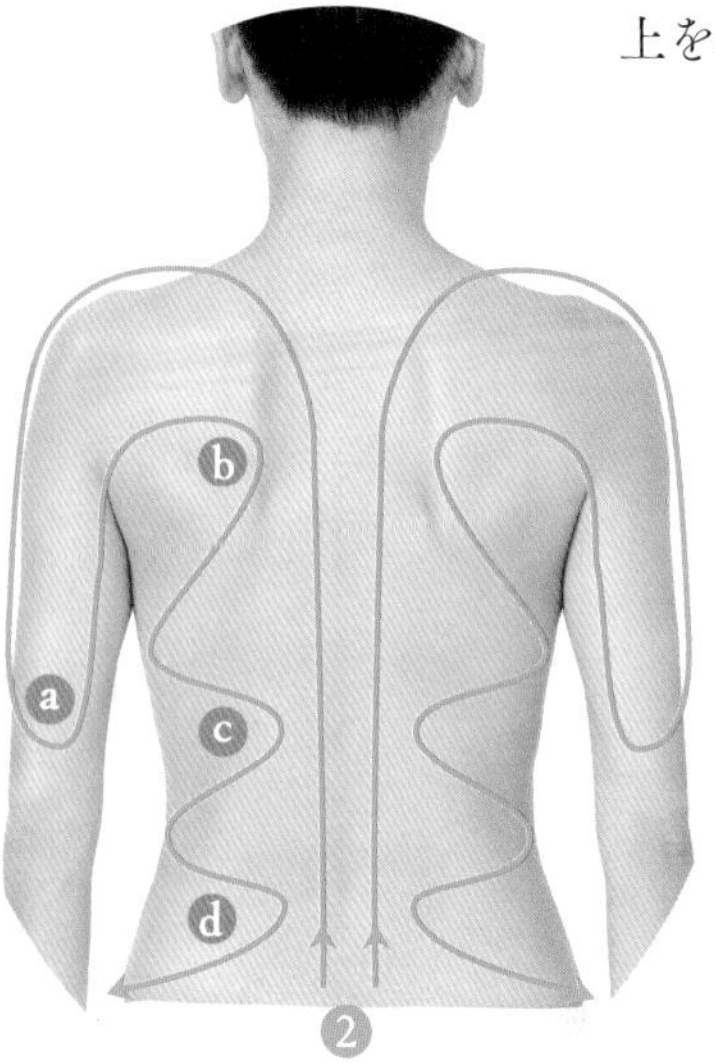


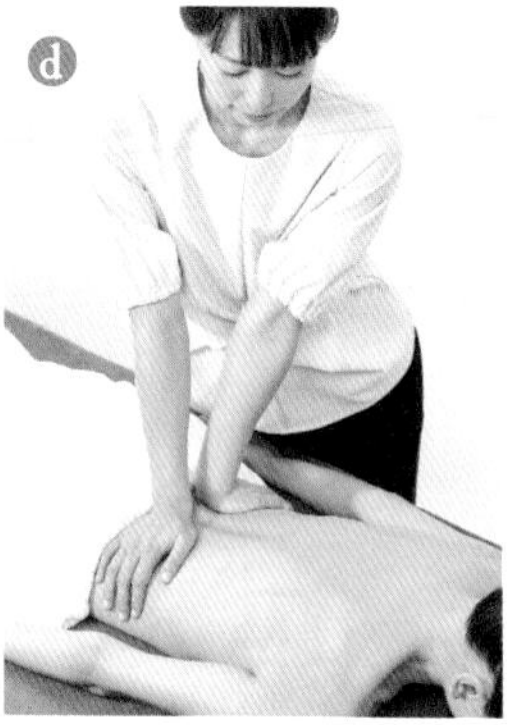


体重をかけ、腰の中央から左右に押し流す。

## 3 揉む ＋ 軽くさする

背骨の両側を親指で強擦。らせん状にくるくると下から上へ体重をかけて。戻りは軽擦（2回）。

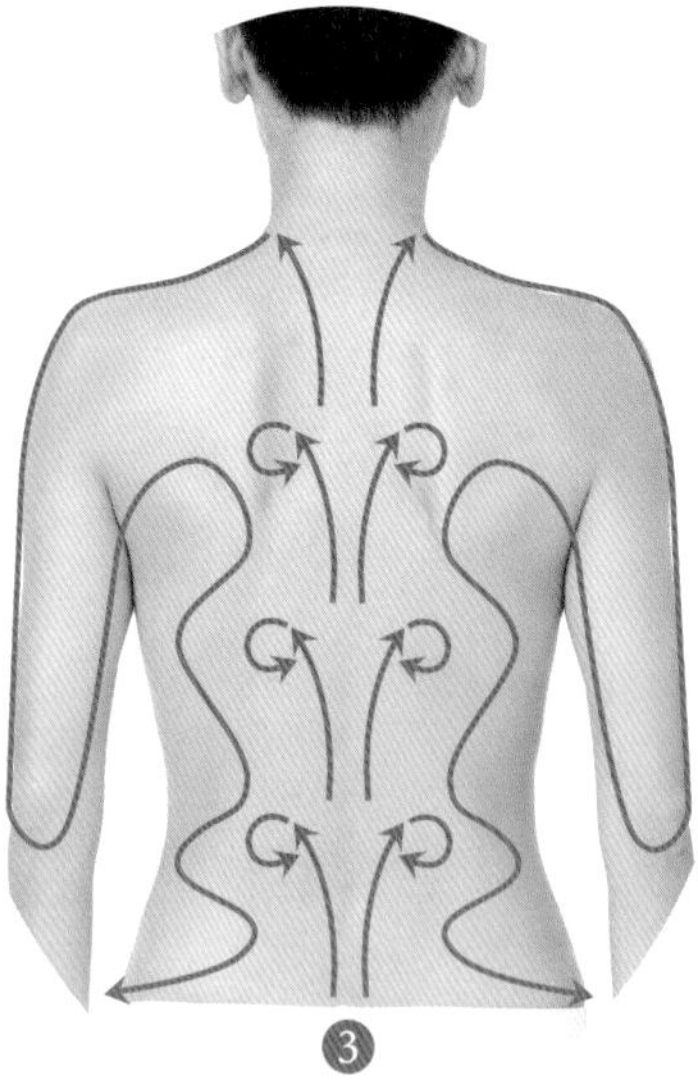


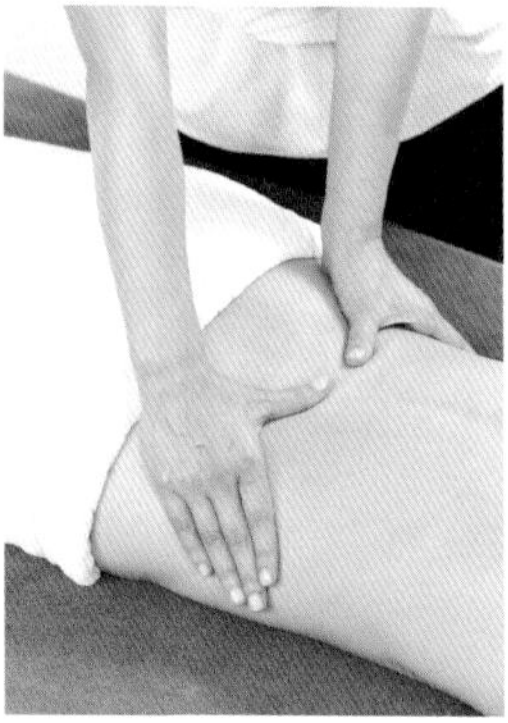

くるっと回すときは力を抜いて。長いストロークで行うこと。

## ④ 軽くさする ▶基本 1回

〈P.102参照〉

## ❺ 温める

仙《せん》骨《こつ》に両手を重ねて温める。

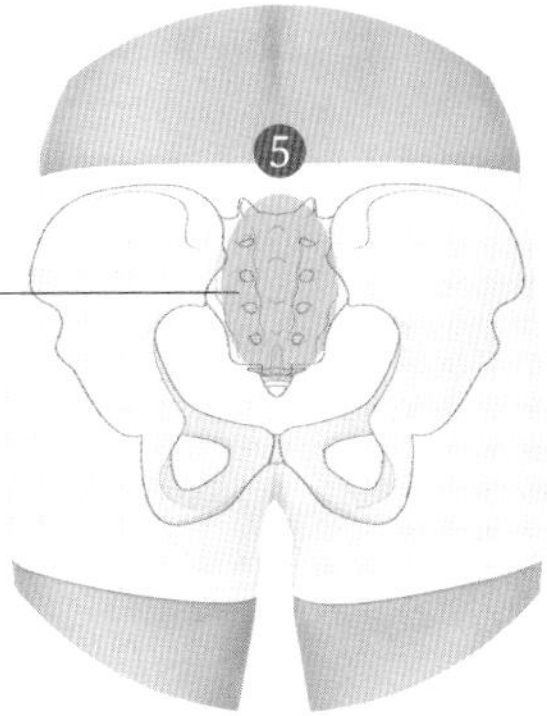


※⑥からは、右側半分のマッサージ。
⓬までいったら、左側半分のマッサージに移る。

## ⑥ 揉む

ⓐ背骨から脇腹にかけて筋肉を剥《は》がすようなイメージで揉《じゅう》捏《ねつ》。

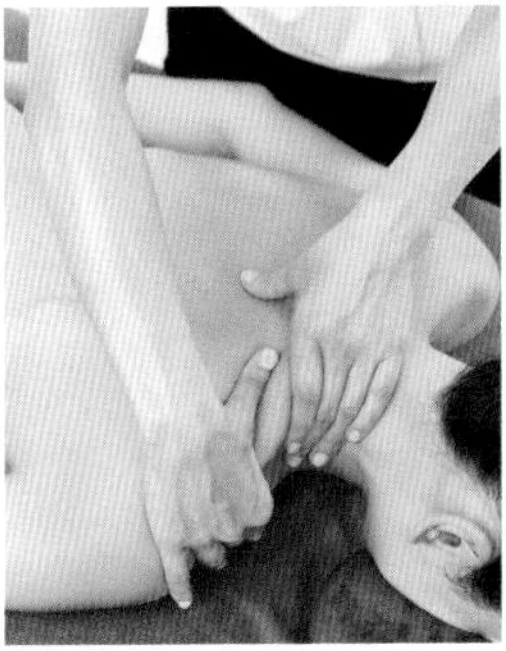

ⓑ僧帽筋《そうぼうきん》は特に念入りに。ゆっくりと時間をかけて揉む。
ⓒ胸鎖乳突筋を下から引き上げるように、生え際まで。

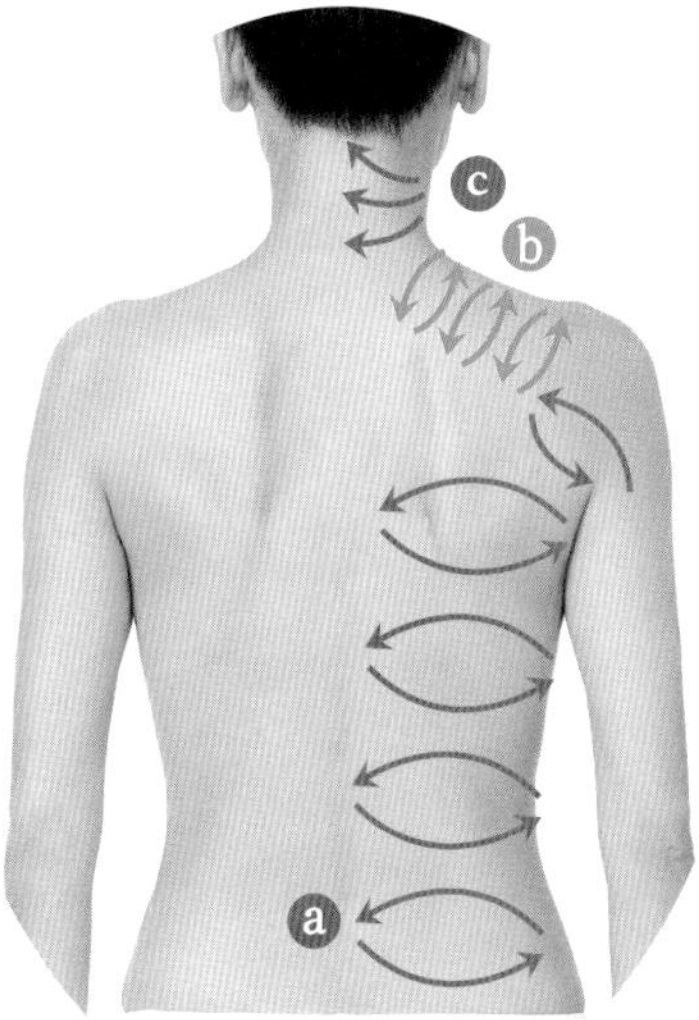


## ⑦ 軽くさする ▶基本 1回

〈P.102参照〉

## 8 押す ＋ 流す

背骨の外側を手根で圧迫しながら強擦。

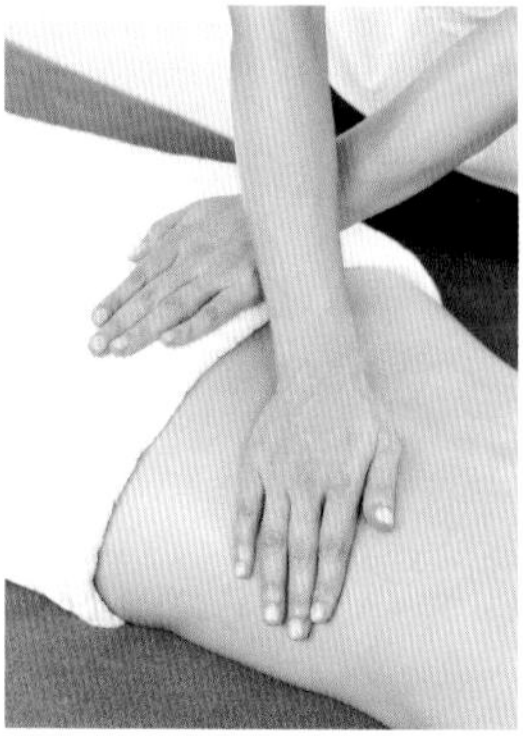

片手は仙骨の上に置いて、背中を伸ばすようにさすり上げる。

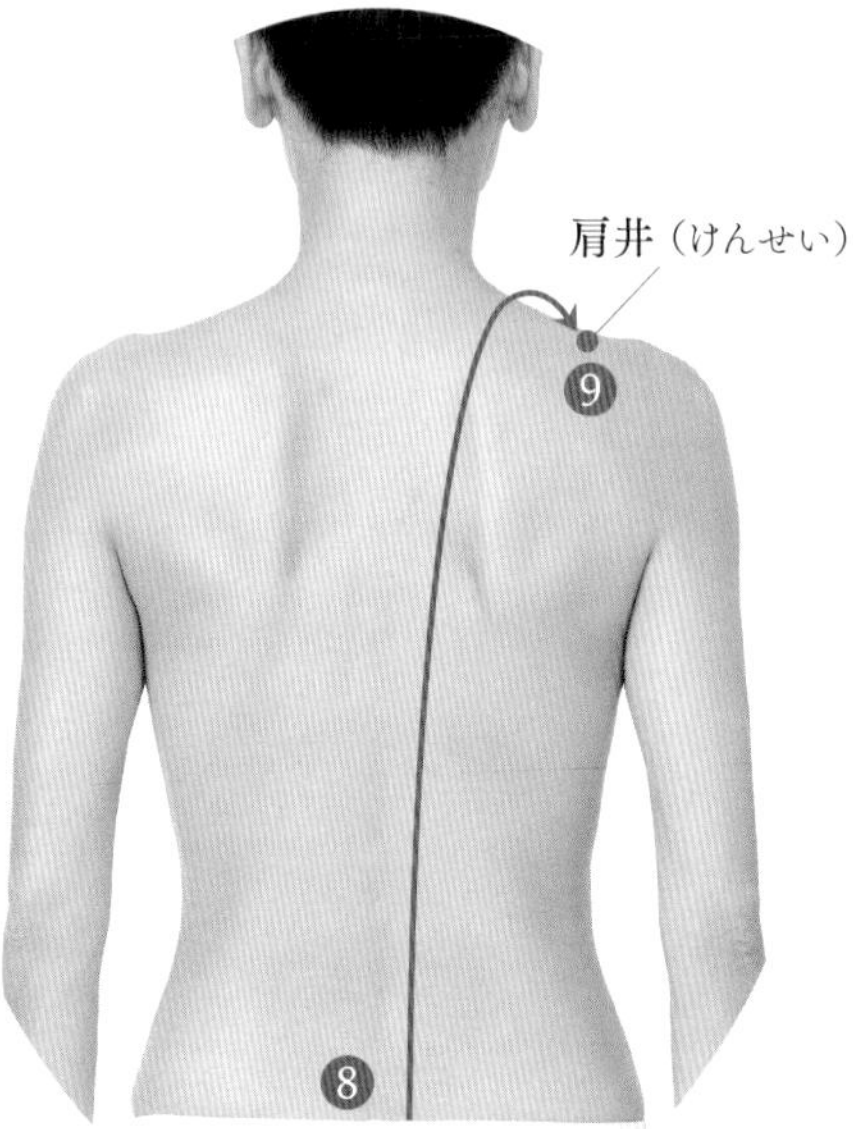


## 9 押す

僧帽筋の上部、肩《けん》井《せい》を四指で圧迫。

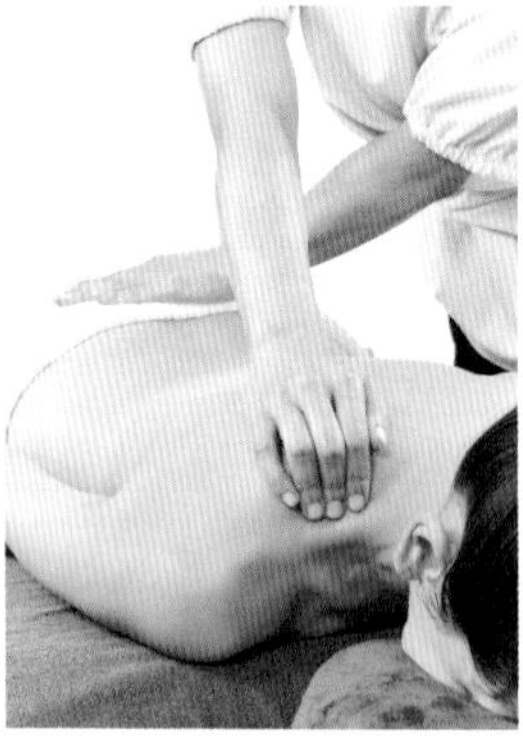

片手は腰の上に置いたまま、立ち位置も移動せずに、もう片方の手の四指で受け手の肩を引き寄せるイメージで。

## ⑩ 揉む

肩《けん》甲《こう》骨《こつ》周りを両手で円を描きながら念入りに揉捏（5回）。

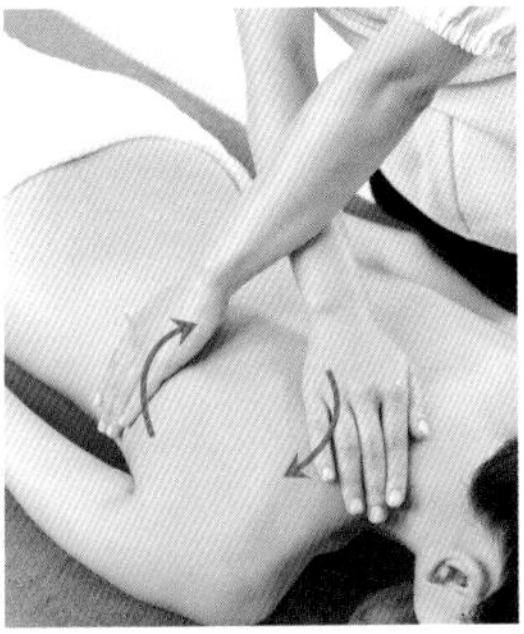

肩甲骨周りはこりが溜まりやすいところ。こりを流すイメージで。

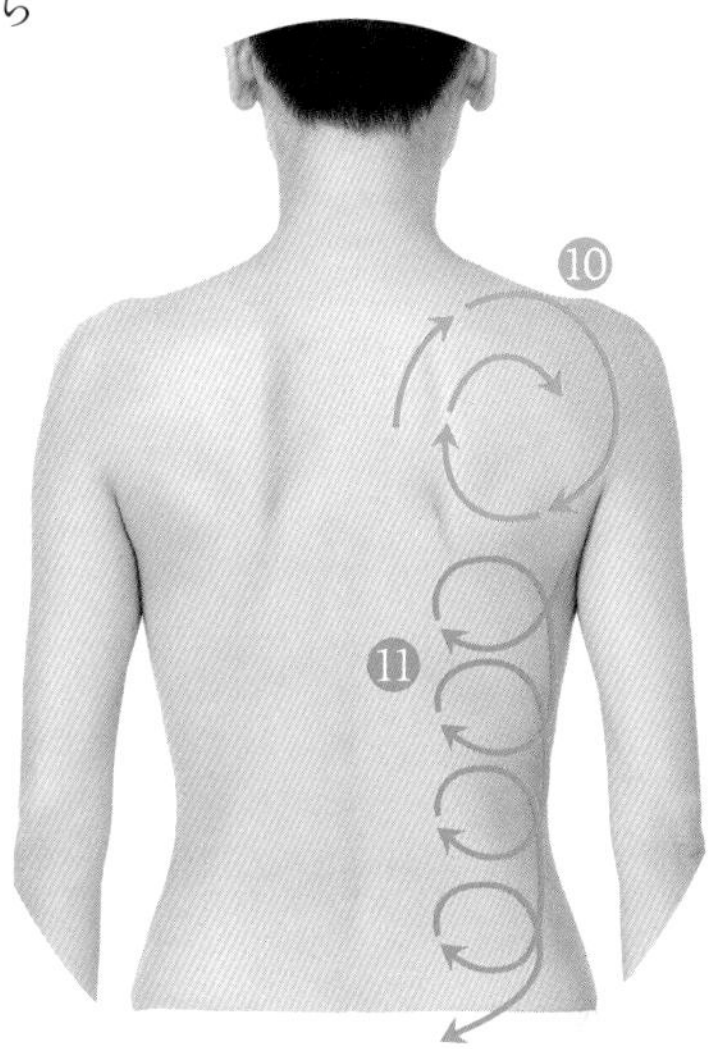


## ⑪ 軽くさする

そのまま腰までくるくる戻る。

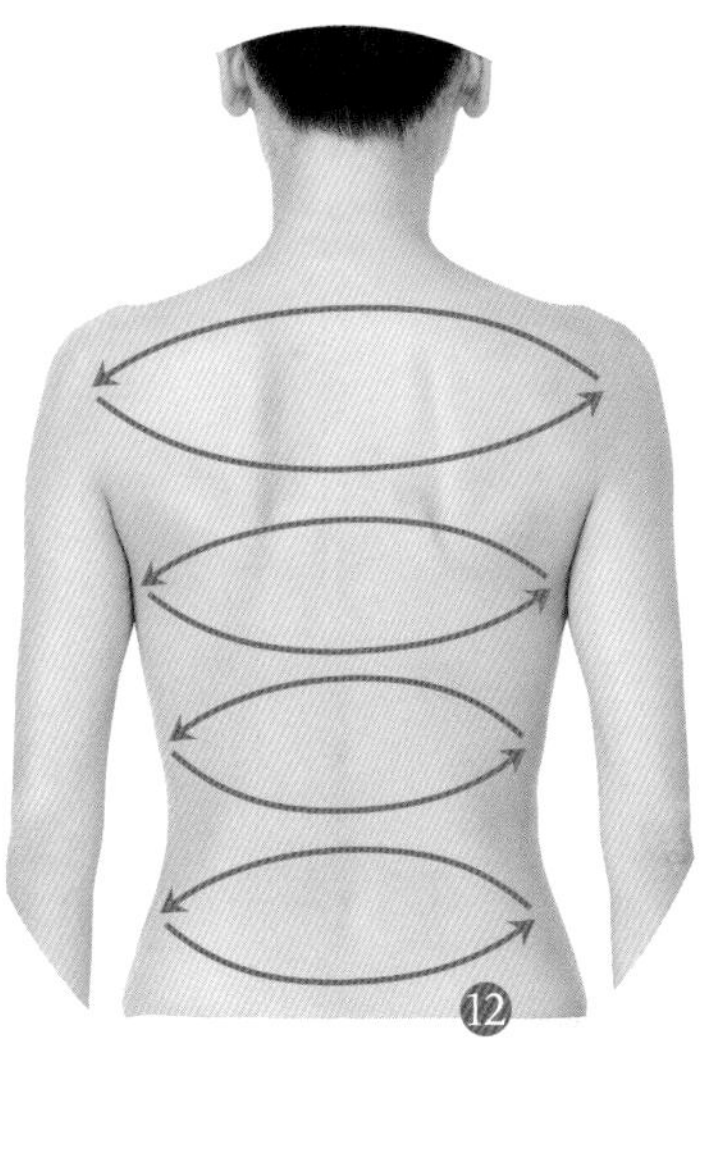


## ⑫ 揉む

下から上へ、背中全体を揉捏。肩までいったら手は背中の上に置いたままなめらかに右側に移動して揉捏で戻る。

⑬ 背中の左半分を⑥（P.103）~⓬まで繰り返す。

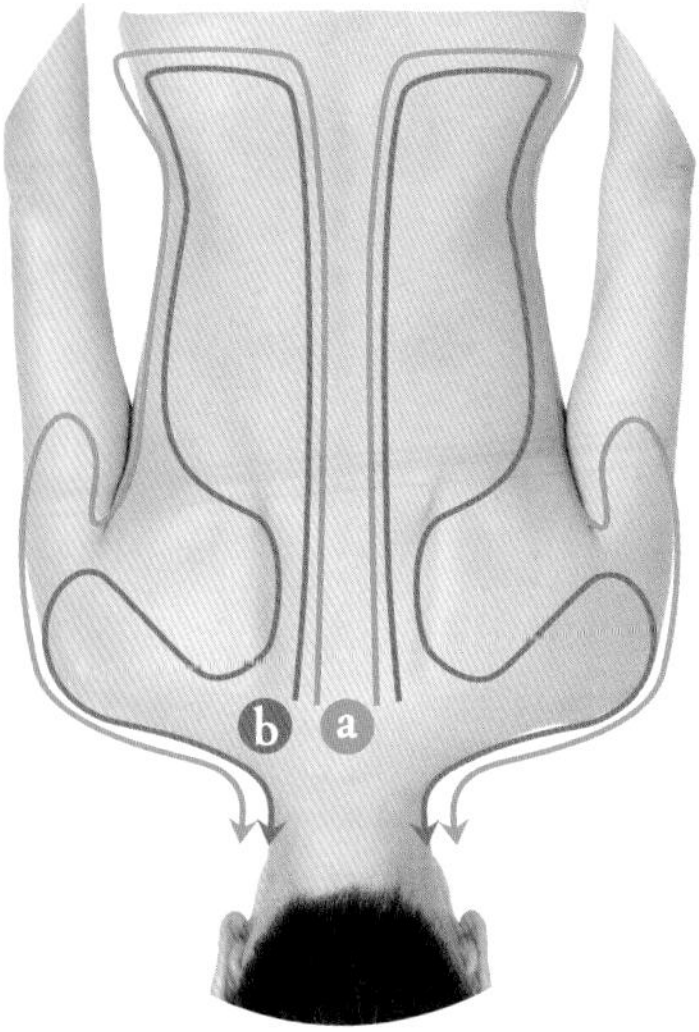


## ⑭ 軽くさする

頭側に移動して、軽擦（2回）。ⓐ1回目は側面をまっすぐに戻り、ⓑ2回目は肩甲骨の内側を通って戻る。

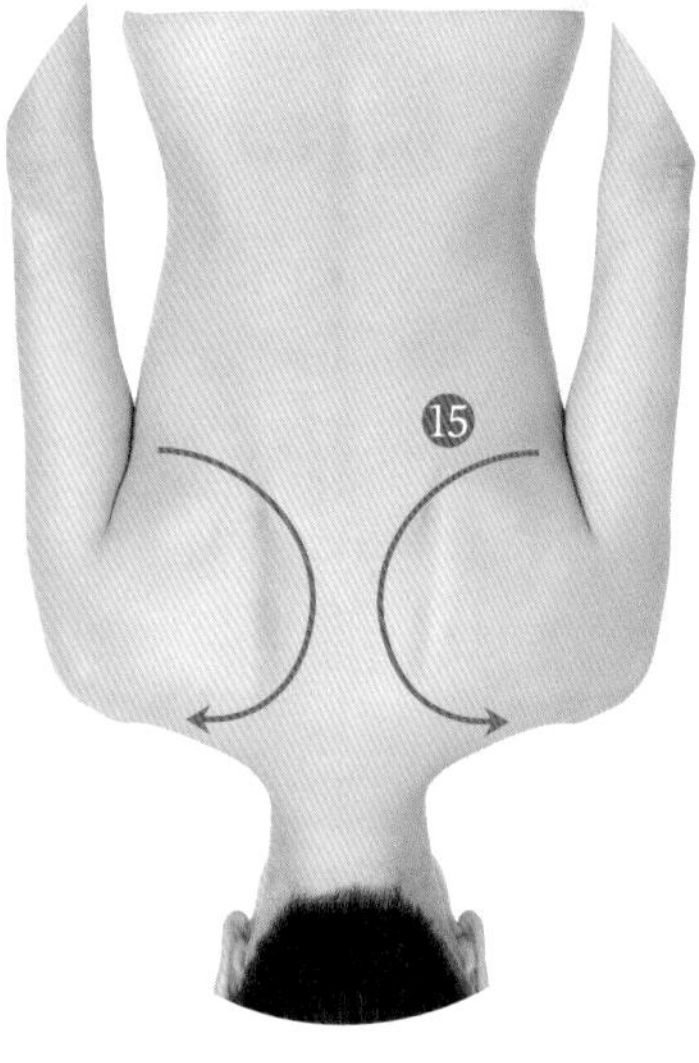


## ⑮ 軽くさする

肩甲骨の内側を左右交互に軽擦（4回）。

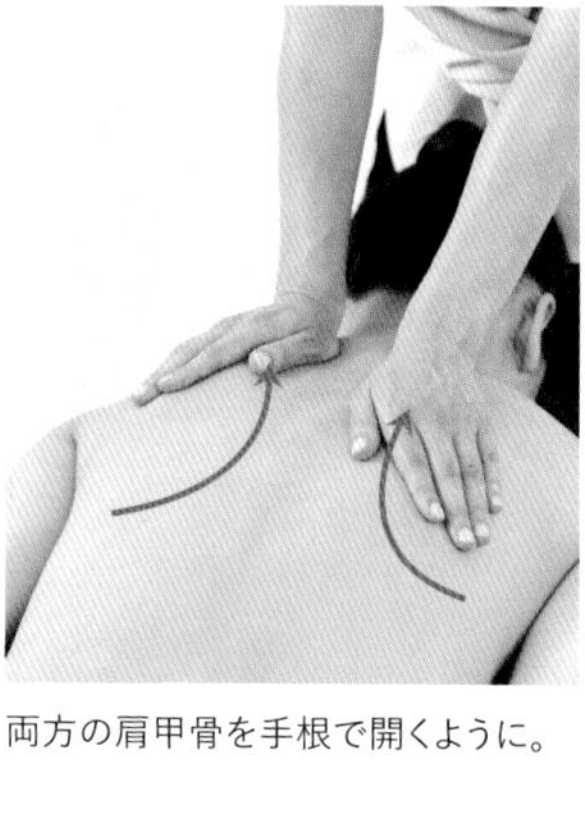

両方の肩甲骨を手根で開くように。

## ⑯ 軽くさする

⑭を繰り返す（2回）。

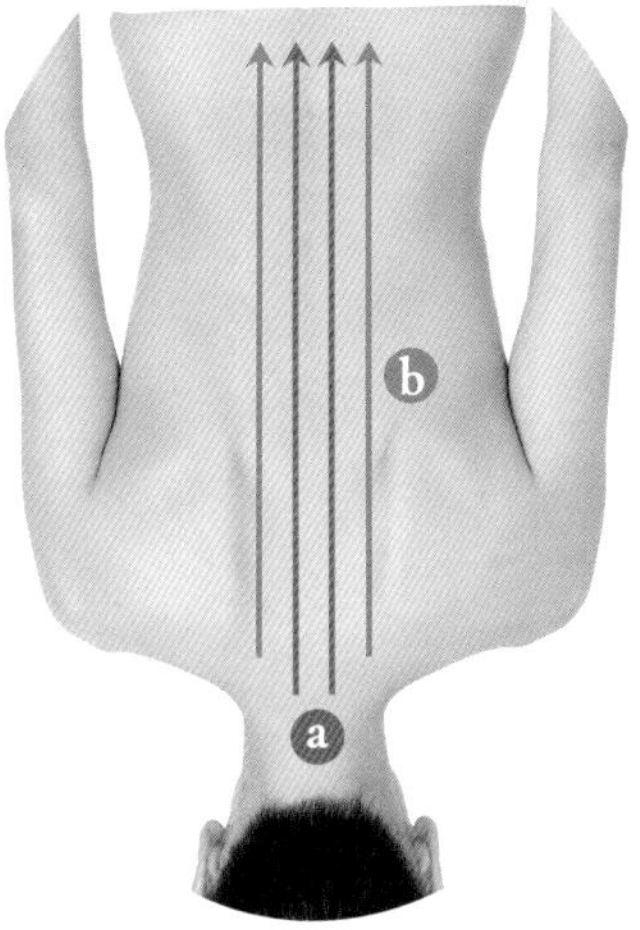


## ⑰ 流す

膀《ぼう》胱《こう》経《けい》ⓐ1行、ⓑ2行を親指で流す（1回）。

## ⑱ 軽くさする ＋ 流す

軽擦で戻るとき、ⓐ中指とⓑ親指で小腸《しょうちょう》経《けい》を流す。臑《じゅ》兪《ゆ》で中指から親指に替えて押し流す。

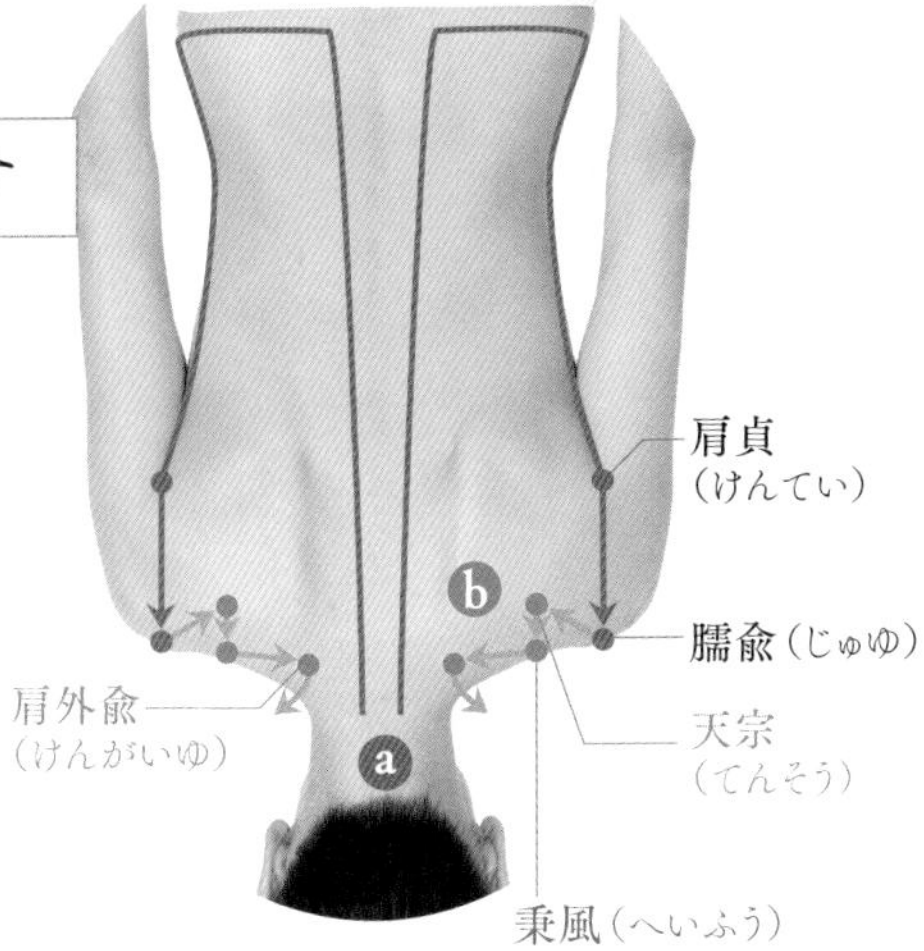


## ⑲ 軽くさする

⑭を繰り返す（2回）。

## ⑳ 押す

最後に、後頭部の生え際にある天《てん》柱《ちゅう》に中指を置き圧迫する。

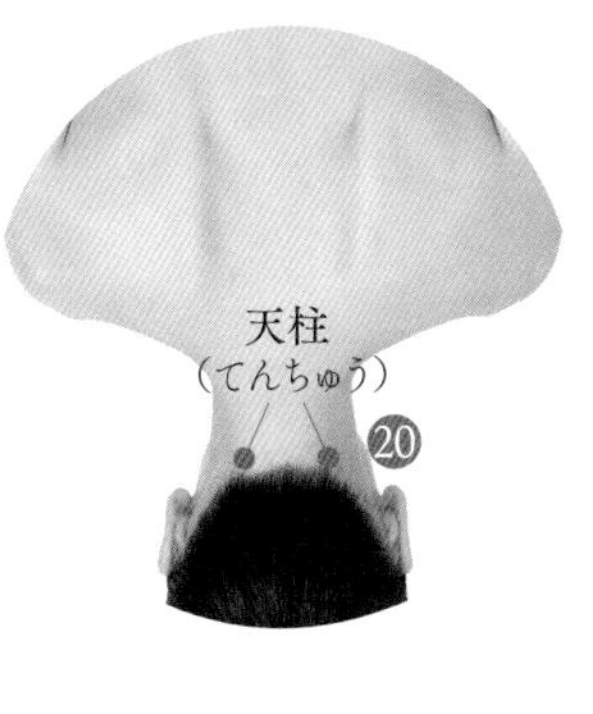

# 腰・お尻のマッサージ

【使用経路】 膀胱経 ▶ P.71　胆経 ▶ P.74

体の中心に位置し、意外とこっているのが腰やお尻。ここの「気血」が滞ると全身のめぐりが悪くなるので、早めに対処しましょう。P.108～のマッサージはタオルはかけずに、マッサージするところだけ下着をずらして行います。P.110の⑨以降のマッサージは、タオルの上から行いましょう。 腰痛や冷え性、月経痛や足のむくみに効果があります。

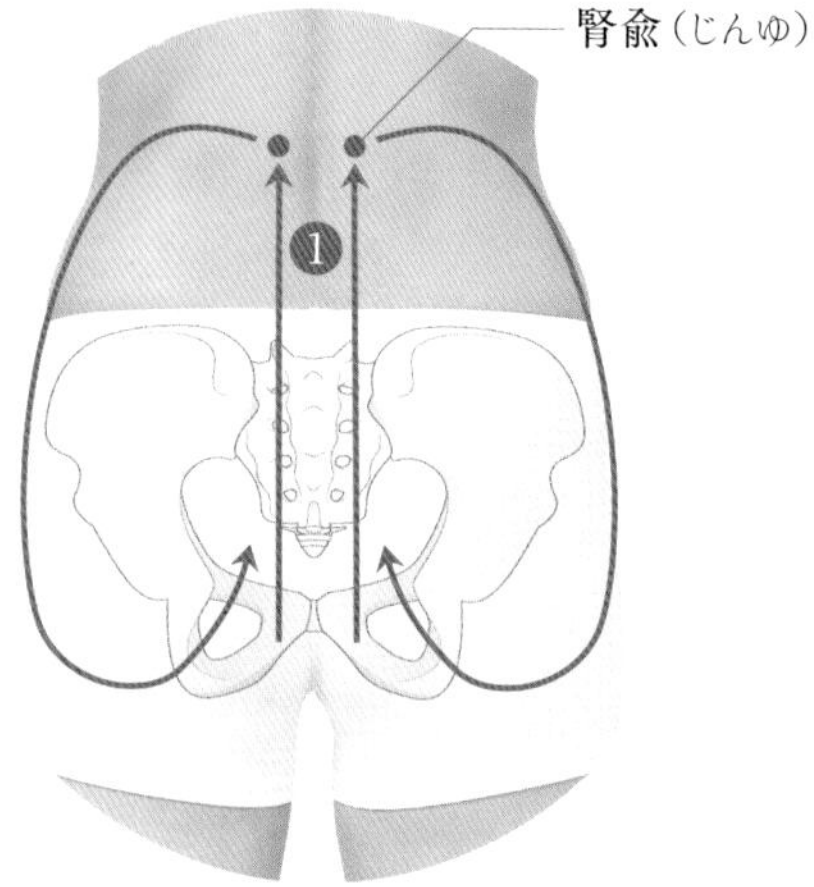


## 1 オイル塗布

矢印に沿ってオイル塗布。仙《せん》骨《こつ》から腎兪《じんゆ》（ウエストのくびれの高さ）まで上がり、ウエストを回ってお尻から戻る。

## 2 軽くさする

基本

❶と同じ経路で軽擦《けいさつ》（3回）。

## 3 強くさする

❶と同じ経路で強擦《きょうさつ》(3回)。戻りは両手の手根《しゅこん》(手のひらのつけ根)で挟むように強擦。

## 4 揉む

大臀筋《だいでんきん》をこぶしで引き上げながら、八の字を描くように揉捏《じゅうねつ》(3回)。

受け手の腰にこぶしの山を立てないように注意。片手はこぶしの上に添えて。

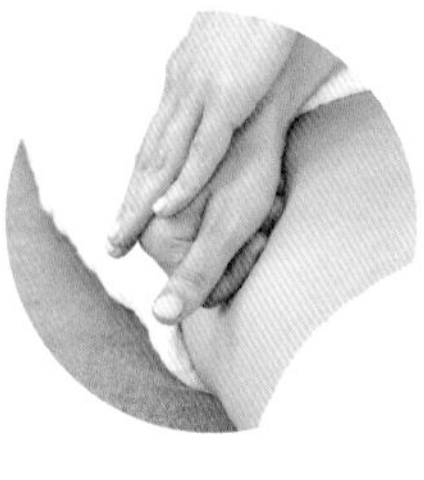

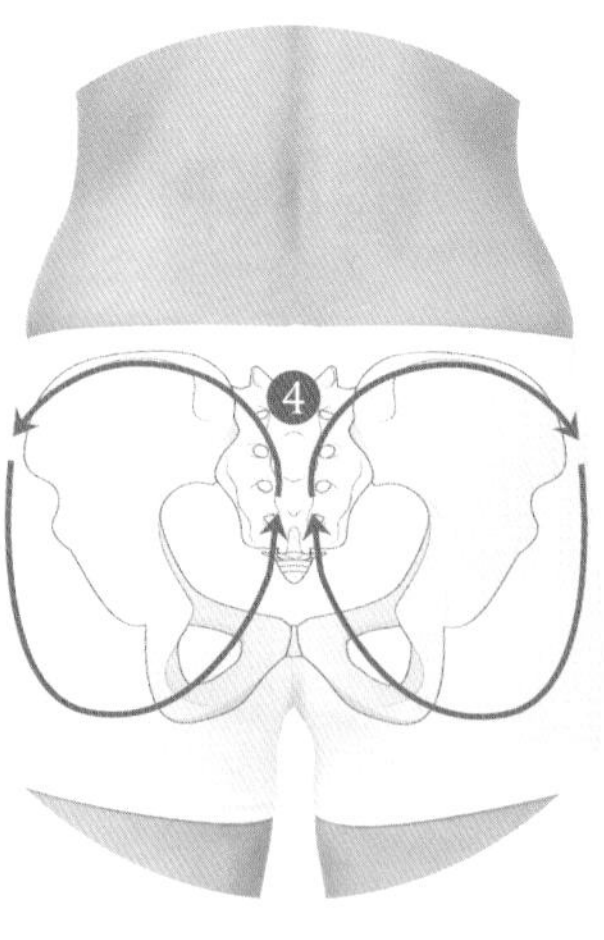

## 5 強くさする

仙骨から腸骨《ちょうこつ》にかけて親指で強擦（1回）。腸骨《ちょうこつ》と仙骨の場所を指で追うようにしながら。

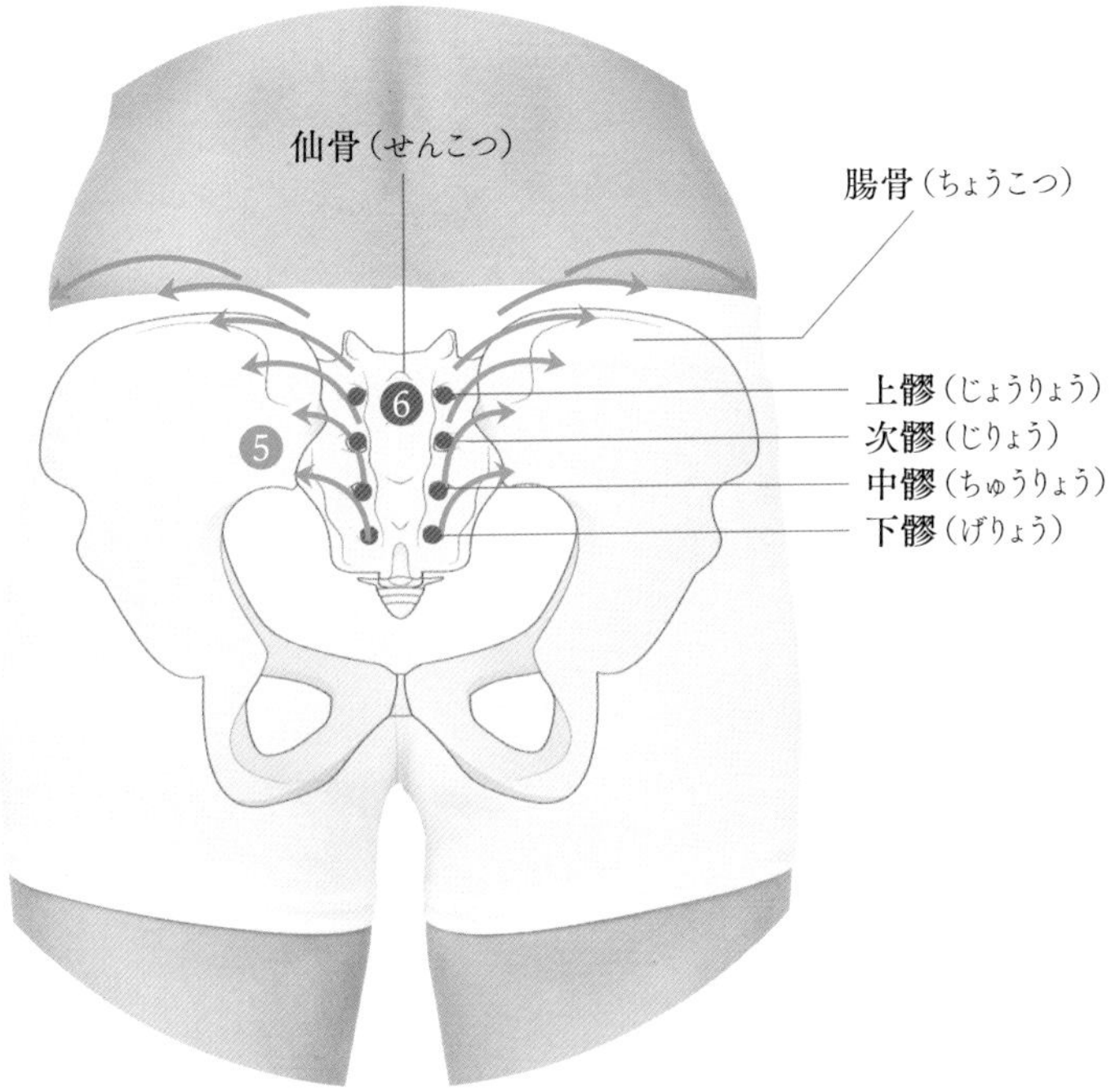


## 6 押す

仙骨の中の4対のツボを上髎《じょうりょう》→次髎《じりょう》→中髎《ちゅうりょう》→下髎《げりょう》の順で押す（1回）。

## 7 強くさする

6の逆方向で、4対のツボを親指で強擦（1回）。

## 8 軽くさする ▶ 基本 3回

〈P.108参照〉

## ⑨ 揉む

タオルの上から手根でお尻全体を揉みほぐす(2回)。片方のお尻が終わったら反対側に移動して同様に。

※⑫までタオルはかけたまま。

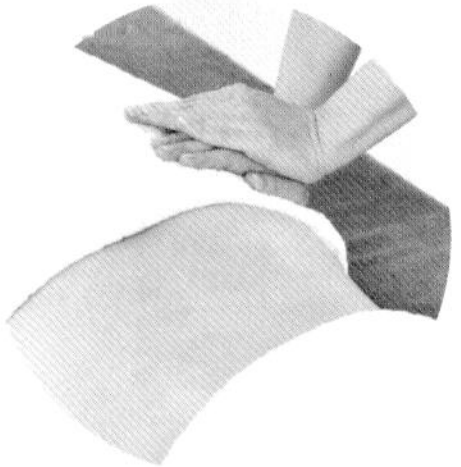

ⓐ：胆経
ⓑ：脚経2行
ⓒ：膀胱経1行

ⓐ→ⓑ→ⓒの順で、○にポイントを置きながら。

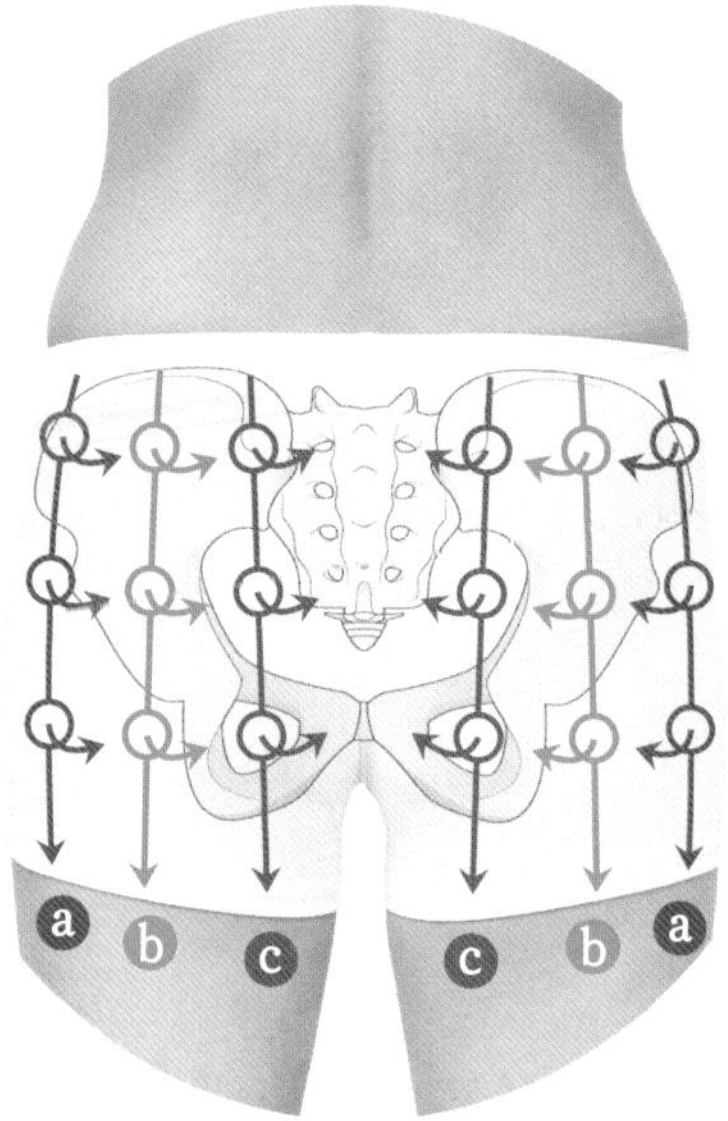


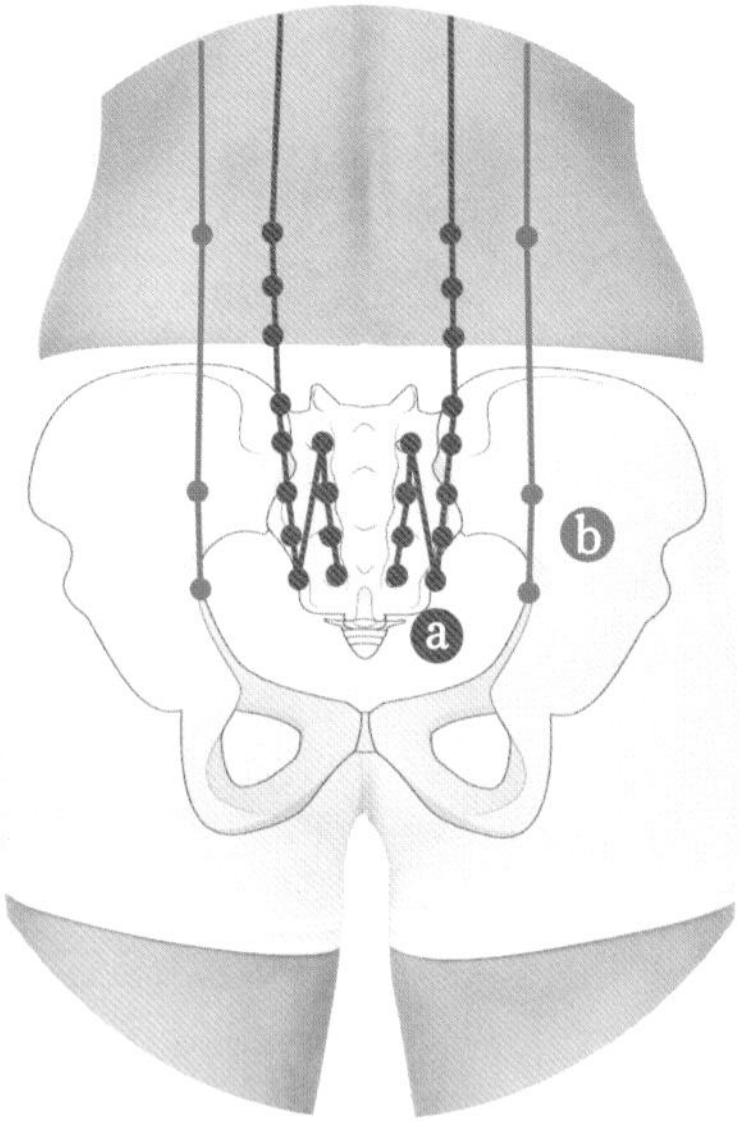


## ⑩ 押す

膀《ぼう》胱《こう》経《けい》ⓐ1行、ⓑ2行の順で、両親指を重ねてツボを圧迫(1回)。

※ツボの名称はP.100参照

## ⑪ たたく

お尻全体をタッピング(手をカップのように丸くして)でパタパタたたく。

骨の上、腎臓の上をたたかないように注意する。

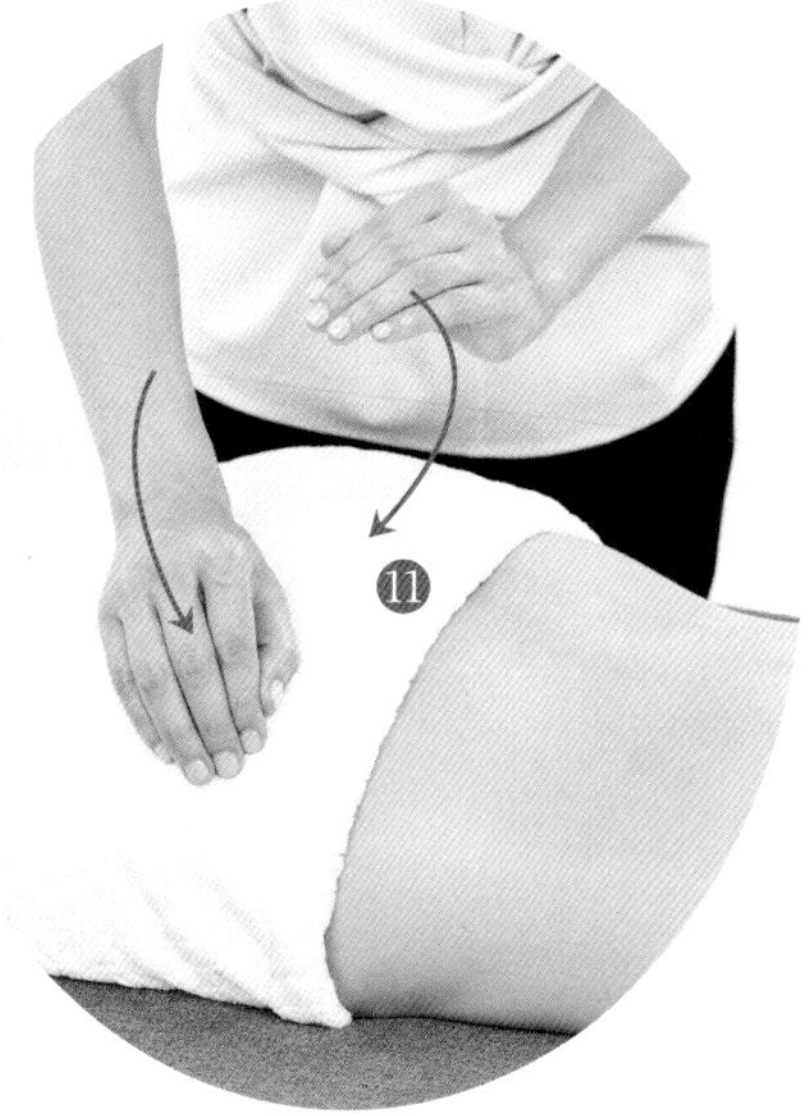


## ⑫ 軽くさする

タオルの上から全体的に流すように軽擦(3回)。

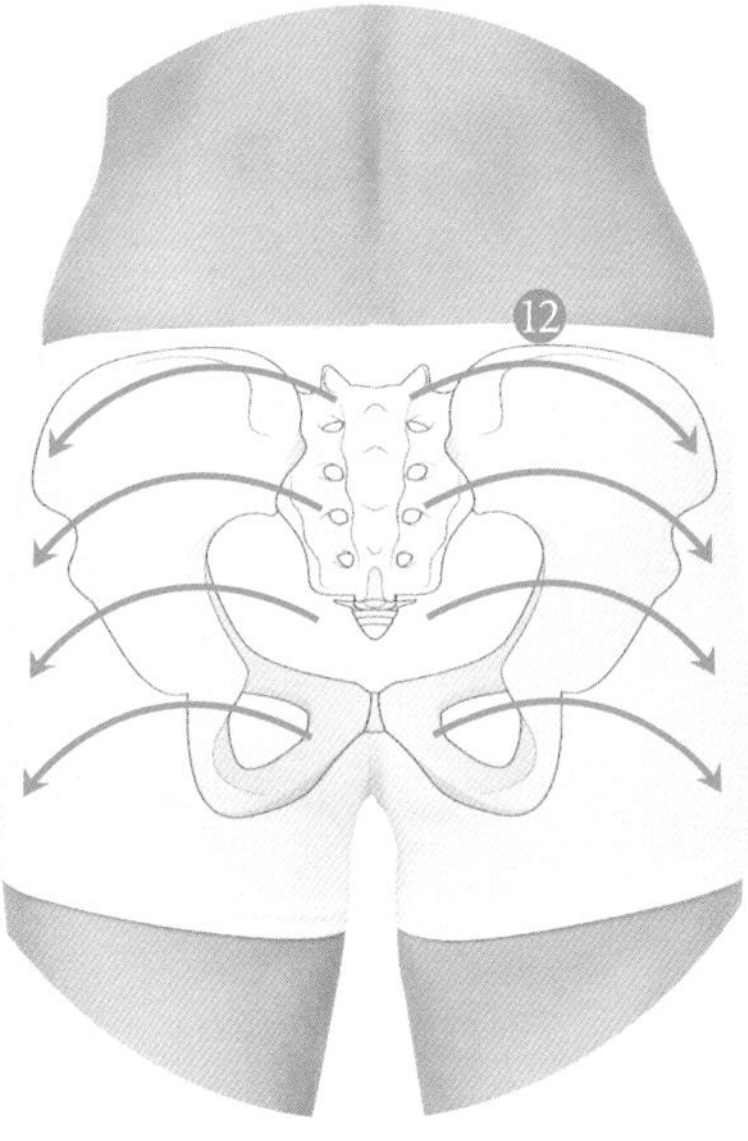

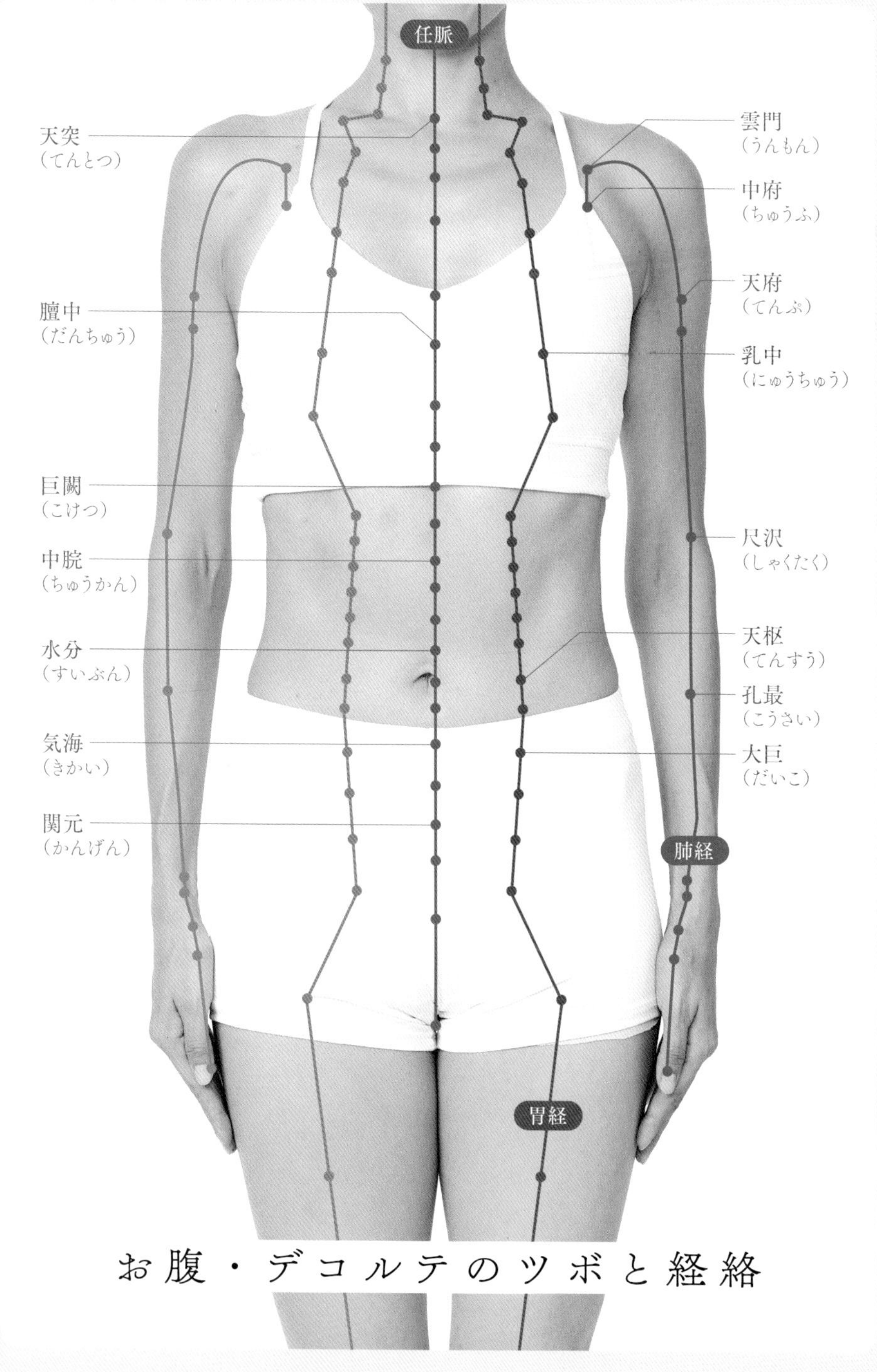


# お腹・デコルテのツボと経絡

# お腹のマッサージ

【使用経路】 胃経▶P.68 任脈▶P.76

皮下脂肪がつきやすいお腹は、お風呂上がりなど体を温めてからマッサージしましょう。脂肪が気になるときや便秘のときは揉みほぐすようにマッサージしましょう。子どものお腹をなでるようにやさしくマッサージするだけでも、消化不良や月経痛、下痢などに効果があります。脇腹から背骨の横までしっかりとマッサージすると腰痛にも効果があります。

## ① 軽くさする

タオルの上からおへその周りをひとなでしてから、タオルをめくってマッサージを開始する。

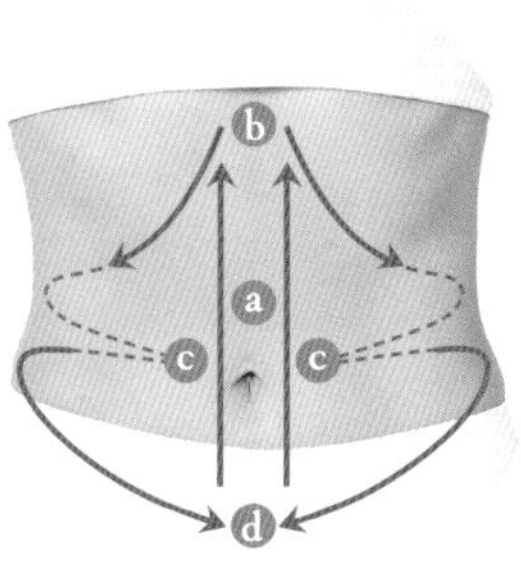


## ② オイル塗布

両手のひら全体を使ってⓐ→ⓑ→ⓒ→ⓓの順で菱形を描くようにオイル塗布。

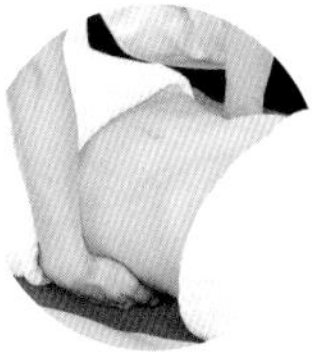

点線部分は腰を巻き込むように背中へ回り、背骨の脇(ⓒ)まで、そこから逆向きにお腹へ戻って下腹の(ⓓ)へ。

## ③ 軽くさする

基本1 時計回りに円を描くように交互軽《けい》擦《さつ》(3回)。

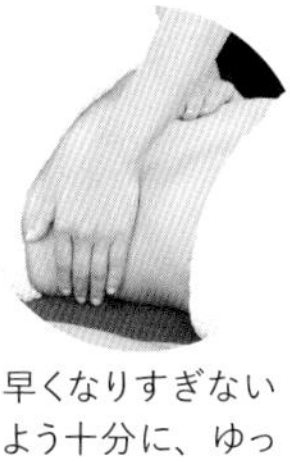

早くなりすぎないよう十分に、ゆっくりと。

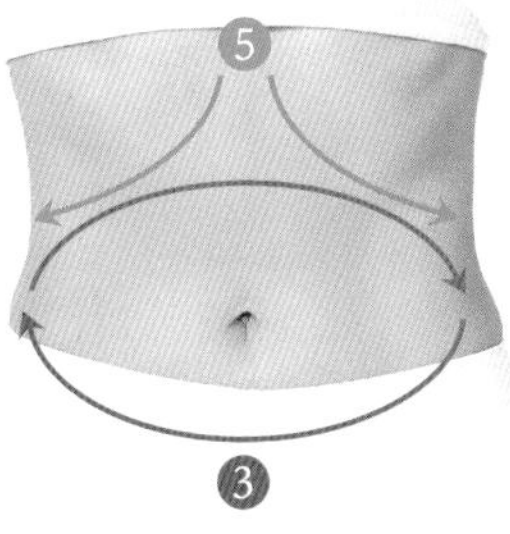


## ④ 軽くさする

基本2 ②と同じ経路で軽擦(3回)。

## ⑤ 軽くさする

受け手の呼気に合わせて、肋骨を包み込むように親指で軽擦(3回)。

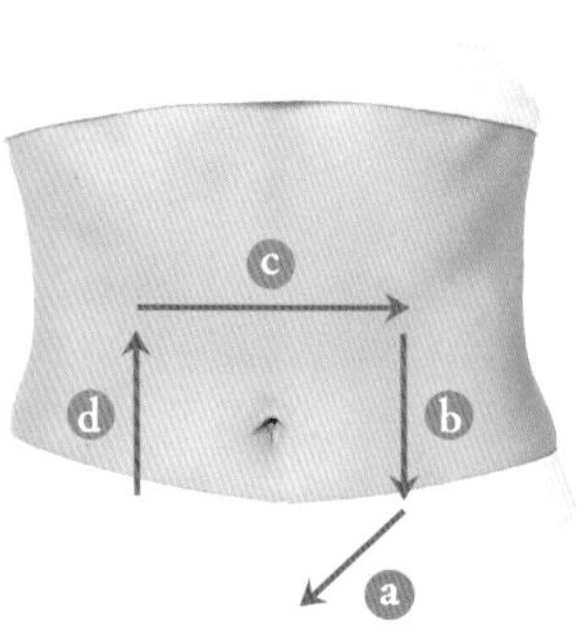


## ⑥ 軽くさする

大腸の向きに沿って、A~Dの順で交互軽擦（各4回）。

A. ⓐ
B. ⓑ→ⓐ
C. ⓒ→ⓑ→ⓐ
D. ⓓ→ⓒ→ⓑ→ⓐ

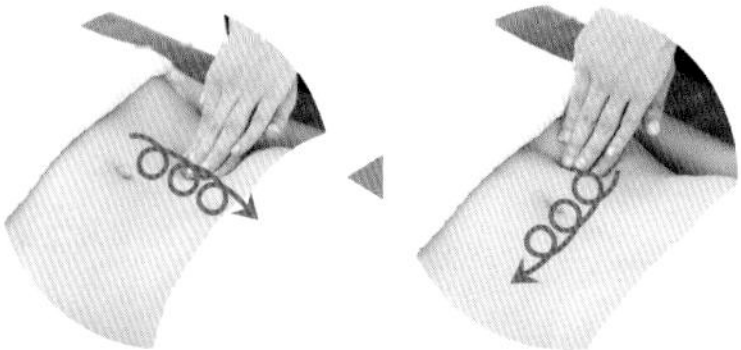

この時、四指でグルグル回しながらマッサージするのも良い。宿便に効果的。

## ⑦ 軽くさする ▶ 基本1 3回

〈P.113参照〉

## ⑧ 軽くさする ▶ 基本2 3回

〈P.113参照〉

## ⑨ 押す

⑧の3回目、背中へ回ったら、おへその裏側にある大《だい》腸《ちょう》兪《ゆ》を中指で持ち上げる。

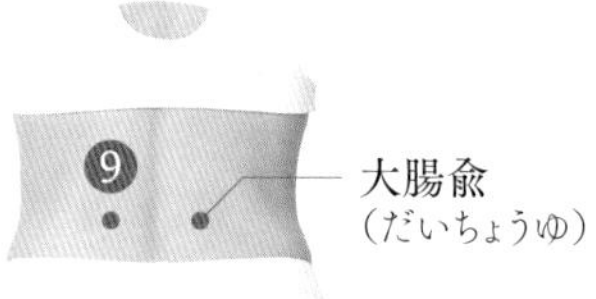


## ⑩ 軽くさする

腸骨《ちょうこつ》沿いを腹部に戻り、おへその下へ抜ける。

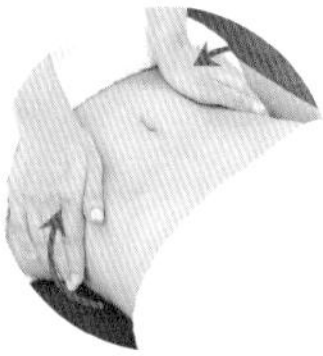

## ⑪ 押す

ⓐ～ⓕの順で、親指または四指でやさしくなぞる。

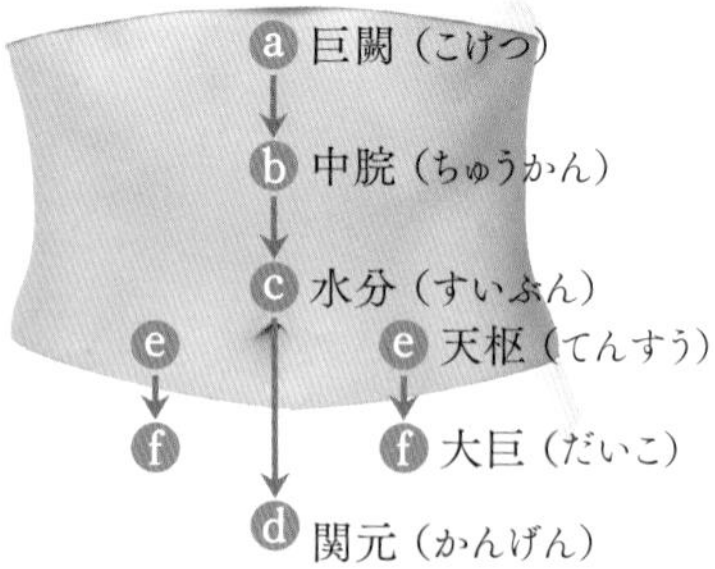


## ⑫ 温める

ⓓの関元《かんげん》を圧迫し、手のひらで下腹を温める。

# デコルテのマッサージ

**【使用経路】 肺経** ▶ P.67

首や胸、肩のこりをほぐすマッサージです。受け手の体の重みで自然にツボをプッシュできるのでもみ返しの心配もなく、高いリラックス効果を得られます。また、耳下リンパを流すことで、頭皮の老廃物を除去することができるので、頭痛や吹き出もの、顔のむくみにも効果があります。首の前側をマッサージするときは、力を入れないように注意しましょう。

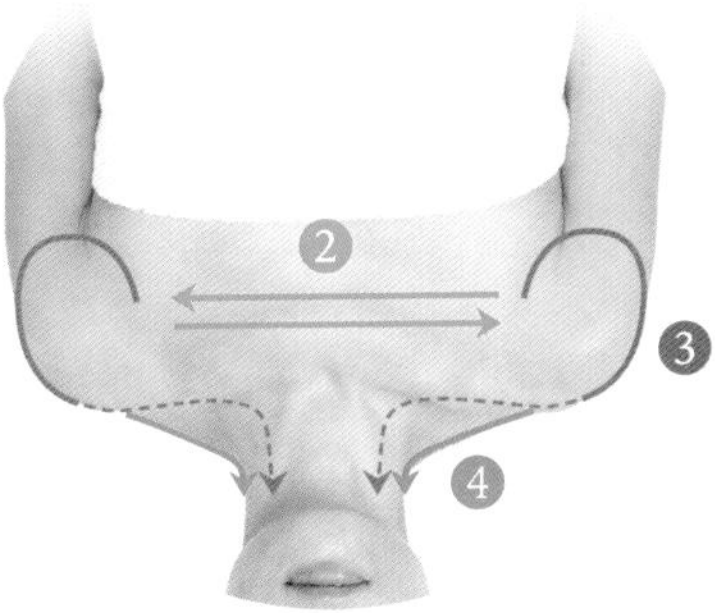


## ① オイル塗布

手のひら全体を使って包み込むように、胸→上腕→肩→肩後→首後（頭のつけ根まで）の順でオイル塗布。

## ② 軽くさする

基本1

大胸筋（鎖骨の下から上腕部のつけ根まで広がった筋肉）を交互軽擦《けいさつ》（2往復）。

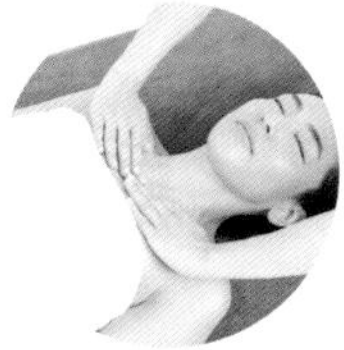

肩の先まで手のひら全体を密着させて。

## ③ 軽くさする

基本2

肩から首後の頭のつけ根まで、包み込むように軽擦（1回）。

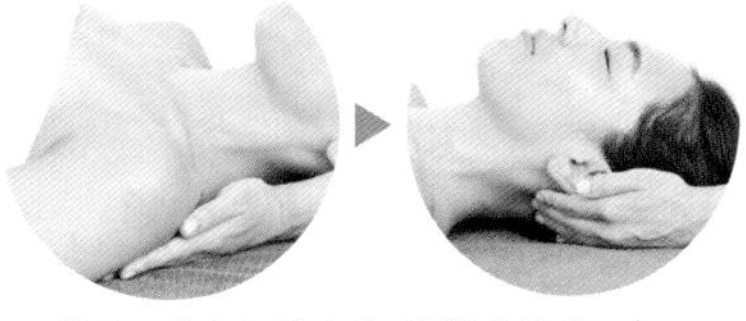

背中の中央に手をすべり込ませていく。
➡そのまま首の後ろへ。

## ④ ほぐす

僧帽筋《そうぼうきん》（後頭部〜左右の鎖骨、肩甲骨《けんこうこつ》の上）を、手の指を軽く握って回転させながら外から内へほぐす（5回）。

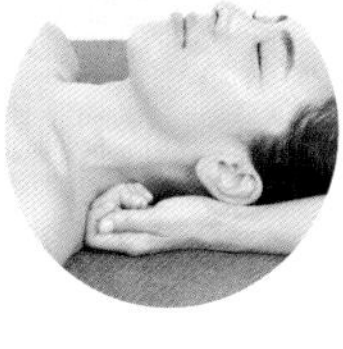

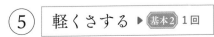

## ⑤ 軽くさする ▶ 基本2 1回

## ⑥ 強くさする ＋ 軽くさする

ⓐ 右側の僧帽筋を交互強擦《きょうさつ》(2回)。
ⓑ 大胸筋を軽擦しながら反対側へ。
ⓒ 左側の僧帽筋を交互強擦(2回)。

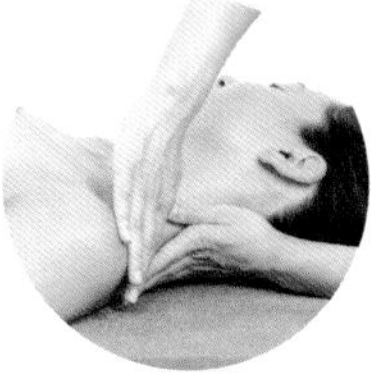

外側の手は強擦、内側の手は軽擦でOK。

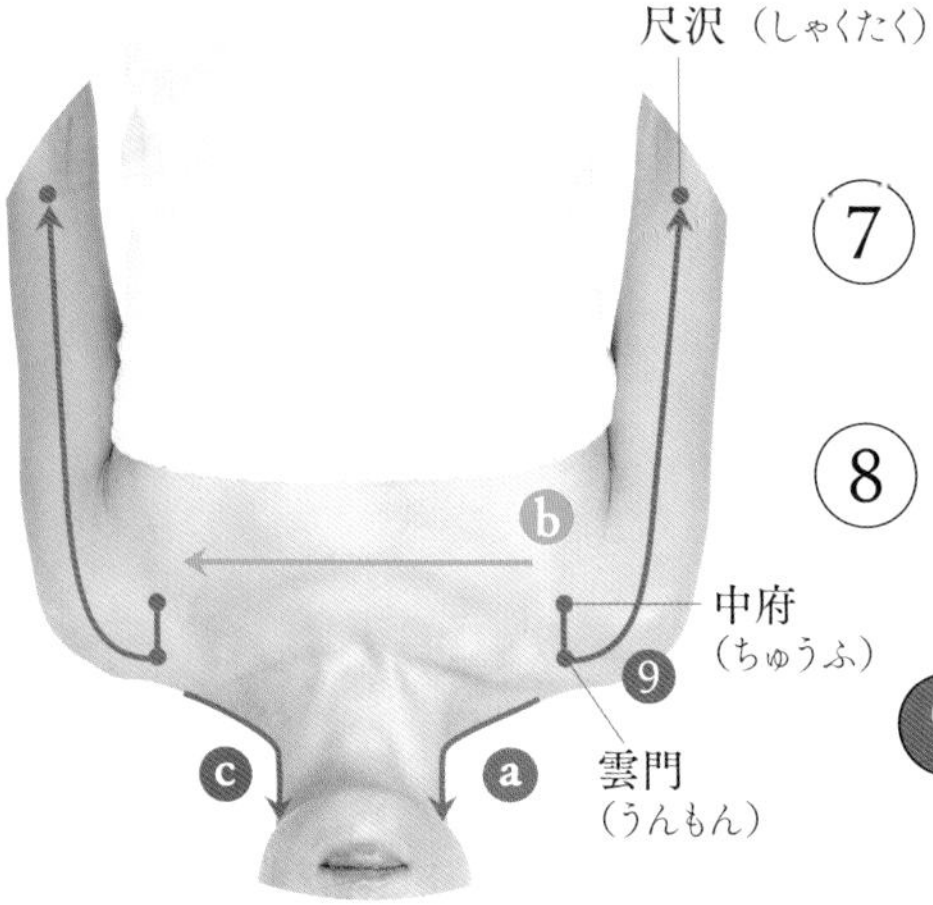


## ⑦ 軽くさする ▶ 基本2 1回

〈P.115参照〉

## ⑧ 軽くさする ▶ 基本1 1往復

〈P.115参照〉

## ⑨ 流す

鎖骨の指1本下から肺経《はいけい》の中《ちゅう》府《ふ》、雲門《うんもん》を通り、尺沢《しゃくたく》へ向かって親指で強擦(2回)。

## ⑩ 流す

鎖骨下リンパから腋下リンパへ向かって親指で強擦(2回)。

## ⑪ 軽くさする ▶ 基本2 1回

〈P.115参照〉

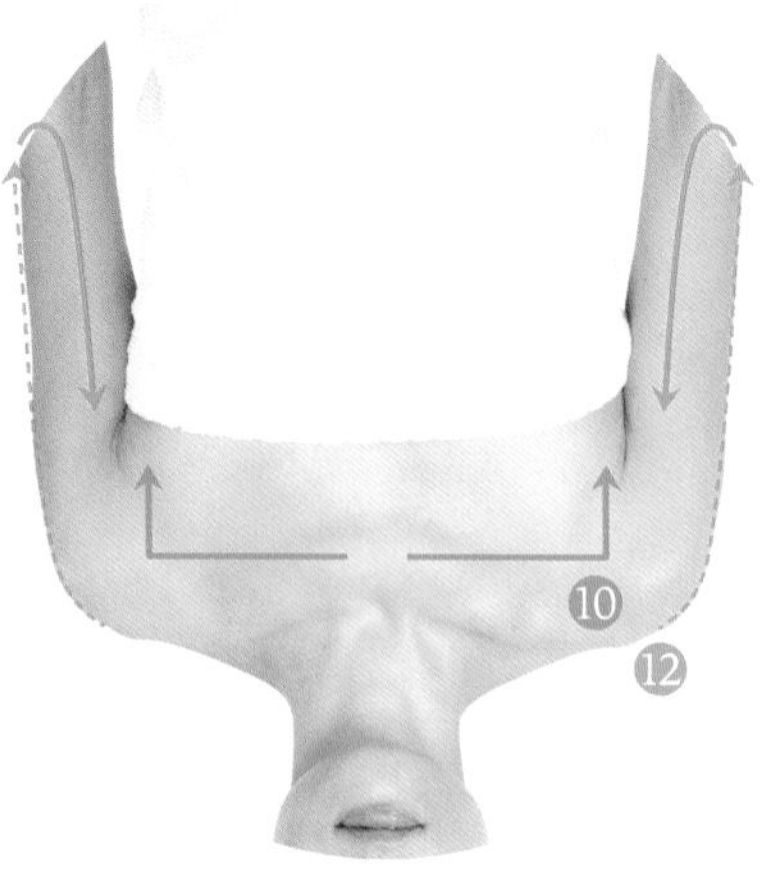


## ⑫ 軽くさする

上腕の背面を四指軽擦で下り、前面を親指軽擦で上がる(3回)。

## ⑬ 軽くさする ▶ 基本2 1回

〈P.115参照〉

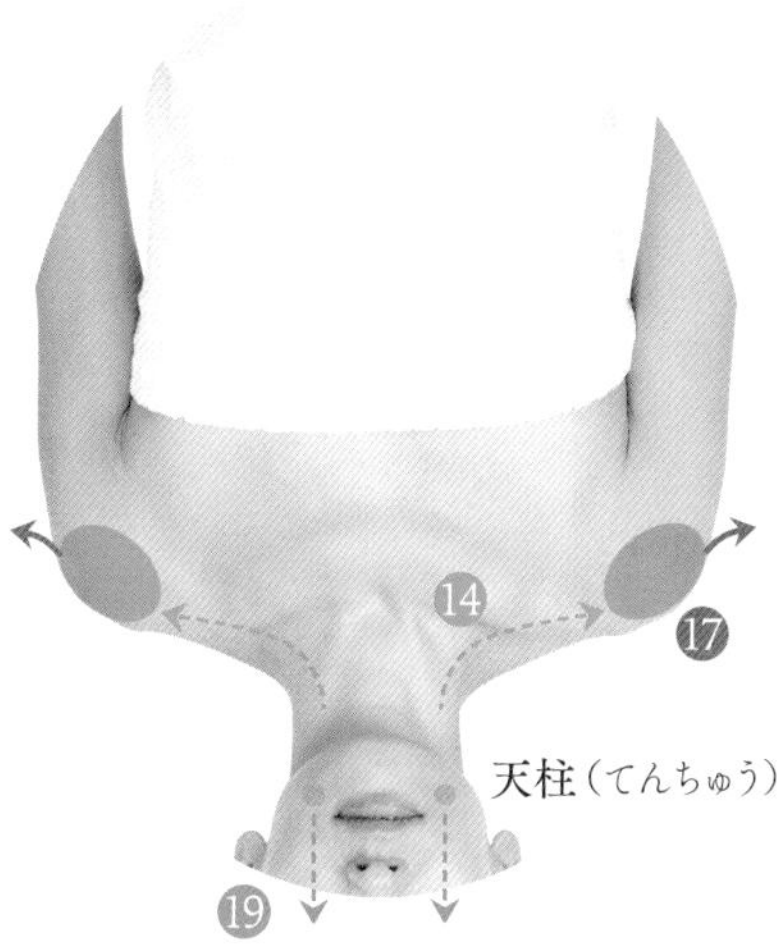


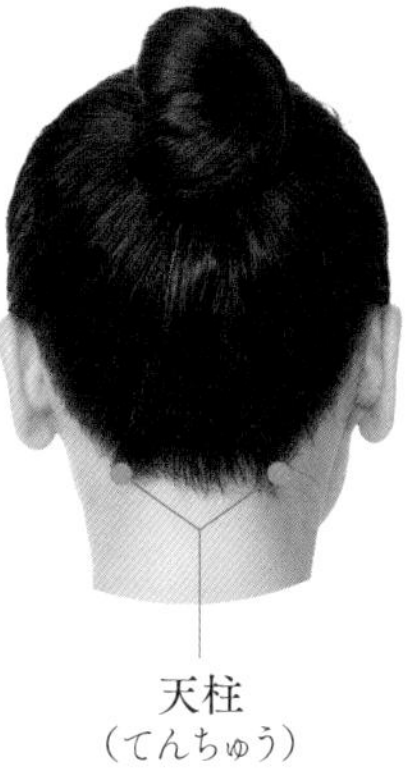


## ⑭ 強くさする

首の後ろから僧帽筋を、肩甲骨のくぼみまで親指強擦（5回）。

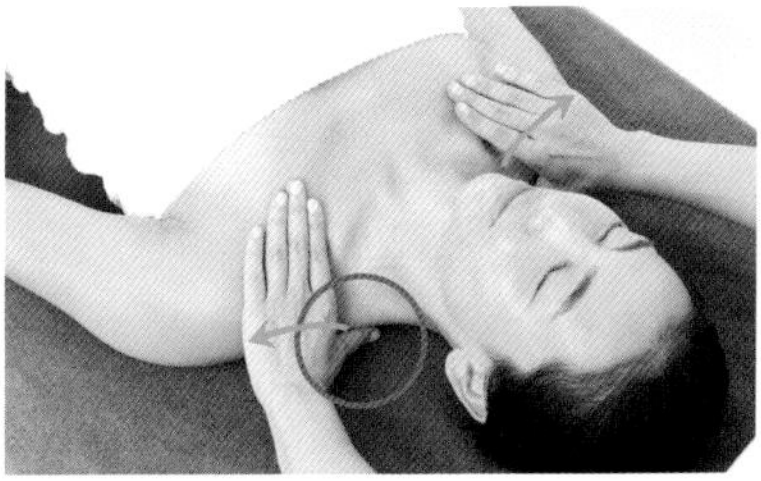

首を圧迫しないよう受け手の反応を見ながら、力を加減して行うこと。

## ⑮ 軽くさする ▶ 基本2 1回

〈P.115参照〉

## ⑯ 軽くさする ▶ 基本1 1往復

〈P.115参照〉

## ⑰ 押す

手のひらで肩を包み込み、手根《しゅこん》（手のひらのつけ根）で肺を広げるように圧迫。

## ⑱ 軽くさする ▶ 基本2 1回

〈P.115参照〉

頸椎を1本ずつやさしく伸ばすように天柱《てんちゅう》まで。

## ⑲ 押す

首裏の天柱（うなじの生え際のツボ）を中指で頭頂へ向かって圧迫。

❶ 承漿（しょうしょう）
❷ 大迎（だいげい）
❸ 頬車（きょうしゃ）
❹ 地倉（ちそう）
❺ 迎香（げいこう）
❻ 巨髎（こりょう）
❼ 下関（げかん）
❽ 聴会（ちょうえ）
❾ 四白（しはく）
❿ 承泣（しょうきゅう）
⓫ 睛明（せいめい）
⓬ 攅竹（さんちく）
⓭ 魚腰（ぎょよう）
⓮ 絲竹空（しちくくう）
⓯ 太陽（たいよう）
⓰ 瞳子髎（どうしりょう）

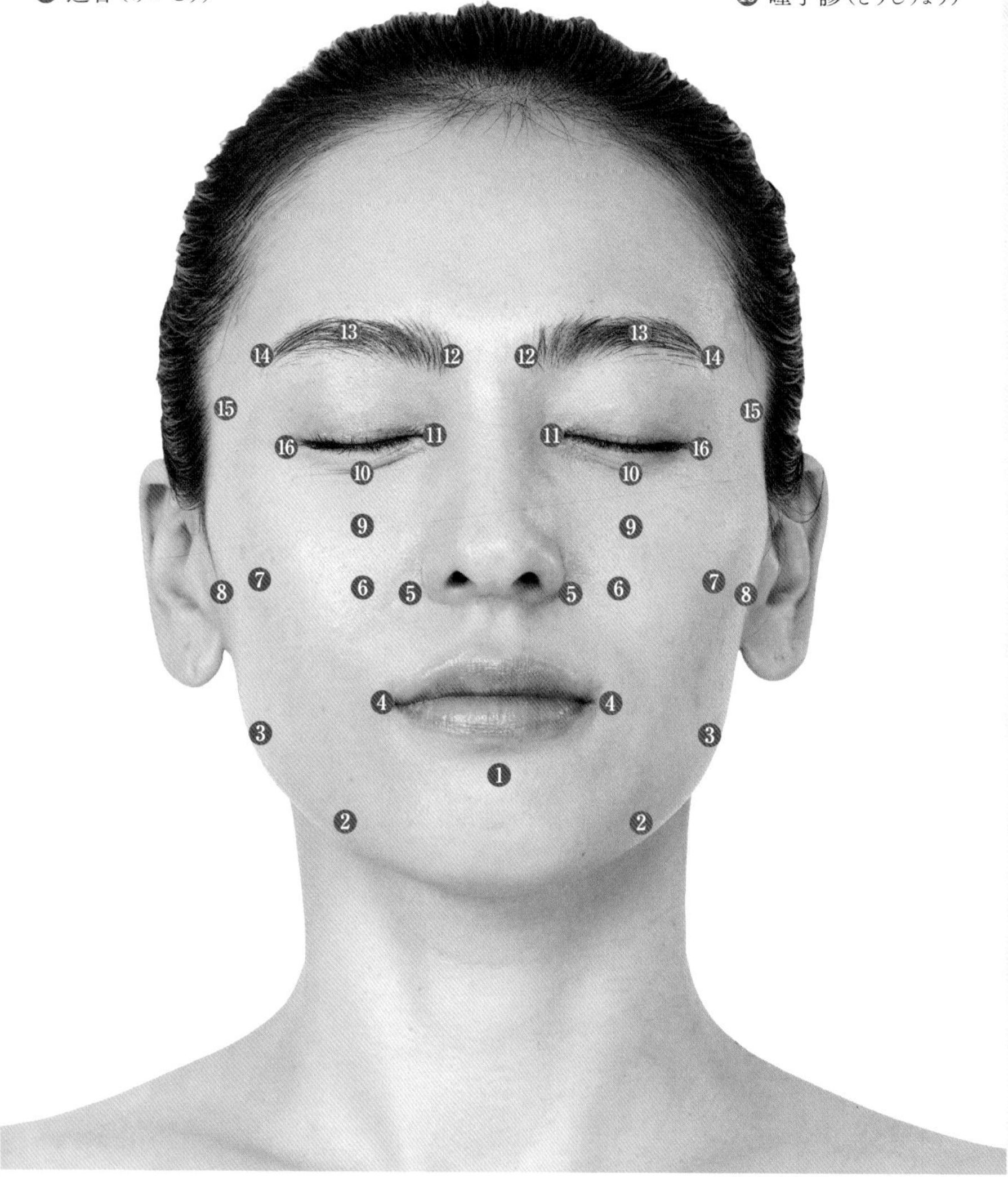


顔のツボ

概要
脚裏
脚表
手・腕
背中
腰・お尻
お腹
デコルテ
顔
頭

# 顔のマッサージ

**【使用経路】大腸経 ▶ P.67 胃経 ▶ P.68 小腸経 ▶ P.70 膀胱経 ▶ P.71 三焦経 ▶ P.73 胆経 ▶ P.74**

内臓の不調は顔に現れます。人と接するだけでも知らず知らずのうちに表情をつくってしまっているため筋肉が硬直したり、水分のとり過ぎでむくんでいたりすることも。このマッサージを続ければ、美顔・小顔になるのはもちろん、自然な笑顔が出てくるようになります。赤ちゃんの肌を触るようにソフトタッチで、濃度1%以下のブレンドオイルで行います。

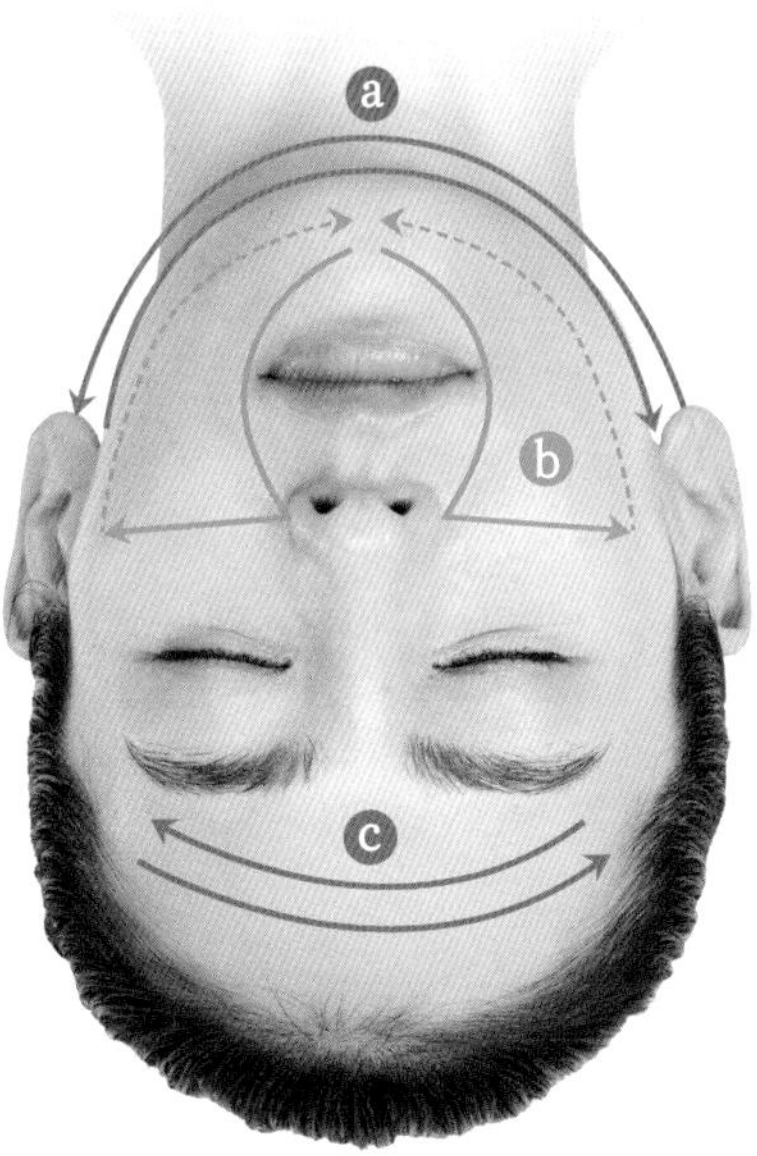


## ① オイル塗布

基本 次の順でオイル塗布。

### ⓐ フェイスライン

フェイスラインを左右に、手全体を交互に使って。

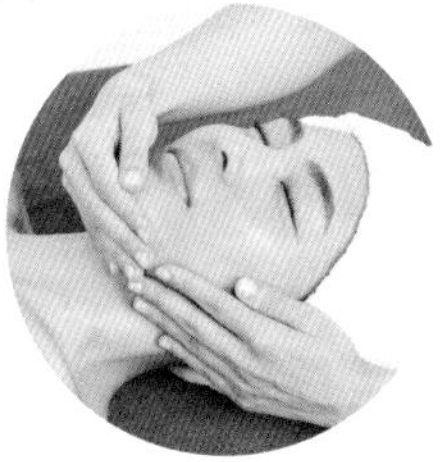

### ⓑ 頬

四指で、頬を引き上げ、頬骨の下を流すように。

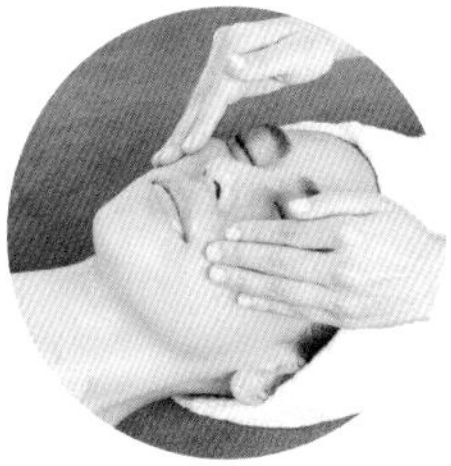

### ⓒ 額

額を手全体で包み込むように。

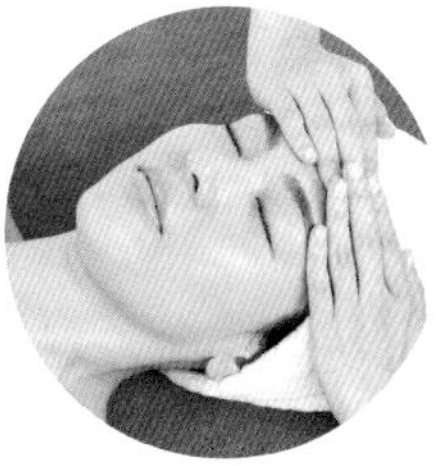

## ① オイル塗布

基本 オイル塗布の続き。

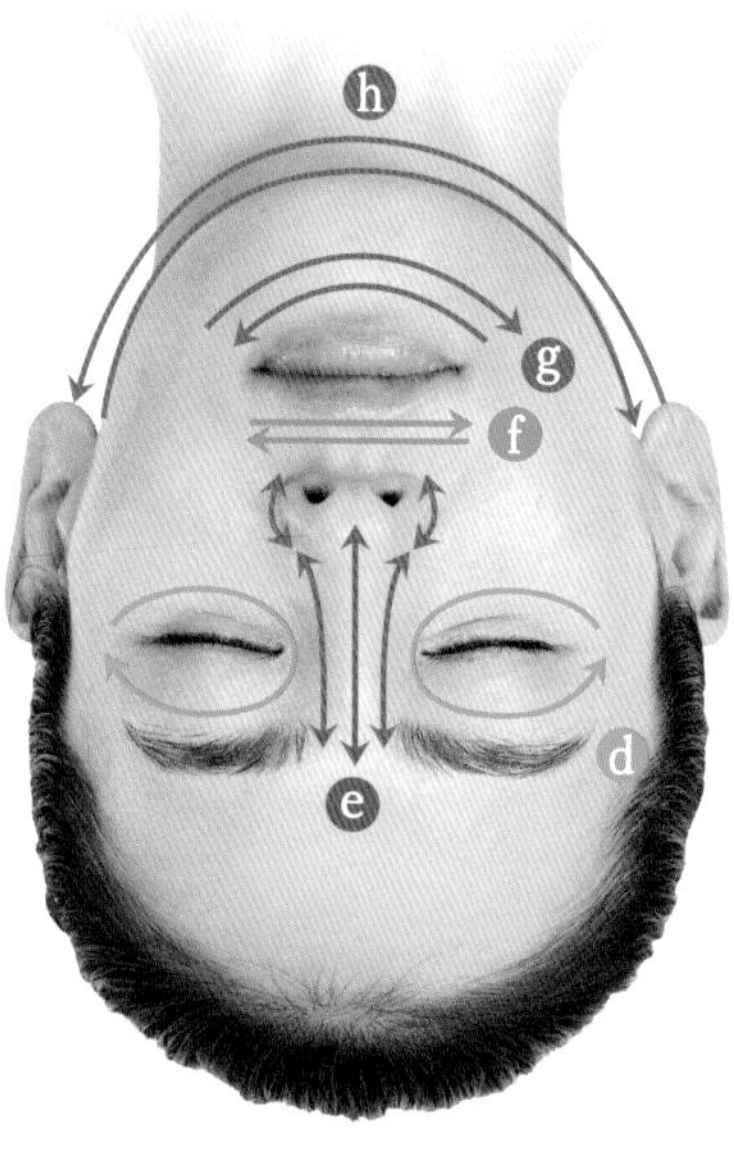


### d 目の周り

目の周りをやさしく薬指で。

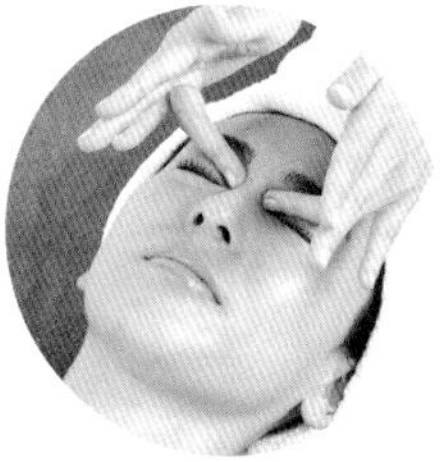

### e 鼻筋・鼻横・小鼻

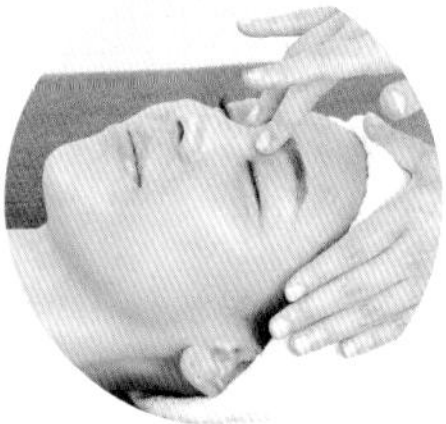

鼻筋を中指と薬指で。

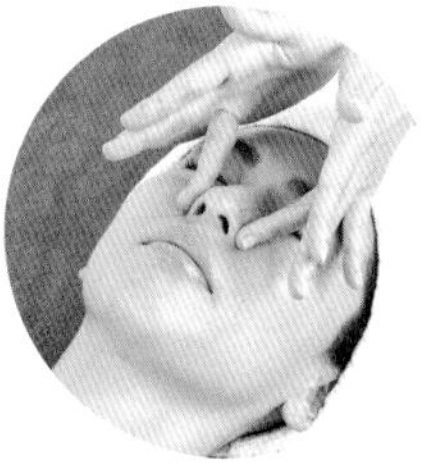

鼻横と小鼻を薬指で。

### f 鼻下

鼻下を薬指で。

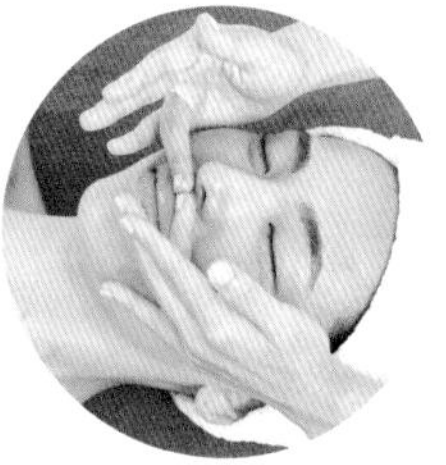

### g 口下

口下を薬指で。

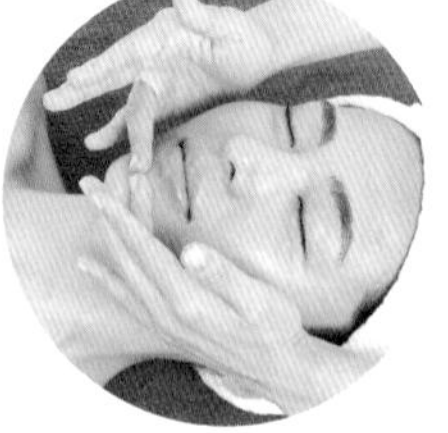

### h フェイスラインを手全体で。

## 2 軽くさする ▶ 基本 a

〈P.119参照〉

フェイスラインを軽擦《けいさつ》（4往復）。

## 3 流す

目尻から額を、中指と薬指を交互に使って、左側から右側へ、前髪の生え際へ向かって軽擦（1往復）。

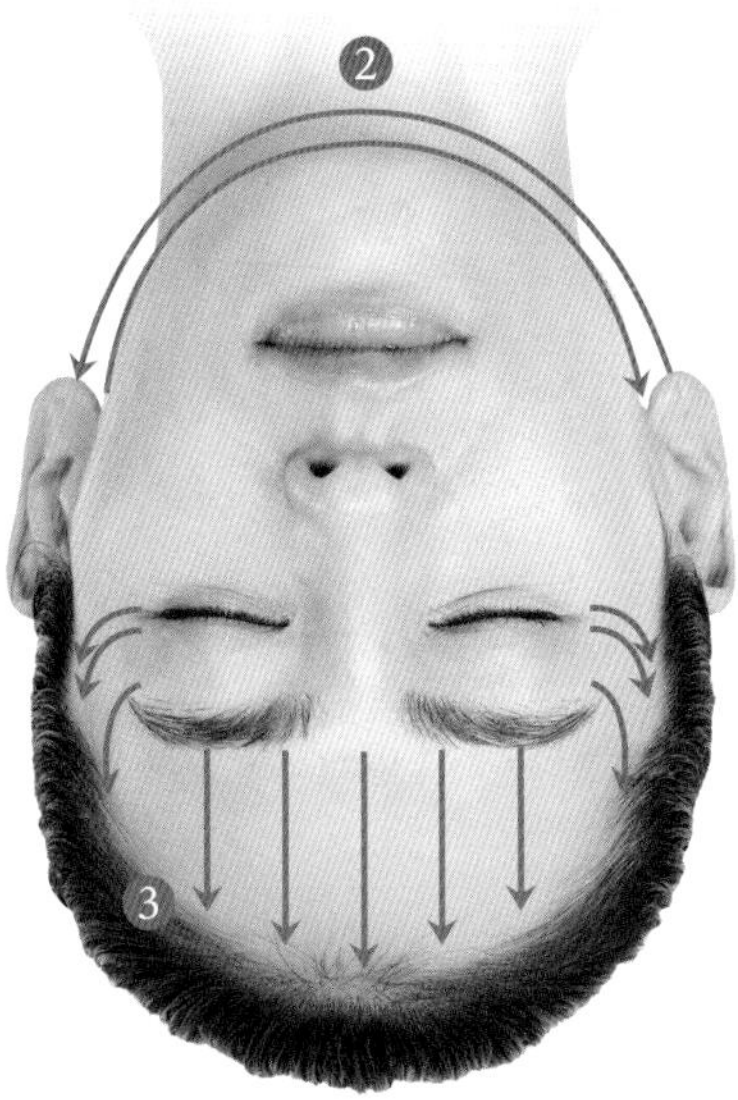


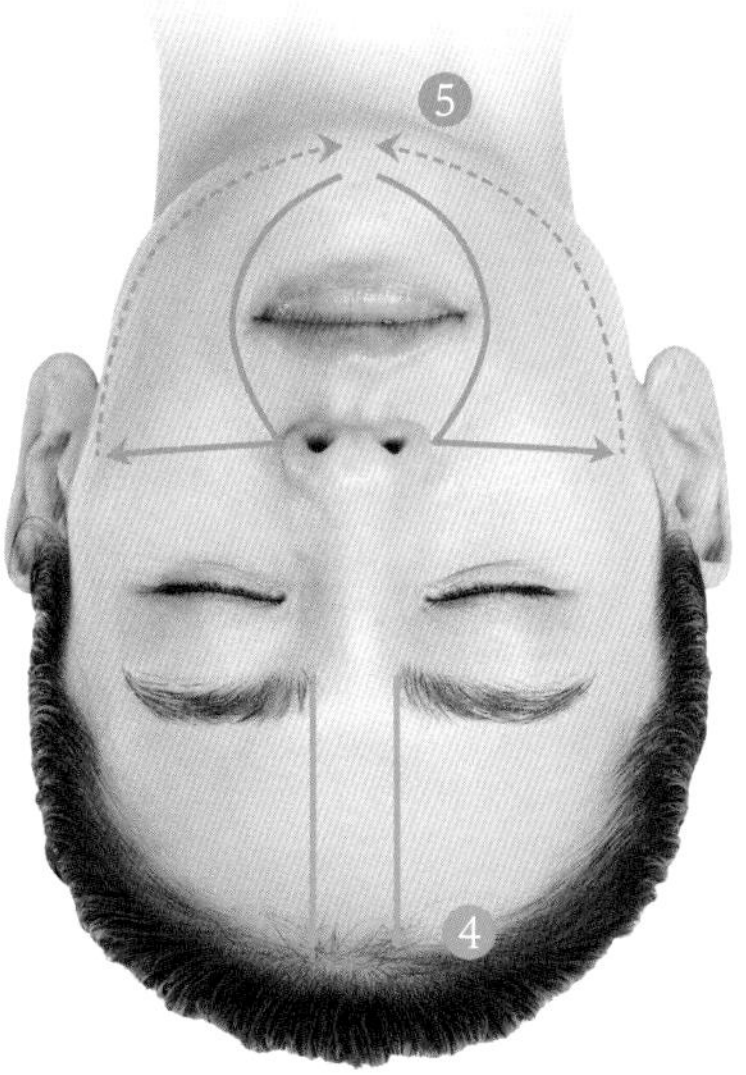


## 4 流す

額の中心を、四指を交互に使って、眉の間から髪の生え際へ向かって軽擦（各6回）。

## 5 引き上げる ▶ 基本 b

〈P.119参照〉

頬を軽擦（5回）。

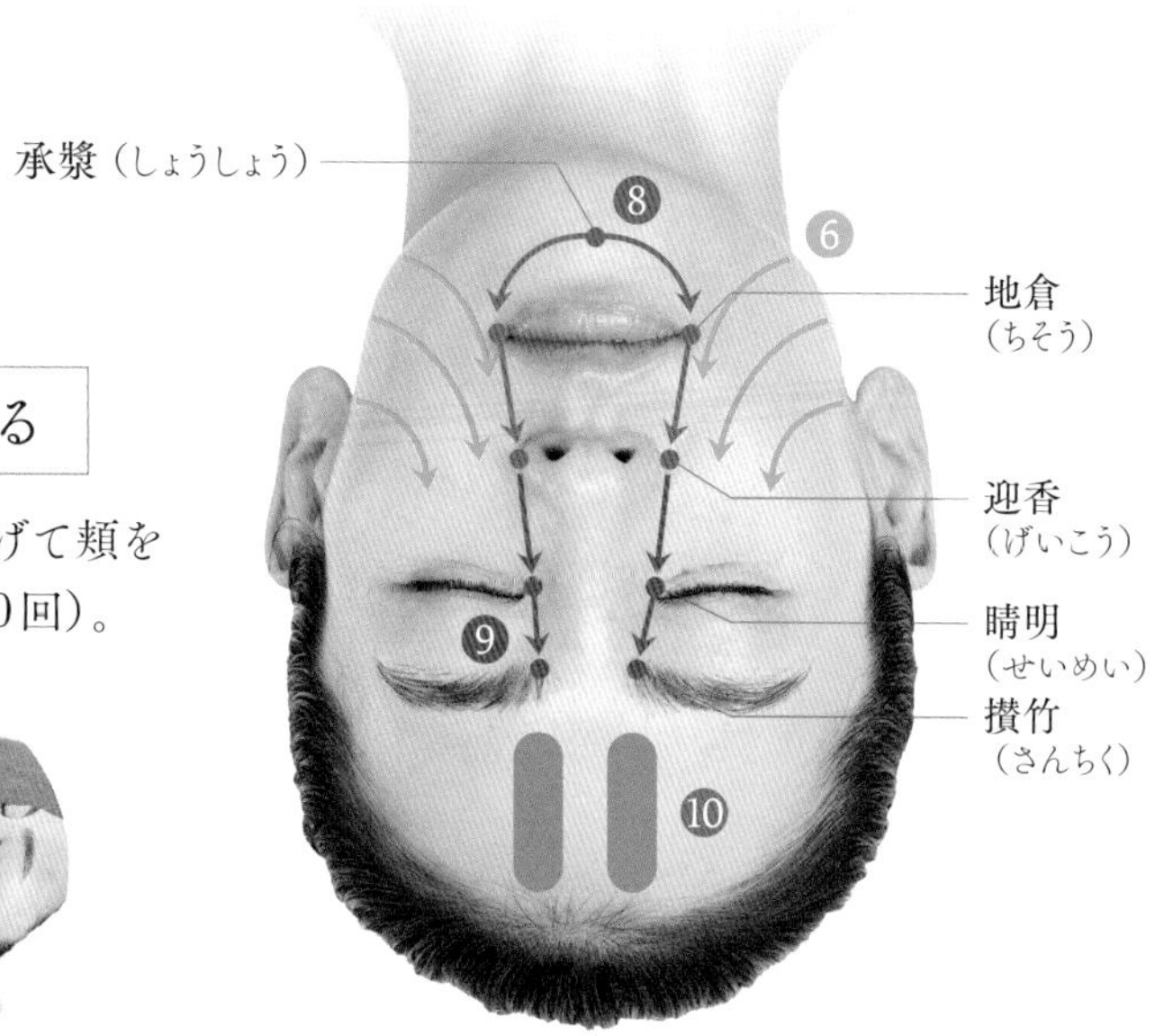


## ⑥ 引き上げる

四指を軽く広げて頬をタッピング（10回）。

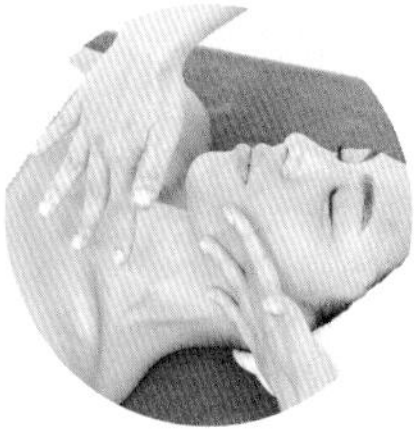

ひと指ずつパラパラと当てるように。

## ⑦ 引き上げる ▶ 基本 b

〈P.119参照〉

頬を軽擦（2回）。

## ⑧ 引き上げる ＋ 押す

口の下の承漿《しょうしょう》から口角横の地倉《ちそう》を、中指と薬指を使って軽擦で上がり、小鼻横の迎香《げいこう》を薬指で軽く圧迫。

## ⑨ 軽くさする ＋ 押す

鼻横から、薬指を使って軽擦で、目頭の睛明《せいめい》へ、そのまま眉間まで上がり、攅竹《さんちく》を圧迫。

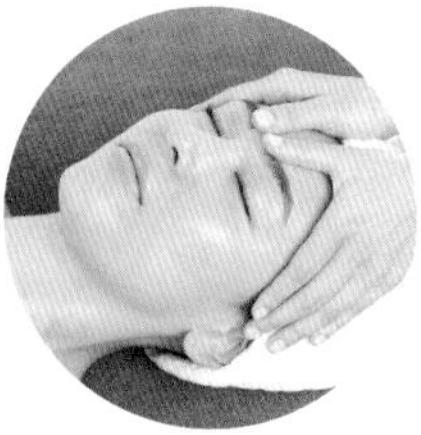

手全体で頭を包み込むようにして。

## ⑩ 軽くさする ＋ 押す

眉頭から額に親指を倒して押し当て、圧迫。

概要
脚裏
脚表
手・腕
背中
腰・お尻
お腹
デコルテ
顔
頭

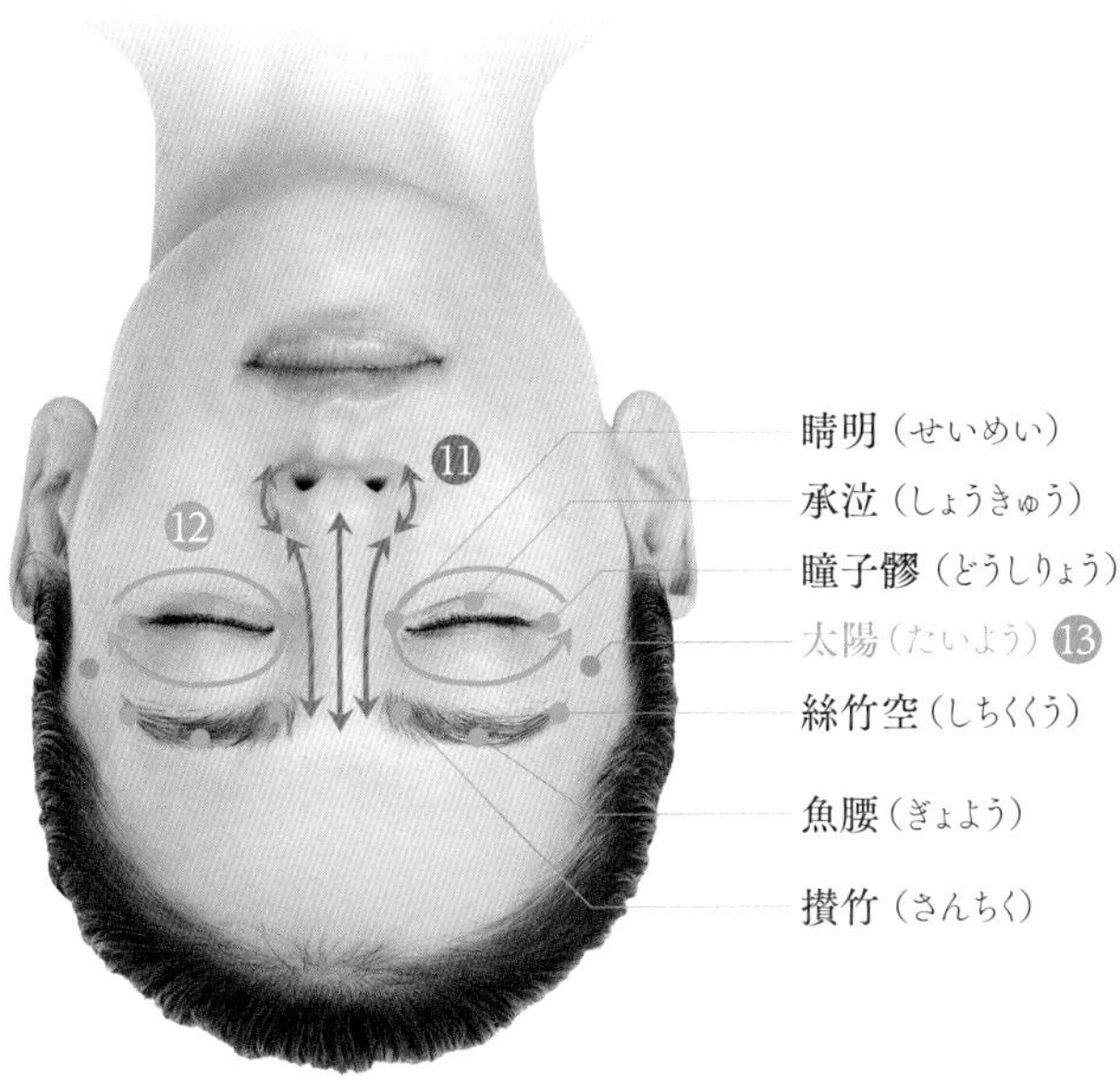


## 11 軽くさする ▶ 基本e

〈P.120参照〉

鼻筋→鼻横→小鼻を軽擦（各5回）。

## 12 軽くさする＋押す ▶ 基本d

〈P.120参照〉

目の周りを軽擦（5回）。
睛明《せいめい》→攢竹《さんちく》→魚腰《ぎょよう》→絲竹空《しちくくう》→瞳子髎《どうしりょう》→承泣《しょうきゅう》→睛明《せいめい》の順に指をそっと置く程度でツボ押し。

## 13 押す

こめかみの太陽《たいよう》のツボを中指と薬指で圧迫。

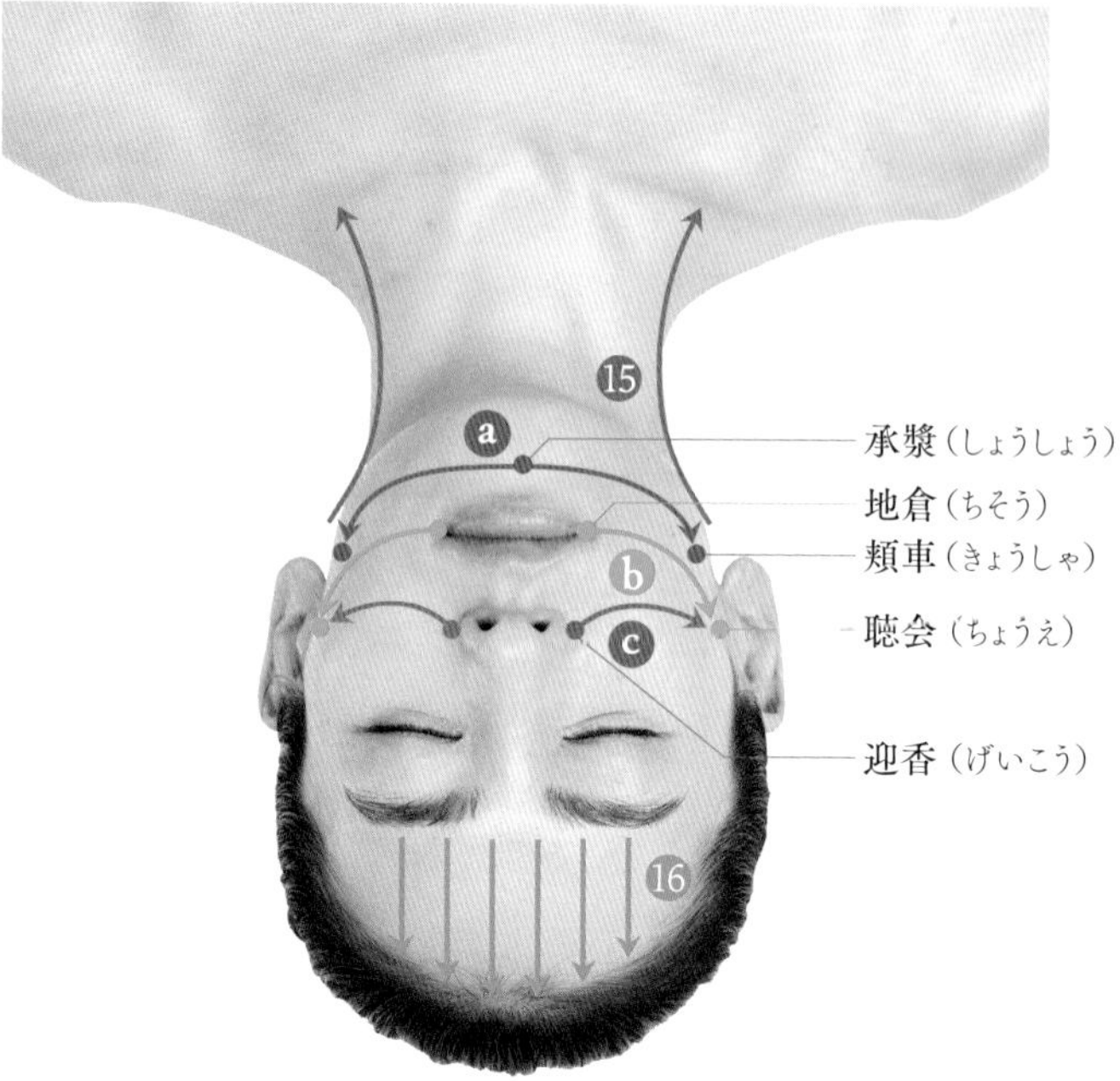


## ⑭ 引き上げる

半顔ずつ、ⓐ→ⓑ→ⓒのラインの順で交互軽擦（各5回）。

## ⑮ 流す

耳の下から鎖骨に向かって四指を使って軽擦（3回）。

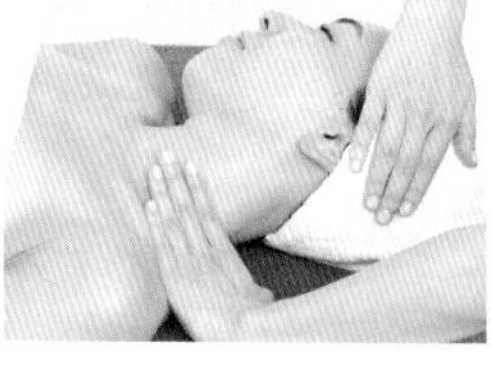

リンパを流して
顔のむくみを解
消する。

## ⑯ 軽くさする

中指と薬指を交互に使って額を
生え際に向かって軽擦（1回）。

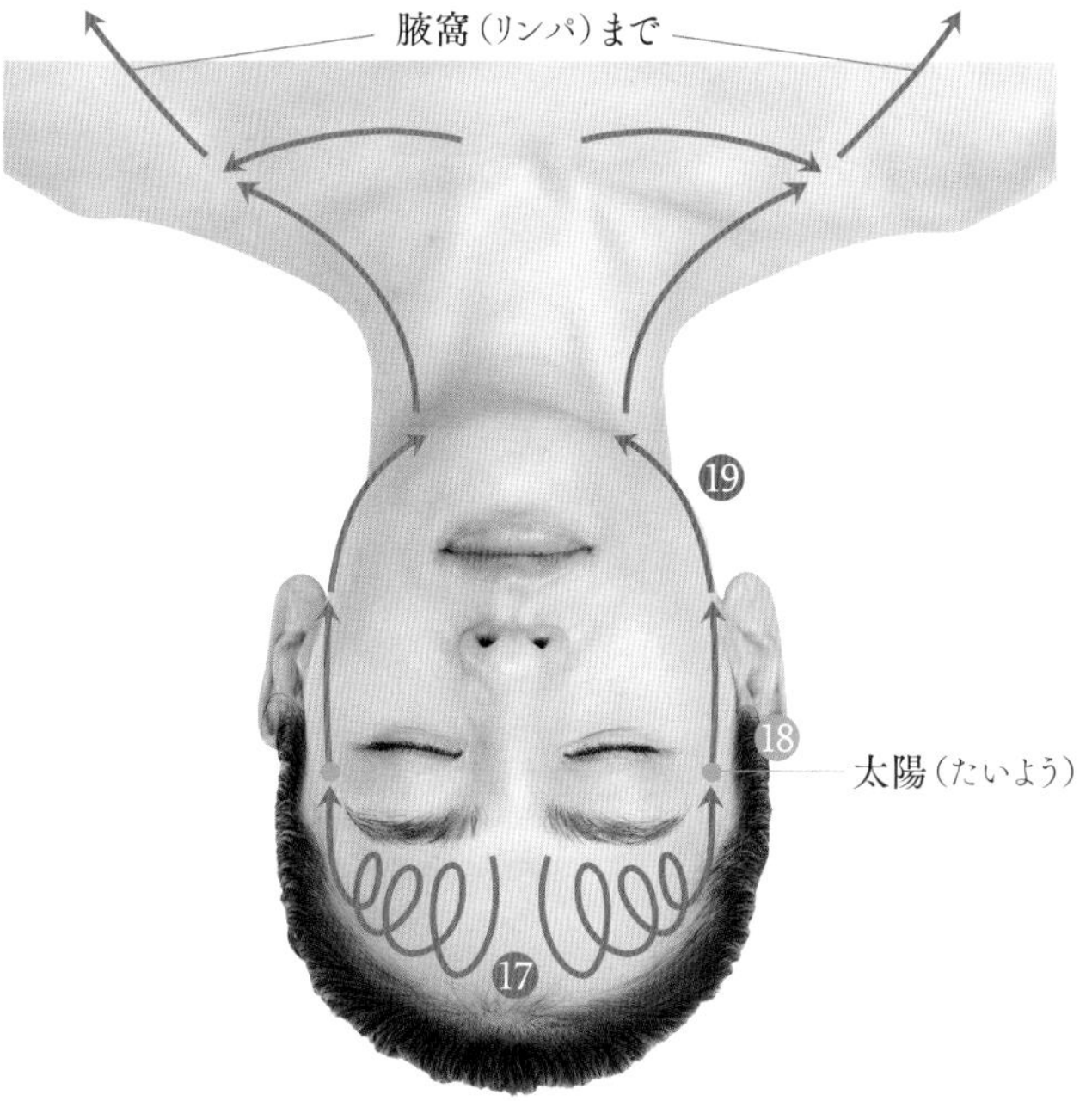


## ⑰ 軽くさする

額中央から外側へ向かって、親指でらせん軽擦（3回）。

## ⑱ 押す

こめかみの太《たい》陽《よう》のツボを親指で圧迫。

## ⑲ 流す

四指でこめかみから耳下（リンパ節）へ流し、さらに鎖骨（リンパ）→腋窩（リンパ）まで軽擦。

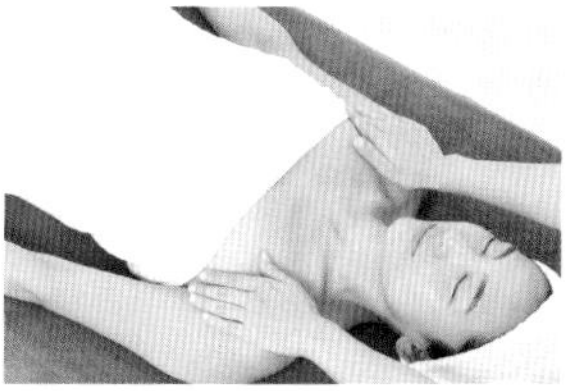

腋窩リンパまで流すことで、顔の老廃物を排出する。

## ⑳ 軽くさする ＋ 押す ＋ 流す

⑰〜⑲を繰り返す（3回）。

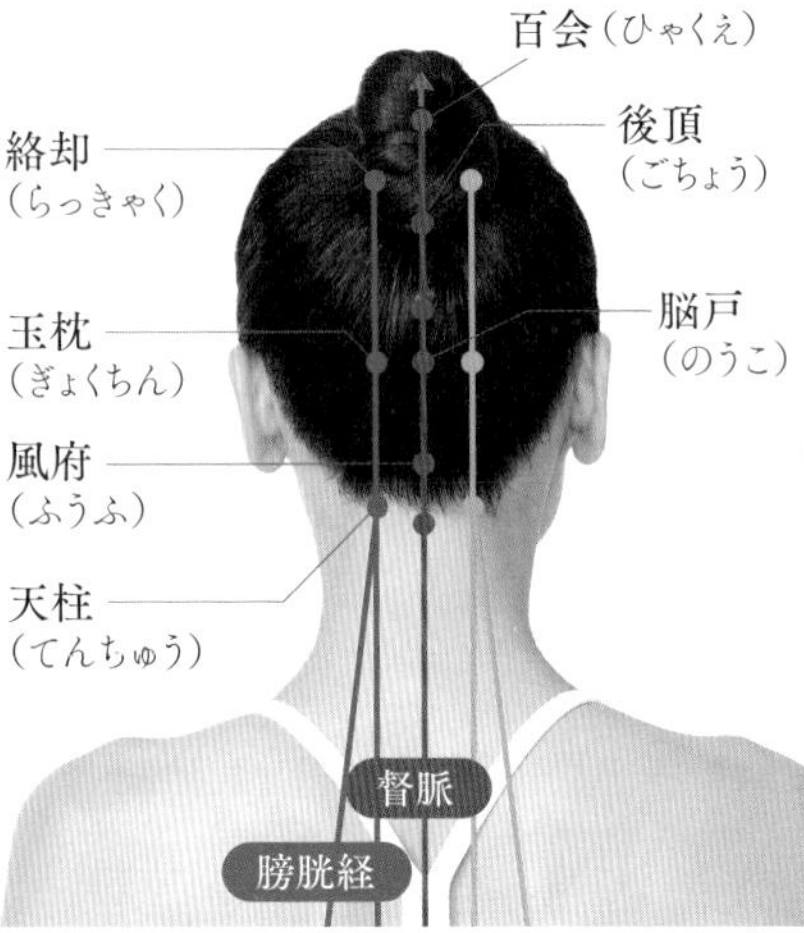
百会（ひゃくえ）
絡却
（らっきゃく）
後頂
（ごちょう）
玉枕
（ぎょくちん）
脳戸
（のうこ）
風府
（ふうふ）
天柱
（てんちゅう）
督脈
膀胱経

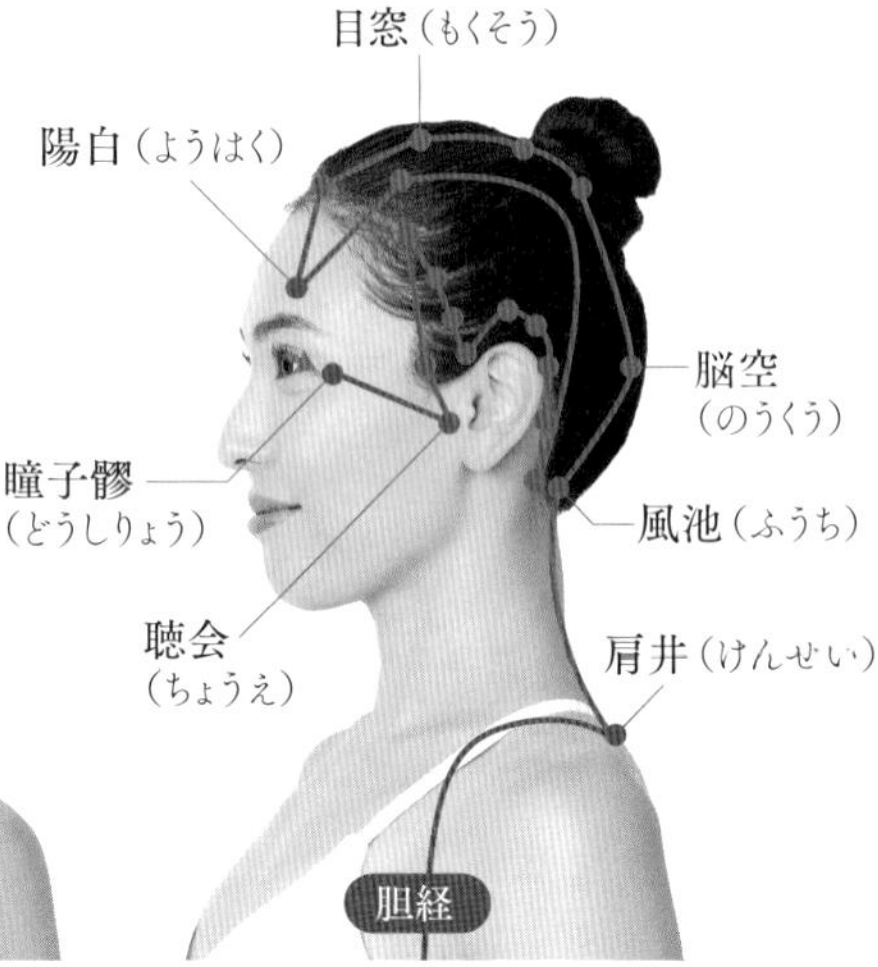
目窓（もくそう）
陽白（ようはく）
脳空
（のうくう）
瞳子髎
（どうしりょう）
風池（ふうち）
聴会
（ちょうえ）
肩井（けんせい）
胆経

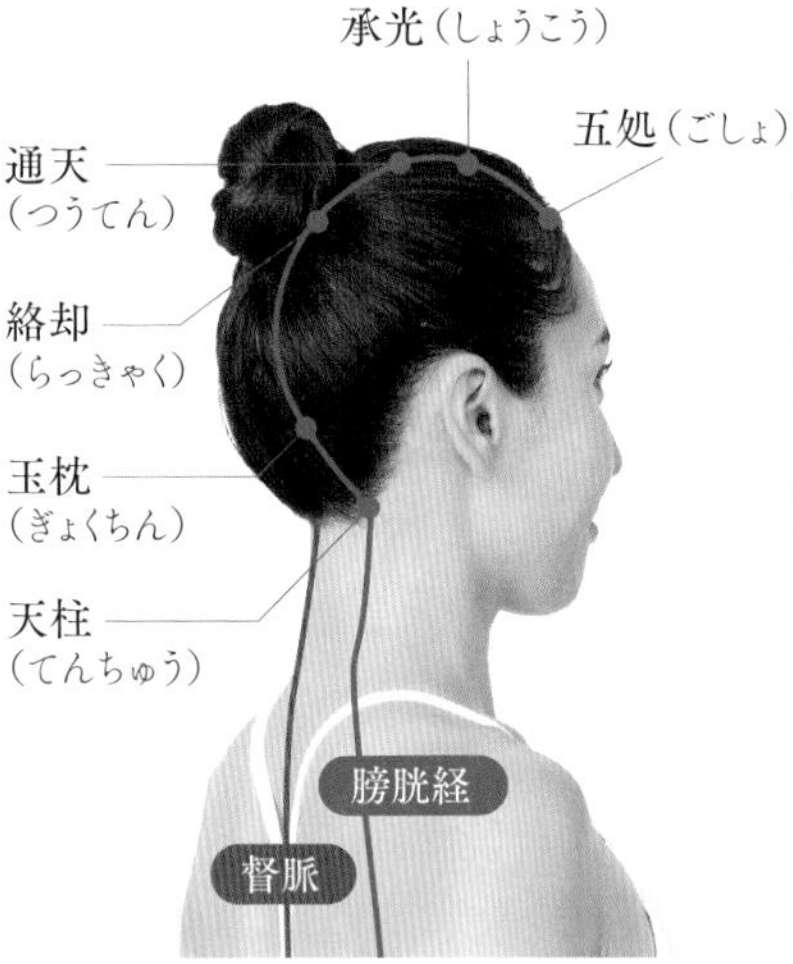
承光（しょうこう）
通天
（つうてん）
五処（ごしょ）
絡却
（らっきゃく）
玉枕
（ぎょくちん）
天柱
（てんちゅう）
膀胱経
督脈

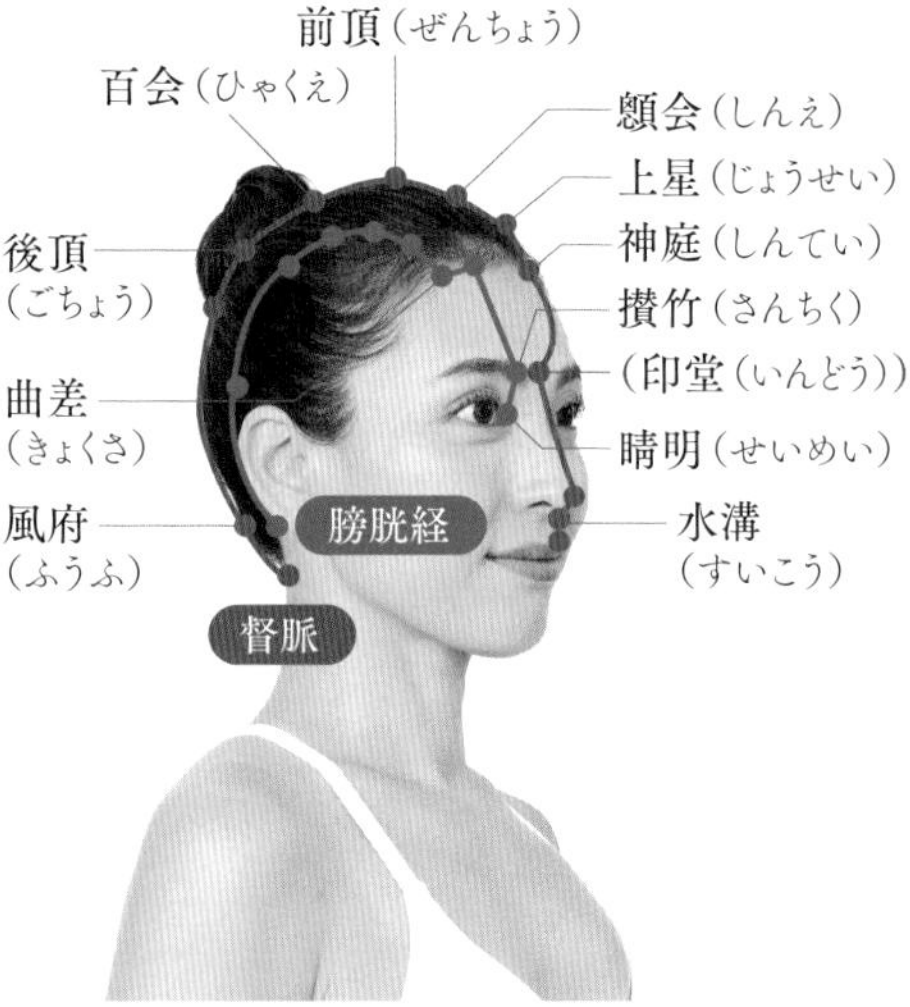
前頂（ぜんちょう）
百会（ひゃくえ）
顖会（しんえ）
上星（じょうせい）
後頂
（ごちょう）
神庭（しんてい）
攢竹（さんちく）
（印堂（いんどう））
曲差
（きょくさ）
睛明（せいめい）
風府
（ふうふ）
膀胱経
水溝
（すいこう）
督脈

# 頭のツボと経絡

# 頭のマッサージ

【使用経路】 膀胱経▶P.71　胆経▶P.74　督脈▶P.77

体中でもっとも重く、活発に働いている頭。顔と皮膚でつながっているので、頭の緊張は顔のシワにつながってしまいます。シャンプーのときや休み時間などにマッサージして、頭の疲れや緊張を解きほぐしましょう。頭の回転が速くなり、顔のたるみの引き上げになります。アルガンやホホバオイルを用いると髪のトリートメントにもなり、頭皮が柔らかくなります。

## 1 軽くさする

頭全体をこぶし、または指の腹でなぞる(胆《たん》経《けい》のマッサージ)。

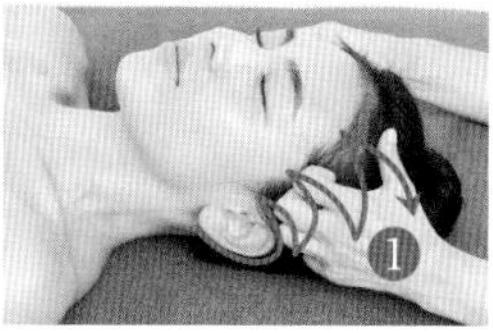

胆経のマッサージ

## 2 押す

右ページを見ながら督脈《とくみゃく》のツボを、両親指を重ねて頭のてっぺんから、百会《ひゃくえ》→前頂《ぜんちょう》→顖会《しんえ》→上星《じょうせい》→神庭《しんてい》→印堂《いんどう》→水溝《すいこう》の順に押す。

## 3 押す

右ページを見ながら膀胱経《ぼうこうけい》のツボを、目頭から、睛明《せいめい》→攅竹《さんちく》(ここまで薬指で)→曲差《きょくさ》(ここから親指で)→五処《ごしょ》→承光《しょうこう》→通天《つうてん》の順に押す。

## 4 軽くさする

両手指を使って、頭の前から後ろに向かって全体になぞる。

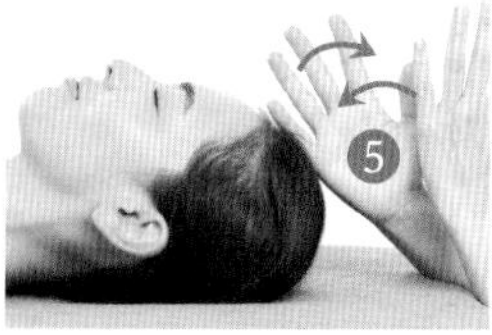

ハッキング

## 5 たたく

頭全体を手の外側でハッキング。

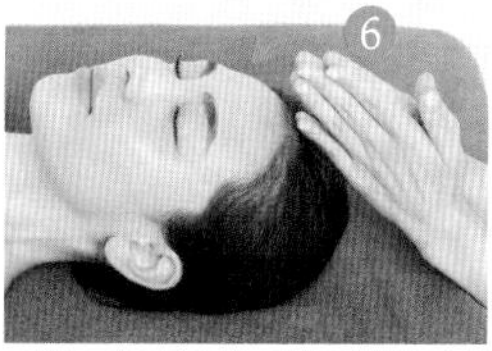

ダブルハッキング

## 6 たたく

頭全体を、両手を合わせてダブルハッキング。

# 自分メンテナンスへ行こう

## 体の中から元気になるコラム《サロンの使い方》

自分が疲れていたり体調が悪かったりしては、周りの人をマッサージすることはできません。私もときどき、自分の両手を取り外して自分で自分の背中のマッサージをしたいなと思うことがあります。もともと私はサロンやスパへ行くのが大好きで、今でも勉強を兼ねて、世界中のスパへとくり出します。中でも、手先が器用で、もてなしの精神がある日本人の技術は高く、国内のスパでも十分、極上のリラクゼーションを得られます。

あなたもたまには自分にごほうびをあげてみてはいかがでしょう？プロの技に身を任せれば、その手から伝わるぬくもりで心身のこりがほぐれるばかりでなく、溜まったストレスも解き放たれることでしょう。初めて訪れるサロンではちょっと緊張してしまいますが、分からないことや要望があれば遠慮せずに伝えてみましょう。しっかりと伝えることで、より安心して施術を受けることができるでしょう。かかりつけサロンをつくって、食養生や健康管理のアドバイスまでしてもらえると完璧ですね。漢方薬局とアロマサロンが併設されているところもあるので、上手に利用しましょう。

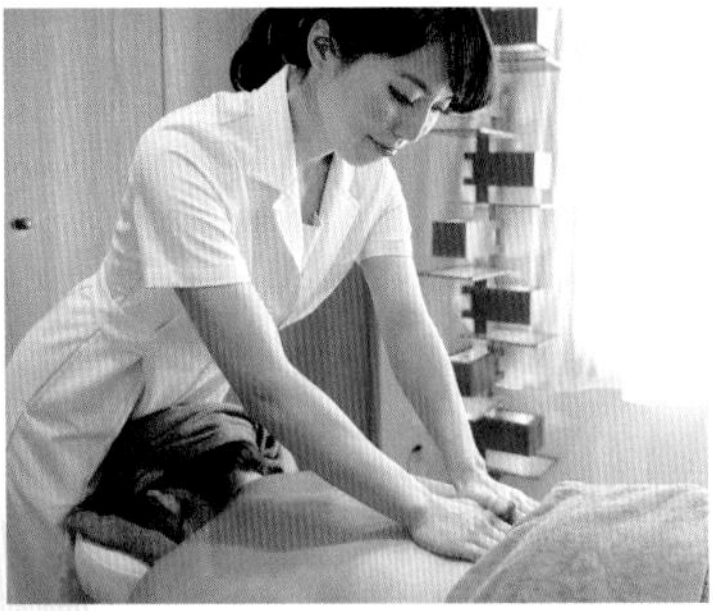

（写真）Xiang 中医アロマ&漢方サロン

Xiang 中医アロマ&漢方サロン
〒150-0022
東京都渋谷区恵比寿南3-2-11
〈お問い合わせ〉03-6303-1417

kirara salon（きらら薬局内）
〒699-0822
島根県出雲市神西沖町字原2072-1
〈お問い合わせ〉0853-43-7234

中医アロマセラピーが
受けられるサロン一覧
http://xiang.co.jp/

第 5 章

中医アロマの実践

# 症例・体質別 トリートメント法

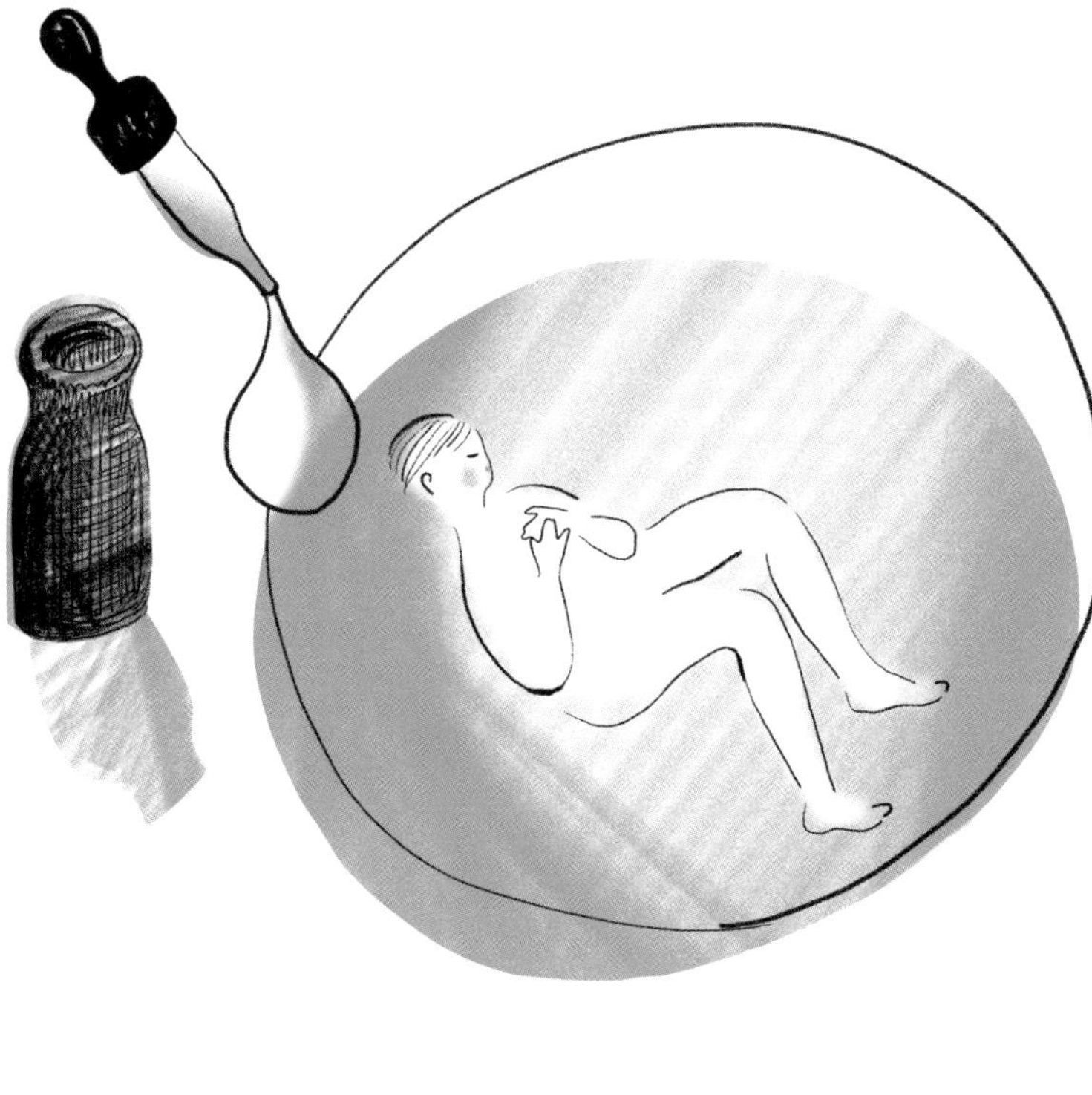

# トリートメント法のページの見方

《症例や体質別におすすめのオイルとマッサージがあります》

この章は、中医アロマを新しい家庭の医学として、より気軽に実践していただくための章です。今日これからでもすぐに活用できるよう、誰でも経験するような代表的な症例をあげ、症状を改善したり、予防したりするためのトリートメント法を示してあります。

中医アロマでは、中医学の考え方をもとにして見立てた症状や体質別に精油を分類、そのなかから好きな香りのものを選んでブレンドオイルを作り、ツボや経絡（ツボとツボを結ぶライン）を使ったオイルマッサージを行います。正しいトリートメントを行うには、ベースとなる中医学の知識を深めることが大切です。たしかに中医学は難解なところがあります。もし、今起こっている症状にすぐにでも対応したいという場合は、この章から読むのでもかまいません。

まず、その症状がなぜ起こるのか、体の中のどこに異常があるのかを知りましょう。中医学では、具体的な症状がなく、「なんとなくいつもと違う」というだけでも、それを病とみなして原因を特定し、改善することができます。たとえば、１３２ページから始まる「むくみ」では、「食欲がない」「湿気に弱い」「痰・咳・のどの痛み」といった、むくみとは関係のないようなちょっとした不調も、むくみの原因と関連があると考えます。それぞれがその人の体質や弱点を見極めるための判断材料になるのです。

この章では、ひとつの症例を症状や体質によっていくつかのタイプに分類し、それぞれおすすめのアロマレシピ、マッサージ法、ツボを示しています。オイルの作用やブレンド方法については第1章と第6章を、マッサージ法については第4章を参照してください。ツボについては、２９８ページからひとつひとつ詳しく説明しています。

また、各タイプに適した漢方薬やおすすめ食材も紹介しています。ただし、漢方薬については、基本的に漢方薬局で薬剤師や中医師に相談のうえ、服用するようにしてください。

なお、中医学の基礎理論は第2章で、症状や体質の見立て方は第3章で詳しく説明しています。急な症状が出たときなどは、第5章を読むだけでもかまいませんが、第2章と第3章も、ぜひ時間をみつけて読むようにしてください。繰り返し目を通していると、少しずつ、中医学の考え方に基づいた、人の身体のしくみを理解できるようになるはずです。

# 心身の不調

## ――日常生活に大きく影響する前に、細やかな対策を

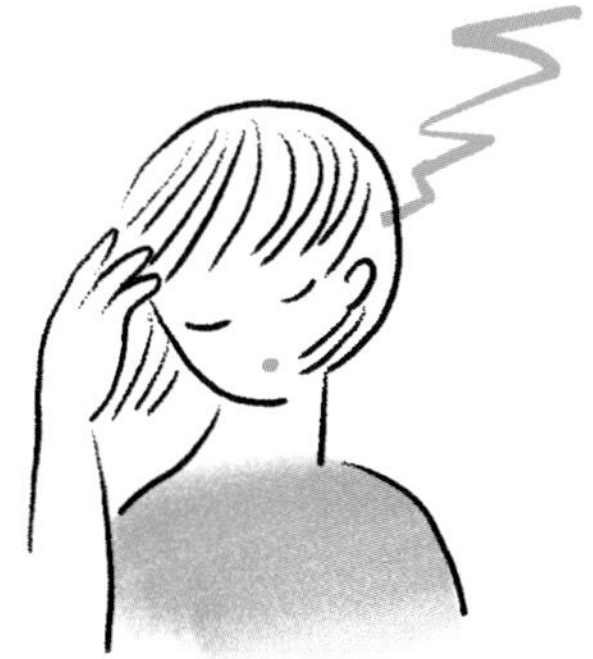

あと5分だけ寝ていたい、なんだか食欲がない、体も心もすっきりしない……。

病院へ行くほどではなくても、学校や会社を休みたくなるようなこんな症状、ありませんか？　家族の問題や社会的な役割から感じるプレッシャー、環境の変化に伴なうストレスなど、そこにはきっとさまざまな要因があるはずです。薬を1錠飲めば解決するということではありません。

イライラや落ち込みなどのマイナス思考は、身体のエネルギーである「気」の流れをストップさせ、血のめぐりを悪くし、身体に潤いを与える「陰」を消耗するなど、疲れやすい体をつくる原因になってしまうことがあります。

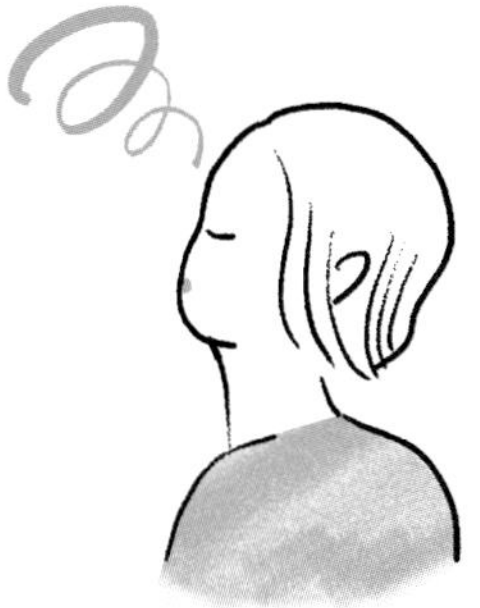

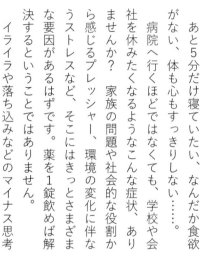

まずは不調の原因をみつけて、ライフスタイルや食生活を改善し、ストレスをため込まないよう、予防を心がけながら毎日を送ることが大切。ちょっとした不調や疲れ、肩こりなどには中医アロマがとてもよく作用するはずです。症状に合わせたアロマのブレンドやマッサージを覚えて「気血」の流れを良くし、体の内側から元気になり、未病を改善しましょう。

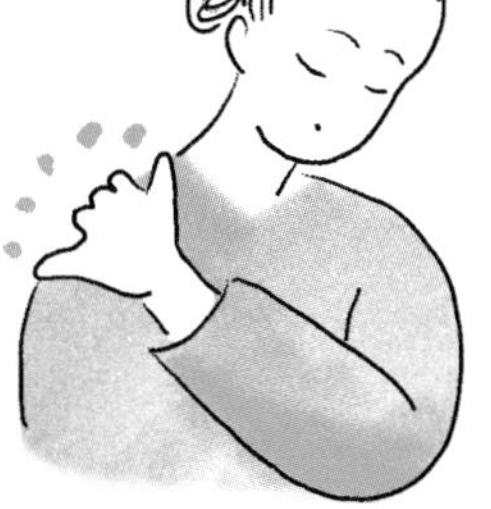

心身の不調

1

# むくみ

## 水分代謝を良くすることが、むくみ解消のカギ。

夕方になると足がパンパン、お酒を飲んだ翌日は目が腫れぼったいなど、むくみは男女問わず多くの人の悩みの種。慢性化すると、体内の毒性老廃物と結びつき、セルライト（脂肪が塊になり肌がみかんの皮のように見える）になることもあります。

むくみは、主に血液中や細胞内に含まれる水分が何らかの原因で毛細血管外に滲み出したまま、過剰に溜まってしまう状態です。特に、静脈やリンパ管の流れが悪くなると発症します。また、心臓・肝臓・腎臓の病気が原因の場合もあるので、長引くときは医師の診断を受けましょう。

また、ガードルや体を締めつける下着などが原因の場合や、月経前や妊娠中、塩分やお酒のとり過ぎ、水分をほとんどとらない、睡眠不足なども一過性のむくみの原因になるので、普段から気をつけましょう。

中医学では、むくみの原因は水分の循環を協力して行う「肺」「脾」「腎」、ときに「心」の機能低下と考えます。脾と腎を強め、胃腸機能や水分代謝を上げること、肺を強めて呼吸を促し、水分の流れを良くすることが大切です。

とっておきアドバイス

### マッサージの前に“足湯”を

精油は岩塩やハチミツなどに混ぜてから入れます。肌が弱い人はさらにキャリアオイルや牛乳に混ぜてから、岩塩やハチミツに混ぜて入れましょう。岩塩には発汗作用が、ハチミツには保湿効果があります。全身のむくみには半身浴もおすすめです。

岩塩またはハチミツなど …… 大さじ1杯
（半身浴の場合は大さじ2杯）

お好みの精油 …… 2滴
（半身浴の場合は5滴）

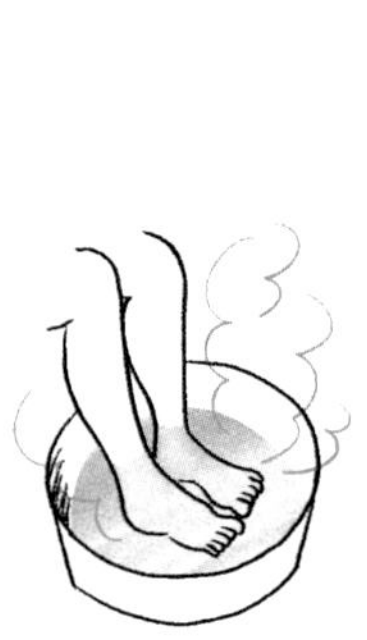

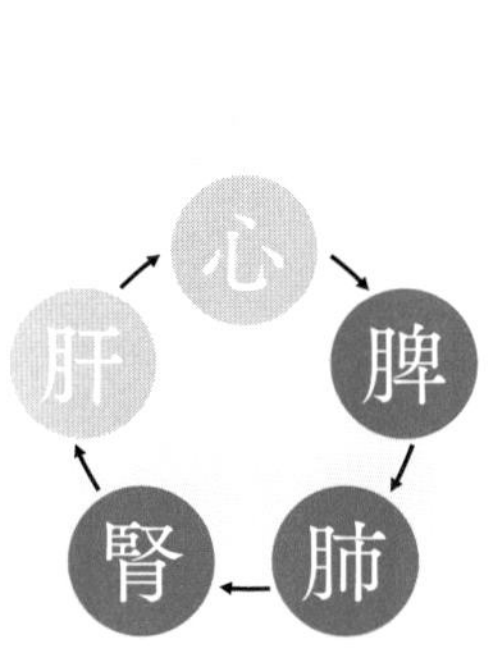


脾と肺、そして腎を守って、余分な水分の排出をスムーズに。

# むくみは5つのタイプに分けられます

むくみ①

## 腎《じん》タイプ（尿生成がうまくいかないタイプ）

水をつかさどる「腎」が弱ると尿の生成がうまくいかず、不要な水分を排出できなくなってしまいます。加齢や虚弱体質の人に多く、皮膚を指で押した跡が残りやすい。

主な症状

- □全身、特に下半身がむくむ
- □足腰がだるい
- □水をたくさん飲む
- □腰痛
- □尿の出が悪い
- □塩辛いものが好き

おすすめアロマレシピ

- ジュニパーベリー 3滴
- ゼラニウム 3滴
- ジンジャー 1滴

- ホホバオイル 20mℓ

おすすめマッサージ

**脚裏**【⇒P.83参照】（腎経・膀胱経）

漢方・生薬なら

- 口が渇く人、尿が出にくい人に
  ➡**五苓散**（ごれいさん）
- 手足は冷えないがほてる人に
  ➡**六味地黄丸**（ろくみじおうがん）
- 手足や腰が冷える人に
  ➡**八味地黄丸**（はちみじおうがん）

おすすめ食材

黒豆、黒ごま、わかめ、ひじき、昆布、はと麦、大豆、のり、あさり、もずく など

ツボ押しなら

〈足のむくみをとるツボ〉

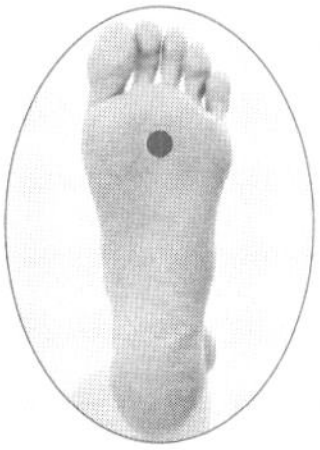

**湧泉**（ゆうせん）
※両親指を重ねて足の指先に向け押し上げます。

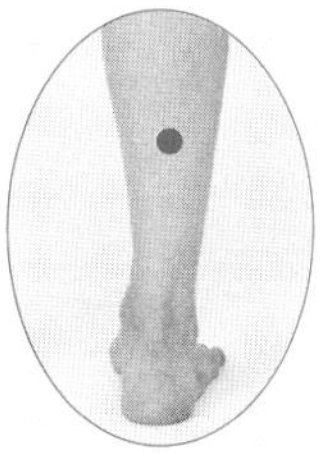

**承山**（しょうざん）
※親指を使って押し上げます。

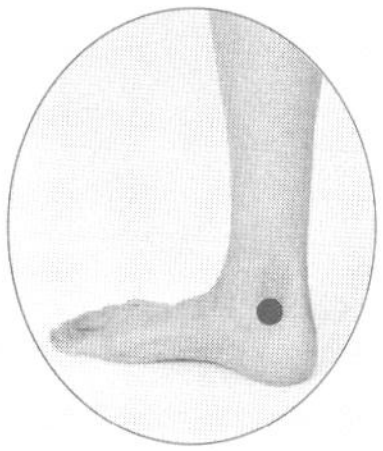

**太谿**（たいけい）
※親指を使って押しながら、足首を回すと効果的。

むくみ②

# 脾《ひ》タイプ（胃腸が弱く、疲労で悪化するタイプ）

「脾」は胃腸に相当し、飲みものや食べものを身体に必要な物質に変化させ、全身に運搬します。このタイプは、水分が停滞してしまうので、むくみが起こります。

主な症状

- □ 全身がむくむ
- □ 大便がゆるい
- □ 生ものをよく食べる
- □ 食欲がわかない
- □ 手足の指がむくむ
- □ 湿気の多い気候に弱い
- □ 胃腸が冷える

## おすすめアロマレシピ

- サンダルウッド 1滴
- パチュリ 1滴
- レモン 4滴
- フェンネル 2滴

- ホホバオイル 20mℓ

## おすすめマッサージ

**脚表**【⇒P.88参照】（脾経・胃経）

**お腹**【⇒P.113参照】（胃経・任脈）

## 漢方・生薬なら

- 夏風邪のとき、下痢気味、食欲がない人に
  **➡藿香正気散**（かっこうしょうきさん／勝湿《しょうしつ》顆《か》粒《りゅう》）
- 汗かきで水太りの人に
  **➡防已黄耆湯**（ぼういおうぎとう）
- 消化不良で食欲がわかない人に
  **➡六君子湯**（りっくんしとう）

## おすすめ食材

いんげん、そら豆、バジル、もやし、モロヘイヤ、かぼちゃ、山いも、栗　など

## ツボ押しなら

〈顔のむくみをとるツボ〉

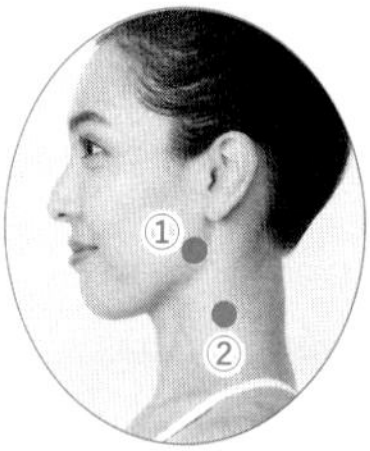


**①頬車**（きょうしゃ）
**②天窓**（てんそう）

〈全身のむくみをとるツボ〉

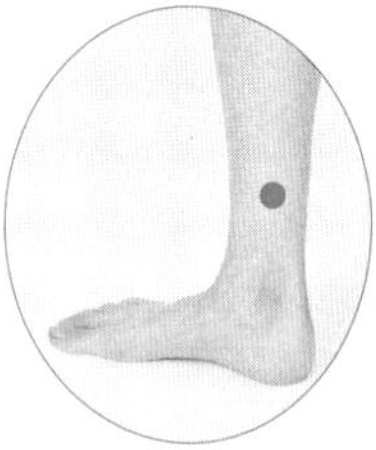

**三陰交**（さんいんこう）

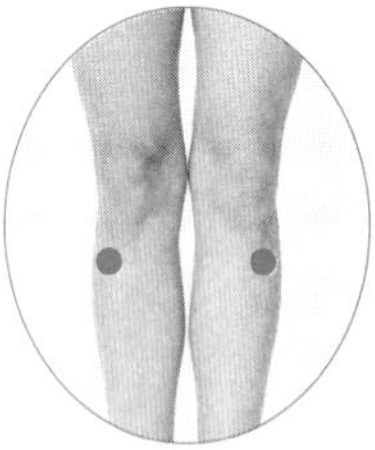

**足三里**（あしさんり）

むくみ③

# 肺《はい》タイプ（水はけの悪いタイプ）

「肺」は「水道通調《すいどうつうちょう》」（体内の水液を輸送・排出する働き）をつかさどる内臓です。水はけを良くしてむくみを解消しましょう。

主な症状

- □ 上半身、まぶたや顔がむくむ
- □ 悪風
- □ 痰が出る
- □ 咳が出る
- □ のどの痛み
- □ 汗が出にくい
- □ 辛いものが好き

## おすすめアロマレシピ

- サイプレス 3滴
- ティートリー 3滴
- クラリセージ 2滴

- ホホバオイル 20mℓ

## おすすめマッサージ

**手・腕**【⇒P.94参照】（肺経・三焦経）
**デコルテ**【⇒P.115参照】（肺経）
**顔**【⇒P.119参照】（大腸経）

## 漢方・生薬なら

- **汗かきの人、風邪をひきやすい人に**
  ➡**玉屏風散**（ぎょくへいふうさん／衛益顆粒《えいえきかりゅう》）
- **内臓下垂の人、胃腸が弱い人に**
  ➡**補中益気湯**（ほちゅうえっきとう）
- **咳が出る人、喘息の人に**
  ➡**神秘湯**（しんぴとう）

## おすすめ食材

セロリ、冬瓜、大根、クレソン、アスパラガス、豆乳、しそ　など

## ツボ押しなら

〈まぶたのむくみをとるツボ〉

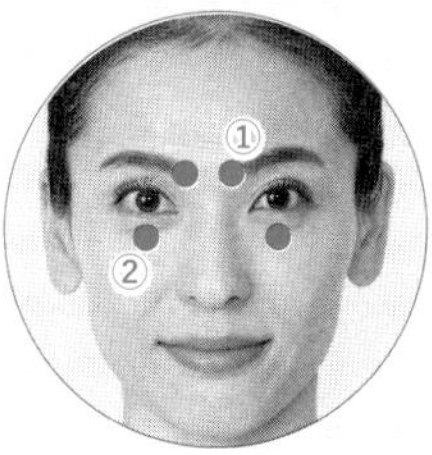


**①攅竹**（さんちく）
**②承泣**（しょうきゅう）

〈腕のむくみをとるツボ〉

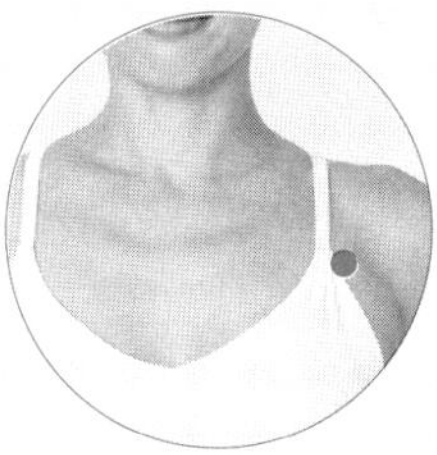

**中府**（ちゅうふ）

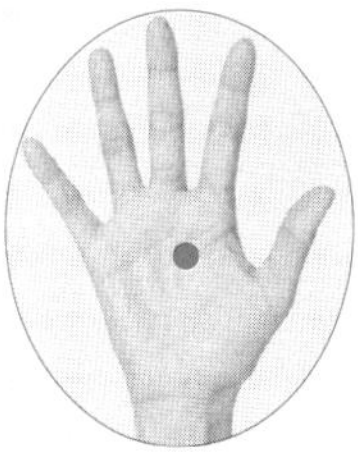

**労宮**（ろうきゅう）
※手の甲を四指で支え、親指を使って押します。

むくみ④

# 痰《たん》湿《しつ》タイプ

日本は湿度が多く、むくみで悩む人は多いといわれています。暴飲暴食でも胃腸の働きが低下して水のめぐりが悪くなり、老廃物も溜まってむくみが生じます。

主な症状

□体が重だるい　□太りやすい　□痰が多い
□頭重・頭痛　□めまい　□甘いもの・脂っぽいものを好む

おすすめアロマレシピ

- グレープフルーツ 4滴
- サイプレス 2滴
- ジュニパーベリー 2滴

- ホホバオイル 20mℓ

おすすめマッサージ

**脚表**【⇒P. 88参照】（脾経・胃経）
**脚裏**【⇒P. 83参照】（腎経・膀胱経）

漢方・生薬なら

- **お酒を飲むとむくむ人に**
➡**五苓散**（ごれいさん）
- **汗かきで水太りの人に**
➡**防已黄耆湯**（ぼういおうぎとう）
- **老廃物が溜まりやすい人に**
➡**シベリア霊芝**（れいし）

おすすめ食材

はと麦、あずき、とうもろこし、とうもろこしのひげ、緑豆春雨、おから、もやし　など

ツボ押しなら

〈足のむくみをとるツボ〉

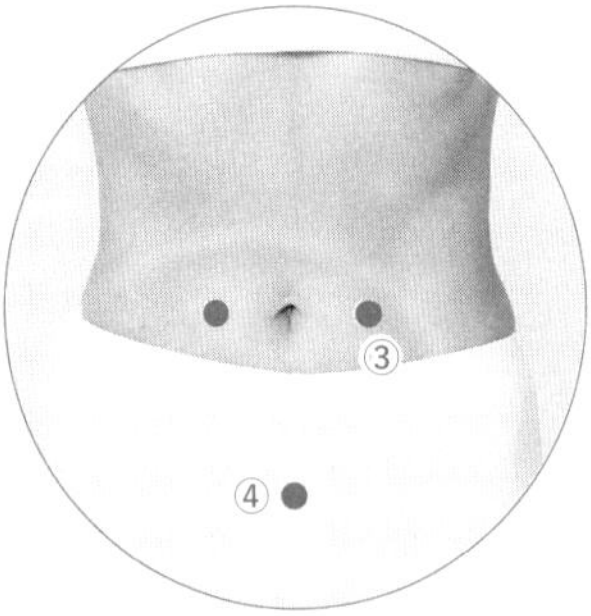


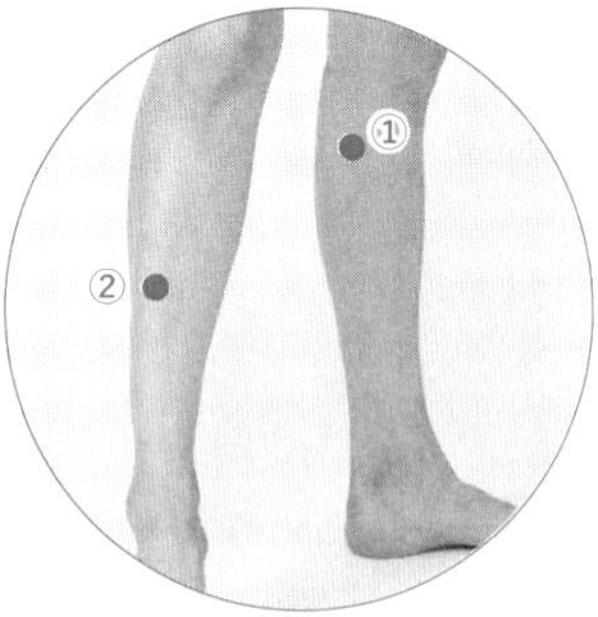


③**天枢**（てんすう）
④**関元**（かんげん）

①**陰陵泉**（いんりょうせん）
②**豊隆**（ほうりゅう）

心身の不調
ウェルエイジング
女性の症状
子ども・赤ちゃん
ツボ一覧

むくみ⑤

# 瘀《お》血《けつ》タイプ

運動不足や立ちっぱなし、座りっぱなしなど、体を動かさないと血のめぐりが悪くなり、結果的に水もめぐらなくなり、むくみを引き起こします。

主な症状

- □むくんで痛い
- □肩こり
- □頭痛
- □冷えのぼせ
- □顔色が悪い
- □下肢静脈瘤

おすすめアロマレシピ

- ローズマリー 4滴
- サイプレス 2滴
- フランキンセンス 1滴

- ホホバオイル 20mℓ

おすすめマッサージ

**脚表**【⇒P. 88参照】（脾経・胃経）
**脚裏**【⇒P. 83参照】（腎経・膀胱経）

漢方・生薬なら

- ニキビや吹き出物が出やすい人に
  ➡**桂枝茯苓丸加薏苡仁**（けいしぶくりょうがんかよくいにん）
- 頭痛や肩こりもある人に
  ➡**冠心Ⅱ号方**（かんしんにごうほう／冠《かん》元《げん》顆《か》粒《りゅう》）
- むくみで痛みを伴う人に
  ➡**田七人参**（でんしちにんじん）

おすすめ食材

玉ねぎ、黒糖、こんにゃく、山《さん》楂《ざ》子《し》、桃、なす、納豆、にら　など

ツボ押しなら

〈足のむくみをとるツボ〉

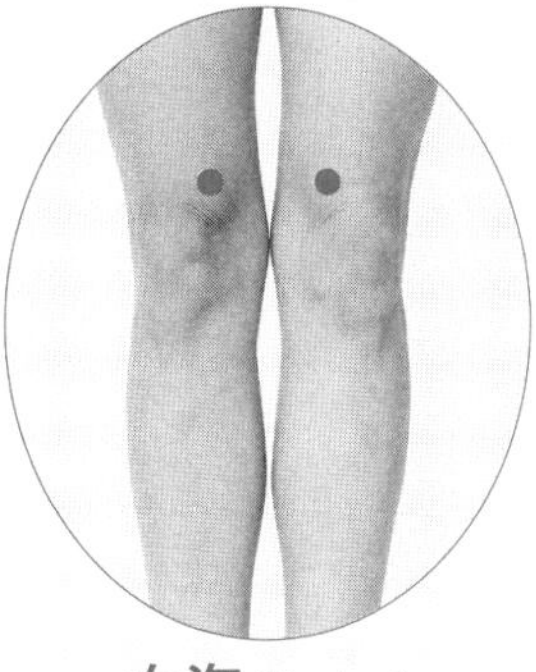

**血海**（けっかい）

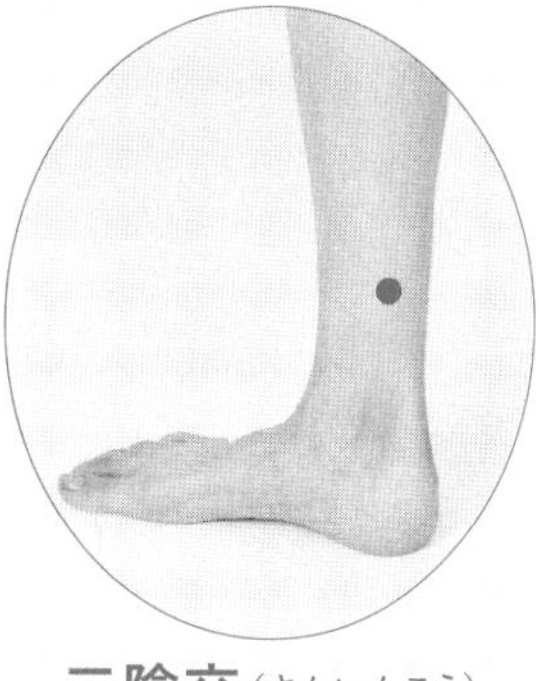

**三陰交**（さんいんこう）

心身の不調

2

# だるい

日常的なだるさには、アロマとツボ押しが最適。

病院へ行くほどではないけれど、なんだか力が出ない、疲れやすい、すぐ眠くなる、体力がない。だるさや倦怠感は過労や加齢が原因です。

中医学では、気が不足して「気虚」になるとだるさを感じるとしています。臓腑との関係でいうと、肌肉をつかさどる「脾」における「脾気虚」、または骨髄や脳髄をつかさどる「腎」における「腎気虚」に当たります。身体をゆっくり休ませることが第一ですが、ほとんどの場合は、アロマやツボ押しで解消できます。あきらめずに根気よく行いましょう。

とっておきアドバイス

## “ルームスプレー”を持ち歩きましょう

脾気を補うオイルを選び、ルームスプレーを作って持ち歩きましょう。精製水20mℓに、精油を8滴入れ、よく振り混ぜてからシュッとひと吹きしてリフレッシュ。ホホバオイル5mℓに精油を2滴入れ、こめかみに塗布するのも同様の効果があります。

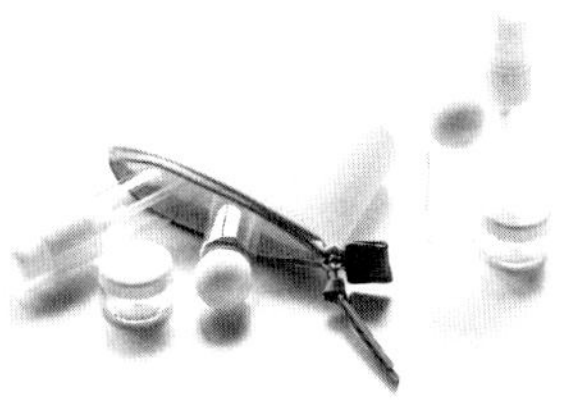

ワンモアアドバイス

## “ハンドバスとツボ押し”でシャキッと

P.139の腎気を補うレシピの中から好みの精油を選んで、ハンドバスを行いましょう。

❶洗面器に熱めのお湯を張り、精油を計2滴垂らします。

❷手を浸して温め、百《ひゃく》会《え》（頭頂部のツボ）をこぶしで上から押します（P.216参照）。

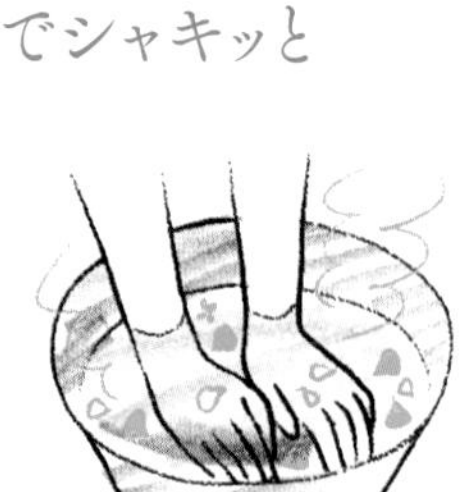

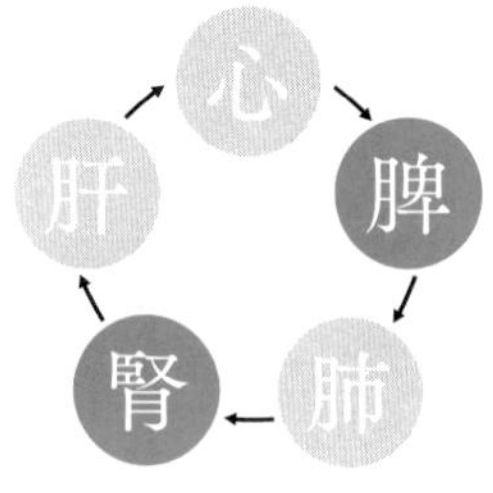


脾を守って栄養を、腎を守ってエネルギーを全身にめぐらせて。

**だるい①**

## 脾《ひ》気《き》虚《きょ》タイプ（手足がだるいタイプ）

胃腸の弱いタイプです。栄養を吸収しやすい体をつくってシャキッと元気な毎日を。

**主な症状**

- □ くよくよ悩む
- □ 食欲不振
- □ 息切れ
- □ 胃腸が弱い
- □ やる気が出ない

**おすすめアロマレシピ**

- ペパーミント 1滴
- レモン 4滴
- ローズマリー 3滴

- ホホバオイル 20mℓ

**漢方・生薬なら**

- 内臓下垂、食欲がない人に
  ➡**補中益気湯**
  （ほちゅうえっきとう）
- 気力・体力がない人に
  ➡**生脈散**
  （しょうみゃくさん／麦《ばく》味《み》参《さん》顆《か》粒《りゅう》）

**ツボ押しなら**

**中脘**
（ちゅうかん）

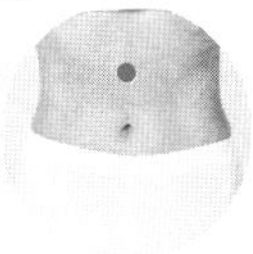

**①三陰交**
（さんいんこう）

**②太白**
（たいはく）

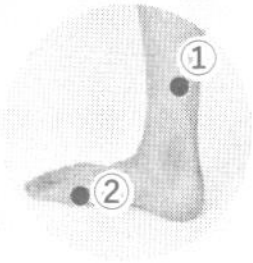


**おすすめ食材**

かぼちゃ、甘酒、鶏肉、お米、キャベツ　など

**だるい②**

## 腎《じん》気《き》虚《きょ》タイプ（腰に力が入らないタイプ）

体全体のエネルギーが不足しています。力を出すために「腎」の「気」を補いましょう。

**主な症状**

- □ 過労・ストレス
- □ 加齢
- □ 腰がだるい
- □ トイレが近い
- □ 冷え性

**おすすめアロマレシピ**

- ジンジャー 2滴
- ジュニパーベリー 4滴
- サンダルウッド 2滴

- ホホバオイル 20mℓ

**漢方・生薬なら**

- 精力のない人、
  もの忘れがひどい人に
  ➡**参茸補血丸**
  （さんじょうほけつがん）
- 更年期障害や不妊、
  体力低下の人に
  ➡**亀鹿二仙膠**
  （きろくにせんこう／亀《き》鹿《ろく》仙《せん》）

**ツボ押しなら**

**関元**
（かんげん）

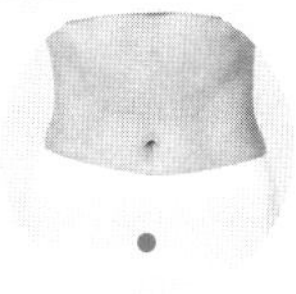

**命門**
（めいもん）

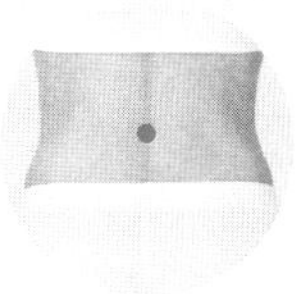

**おすすめ食材**

山いも、黒豆、うなぎ、卵、栗　など

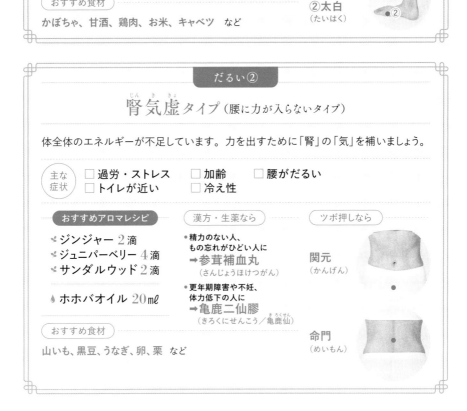

心身の不調

3

# 食欲不振・胃腸のトラブル

放っておくと大きなトラブルの原因に。

食欲がない、食べるとすぐ胃もたれする、ストレスで胃が痛くなる、下痢や便秘で悩んでいるなど、胃腸のトラブルを抱えている人は周りにも多いはず。１日３回３６５日食事をすると、人生80年として私たちの食事回数は８７６００回にもなります。胃腸は働きものの臓器とはいえ、食べ過ぎ飲み過ぎにより消化吸収が追いつかず、その状態で、次の飲食物が入ってきてしまうと、さらに負担がかかってしまいます。

中医学では脾は、消化吸収をする内臓と考えられています。気血を作り出し、それをエネルギー源として生命を維持しているのです。また脾は湿を嫌う臓器といわれ、梅雨から夏にかけての湿気の多い時期や、気圧の変化などでも胃腸のトラブルを引き起こします。

脾の働きが正常でないと、食欲や胃腸の蠕動《ぜんどう》運動（腸の中にあるものを移動させる運動）に影響を及ぼして、吐き気や膨満感、便秘や下痢などの症状が現れやすくなります。体質に合った改善法で、胃腸だけでなくそのほかのトラブルの改善にもつながるので慎重に選びたいですね。

とっておきアドバイス

## “甘酸っぱい山楂子《さんざし》”で、食欲回復！

消化吸収を助け、ダイエット効果もあるドライフルーツ「山楂子」は、中国では古くから漢方薬として使われています。バラ科の植物で、食欲不振や下痢に用いられるほか、脂肪の排出に優れているためダイエットや高脂血症対策にも使われてきました。酸味のあるやさしい甘さでお茶菓子としても親しまれてきた果物です。山楂子配合の粉末ハーブティー「晶三仙《しょうさんせん》」は日本でも手に入ります。食欲がわかないとき、食べ過ぎてしまったときにおすすめです。

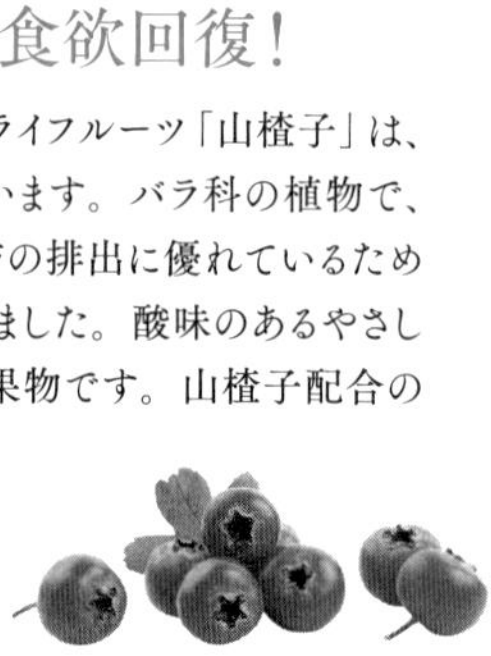

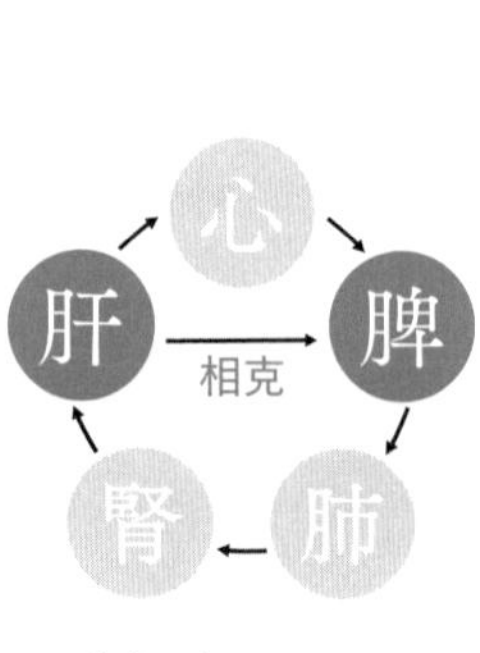


消化吸収をつかさどる脾、ストレスを受けやすい肝を守りましょう。

# 胃腸を整える養生法

湿度が高い日本に暮らす私たちは脾気虚になりやすく、胃腸が弱くなりがちです。
胃腸の機能に影響を及ぼす飲食物や生活習慣を見直すことも大切です。
漢方・アロマ・ツボに合わせて、食事のとり方も考えてみましょう。

## ① 口にするものは体温より高いものを

冷たい飲食物とは「体温より低い温度の飲食物」と考えます。常温の水でさえも冷たい飲みものです。冷たい水分を過剰摂取すると、尿や汗として排出されるまでの間、体温（36～37度）くらいまで温めなければなりません。本来消化吸収に使うべき脾の気（エネルギー）を、冷たいものを温めるために無駄づかいしているのです。せめて、朝起きてすぐ口にするものは、温かい白湯などにして胃腸をいたわる第一歩にしましょう。

## ② 食べる時間は規則的に

食事の時間が日によってバラバラだと、脾を消耗する原因になります。特に夕食は就寝の2時間前までにすませることが重要です。できれば夜20時までに食事を済ませて、22時～2時の睡眠のゴールデンタイムまでには消化を終えれば、寝ている間に身体づくりのホルモン分泌やリズムが正されて、腸内環境を整えることができます。

## ③ 脂っこい食事や激辛食品、飲酒は控えて

脂っこい食事や肉類は、消化にたくさんの気が必要になり、胃腸に負担がかかります。病気のときに消化の良いものを食べるのは、気のエネルギーを消化で無駄に使わず、自然治癒力に費やすためだという考えもあります。また、激辛食品や飲酒は直接脾胃を痛め、体内に余分な熱がこもりやすくなります。熱がこもると異常に食欲が増すこともあり、暴飲暴食にもつながるので気をつけましょう。

## ④ よく噛んで食べましょう

日本人の食生活は、欧米化とともに軟らかい食べものが増え、あまり噛まなくなったことで歯並びにまで悪影響が出ているといわれています。パンや麺類よりも米を食べることで、必然的に噛む回数は増えます。よく噛むことで脳が活性化するほか、唾液も多く分泌されることから唾液中の消化酵素がよく働き、食べものの消化が進みます。“噛む”という第一段階の消化がしっかり行えていると、胃腸に負担をかけずにすみます。

# 食欲不振・胃腸のトラブルは7つのタイプに分けられます

食欲不振・胃腸のトラブル①

## 脾《ひ》気《き》虚《きょ》タイプ（胃もたれや胃痛が気になるタイプ）

もともと胃腸が弱く、消化不良を起こしやすいタイプです。普段からお腹にやさしいものを食べるように心がけましょう。冷たいもの、生もの、乳製品のとり過ぎに注意です。

**主な症状**

- □ みぞおちがつかえる
- □ 疲れやすい
- □ 貧血っぽい
- □ 胃痛
- □ 胃腸虚弱
- □ 胃もたれ

**おすすめアロマレシピ**

- レモン 4滴
- ペパーミント 2滴
- パチュリ 2滴

- スイートアーモンドオイル 20mℓ

**おすすめマッサージ**

**お腹**【⇒P.113参照】（任脈・胃経）
**脚表**【⇒P.88参照】（脾経・胃経）

**漢方・生薬なら**

- 食欲がない人、胃がもたれやすい人に
➡**六君子湯**（りっくんしとう）
- 夜遅くに食事をとる人や、食べ過ぎる人に
➡**晶三仙**（しょうさんせん）

**おすすめ食材**

オクラ、かぶ、人参、いちご、発芽玄米、山いも、山《さん》楂《ざ》子《し》、ナツメ　など

**ツボ押しなら**

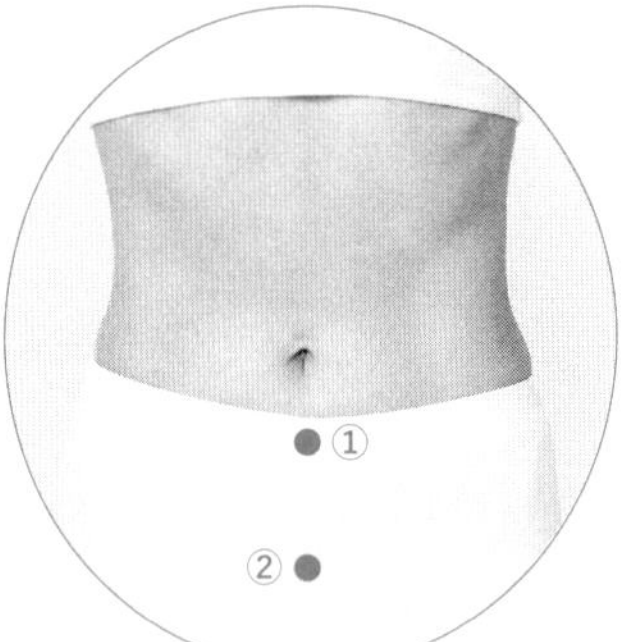


①**気海**（きかい）
②**関元**（かんげん）

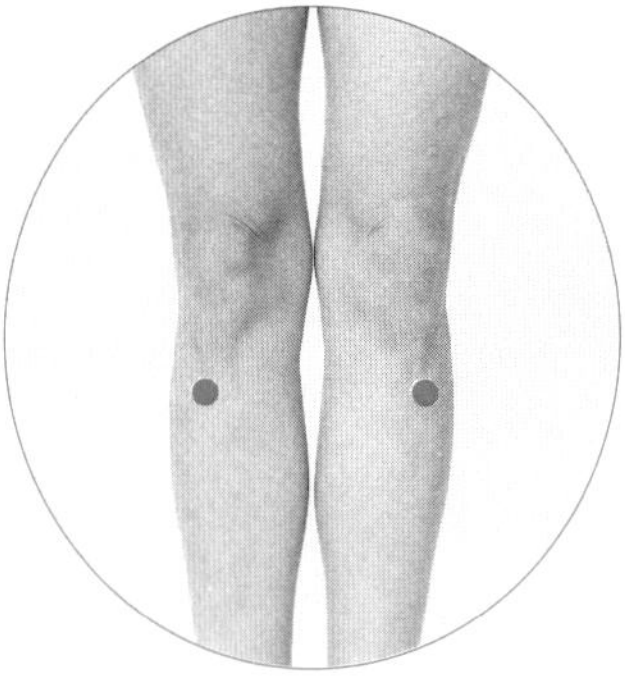

**足三里**（あしさんり）

## 食欲不振・胃腸のトラブル②

### 脾《ひ》虚《きょ》挟《きょう》湿《しつ》タイプ（食べるとすぐに下痢してしまうタイプ）

根本にあるのは消化吸収機能の低下（脾虚）。主に吸収機能が低下し、消化管内の水分量が多くなり、その結果、湿邪が生まれ軟便や下痢が起こりやすい。

**主な症状**
- □下痢しやすい
- □痩せて顔色が悪い
- □唇が荒れやすい
- □貧血
- □むくみ
- □おりものが多い

**おすすめアロマレシピ**
- マンダリン 4滴
- パチュリ 2滴
- ジンジャー 2滴

スイートアーモンドオイル 20mℓ

**漢方・生薬なら**
- 普段から便が緩い人に
  ➡参苓白朮散
  （じんりょうびゃくじゅつさん/健《けん》脾《ぴ》散《さん》）
- 水様性の下痢に
  ➡胃苓湯（いれいとう）

**ツボ押しなら**
梁丘（りょうきゅう）

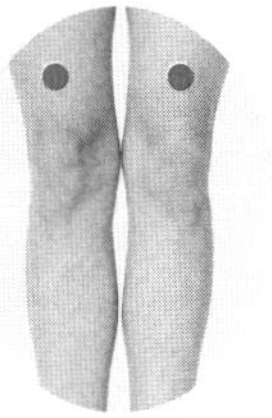

**おすすめ食材**
山いも、はと麦、はすの実、ナツメ、アボカド など

## 食欲不振・胃腸のトラブル③

### 中《ちゅう》気《き》下《げ》陥《かん》タイプ（手足がだるく、内臓下垂がある人）

脾の昇清機能がうまく働かなくなると、気を上に持ち上げられないため、皮膚や内臓がだらんと下がってしまいます。脾の気を補い、四肢や全身に活力を与えます。

**主な症状**
- □胃下垂など内臓下垂
- □習慣性の流産
- □皮膚のたるみ
- □食欲不振
- □手足のだるさ

**おすすめアロマレシピ**
- スイートマージョラム 3滴
- フランキンセンス 2滴
- マンダリン 3滴

スイートアーモンドオイル 20mℓ

**漢方・生薬なら**
- 疲れやすく胃下垂の人に
  ➡補中益気湯
  （ほちゅうえっきとう）
- 疲れやすく胃腸の働きが弱い人に
  ➡香砂六君子湯
  （こうしゃりっくんしとう/健《けん》胃《い》顆《か》粒《りゅう》）

**ツボ押しなら**
中脘（ちゅうかん）

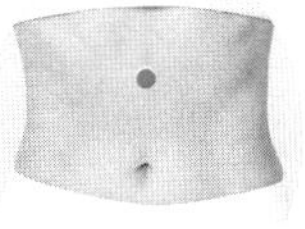

**おすすめ食材**
うるち米、卵、山いも、鶏肉、じゃがいも など

## 食欲不振・胃腸のトラブル④

# 肝《かん》気《き》犯《はん》脾《ぴ》タイプ（ストレスで胃腸の不調を感じるタイプ）

精神的なストレスが強いと肝が緊張して胃腸の働きを止めてしまうことがあります。みぞおちが張ったり、便秘と下痢を繰り返すこともあります。

主な症状
- □ストレス
- □ため息が多い
- □便秘と下痢を繰り返す
- □お腹が張りガスが溜まる
- □腹痛

### おすすめアロマレシピ

- ベルガモット 4滴
- カモミールローマン 2滴
- スイートオレンジ 2滴

- スイートアーモンドオイル 20mℓ

### 漢方・生薬なら

- 便秘や下痢を繰り返す人に
  ➡**開気丸**（かいきがん）
- ストレスでお腹が張る人やガスが溜まる人に
  ➡**逍遥散**（しょうようさん）

### ツボ押しなら

**期門**（きもん）

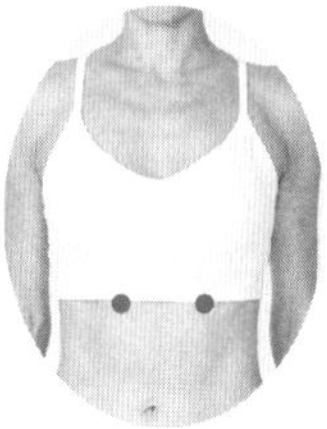

### おすすめ食材

みかん、すだち、三つ葉、ピーマン、ういきょう　など

## 食欲不振・胃腸のトラブル⑤

# 心《しん》脾《ぴ》両《りょう》虚《きょ》タイプ（くよくよ考えて食欲がないタイプ）

不眠や心労などで心血が不足することで脾気も不足し、結果的に消化吸収力が低下して食欲も低下している状態。うつやひきこもりなどでも起こりやすい。

主な症状
- □精神不安
- □不正出血
- □不眠
- □貧血
- □あざができやすい
- □もの忘れ

### おすすめアロマレシピ

- スイートマージョラム 3滴
- フランキンセンス 3滴
- サンダルウッド 2滴

- スイートアーモンドオイル 20mℓ

### 漢方・生薬なら

- 貧血、不眠、健忘に
  ➡**帰脾湯**
  （きひとう／心《しん》脾《ぴ》顆《か》粒《りゅう》）
- 不安やイライラが強いときに
  ➡**加味帰脾湯**（かみきひとう）

### ツボ押しなら

**神門**（しんもん）

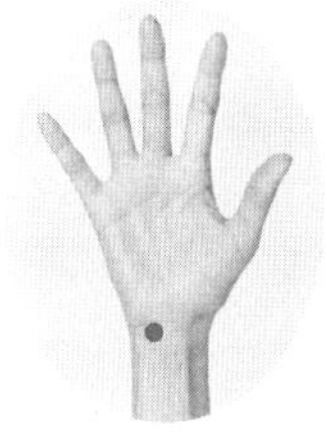

### おすすめ食材

龍眼《りゅうがん》、はすの実、ココナッツ、ジャスミン茶、小麦　など

## 食欲不振・胃腸のトラブル⑥

### 湿《しつ》邪《じゃ》困《こん》脾《ぴ》タイプ（湿気や暑さで食欲低下するタイプ）

脾は湿を嫌う内臓です。梅雨から夏にかけては湿度と暑さで胃腸を壊しやすくなります。水分代謝が落ちているので、冷たいものや水のとり過ぎにも注意しましょう。

**主な症状**

- □ 夏バテ
- □ 夏風邪
- □ 生もの・冷たいもののとり過ぎ
- □ 吐き気
- □ 下痢
- □ 頭重

**おすすめアロマレシピ**

- パチュリ 2滴
- グレープフルーツ 4滴
- レモン 2滴

スイートアーモンドオイル 20mℓ

**漢方・生薬なら**

- 暑さによる食欲不振、急性胃腸炎に
  ➡**藿香正気散**
  （かっこうしょうきさん／勝湿《しょうしつ》顆《か》粒《りゅう》）
- むくみ、下痢、吐き気に
  ➡**五苓散**（ごれいさん）

**ツボ押しなら**

**天枢**（てんすう）

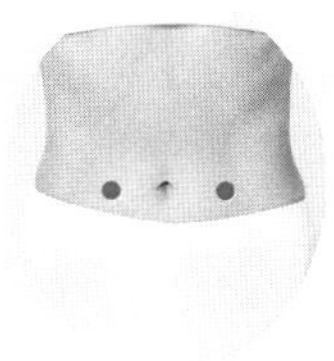

**おすすめ食材**

緑豆、オクラ、パクチー、トマト、枝豆 など

## 食欲不振・胃腸のトラブル⑦

### 痰《たん》熱《ねつ》タイプ（胸やけや口の粘りが気になるタイプ）

不規則な食生活などにより、余分な水分が滞り、熱を持った状態。食欲不振のほか、不眠や口の粘りなどを感じる人も。

**主な症状**

- □ 胸やけ
- □ めまい
- □ 口の粘り
- □ 生活が不規則
- □ 不眠

**おすすめアロマレシピ**

- グレープフルーツ 4滴
- サンダルウッド 3滴
- ネロリ 1滴

スイートアーモンドオイル 20mℓ

**漢方・生薬なら**

- 貧血、不眠、健忘に
  ➡**温胆湯**
  （うんたんとう）
- めまいや頭痛がある人に
  ➡**半夏白朮天麻湯**
  （はんげびゃくじゅつてんまとう）

**ツボ押しなら**

**曲池**（きょくち）

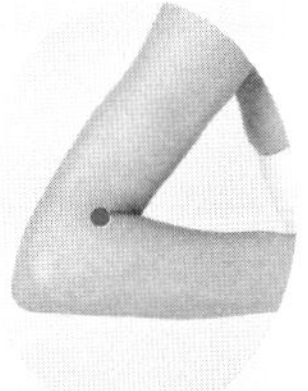

**おすすめ食材**

玄米、豆乳、梅、梨、大根 など

心身の不調

4

# 下痢

## まずは「湿」を取り除くこと。慢性の場合は体質改善を。

梅雨から夏などの湿気の多い時期や、急に冷え込む冬の時期などは下痢を起こしやすくなります。お腹の冷え、飲み過ぎ、食べ過ぎ、ストレスなど、原因の違う下痢ではアプローチが異なります。市販の下痢止め薬はときに病原菌の排出を妨げる恐れがあるため、安易な使用はおすすめできません。特に慢性の下痢は、体質から変えていく必要があります。

　中医学では消化吸収をつかさどるのは脾であり、脾胃は協力して昇清《しょうせい》降濁《こうだく》（栄養分を上に持ち上げ、不要なものを下におろす）すると考えています。また、脾は湿を嫌い燥を好む性質があるので、湿を取り除く性質のあるアロマのパチュリや漢方薬の藿香正《かっこうしょう》気《き》散《さん》をお助けアイテムとして常備しておくとよいでしょう。

　また、脾気虚と脾腎陽虚の下痢は臓腑の機能低下によっておこります。気虚は体を温める作用が低下するため、多くの場合冷えを伴います。脾気虚は下痢が続くと脱肛を起こすことも。腎虚は高齢者に多く、足腰の弱り、夜明け前の下痢を起こしやすくなるので、補中益気湯などを用いて慢性化する前に解消しましょう。

とっておきアドバイス

### 下痢のための各タイプ共通特効ツボ

お腹周りをやさしく温めながらマッサージ。特効のツボにお灸やカイロを貼るのもおすすめ。腹巻なども上手に活用して。

中脘《ちゅうかん》　おへそから指5本分上で
みぞおちとおへその中間。

関元《かんげん》　おへそから指4本分下。

天枢《てんすう》　おへそから指3本分両わき。

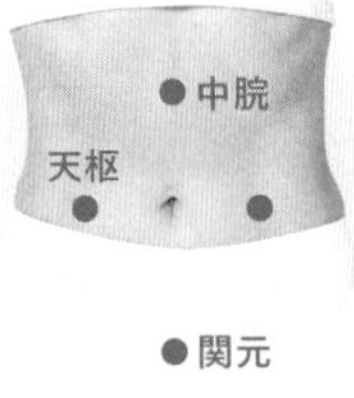


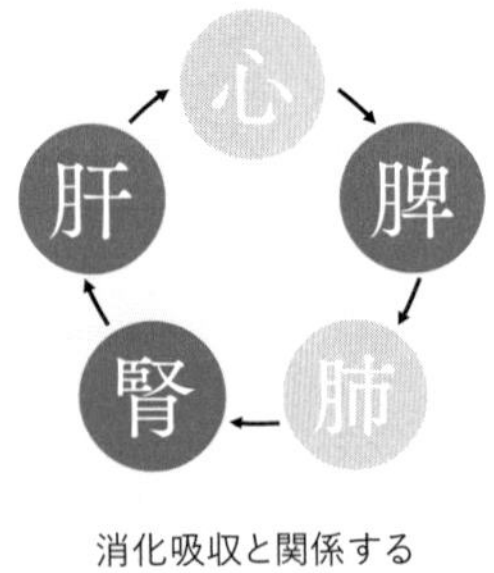


消化吸収と関係する脾を守る。症状や原因により肝・腎もケア。

# 「湿」が原因の急性の下痢は「寒湿」と「湿熱」に分けられます

## 下痢（急性）①

### 寒《かん》湿《しつ》タイプ（冷え、冷え下痢タイプ）

お腹の冷えなど、寒と湿が原因で下痢を起こします。寒い地域や湿気の多い季節、冷たいもののとり過ぎでも起こりやすい。寒と湿を取り除く漢方やアロマを用います。

**主な症状**

- □ お腹が冷える
- □ 便の臭いはほとんどない
- □ 食欲不振
- □ お腹がごろごろ鳴る
- □ 口は渇かない
- □ 舌に白いべったりとした苔

**おすすめアロマレシピ**

- パチュリ 3滴
- スイートマージョラム 2滴
- ジンジャー 1滴
- マンダリン 2滴

- ホホバオイル 20㎖

**漢方・生薬なら**

- 吐き下しや胃腸炎に
  ➡藿香正気散
  （かっこうしょうきさん/勝湿《しょうしつ》顆《か》粒《りゅう》）
- お腹が冷えて下痢する人に
  ➡胃苓湯（いれいとう）

**おすすめ食材**

ねぎ、もち米、甘酒、
生姜、山椒　など

**ツボ押しなら**

①梁丘（りょうきゅう）
②陰陵泉（いんりょうせん）
③上巨虚（じょうこきょ）

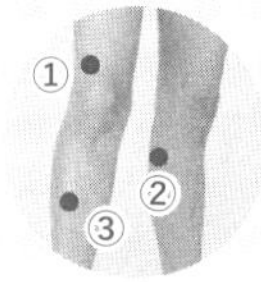


## 下痢（急性）②

### 湿《しつ》熱《ねつ》タイプ（夏の暑さによる下痢や食あたりタイプ）

暑熱と湿が原因で起こる下痢。排便時、肛門に熱感を伴い、便の臭いが強く感じることも多いでしょう。湿を取り除き、熱を冷ますオイルを使いましょう。

**主な症状**

- □ 悪臭の強い下痢
- □ 排便時肛門に熱感がある
- □ 吐き気・嘔吐
- □ 食べものにあたった
- □ 暑い時期、湿気の多い地域に下痢しやすい
- □ 舌に黄色くべったりとした苔

**おすすめアロマレシピ**

- パチュリ 3滴
- ペパーミント 1滴
- レモン 4滴

- ホホバオイル 20㎖

**漢方・生薬なら**

- 熱を伴うウイルス性の下痢や食中毒に
  ➡葛根黄連黄芩湯
  （かっこんおうれんおうごんとう）
- 血便や腸内異常発酵に
  ➡五行草（ごぎょうそう）

**ツボ押しなら**

①合谷
（ごうこく）
②曲池
（きょくち）

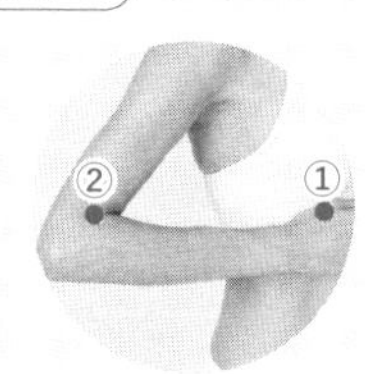


**おすすめ食材**　はと麦、はすの葉、大麦、いちご、オレガノ　など

# 慢性の下痢の場合は、体質改善から行う必要があります

下痢（慢性）③

## 脾気虚弱《ひききょじゃく》タイプ（もともと脾が弱いタイプ）

脾気虚で下痢が続くと脱肛を起こすこともあります。このような場合は補中益気湯を用い、益気昇提《えっきしょうてい》といい、気を上に引き上げることにより脱肛を解消します。

主な症状

- □ いつも軟便気味
- □ 長期にわたる食事の不摂生
- □ 食欲不振
- □ 未消化物が混じった下痢
- □ お腹の冷え
- □ 手足がだるい

**おすすめアロマレシピ**

- パチュリ 1滴
- サンダルウッド 2滴
- マンダリン 5滴

- ホホバオイル 20mℓ

**おすすめマッサージ**

**お腹**【⇒P.113参照】（胃経・任脈）

**手・腕**【⇒P.94】（三焦経・大腸経）

**漢方・生薬なら**

- 胃腸虚弱者の慢性的な下痢に

➡**参苓白朮散**（じんれいびゃくじゅつさん/健脾散《けんぴさん》）

- 下痢が続き脱肛を起こす場合に

➡**補中益気湯**（ほちゅうえっきとう）

- 胃もたれ、消化不良があるときに

➡**晶三仙**（しょうさんせん）

**おすすめ食材**

米、かぼちゃ、じゃがいも、山いも、山楂子《さんざし》　など

**ツボ押しなら**

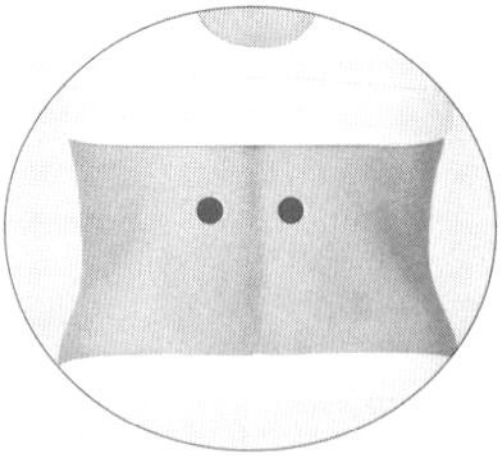

**脾兪**（ひゆ）　※あばら骨の下端をつかんで親指を使って押します。

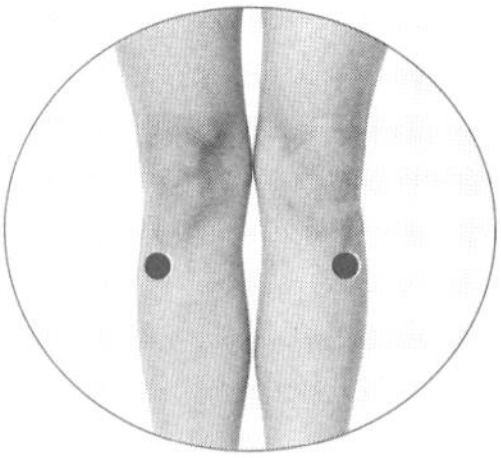

**足三里**（あしさんり）

## 下痢（慢性）④

### 肝《かん》気《き》犯《はん》脾《ぴ》タイプ（ストレスや過食でお腹を壊すタイプ）

ストレスなどによる下痢は、気が滞り肝の疏泄作用が失調し、腸の動きが乱れることによって起こります。過敏性腸症候群の多くはこのタイプに含まれます。

**主な症状**

- □精神的緊張でお腹を壊す
- □ストレス、怒り、うつ
- □ガスやゲップが出やすい
- □下痢と便秘を繰り返す
- □お腹や胸脇部が張る

**おすすめアロマレシピ**

- パチュリ 2滴
- ベルガモット 4滴
- カモミールローマン 2滴

- ホホバオイル 20mℓ

**漢方・生薬なら**

- 胃の痛みやもたれなどに
  ➡半夏瀉心湯
  （はんげしゃしんとう）
- 便秘と下痢を繰り返す人に
  ➡開気丸（かいきがん）

**ツボ押しなら**

①陽陵泉
（ようりょうせん）
②太衝
（たいしょう）

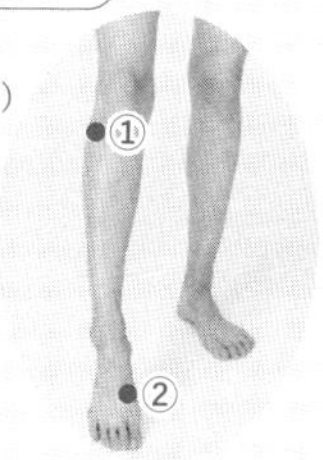


**おすすめ食材**　らっきょう、みかん、玉ねぎ、そば、きんかん など

## 下痢（慢性）⑤

### 脾《ひ》腎《じん》陽《よう》虚《きょ》タイプ（過労や老化で悪化するタイプ）

腎の陽が不足しているので、体の芯から温められないために起こる慢性の下痢です。足元やお腹を冷やさないように、日ごろから温めておくようにすることが大切です。

**主な症状**

- □お腹が冷えて下痢になる
- □明け方の下痢
- □足腰が冷えてだるい
- □老化
- □下したあとは楽になる
- □夜中にトイレに起きる

**おすすめアロマレシピ**

- パチュリ 2滴
- ジンジャー 1滴
- シナモン 1滴
- スイートオレンジ 4滴

- ホホバオイル 20mℓ

**漢方・生薬なら**

- 全身の冷えがある人に
  ➡真武湯（しんぶとう）
- 老化や過労の下痢に
  ➡参馬補腎丸
  （じんばほじんがん）

**おすすめ食材**

シナモン、鶏肉、生姜、
黒豆、栗 など

**ツボ押しなら**

①腎兪（じんゆ）②大腸兪（だいちょうゆ）
③次髎（じりょう）④中髎（ちゅうりょう）

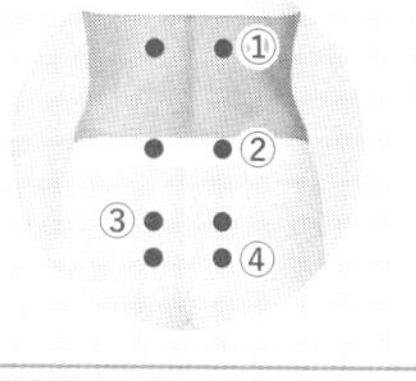

心身の不調

5

# 便秘

大黄を含む処方は、長期服用すると体に負担がかかります。

すっきり便が出ない、出てもコロコロウンチ、毎日出ない、出る時間がまちまち……。便が出ていても、このような症状は立派な便秘です。

便秘が続くと、体中に不調が出てきます。お腹が張ったり、食欲がなくなったり、肌が荒れたりと、便秘は何ひとつ良いことを引き起こしません。早めに便秘を解消するのが一番ですが、便秘にも原因がさまざまあるのです。もちろん、原因が違えば治療法も異なります。下剤を飲んで、下痢っぽい便が出ればいいかというとそうではありません。

中医学では、便を見れば病気が分かるというほどで、便の状態は身体の状態を現すと考えます。健康的な便はバナナ1本から2本ほどで、排便後にすっきりしたと感じるかどうかが重要なポイントです。

便秘は基本的に、消化吸収をつかさどる「脾」のトラブルと考えますが、原因によって、ストレスによる便秘は「肝」、大腸と関係する便秘は「肺」、老化による便秘は「腎」とそれぞれ関連があるとされています。まずは自分のタイプを知り、それに合った解消法を見つけましょう。

とっておきアドバイス

## “便秘特効のツボ”を覚えておきましょう

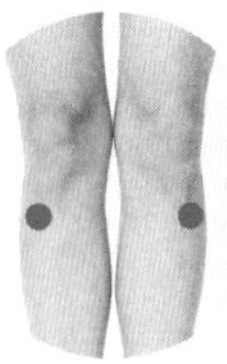

足三里

（あしさんり）

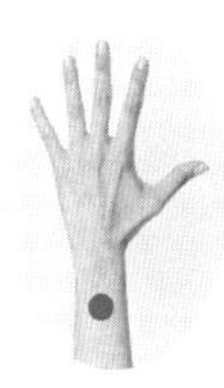

支溝

（しこう）

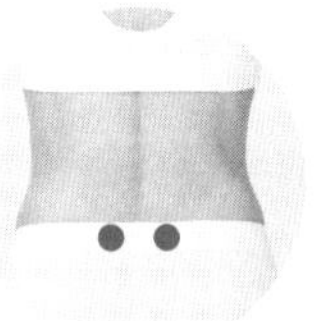

大腸兪

（だいちょうゆ）

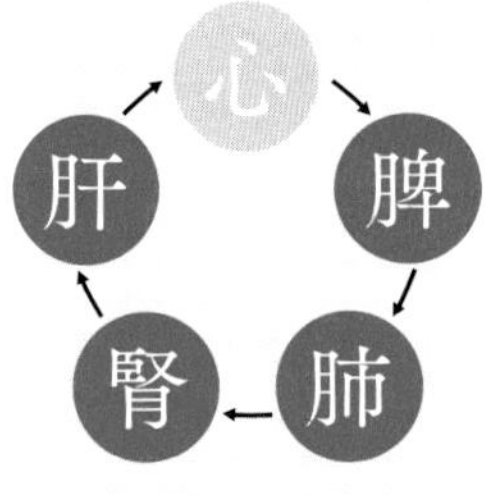


脾は消化吸収、肝は自律神経、肺は大腸、腎は老化と関係あり。

# 便秘は5つのタイプに分けられます

便秘①

## 熱《ねっ》秘《ぴ》（脾《ひ》胃《い》実《じつ》熱《ねつ》）タイプ（暴飲暴食タイプ）

暴飲暴食したりスパイス料理を食べ過ぎたりすると、「脾」「胃」が熱を持ち便秘が起こってしまいます。消化を促し、脾や胃の熱を冷ますオイルを使いましょう。

主な症状

- □辛いものの食べ過ぎ
- □体が熱い
- □のどが渇く
- □口臭がある
- □便が臭い
- □舌苔が黄色く厚い

おすすめアロマレシピ

- ペパーミント 2滴
- レモン 4滴

- ホホバオイル 20mℓ

おすすめマッサージ

**お腹**【⇒P.113参照】（胃経）

漢方・生薬なら

- 肥満気味の人に
  ➡**防風通聖散**（ぼうふうつうしょうさん）
- 便秘に使われる代表的な処方
  ➡**大黄甘草湯**（だいおうかんぞうとう）

おすすめ食材

**バナナ、こんにゃく、アロエ、たけのこ、寒天、ハブ茶、パイナップル、オートミール、菊いも　など**

ツボ押しなら

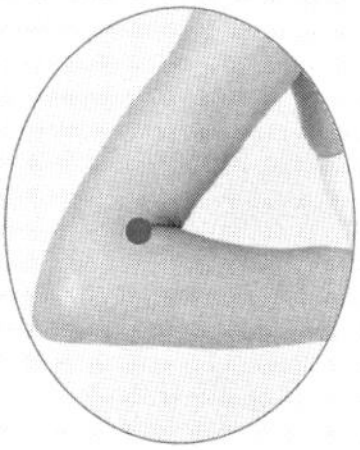

**曲池**
（きょくち）
※ひじをつかんで親指を使って押します。

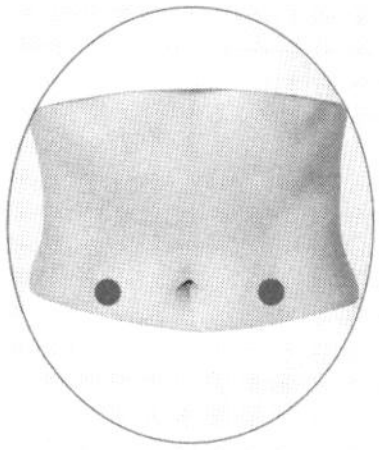

**天枢**
（てんすう）

とっておきアドバイス

### “お腹のマッサージ”のコツは?

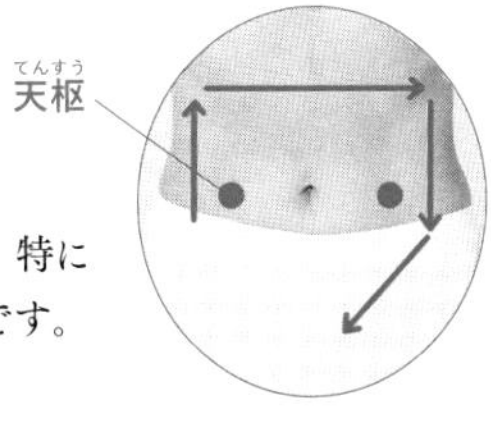


下腹部を大腸に沿って時計回りに、手のひら全体を使ってマッサージ。特に天枢《てんすう》は四指で念入りに押しましょう。トイレに座りながら行うのも効果大です。

便秘②

# 肝《かん》脾《ひ》気《き》滞《たい》タイプ（ストレスタイプ）

緊張が続いたり、場所が変わったりすると排便できない人はストレスを感じやすく、「肝」を傷めやすい人です。その結果、「脾」に影響が及んで便秘になってしまいます。安心できる空間でマッサージを行い、リラックスしましょう。

主な症状

- □運動不足
- □スッキリと排便できない
- □お腹が張る
- □ゲップがよく出る
- □会社や学校でトイレを我慢してしまう

## おすすめアロマレシピ

- ベルガモット 4滴
- グレープフルーツ 2滴
- パチュリ 2滴

- ホホバオイル 20mℓ

## おすすめマッサージ

**お腹**【⇒P.113参照】（胃経）

**脚表**【⇒P.88参照】（肝経・胆経）

## 漢方・生薬なら

- **お腹が張り、肥満体質の人に**
  ➡**大承気湯**（だいじょうきとう）
- **瘀血気味で便秘がちの人に**
  ➡**桃核承気湯**（とうかくじょうきとう）

## おすすめ食材

アボカド、えのき、菜の花、まこもだけ、レタス、もずく、春菊、三つ葉、玄米　など

## ツボ押しなら

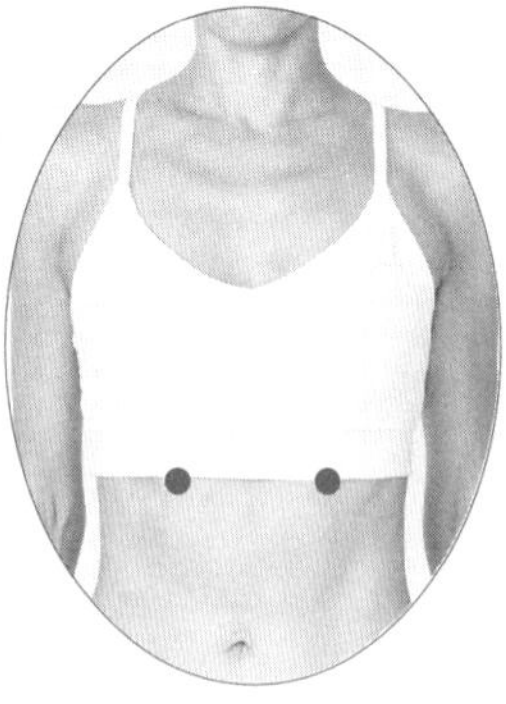

**期門**（きもん）

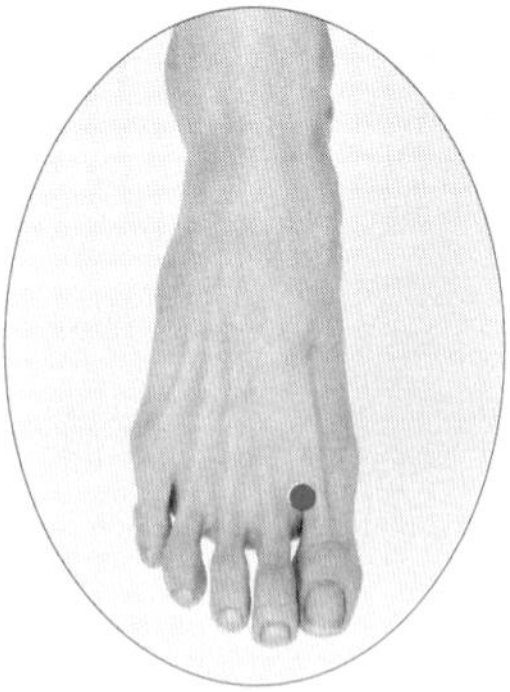

**行間**（こうかん）

便秘③

# 脾《ひ》肺《はい》気《き》虚《きょ》タイプ（虚弱体質・妊産婦タイプ）

四肢をつかさどる「脾」が弱ると踏ん張る力も弱くなり、「肺」の機能も低下するため、大腸に影響が出てきます。脾と肺の機能を強め、腸の蠕動《ぜんどう》運動を促して、排便力をつけましょう。

主な症状
- □息切れ
- □多汗
- □食欲減退
- □全身の疲れ
- □脱肛
- □妊娠・出産時の便秘

**おすすめアロマレシピ**

- スイートマージョラム 3滴
- フランキンセンス 4滴
- クラリセージ 1滴

- ホホバオイル 20mℓ

**おすすめマッサージ**

**手・腕**【⇒P.94参照】（三焦経・肺経）
**お腹**【⇒P.113参照】（胃経）

**漢方・生薬なら**

- 大黄を含まない便秘薬。高齢者や妊婦の便秘に
  ➡**桂枝加芍薬湯**（けいしかしゃくやくとう）
- 内臓下垂気味の人に
  ➡**補中益気湯**（ほちゅうえっきとう）
- 妊産婦の便秘や下痢に
  ➡**晶三仙**（しょうさんせん）

**おすすめ食材**

納豆、いちじく、しめじ、水菜、アーモンド、ピーナッツ、ヨーグルト、ハチミツ、らかんか　など

**ツボ押しなら**

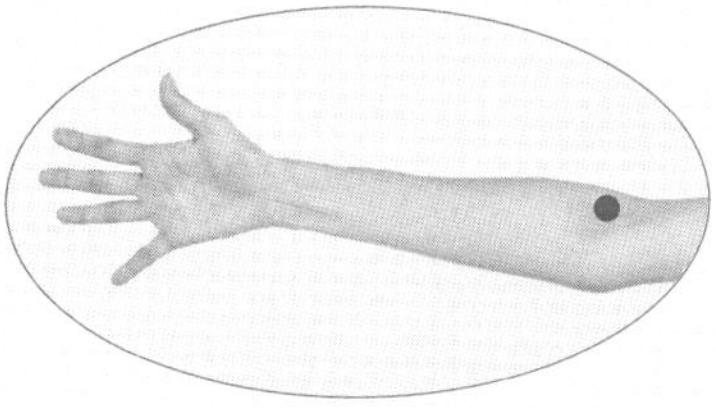

**尺沢**（しゃくたく）

ひじの内側を親指を使って押します。

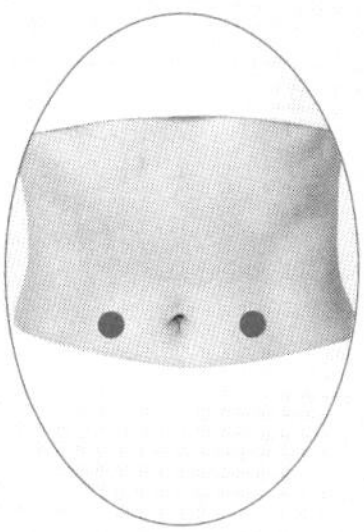

**天枢**（てんすう）

便秘④

# 脾《ひ》腎《じん》陽《よう》虚《きょ》タイプ（老化タイプ）

高齢者に多く、特にお腹や下半身が冷えやすいのが特徴です。消化吸収をつかさどる「脾」と、体の熱の種火となる「腎」の「陽」をプラスするオイルを選びましょう。

**主な症状**

- □虚弱体質
- □手足の冷え
- □夜中にトイレに起きる
- □腰痛
- □足腰が冷えて痛む

**おすすめアロマレシピ**

- スイートマージョラム 3滴
- ジンジャー 1滴
- シナモン 1滴

- ホホバオイル 20mℓ

**おすすめマッサージ**

**お腹**【⇒P.113参照】（胃経・任脈）
**脚表**【⇒P.88参照】（腎経・脾経）

**漢方・生薬なら**

- 冷え性の便秘に
  ➡**参馬補腎丸**（じんばほじんがん）
- 腸を潤し、穏やかに便通を良くする処方
  ➡**潤腸湯**（じゅんちょうとう）

※2種の薬を併用すると良いでしょう。

**おすすめ食材**

オクラ、さつまいも、ごぼう、くるみ、黒ごま、松の実、ココナッツオイル、あわ、山いも　など

**ツボ押しなら**

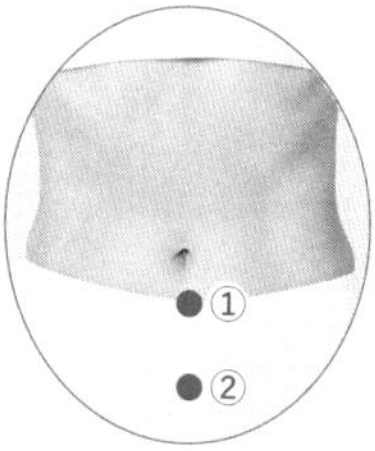


①**気海**（きかい）
②**関元**（かんげん）

とっておきアドバイス

## “ラッコちゃん運動”で大腸《だいちょう》兪《ゆ》を刺激

ひざを抱え、背中を丸めて座り、そのまま後ろにゴロンと倒れます。前後に2～3回ゆらゆらさせてから起き上がる動作を何度か繰り返しましょう。

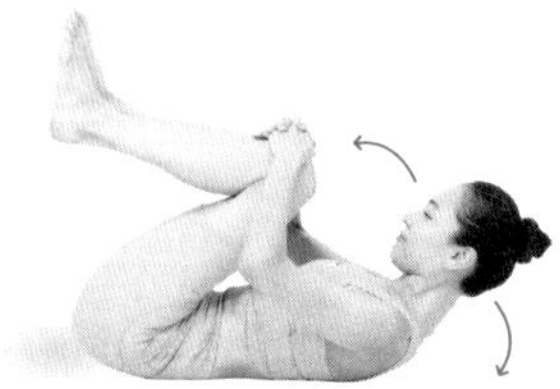

便秘⑤

# 血《けっ》虚《きょ》・陰《いん》虚《きょ》タイプ（慢性疾患タイプ）

さまざまな病気と便秘が併発することも。慢性疾患で血液や体液が消耗して「血《けっ》虚《きょ》」や「陰《いん》虚《きょ》」になると、腸管が乾燥し便秘が起こります。潤いをプラスしましょう。

主な症状

- □ めまい
- □ 立ちくらみ
- □ 動悸
- □ 微熱
- □ 寝汗
- □ 手足のほてり

**おすすめアロマレシピ**

- カモミールジャーマン 2滴
- ラベンダー 3滴
- サンダルウッド 1滴

- ホホバオイル 20mℓ

**おすすめマッサージ**

**脚表**【⇒P.88参照】（肝経・脾経）
**お腹**【⇒P.113参照】（胃経）

**漢方・生薬なら**

- **腸管の乾燥による便秘に**
  ➡**麻子仁丸**（ましにんがん）
- **脳の興奮からくる不眠と便秘に**
  ➡**柴胡加竜骨牡蠣湯**
  （さいこかりゅうこつぼれいとう）

**おすすめ食材**

小松菜、白菜、ほうれん草、まいたけ、モロヘイヤ、桃、オリーブオイル、メープルシロップ、米こうじ　など

**ツボ押しなら**

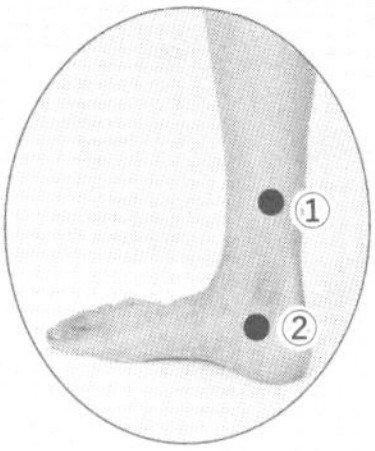


①三陰交
（さんいんこう）

②照海
（しょうかい）

とっておきアドバイス

## 食物繊維の多いものをとりましょう

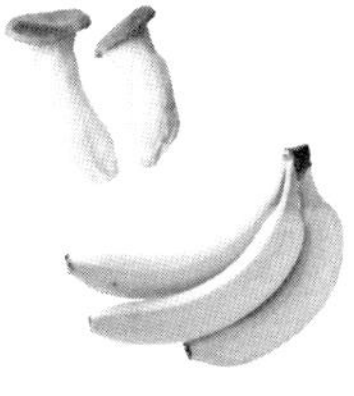

食物繊維入りの食品やジュースもありますが、できるだけ食材そのものから摂取してください。1日の食物繊維の目標摂取量は18歳～64歳の男性が21g以上、女性が18g以上（日本人の食事摂取基準〈2020年版〉）。エリンギ、バナナ、くこの実、ナツメなどに多く含まれています。

心身の不調

6

# 風邪予防&ひき始め

## 抗生物質を飲んでも、風邪は治りません。

風邪をひいたからといって、抗生物質を飲んでいませんか? 西洋医学では、風邪の原因はウイルスと定義されています。でも、実はウイルスに抗生物質は効きません。一般的にあまり意識されていないことですが、抗生物質は細菌を殺す薬で、二次感染予防のために処方されている薬なのです。つまり、風邪そのものには抗生物質は効かないのです。

風邪は予防が肝心。本当は、「ひいたかな?」と思ってから30分が勝負です。この風邪の予防に、大きな力を発揮するのが中医学です。

風邪は、中医学では「肺」の病気になります。風邪をひきやすいのは、肺の「気」が足りない「肺気虚」の場合です。「風邪《ふうじゃ》」と呼ばれる邪気が体内に侵入すると、症状が出てきます。この邪気の侵入する場所が、「風門《ふうもん》」というツボだといわれています。風門はちょうど背中側の首の下にあります(157ページ参照)。寒いときや、風が強いときにゾクゾクッとする部分と一致していますよね。風邪が侵入しないよう、風門辺りをマフラーなどでカバーするのも予防法のひとつです。

とっておきアドバイス

### 風邪に備えて常備しましょう!

「風邪かな?」と思ったら30分以内に服用してください。一家に一箱ずつ、必ず置いておきたい風邪の常備薬です。板藍根《ばんらんこん》とともに、つねに1回分ずつ持ち歩くようにするのもおすすめです。

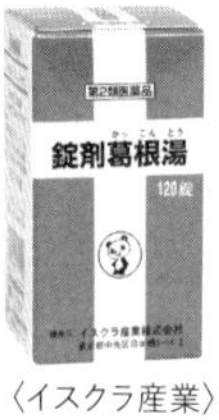


風寒タイプには葛根湯《かっこんとう》

〈イスクラ産業〉

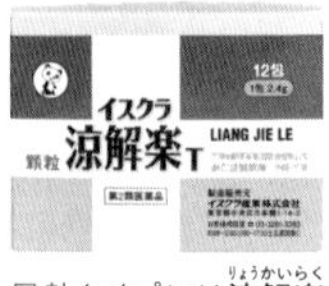


風熱タイプには涼解楽《りょうかいらく》

〈イスクラ産業〉

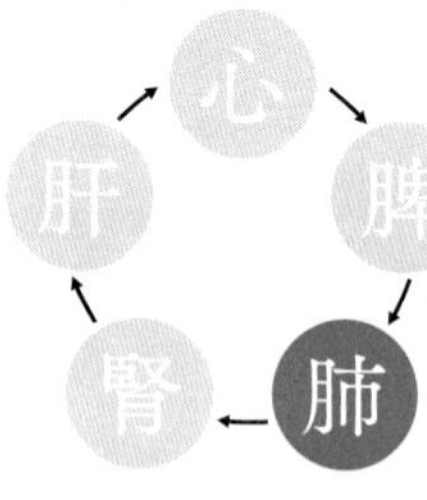


つねに肺を守り、気を張りめぐらせ、免疫力を強化しましょう。

# あなたの風邪は寒い風邪？　熱い風邪？　湿の風邪？

## 風邪予防&ひき始め①

### 風《ふう》寒《かん》タイプ

ひき始めに寒気のする風邪。このタイプの風邪は、とにかく温めることが重要です。身体を温める作用のある精油を使って寒さを吹き飛ばしましょう。

**主な症状**

- □ 背中がゾクゾク寒気がする
- □ くしゃみが多い
- □ 薄い鼻水がたらたら出る
- □ 手足が冷える
- □ 首元が冷える
- □ 首や肩がこる
- □ 節々が痛む

**おすすめアロマレシピ**

- ユーカリグロブルス 2滴
- ティートリー 2滴

- ホホバオイル 10mℓ

**漢方・生薬なら**

- 風邪のひき始めで寒気があるときに
  ➡**葛根湯**（かっこんとう）
- 強い寒気や熱が高いときに
  ➡**麻黄湯**（まおうとう）

※麻黄含有処方の長期服用は避ける

**ツボ押しなら**

①風府（ふうふ）
②風池（ふうち）
③風門（ふうもん）

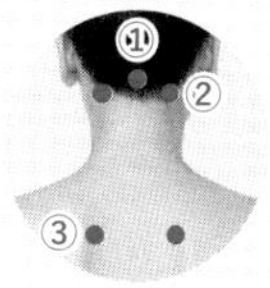


**おすすめ食材**　生姜、ねぎ、しそ、パクチー、日本酒　など

## 風邪予防&ひき始め②

### 風《ふう》熱《ねつ》タイプ

のどの痛みや熱っぽさを伴うひき始めの風邪には、冷やすタイプの精油と身体を潤す精油でより効果的に。ただし熱が高く体力がないときのマッサージは避けましょう。

**主な症状**

- □ のどが痛い、のどが渇く
- □ 鼻の粘膜が腫れて痛い
- □ 熱が高い、または頭がボーッとする
- □ 尿の色が濃い
- □ 舌の先端が赤い

**おすすめアロマレシピ**

- ラベンダー 2滴
- ペパーミント 1滴
- カモミールジャーマン 1滴

- ホホバオイル 10mℓ

**漢方・生薬なら**

- のどの痛み・渇き、頭痛に
  ➡**涼解楽**（りょうかいらく）
- のどの痛みに
  ➡**銀翹散**（ぎんぎょうさん）

**おすすめ食材**

ペパーミント、緑茶、板藍根《ばんらんこん》、りんご、みかん　など

**ツボ押しなら**

①天突（てんとつ）
②中府（ちゅうふ）

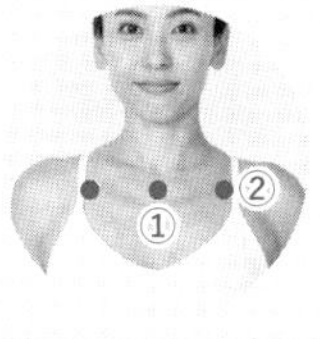

## ▼胃腸炎タイプの風邪

風邪予防＆ひき始め③

# 湿《しつ》邪《じゃ》困《こん》脾《ぴ》タイプ（急性胃腸炎などのお腹の風邪）

体に余分な水分である「湿」が溜まり、消化器系の症状が現れるタイプ。スタミナ料理は胃腸に負担をかけるのでNG。水分代謝を改善して胃腸を強くしましょう。

主な症状

- □下痢がある
- □胃腸が弱い
- □吐き気がする
- □お腹が痛い
- □食欲不振
- □全身の倦怠感

**おすすめアロマレシピ**

- パチュリ 1滴
- レモン 2滴
- ペパーミント 1滴

ホホバオイル 10mℓ

**おすすめマッサージ**

**お腹**【⇒P.113参照】（胃経）

**漢方・生薬なら**

- 吐き下しを伴う風邪に
  ➡**藿香正気散**（かっこうしょうきさん／勝《しょう》湿《しつ》顆《か》粒《りゅう》）
- 吐き気。腹痛を伴う風邪に
  ➡**柴胡桂枝湯**（さいこけいしとう）

**おすすめ食材**

苦瓜、冬瓜、とうもろこし、はと麦、梅、柿　など

**ツボ押しなら**

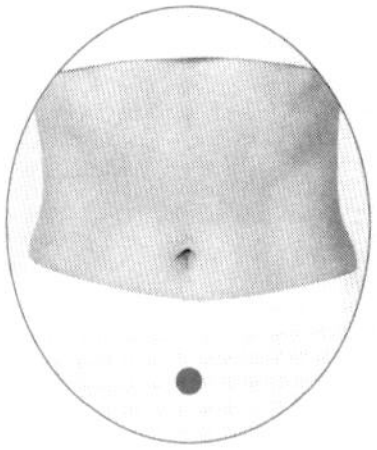

**関元**
（かんげん）

※両手を重ねて温めるつもりで軽く押さえます。

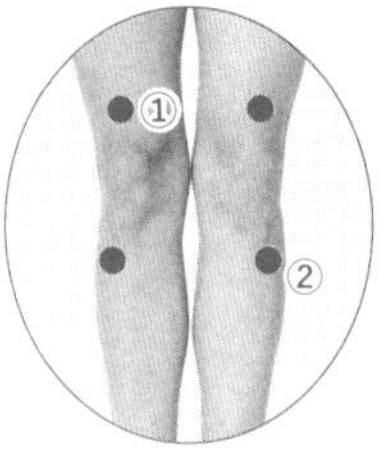


**①梁丘**
（りょうきゅう）

**②足三里**
（あしさんり）

とっておきアドバイス

## 抗菌抗ウイルス作用のある精油でバリアを張りましょう

風邪が流行り出したら、お部屋で抗菌抗ウイルス作用のある、ティートリーやユーカリグロブルス、サイプレスなどを空気中に香らせましょう。ティッシュやマスクに1、2滴垂らすのもおすすめ。

# ▼咳タイプの風邪

## 風邪予防&ひき始め④

### 肺《はい》陰《いん》虚《きょ》タイプ（から咳タイプの風邪）

体内の津液が不足して肺を潤す働きが低下しています。のどや気管支粘膜の乾燥で乾いた咳が出やすく痰は少なめ、またはネバネバして吐き出しづらい痰を伴います。

**主な症状**

- □ から咳
- □ 過労
- □ 老化
- □ のどの乾燥感・腫れ・痛み
- □ 痰が切れにくい

**おすすめアロマレシピ**

- サイプレス 3滴
- フランキンセンス 3滴
- サンダルウッド 2滴
- ホホバオイル 10mℓ

**漢方・生薬なら**

- 痰が切れにくく、苦しい空咳
  ➡麦門冬湯（ばくもんどうとう）
- のどの腫れや痛みの改善に
  ➡小柴胡湯加桔梗石膏（しょうさいことうかききょうせっこう）

**ツボ押しなら**

天突（てんとつ）

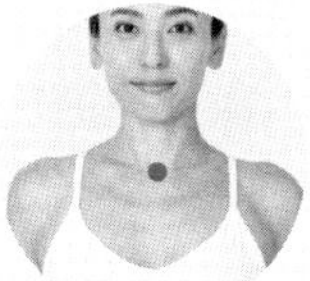

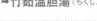

**おすすめ食材** 白きくらげ、桃、ハチミツ、いちじく、オリーブオイル など

## 風邪予防&ひき始め⑤

### 痰《たん》湿《しつ》阻《そ》肺《はい》タイプ（痰が絡む咳タイプ）

脾の働きが弱り、水が停滞すると痰湿が肺を冒してしまいます。胸のつかえがあり、ねばねばした痰が出やすく、痰が絡んだ強い咳が出やすいタイプです。

**主な症状**

- □ 痰が多い
- □ 口の中の粘り
- □ 食べ過ぎ
- □ 粘りのある鼻水・鼻づまり
- □ 胸苦しさ

**おすすめアロマレシピ**

- レモン 3滴
- ユーカリグロブルス 3滴
- シダーウッド 2滴
- ホホバオイル 10mℓ

**漢方・生薬なら**

- 強い咳で気道狭窄があり、息苦しいときに
  ➡麻杏甘石湯（まきょうかんせきとう）
- 痰が多く、咳や気管支炎、ぜんそくに
  ➡蘇子降気湯（そしこうきとう）
- 痰を伴う咳が長引くもの、かぜ、インフルエンザ、肺炎などの回復期に
  ➡竹茹温胆湯（ちくじょううんたんとう）

**ツボ押しなら**

①中府（ちゅうふ）
②雲門（うんもん）

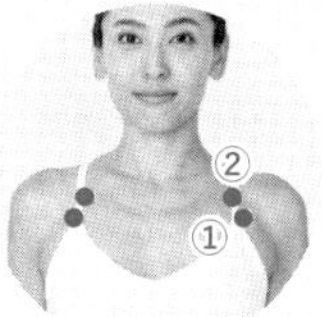


**おすすめ食材**

梨、びわ、梅、大根、くらげ　など

## ▼鼻水タイプの風邪

### 風邪予防&ひき始め⑥

## 風《ふう》寒《かん》犯《はん》肺《ぱい》タイプ（冷えタイプ）

風寒邪《ふうかんじゃ》が肺に侵入した状態を指します。冬場における外気の冷えや夏場のクーラーによる体の冷やし過ぎによる水っぽい鼻水です。

**主な症状**
- □ 水っぽい鼻水
- □ くしゃみ
- □ 悪寒
- □ 頭痛
- □ 関節痛

**おすすめアロマレシピ**
- ユーカリグロブルス 4滴
- ティートリー 3滴
- ジンジャー 1滴
- ホホバオイル 10mℓ

**漢方・生薬なら**
- さらさらの鼻水が大量に出るときに
  ➡小青竜湯（しょうせいりゅうとう）
- 鼻づまりが気になるときに
  ➡葛根湯加川芎辛夷
  （かっこんとうかせんきゅうしんい）

**ツボ押しなら**

迎香（げいこう）

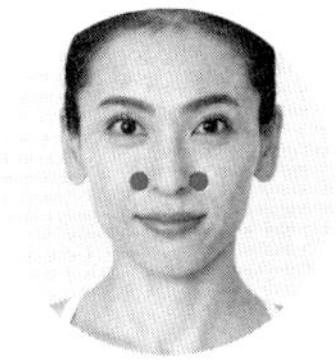

**おすすめ食材**　生姜、ねぎ、しそ、パクチー、シナモン　など

### 風邪予防&ひき始め⑦

## 痰《たん》熱《ねつ》壅《よう》肺《はい》タイプ（熱タイプ）

熱を帯びた痰飲《たんいん》が肺にふさがり、働きを悪くしている状態を指します。鼻がつまり、ドロッとした粘性のある黄色の鼻水が出ます。

**主な症状**
- □ 粘性のある黄色い鼻水
- □ 鼻の奥の熱感
- □ 鼻づまり
- □ 蓄膿症
- □ 慢性鼻炎

**おすすめアロマレシピ**
- ペパーミント 2滴
- サイプレス 3滴
- レモン 3滴
- ホホバオイル 10mℓ

**漢方・生薬なら**
- 鼻がつまり、ドロッとした粘性のある黄色の鼻水が出る方に
  ➡辛夷清肺湯
  （しんいせいはいとう）

**おすすめ食材**

金銀花《きんぎんか》、セロリ、桑の葉、ペパーミント、レモン　など

**ツボ押しなら**

印堂（いんどう）

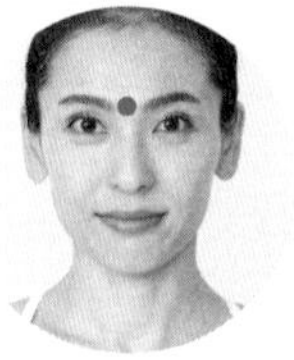

## ▼頭痛タイプの風邪

風邪予防&ひき始め⑧

# 風《ふう》邪《じゃ》タイプ（風邪による頭痛）

風邪の主な症状、発熱、寒け（悪寒）、咳、鼻水、下痢などに加えて、頭痛が起きてしまう場合。

主な症状
- □ 悪寒
- □ 発熱
- □ 鼻づまり
- □ 更年期
- □ 片頭痛

**おすすめアロマレシピ**

- フランキンセンス 3滴
- ラベンダー 4滴
- ペパーミント 1滴

- ホホバオイル 10mℓ

**おすすめマッサージ**

頭 【⇒P.127参照】

**漢方・生薬なら**

- 風邪を伴う頭痛や、更年期の頭痛に
  ➡川芎茶調散（せんきゅうちゃちょうさん/頂調《ちょうちょう》顆《か》粒《りゅう》）
- 寒気を伴う頭痛に
  ➡葛根湯（かっこんとう）

**おすすめ食材**

ペパーミント、いわし、カカオ、ローズマリー、山楂子《さんざし》、セロリ、シナモン　など

**ツボ押しなら**

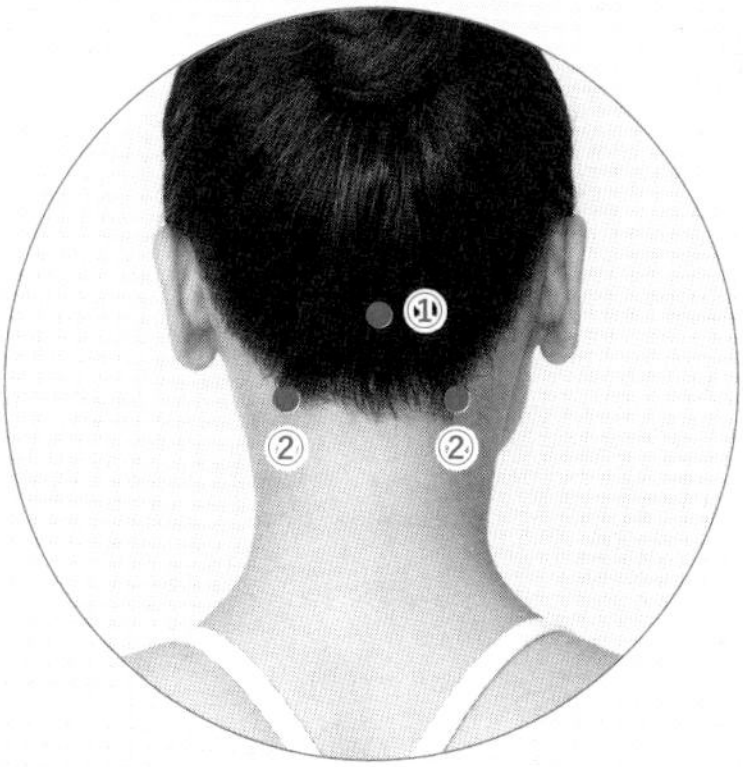


①風府
（ふうふ）

②風池
（ふうち）

# 頭痛

**鎮痛剤だけではダメ！原因別の根本治療が必要です。**

肩こりや目の疲れ、精神的な緊張など、頭痛の原因はさまざまです。西洋医学では、主に鎮痛剤を処方する緊張型頭痛と側頭部がズキンズキンと痛む片頭痛の2つに分類しますが、中医学ではさらに細分化し、原因によって処方を変えて治療にあたります。中医学による頭痛の治療は、痛みを抑えることだけが目的ではなく、その背後にある原因そのものを改善することで、結果として頭痛を起こりにくくしていくという方法をとるのです。

　中医学ではまず、急性の頭痛と慢性の頭痛に分け、さらにそれぞれを3分類して考えます。急性頭痛は、寒さが原因のもの、熱さが原因のもの、「湿」が原因のものという3分類。慢性頭痛はストレスが原因のもの、体力の消耗によるもの、血行不良が原因の3分類です。どのタイプも、主に中枢神経系をつかさどる「心」と自律神経系をつかさどる「肝」に関係しています。

　何より、ストレスを溜めない生活の工夫が大切です。忙し過ぎる人は、まずリラックスする時間を増やして、過労や睡眠不足に気をつけましょう。

とっておきアドバイス

## 急性頭痛に“温湿布&首ストレッチ”

熱いお湯に、タイプに合ったエッセンシャルオイルを2滴入れてタオルを浸して絞ります。温かくなったタオルを首に巻き、頭をぐるぐる回しましょう。首の張りが緩み、頭に血液が行き渡ります。

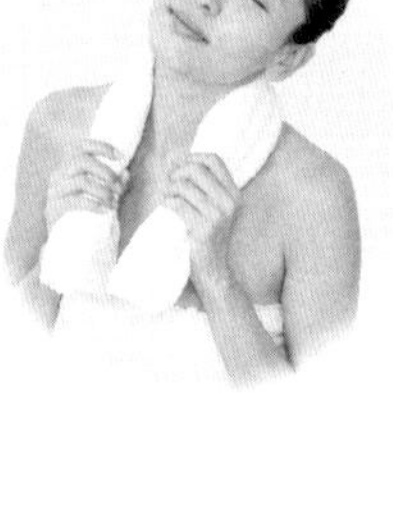

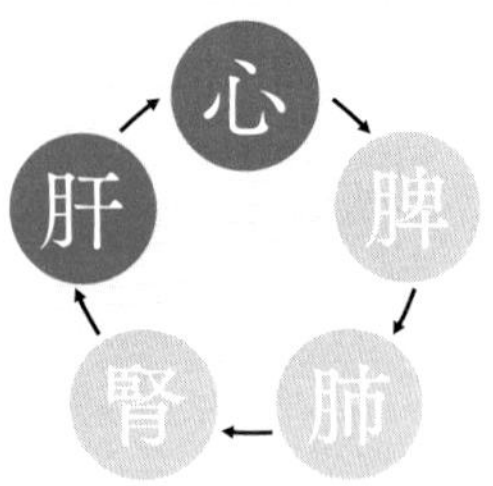


中枢神経系をつかさどる心、自律神経系をつかさどる肝を守る。

## 急性頭痛は次の3タイプに分けられます

頭痛(急性)①

### 風《ふう》寒《かん》頭《ず》痛《つう》タイプ（寒さが原因のタイプ）

「寒邪《かんじゃ》」が体内に入り込んだタイプの急性頭痛です。体を温めてデコルテのマッサージで、肩から首の経絡を流しましょう。

主な症状
- □後頭部から首、肩甲骨にかけての痛み
- □寒気
- □くしゃみ
- □鼻水
- □温めると楽になる

**おすすめアロマレシピ**

- ジンジャー 1滴
- スイートオレンジ 4滴
- ユーカリグロブルス 3滴

- ホホバオイル 20mℓ

**おすすめマッサージ**

デコルテ【⇒P.115参照】
頭【⇒P.127参照】（膀胱経）

**おすすめ食材**

みかん、生姜、ねぎ、パクチー、しそ　など

**漢方・生薬なら**

- 寒気のある風邪で無汗のときに
➡葛根湯（かっこんとう）
- あらゆる頭痛に
➡川芎茶調散
（せんきゅうちゃちょうさん／頂調《ちょうちょう》顆《か》粒《りゅう》）
- 手足やお腹が冷えてズキズキ痛む頭痛に
➡呉茱萸湯（ごしゅゆとう）

**ツボ押しなら**

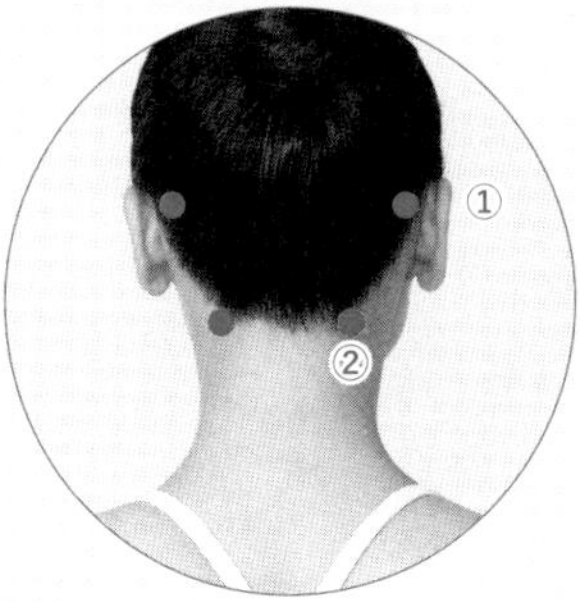


①脳空
（のうくう）
②風池
（ふうち）

とっておきアドバイス

### あらゆる頭痛治療の基本薬“川芎茶調散《せんきゅうちゃちょうさん》”

頭痛が現れる部位を流れる経絡の痛みに効果のある生薬を用いて気血を整え、頭痛を改善します。

頭痛（急性）②

## 風《ふう》熱《ねつ》頭《ず》痛《つう》タイプ（熱さが原因のタイプ）

「熱邪《ねつじゃ》」が体内に入り込んだタイプの急性頭痛です。頭部を冷やし、デコルテのマッサージで、肩から首の経絡を流しましょう。

主な症状
- □頭がボーッとする熱っぽい痛み
- □目の充血
- □発熱
- □口が渇く
- □顔が赤い

おすすめアロマレシピ
- ペパーミント 1滴
- ラベンダー 3滴
- レモン 4滴

ホホバオイル 20mℓ

漢方・生薬なら
- 風邪のひき始めの頭痛に
➡銀翹散（ぎんぎょうさん）
- のどの痛みや皮膚の炎症などのトラブルがあるときに
➡五涼華（ごりょうか）

ツボ押しなら

天柱
（てんちゅう）

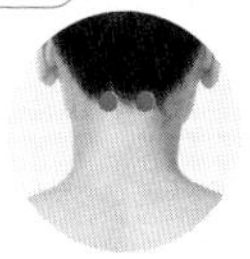

絲竹空
（しちくくう）

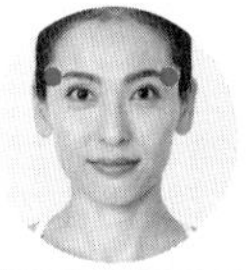

おすすめ食材　オレガノ、タイム、レモンバーム、ペパーミント、緑茶　など

頭痛（急性）③

## 風《ふう》湿《しつ》頭《ず》痛《つう》タイプ（「湿」が原因のタイプ）

「湿」が体内に入り込んだタイプの急性頭痛です。デコルテのマッサージで、肩から首の経絡を流しましょう。 生ものやお酒、冷たい飲食物は避けましょう。

主な症状
- □頭が重い
- □体がだるい
- □胃がむかむかする
- □便がゆるい
- □気圧低下で頭痛がおこりやすい

おすすめアロマレシピ
- パチュリ 2滴
- ジュニパーベリー 2滴
- グレープフルーツ 4滴

ホホバオイル 20mℓ

漢方・生薬なら
- 不眠や胃腸障害もあるときに
➡温胆湯（うんたんとう）
- 二日酔いの頭痛に
➡五苓散（ごれいさん）
- 胃腸が弱く、冷えやすい人に
➡半夏白朮天麻湯
（はんげびゃくじゅつてんまとう）

ツボ押しなら

①太陽（たいよう）
②百会（ひゃくえ）

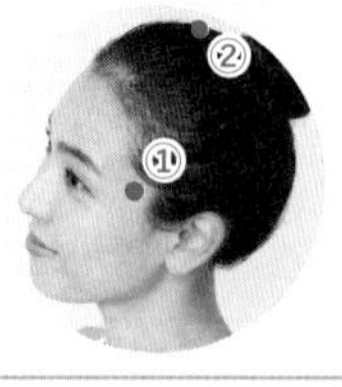


おすすめ食材　梅、レモン、バジル、セロリ、そら豆　など

## 慢性頭痛の原因は次の3タイプに分けられます

頭痛（慢性）④

### 肝《かん》火《か》上《じょう》炎《えん》タイプ（ストレスタイプ）

「肝」の「気」の流れが滞った「肝《かん》気《き》鬱結《うっけつ》」の状態がさらにひどくなって火がついたような状態。鎮痛剤が効かないことも多々あります。肝の火を消す作用や鎮痛作用のあるオイルや、漢方薬を使ってスッキリと治しましょう。

**主な症状**

- □片頭痛
- □高血圧、動脈硬化
- □目の疲れからくる頭痛
- □イライラ
- □月経前の頭痛

**おすすめアロマレシピ**

- カモミールジャーマン 3滴
- ベルガモット 5滴

---

- ホホバオイル 15mℓ
- セントジョーンズワート 5mℓ

**おすすめマッサージ**

**背中**【⇒P.101参照】（膀胱経・小腸経）
**頭**【⇒P.127参照】（胆経）

**漢方・生薬なら**

- めまいがする人、高血圧の人に
  ➡**釣藤散**（ちょうとうさん）
- 目の充血のある人に
  ➡**竜胆瀉肝湯**
  （りゅうたんしゃかんとう／瀉《しゃ》火《か》利《り》湿《しつ》顆《か》粒《りゅう》）
- イライラタイプに
  ➡**逍遥散**（しょうようさん）

**おすすめ食材**

おかひじき、菊花、モロヘイヤ、しじみ、ローズヒップ　など

**ツボ押しなら**

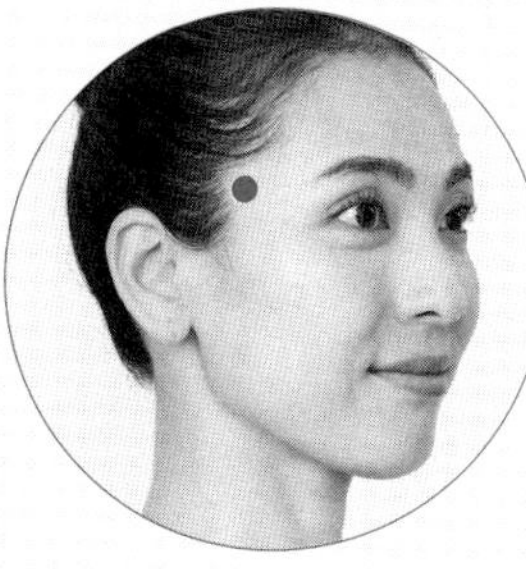

**太陽**
（たいよう）

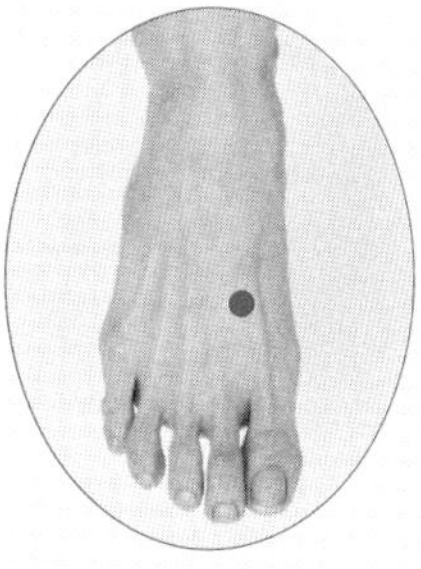

**太衝**
（たいしょう）

※人差し指の第2関節を使って押します。

頭痛（慢性）⑤

# 気《き》血《けつ》両《りょう》虚《きょ》タイプ（体力消耗タイプ）

「気」や「血」が不足すると、頭に栄養が行き渡らず、頭痛が起こります。この場合は消耗した気や血を補い、さらに鎮痛作用のあるオイルや漢方薬を選びます。

**主な症状**

- □疲労時に頭痛がひどくなる
- □全身倦怠感
- □めまい、ふらつき
- □貧血
- □息切れ
- □不眠

## おすすめアロマレシピ

- ラベンダー 5滴
- サンダルウッド 2滴

- ホホバオイル 15mℓ
- セントジョーンズワート 5mℓ

## おすすめマッサージ

**頭**【⇒P.127参照】（督脈・膀胱経）

**脚裏**【⇒P.83参照】（腎経・膀胱経）

**脚表**【⇒P.88参照】（胃経）

## 漢方・生薬なら

- **冷え症の人、月経痛のある人、不妊症の人に**
  ➡**婦宝当帰膠**（ふほうとうきこう）
- **貧血の人、虚弱体質の人に**
  ➡**十全大補湯**（じゅうぜんだいほとう）
- **貧血傾向の人、不眠症の人、出血しやすい人に**
  ➡**帰脾湯**（きひとう/心《しん》脾《ぴ》顆《か》粒《りゅう》）

## おすすめ食材

黒豆、しめじ、黒きくらげ、ほうれん草、あさり　など

## ツボ押しなら

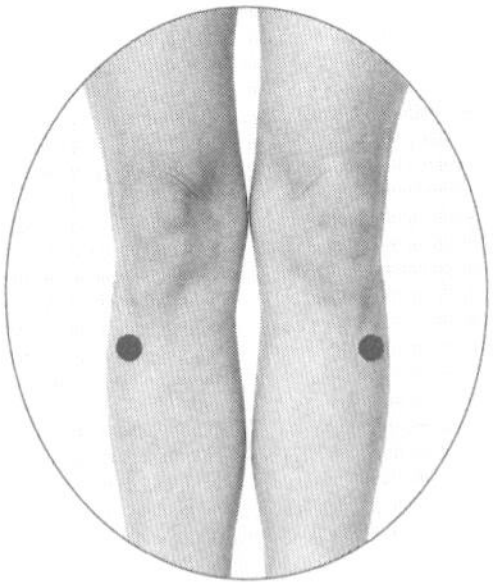

**足三里**（あしさんり）

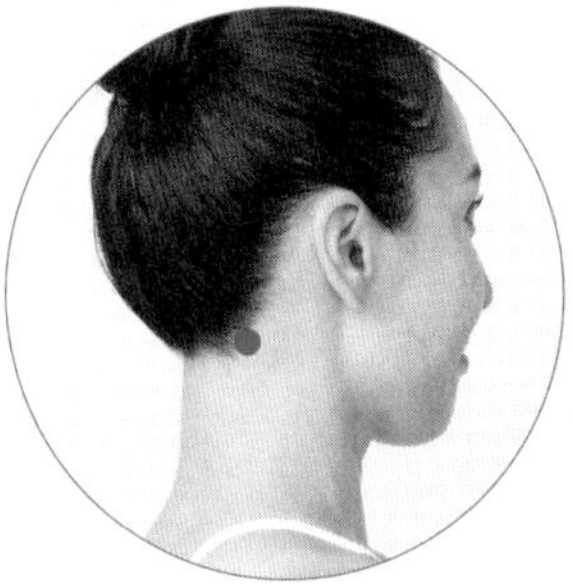

**風池**（ふうち）

頭痛（慢性）⑥

# 瘀《お》血《けつ》タイプ（血行不良タイプ）

血行不良や脳血管疾患の後遺症で起こることが多い頭痛です。「血」の滞りを解消するオイルや漢方薬を使って血液循環を改善し、痛みを緩和しましょう。

主な症状
- □ 刺すような痛み、固定した痛み
- □ 脳血管疾患の後遺症
- □ 舌に暗紫色の斑点
- □ 首、肩がこる
- □ 月経中の頭痛・腹痛

**おすすめアロマレシピ**

- ローズマリー 4滴
- レモン 4滴

- ホホバオイル 15mℓ
- セントジョーンズワート 5mℓ

**おすすめマッサージ**

頭【⇒P.127参照】

手・腕【⇒P.94参照】（大腸経）

**漢方・生薬なら**

- 全身の血行改善に、肩こりや月経痛にも
➡冠心II号方（かんしんにごうほう／冠元《かんげん》顆《か》粒《りゅう》）
- ズキズキした痛みに
➡田七人参（でんしちにんじん）

**おすすめ食材**

黒米、納豆、酢、甘酒、山《さん》楂《ざ》子《し》　など

**ツボ押しなら**

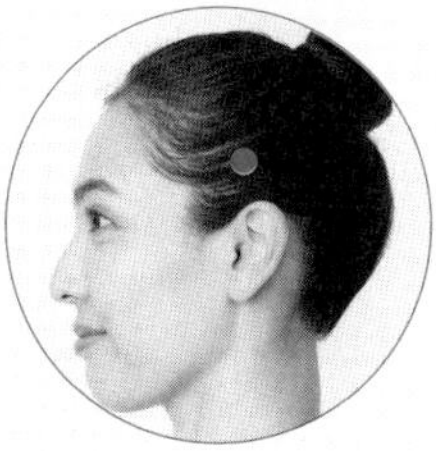

率谷（そっこく）

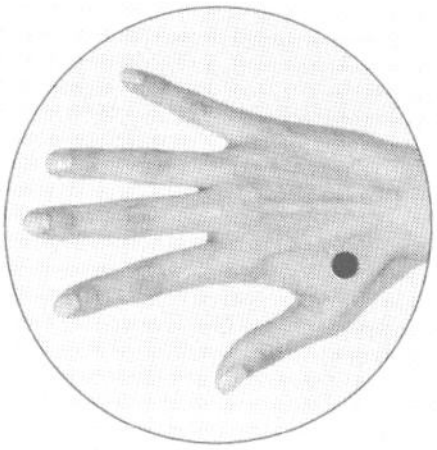

合谷（ごうこく）

※親指と人差し指で挟むようにして押さえます。

とっておきアドバイス

## 慢性的な頭痛にはハーブティーを

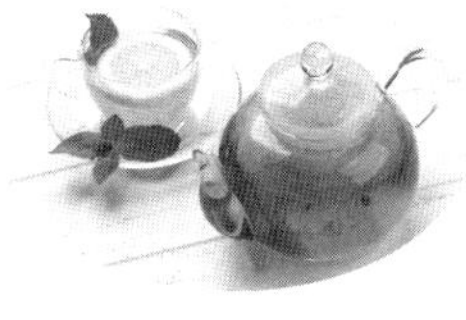

つらい頭痛に日々悩まされている人は、ハーブティーを飲む習慣をつけると良いでしょう。特にペパーミントは鎮痛作用があるだけでなく、クールな刺激と清涼感のある香りで頭をスッキリさせてくれます。

心身の不調

8

# イライラ

中医学では、
イライラも病気です。

忙しい日が続いたり、家族とケンカしたり、生理の前にイライラしたりしても、病院へ行く人はいませんね。ただ、イライラが続くと、対人関係に悪影響を及ぼしたり、うつになったりすることもあります。中医学では、そんな日常誰にでも起こるイライラも病気ととらえます。

　イライラは、「気」のめぐりが悪くなっている「気《き》滞《たい》」が原因と考えます。うつも気滞と関係している病気なので、うつとイライラは同時に起こることもしばしばあります。五臓の中では、特に「肝」と関係が深い症状です。肝は気がたくさん集まってくる臓器ですが、それだけ渋滞を起こしやすい臓器でもあり、そのため気が滞りやすくなるのです。肝の異常が起こりやすい季節である春、お天気の悪い日や気の滞りやすい生理前は要注意。肝の気の流れを良くして、穏やかに過ごしましょう。

　イライラの解消には特にアロマセラピーが向いています。イライラしている人がいたら、気の流れを良くするオレンジやグレープフルーツのオイルをこっそり香らせると良いかもしれませんね。

とっておきアドバイス

## イライラ撃退！スペシャルブレンドスプレー

- カモミールローマン 1滴
- ラベンダー 2滴
- ベルガモット 3滴
- フランキンセンス 2滴

- 精製水 20mℓ
- 無水エタノール 2mℓ

※肝と心と脾を補い、カームダウンさせてくれる精油を用いてスプレーを作りましょう。20mℓ のスプレーボトルに無水エタノールと精油を入れてよく混ぜ、精製水を加えて完成。イラッとしたときにひと吹きして気分転換しましょう。

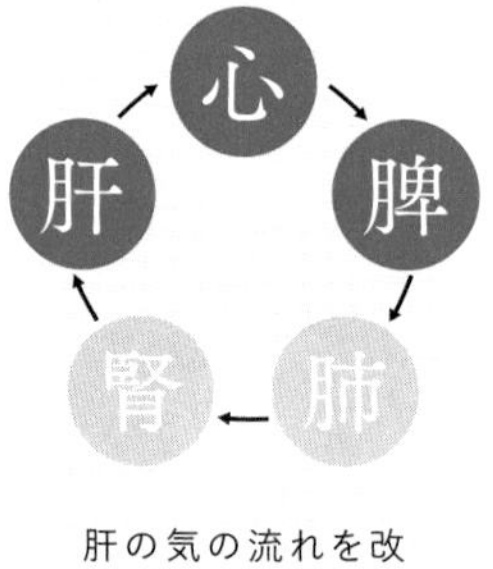


肝の気の流れを改善すれば、気持ちもスムーズに。

# イライラは2つのタイプに分けられます

イライラ①

## 肝《かん》気《き》鬱《うっ》結《けつ》タイプ（気が滞るタイプ）

眉間のシワが気になる人は、顔のマッサージをして緊張を緩めましょう。

主な症状
- □イライラ
- □月経痛・月経不順
- □春になると特に憂うつ
- □肩こり
- □頭痛
- □情緒不安定

おすすめアロマレシピ

- ベルガモット 5滴
- カモミールローマン 3滴
- ラベンダー 4滴

- ホホバオイル 25mℓ
- セントジョーンズワートオイル 5mℓ

漢方・生薬なら

- 肩がこり、疲れやすい人に
➡逍遥散（しょうようさん）
- カーッとして、怒ってしまう人に
➡加味逍遥散（かみしょうようさん）

おすすめ食材

そば、三つ葉、バジル、玫瑰《まいかい》花《か》、ワイン など

ツボ押しなら

①陽陵泉（ようりょうせん）
②太衝（たいしょう）

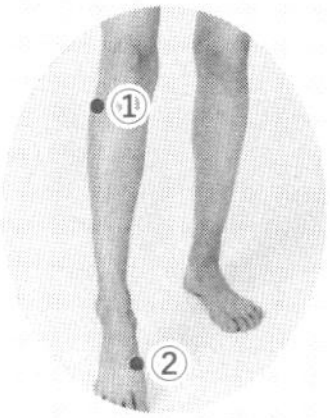


イライラ②

## 痰《たん》気《き》鬱《うっ》結《けつ》タイプ（気と水が滞り、痰が溜まったタイプ）

「肝」の「気」が滞り「脾」も弱ったタイプ。消化吸収したものを運ぶ脾の作用が低下し、「痰湿《たんしつ》」が溜まった状態（水や食べものが溜まってしまう状態）です。

主な症状
- □胸がつかえる
- □咳ばらいが多い
- □痰が出る
- □食欲不振
- □のどに何か詰まっているような感じ
- □気分が悪い

おすすめアロマレシピ

- グレープフルーツ 4滴
- サイプレス 3滴
- パチュリ 2滴
- フランキンセンス 3滴

- ホホバオイル 25mℓ
- セントジョーンズワートオイル 5mℓ

漢方・生薬なら

- のどの詰まり感がある人に
➡半夏厚朴湯（はんげこうぼくとう）
- イライラして眠れない人に
➡温胆湯（うんたんとう）

おすすめ食材

しそ、ピーマン、コーヒー、カモミール、ビール など

ツボ押しなら

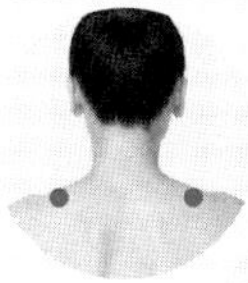

肩井（けんせい）

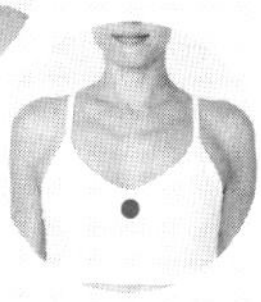

膻中（だんちゅう）

心身の不調

9

# うつ

治さなくてもいいのです。
上手につき合いましょう。

うつは、比較的女性に起こることが多い症状です。どの年代でも起こりますが、主に20代後半と初老期にピークがあります。妊娠・出産時や更年期といった時期にうつになる場合もあるようです。「わけもなく悲しくなる」「気分が落ち込む」など感情面だけでなく、不眠や食欲低下、頭痛など身体の不調としても症状が出てきます。

　このような症状が2週間以上続くとうつ病と診断されますが、病院での治療は、抗うつ薬を中心とした薬物療法が主体です。ただ、こうした薬物は副作用を伴う可能性もあり、身体に負担をかけてしまいます。うつ病になる前、「なんとなく不調だな」と思っているうちに、その都度対応していくことが、うつを予防するポイントです。

　中医学的には、自律神経をつかさどり、季節の中では春と関係が深い「肝」の症状と考えられます。たしかに春は、心がそわそわしたり、なんとなくやる気が出なかったり、気分が落ち込んだり、情緒不安定になりやすい季節ですよね。

　肝がダメージを受けることにより、五行の関係で肝の子に当たる「心」や相克関係にある「脾」にも影響が出てきます。また、高齢者のうつは「腎」にも関係しているので、肝腎両法のケアが必要です。

　感情の起伏は誰にでもあるもの。でも、治す方法は薬に頼るばかりではありません。中医学の知恵と心地良いアロマ、そしてあなたのやさしく温かい手を貸してあげてください。症状と原因を知り、ゆっくり向き合えばいいのです。落ち込む日があっても、元気になれる日も必ず来ますから。

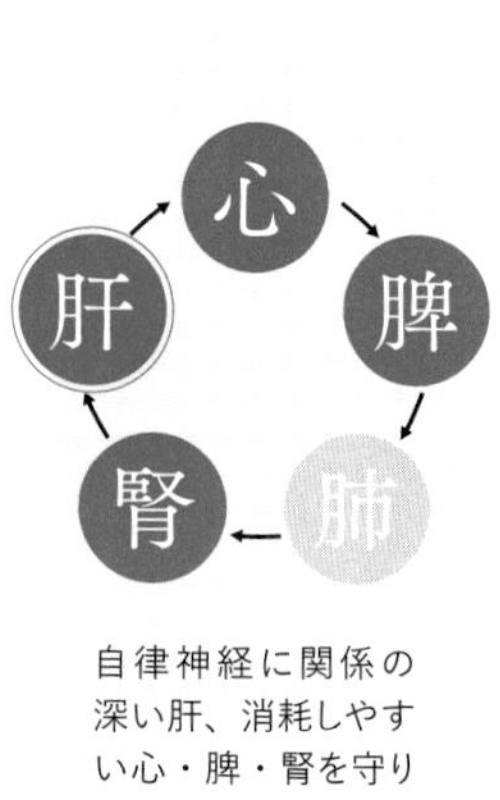


自律神経に関係の深い肝、消耗しやすい心・脾・腎を守りましょう。

## うつは3つのタイプに分けられます

うつ①

### 肝《かん》気《き》鬱《うっ》結《けつ》タイプ（情緒不安定タイプ）

精神的なストレスがさまざまな症状の要因になっているタイプです。気分を明るくするオイルで「気」の流れを良くしましょう。軽い運動も効果的。精製水20mℓに好きな精油を5～10滴混ぜ、スプレーボトルに入れて携帯すると良いでしょう。

主な症状

- □ 春になると特にうつっぽい
- □ 憂うつ
- □ イライラ
- □ 月経痛・月経不順
- □ 肩こり
- □ 情緒不安定
- □ 頭痛

**おすすめアロマレシピ**

- ベルガモット 4滴
- スイートオレンジ 4滴
- グレープフルーツ 4滴

- ホホバオイル 25mℓ
- セントジョーンズワート 5mℓ

**おすすめマッサージ**

**脚表**【⇒P.88参照】
**背中**【⇒P.101参照】
**デコルテ**【⇒P.115参照】

**漢方・生薬なら**

- イライラ、PMS、月経不順のときに
➡**逍遥散**（しょうようさん）

- イライラ、不眠、緊張感があるときに
➡**柴胡加竜骨牡蠣湯**
（さいこかりゅうこつぼれいとう）

**おすすめ食材**

ペパーミント、ジャスミン、春菊、セロリ、あなご　など

**ツボ押しなら**

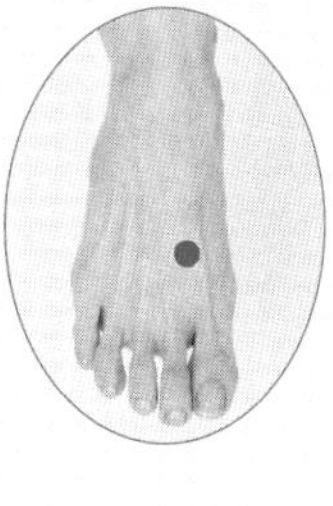

**太衝**
（たいしょう）
※人差し指の第2関節を使って押します。

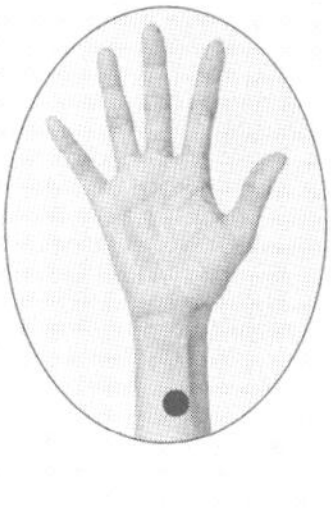

**内関**
（ないかん）
※腕をつかんで親指を使って押します。

うつ②

# 心《しん》脾《ぴ》両《りょう》虚《きょ》タイプ（無気力タイプ）

精神的に衰弱して「脾」が弱り、「血」が不足しているタイプです。食事のバランスを考え、冷たいものをとり過ぎないように心がけてください。熱めのお湯に精油を1〜2滴入れ、タオルで顔や首を拭いてみましょう。

主な症状
- □ 不安感
- □ 動悸
- □ 食欲がない
- □ 全身倦怠感
- □ 不眠
- □ やる気が出ない
- □ あくびが出る

## おすすめアロマレシピ

- ローズマリー 2滴
- スイートマージョラム 3滴
- レモン 5滴

- ホホバオイル 25mℓ
- セントジョーンズワート 5mℓ

## おすすめマッサージ

**手・腕**【⇒P.94参照】

**脚表**【⇒P.88参照】

**お腹**【⇒P.113参照】

## 漢方・生薬なら

- くよくよして眠れない人、あざができやすい人に
  ➡**帰脾湯**（きひとう／心《しん》脾《ぴ》顆《か》粒《りゅう》）
- 悲しくなって涙が出る人に
  ➡**甘麦大棗湯**（かんばくだいそうとう）

## おすすめ食材

小麦、卵、ナツメ、ライチ、コーヒー　など

## ツボ押しなら

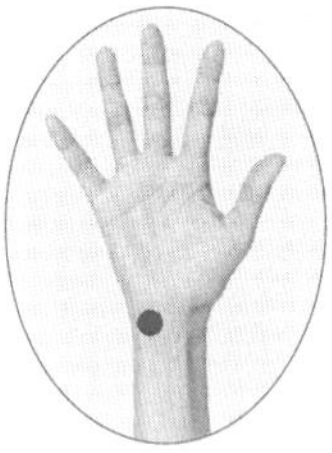

**神門**
（しんもん）
※手首を四指で支え、
親指を使って押します。

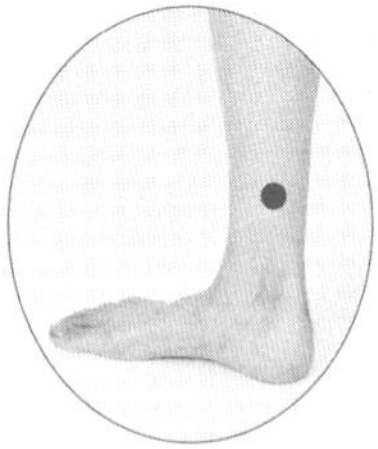

**三陰交**
（さんいんこう）

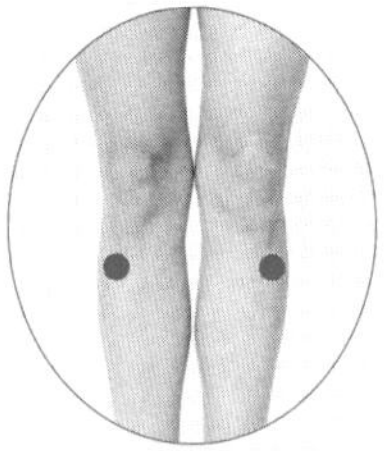

**足三里**
（あしさんり）

心身の不調
ウェルエイジング
女性の症状
子ども・赤ちゃん
ツボ一覧

うつ③

# 肝《かん》腎《じん》陰《いん》虚《きょ》タイプ（慢性うつ、または老化タイプ）

「陰」が不足し、身体の潤いがなくなってしまっているタイプです。「肝」と「腎」の陰を補い、また、ゆったりとした時間を過ごして生活にも潤いを与えましょう。

**主な症状**

- □足腰がだるい
- □めまい
- □目が疲れる
- □耳鳴り
- □寝汗
- □のぼせ
- □ドライアイ

### おすすめアロマレシピ

- カモミールローマン 3滴
- ゼラニウム 3滴
- ホーウッド 4滴

- ホホバオイル 25mℓ
- セントジョーンズワート 5mℓ

### おすすめ食材

牡蠣、牛乳、黒ごま、くこの実、ひじき　など

### おすすめマッサージ

**手・腕**【⇒P.94参照】
**脚表**【⇒P.88参照】
**頭**【⇒P.127】

### 漢方・生薬なら

- 寝ても疲れがとれない、やる気が起きない人に
➡**牡蠣**（かき）**エキス**

- 力がない人、気力のない人、老化や過労に
➡**亀鹿二仙膠**（きろくにせんこう／亀《き》鹿《ろく》仙《せん》）

### ツボ押しなら

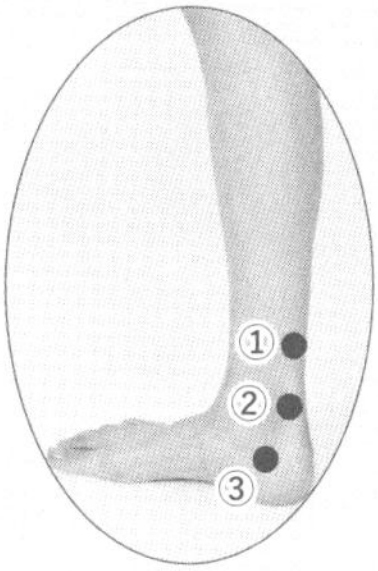


①**復溜**（ふくりゅう）
②**太谿**（たいけい）
③**照海**（しょうかい）

とっておきアドバイス

## 自分だけの贅沢な時間を

キャリアオイル5mℓに好きな精油を混ぜてからお風呂に入れます。湯温をぬるめに設定してゆっくり浸かり、好きな音楽を聴いたり、映画を見たりして身体を休めましょう。オイルで滑りやすいので、高齢者の場合は岩塩大さじ1杯に変更しても良いでしょう。

心身の不調

10

# 不眠

## 睡眠薬を使わなくても、アロマと漢方で快眠！

寝つきが悪い、夜中に何度も目が覚める、夢をたくさん見るなどの症状が慢性的に続いていたら、それは不眠症。病院ではたいてい精神安定剤や睡眠導入剤などを処方しますが、これらの薬に依存してはいけません。

環境の変化や精神的な緊張、悩みごとが多いなど原因はさまざまですが、中医学では、主に中枢神経系をつかさどる「心」、自律神経をつかさどる「肝」、思考・思慮をつかさどる「脾」にトラブルがあると考えます。

不眠症対策にはアロマセラピーや漢方薬も効果を期待できます。睡眠導入剤を服用していると耐薬症状が現れる恐れがあるので、服用していた薬と併用しながら、徐々にアロマや漢方に移行していきましょう。

精油を使用してマッサージをすれば、治療効果はさらに高まります。特に、鎮静効果の高いラベンダーオイルなどをよく用います。ただ、量が多過ぎると活性化作用も高くなり、逆に眠れなくなることがあるので用量を守りましょう。

家族や夫婦でマッサージし合うのも効果的。きっと安心して深い眠りを得られるようになるでしょう。

とっておきアドバイス

### 万能特攻ツボで、ぐっすり快眠

失眠《しつみん》

寝つきの悪さや浅い眠りを解消するツボ。即効性があるので、寝る30分～1時間前に足裏かかとの中央を、トントンと20回たたいたり押したりしましょう。硬くて押しづらいときは、棒などを使って押します。

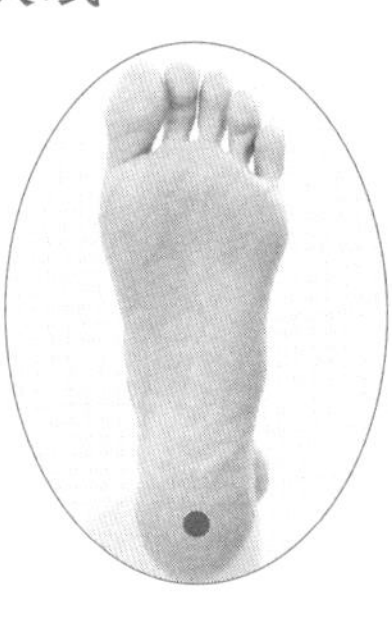

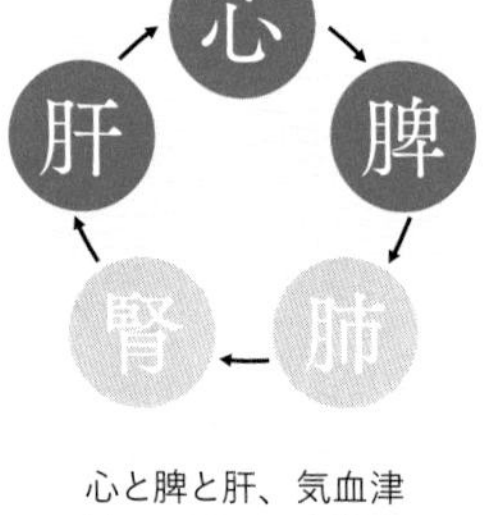


心と脾と肝、気血津液のバランスを整えてぐっすり上質な眠りを。

# 不眠は3つのタイプに分けられます

不眠①

## 心《しん》脾《ひ》両《りょう》虚《きょ》タイプ（くよくよタイプ）

主な症状
- □ 疲労
- □ 寝つきが悪い
- □ 夢をよく見る
- □ 眠りが浅い
- □ 食欲不振
- □ くよくよ悩むタイプ

**おすすめアロマレシピ**

- スイートマージョラム 3滴
- ラベンダー 5滴
- サンダルウッド 2滴
- パチュリ 2滴

---

- ホホバオイル 25mℓ
- イブニングプリムローズオイル 5mℓ

**おすすめマッサージ**

手・腕【⇒P.94参照】（心経・心包経）

**漢方・生薬なら**

- くよくよして眠れない、貧血、あざができやすい人に
➡帰脾湯（きひとう／心《しん》脾《ひ》顆《か》粒《りゅう》）
- 暴飲暴食や消化機能が低下し、余分な水分と熱が体内に滞る痰熱内擾《たんねつないゆう》タイプに
➡温胆湯（うんたんとう）

**おすすめ食材**

小麦、卵、ライチ、ピーナッツ、龍眼《りゅうがん》 など

**ツボ押しなら**

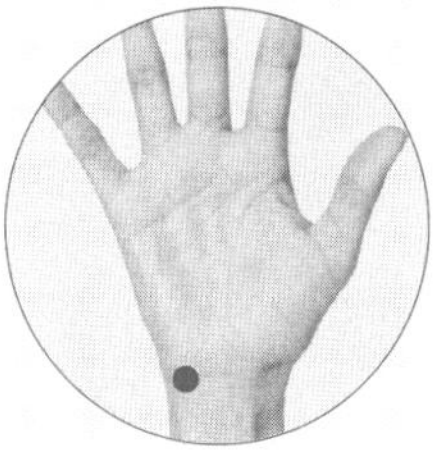

**神門**
（しんもん）
手首を四指で支え、親指で押します。

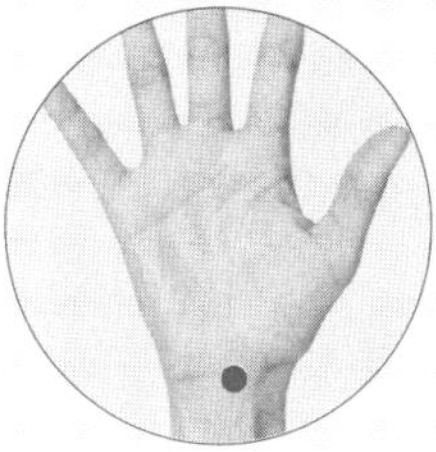

**大陵**
（だいりょう）
手首を四指で支え、親指で押します。

### とっておきアドバイス　マッサージでコミュニケーション

オイルを使って家族にマッサージしてみましょう。ホホバオイル20mℓに好きなオイルを合計8滴。手・腕（P.94参照）やお腹（P.113参照）のマッサージが効果的。太衝《たいしょう》と三陰交《さんいんこう》のツボ押しをプラスすると良いでしょう。

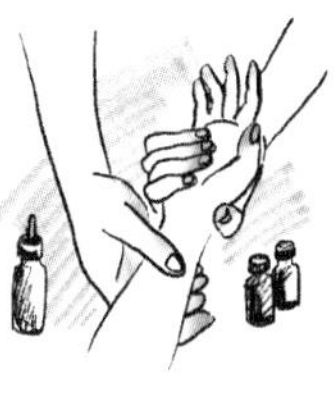

熟睡おすすめブレンド
ベルガモット4滴＋ホーウッド2滴＋ラベンダー2滴

不眠②

# 心《しん》腎《じん》不《ふ》交《こう》タイプ（老化タイプ）

主な症状
- □手足が熱っぽい
- □更年期障害
- □寝汗
- □口が渇く
- □もの忘れ
- □腰痛

**おすすめアロマレシピ**

- ローズオットー 1滴
- ホーウッド 4滴
- ゼラニウム 4滴
- シダーウッド 3滴

- ホホバオイル 25mℓ
- イブニングプリムローズオイル 5mℓ

**おすすめマッサージ**

手・腕【⇒P.94参照】 脚裏【⇒P.83参照】
脚表【⇒P.88参照】（腎経）

**漢方・生薬なら**

- 寝床に入るとドキドキして眠れない人、手足がほてって眠れない人に
➡天王補心丹（てんのうほしんたん）
- 体力を消耗して眠れない人、寝汗をかく人に
➡亀鹿二仙膠（きろくにせんこう／亀《き》鹿《ろく》仙《せん》）
- 寝ても疲れがとれない人に
➡牡蠣（かき）エキス

**おすすめ食材**

牡蠣、はすの実、いわし、牛乳、ゆり根　など

**ツボ押しなら**

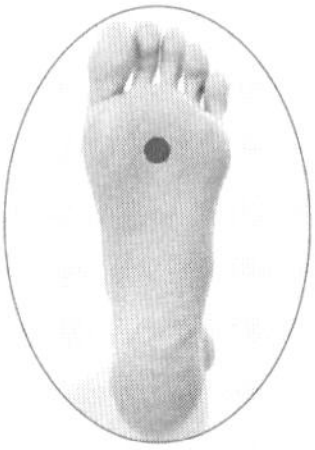

湧泉（ゆうせん）

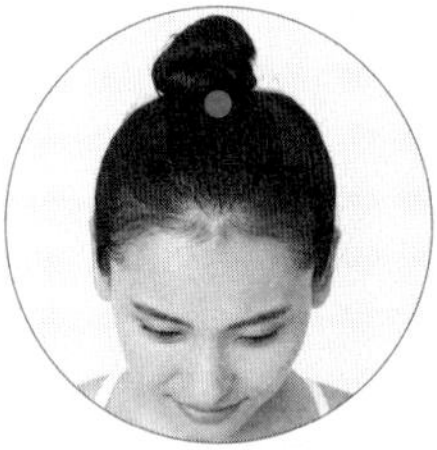

百会（ひゃくえ）

とっておきアドバイス

## 寝室でもアロマを取り入れて

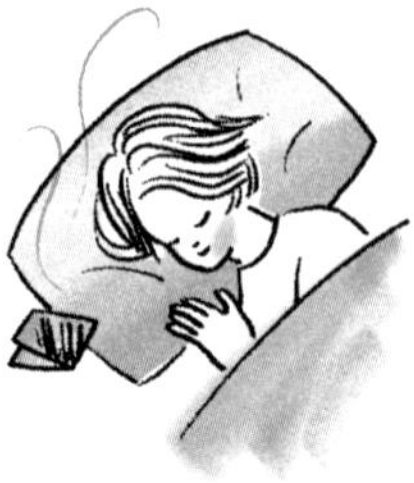

枕の横に好きなオイルを1滴、ティッシュに含ませて置いて寝ると眠りが深くなります。直接枕カバーに垂らすとシミになることがあるので、ティッシュやお湯を入れたマグカップに垂らすのがおすすめです。

不眠③

# 肝《かん》鬱《うつ》血《けっ》虚《きょ》タイプ（ストレスタイプ）

主な症状

- □ イライラして眠れない
- □ 目が充血している
- □ 夜間に脚がつる
- □ 脇や胸が張る
- □ 寝つきが悪い
- □ 夢をよく見る

## おすすめアロマレシピ

- ベルガモット 4滴
- スイートオレンジ 2滴
- マンダリン 3滴
- カモミールローマン 3滴

- ホホバオイル 25mℓ
- イブニングプリムローズオイル 5mℓ

## おすすめマッサージ

**デコルテ**【⇒P.115参照】

**脚表**【⇒P.88参照】（肝経・胆経）

## 漢方・生薬なら

- 眠りの浅い人に➡**酸棗仁湯**（さんそうにんとう）
- ストレスで眠れない人に➡**逍遥散**（しょうようさん）
- 興奮して眠れない人に
➡**柴胡加竜骨牡蠣湯**
（さいこかりゅうこつぼれいとう）

## おすすめ食材

ジャスミン、みかん、あさり、鮭、ルッコラ　など

## ツボ押しなら

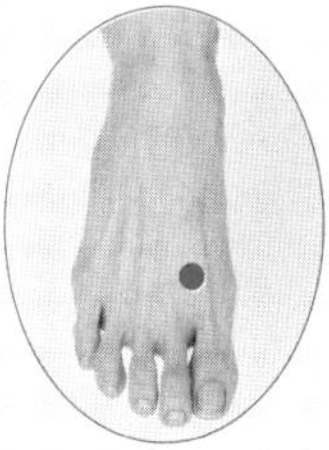

**太衝**
（たいしょう）
※人差し指の第2関節を使って押します。

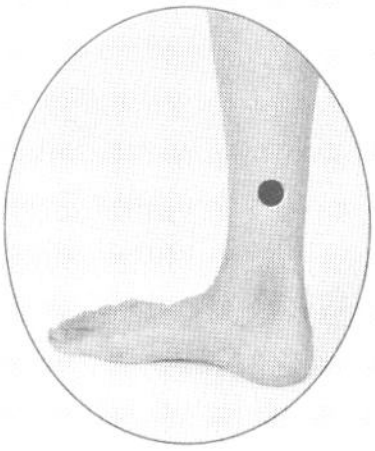

**三陰交**
（さんいんこう）

とっておきアドバイス

## ぬるめのアロマバスでリラックス

好きなオイルを5滴、岩塩大さじ1杯または牛乳30mℓに垂らしてお風呂に混ぜ入れます。熱いお風呂は交感神経が優位になって眠れなくなることがあるので、湯温は38度くらいに。ハンドバスも効果ありです（ただしオイルは湯桶に計2滴）。

心身の不調

11

# 肩こり

肩周りの流れを良くして、
上半身、頭部の血流改善を。

肩こりは、首筋から肩甲骨の筋肉が緊張したり硬直したりして不快感を伴う状態。長時間のデスクワークや受験勉強、冷えや精神的な緊張の連続などが原因です。女性に非常に多く、小児には発症しないと定義されていますが、最近は小学生にも肩こりをうったえる子どももいるようです。

治療には温浴、マッサージ、軽い運動などが効果的。でも、普段から良い姿勢を心がけ、一息ついたときに手を伸ばして大きく深呼吸をするだけでもストレッチ効果があり、肩こり予防につながります。中医学的に見ると、肩こりなど筋肉のこわばりは主に「肝」の病気になります。

肝は、疏泄《そせつ》(流通や代謝)をつかさどる器官です。肝に障害が起こると、全身の「気」や「血」の流れが悪くなり、経絡を閉塞してしまうのです。中医学では、「不通則痛《ふつうそくつう》」(通じないと痛む)といいます。「気」や「血」の流れを良くするオイルを用いて、首や肩の周りの膀胱経や小腸経のツボを中心にマッサージすることにより、体のめぐりを改善し、「良通無痛《りょうつうむつう》」を目指しましょう。

とっておきアドバイス

## 肩こりにはこの漢方薬！

丹参《たんじん》はサルビアの仲間の根を乾燥させた生薬で、中国では血の汚れを取って血液循環を良くし、しこりを取る血圧降下薬、抗血栓薬として用いられてきました。「瘀血《おけつ》（血行不良）」が原因の頭痛や肩こり、高血圧、高脂血症、糖尿病、生理痛、子宮筋腫などに効果があります。この丹参と5種類の生薬からできた漢方薬が冠元顆《かんげんか》粒《りゅう》です。

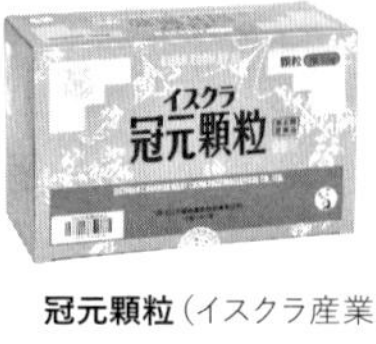


**冠元顆粒**（イスクラ産業）

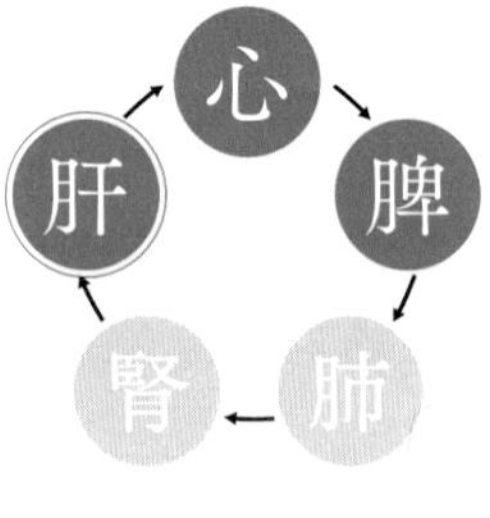


筋肉の気の流れをつかさどる肝を守り、湿や寒の対策も行って。

肩こり①

# 気《き》滞《たい》血《けつ》瘀《お》タイプ（血行不良タイプ）

「気」や「血」が滞っているのがこのタイプ。ストレスで肝臓の機能が低下し、全身の血行が悪くなる「瘀血《おけつ》」が原因です。目の疲れから肩こりが起こるのも特徴です。

**主な症状**

- □ 肩の痛みが特に強い
- □ ストレスにより悪化
- □ 姿勢が悪い
- □ 目の疲れ
- □ 頭痛
- □ 生理前に悪化
- □ 冷えのぼせ

**おすすめアロマレシピ**

- カモミールローマン 3滴
- ベルガモット 5滴
- フランキンセンス 4滴

- ホホバオイル 20mℓ
- スイートアーモンドオイル 10mℓ

**おすすめマッサージ**

**デコルテ**【⇒P.115参照】（肺経）
**頭**【⇒P.127参照】（胆経・膀胱経・督脈）

**漢方・生薬なら**

- **瘀血（おけつ）による肩こりに**
  **➡冠心II号方**（かんしんにごうほう／冠元《かんげん》顆《か》粒《りゅう》）
- **ストレスが強い人に➡逍遥散**（しょうようさん）
- **頭痛や腰痛を伴う人に**
  **➡田七人参**（でんしちにんじん）

**おすすめ食材**

玉ねぎ、らっきょう、紅花、酒、黒糖　など

**ツボ押しなら**

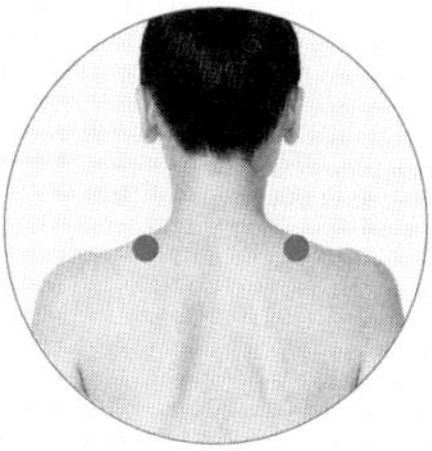

**肩井**
（けんせい）
※人差し指、中指、薬指の3本を使って押します。

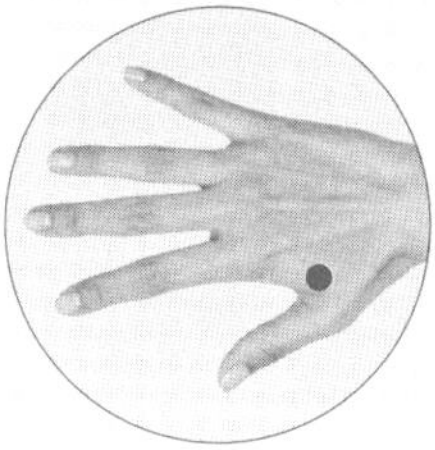

**合谷**
（ごうこく）
※親指と人差し指で挟むように押さえます。

とっておきアドバイス

## 肩こりに効く黄金コンビ“ラベンダー&スイートマージョラム”

鎮痛効果を持つ2種のオイルを3滴ずつホホバオイル15mℓに混ぜて使います。ラベンダーはリラックス効果、スイートマージョラムは身体を温め、血行促進効果もあります。

肩こり②

# 風《ふう》寒《かん》タイプ（冷えタイプ）

疲労時や更年期には「風邪《ふうじゃ》」や「寒邪《かんじゃ》」が侵入しやすいので、身体を温め、発散効果のあるオイルを使って追い払いましょう。特に、肩や腕を冷やさないように。

**主な症状**

- □ 肩がこわばっている
- □ 冷たい空気やクーラーで肩がこる
- □ 頭痛（後頭部、頭頂部）と一緒に起こる
- □ 寒気がする
- □ 温めると楽になる
- □ 風邪症状を伴う

## おすすめアロマレシピ

- ジンジャー 1滴
- スイートオレンジ 4滴
- ローズマリー 4滴
- スイートマージョラム 3滴

- ホホバオイル 20mℓ
- スイートアーモンドオイル 10mℓ

## おすすめマッサージ

**背中**【⇒P.101参照】（膀胱経）

**頭**【⇒P.127参照】（膀胱経・胆経・督脈）

## 漢方・生薬なら

- 主に風邪で寒気がして首筋と肩がこるときに
➡**葛根湯**（かっこんとう）
※長期間の服用は避けること。

- 冷え性でお腹や腰が冷え、月経痛がある人に
➡**爽月宝**（そうげつほう）

## おすすめ食材

生姜、シナモン、ねぎ、にら、こしょう など

## ツボ押しなら

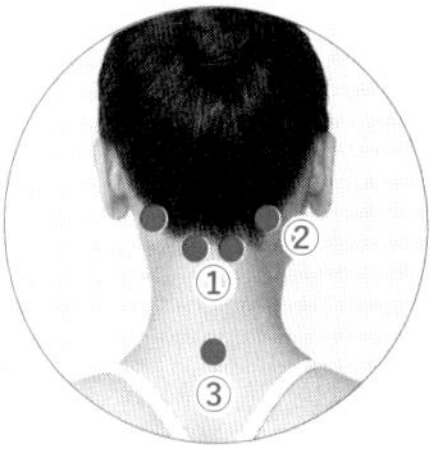


①**天柱**（てんちゅう）
②**風池**（ふうち）
③**大椎**（だいつい）

とっておきアドバイス

## “温湿布”で血行促進

洗面器にお湯を張って好きなオイルを2滴。タオルを固く絞り、肩の上にのせて温めましょう。頭のマッサージも効果的です。

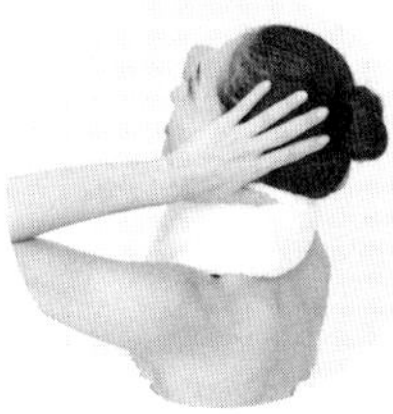

肩こり③

# 痰《たん》湿《しつ》タイプ（むくみタイプ）

「湿」が体の中に溜まっているので、デトックス効果の高いオイルを使って、肩を軽くしましょう。運動や入浴、サウナなどで汗をかくのも効果的。

主な症状

- □肩が痛いというより重い
- □雨の日は特につらい
- □温めると楽になる
- □だるい
- □体全体がむくんでいる
- □肥満気味
- □めまい

**おすすめアロマレシピ**

- グレープフルーツ 5滴
- ジュニパーベリー 4滴
- パチュリ 3滴

- ホホバオイル 20mℓ
- スイートアーモンドオイル 10mℓ

**おすすめマッサージ**

**手・腕**【⇒P.94参照】（大腸経・三焦経・小腸経）
**脚裏・表**【⇒P.83、P.88参照】（脾経・腎経・膀胱経）

**漢方・生薬なら**

- 水太りの人、汗かきの人、ひざや関節に痛みがある人に➡**防已黄耆湯**（ぼういおうぎとう）
- むくみがある人に➡**シベリア霊芝**（れいし）
- 寝つきが悪く眠りが浅い人に➡**温胆湯**（うんたんとう）

**おすすめ食材**

はと麦、小豆、紅茶、パクチー、冬瓜　など

**ツボ押しなら**

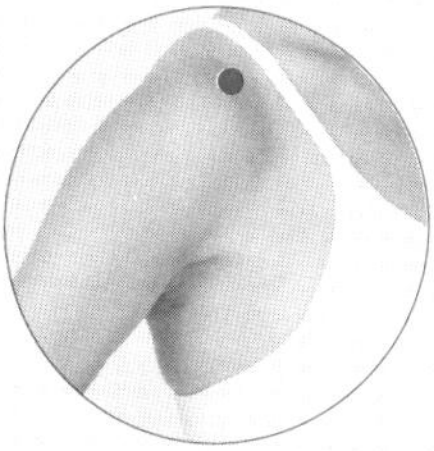

**肩髃**
（けんぐう）

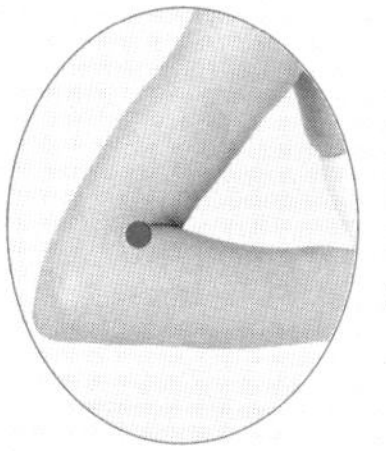

**曲池**
（きょくち）
※ひじを手でつかんで親指を使って押します。

## とっておきアドバイス　半身浴でむくみすっきり

おすすめアロマレシピのオイルの中から、合計5滴を大さじ2杯の塩に混ぜて湯舟に入れます。ゆっくり10分くらい腰まで浸かって、全身を温めましょう。

心身の不調

12

# 疲れ目

目は文字どおり、肝腎要《かなめ》です。

パソコンや携帯電話で目を酷使する時間が長いためか、疲れ目やドライアイなどに悩まされている人が年齢に関係なく多くなっているようです。目を酷使し続けていると、視力減退や頭痛などを引き起こすこともあります。また、糖尿病などの内臓疾患によっても目の疲れが出ることがありますので、慢性化している場合は医師の診断を受けることをおすすめします。

中医学では「肝は目に穴を開く」といわれています。「肝」に「血」が不足すると目に栄養が行き渡らなくなるため、目が疲れやすくなり視力が低下するほか、肩こりやイライラの原因にもなるのです。

また、老化が進むと、「肝」や「腎」の「陰液《いんえき》（体液のこと。潤いを与えるもと）」が消耗し、目が乾燥するなどのトラブルの原因になってしまいます。丈夫な目を保つためには、肝はもちろん、腎を守ることも大切です。目はまさしく肝腎要ということになりますね。

カモミールや菊花などのアロマや漢方薬、目の周りのツボ押しで、視界がパーッと明るくなりますよ。

とっておきアドバイス

## ホットタオルでホッとしましょう

一日の終わりに、ホットタオルを目に当て、目の緊張をほぐしましょう。ペパーミント1滴、またはローズマリー1滴を垂らした熱いお湯にタオルを浸して絞り、目を閉じてその上にのせてください。

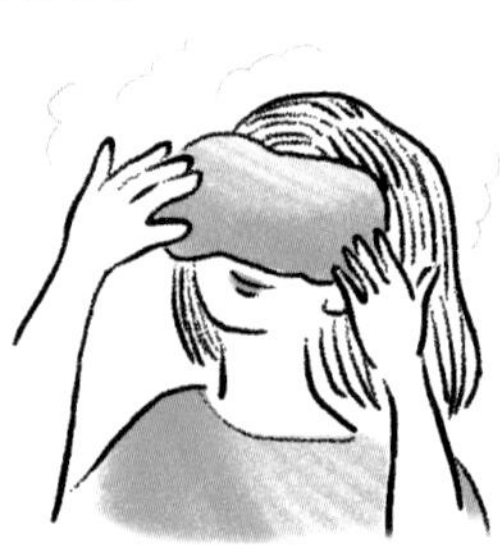

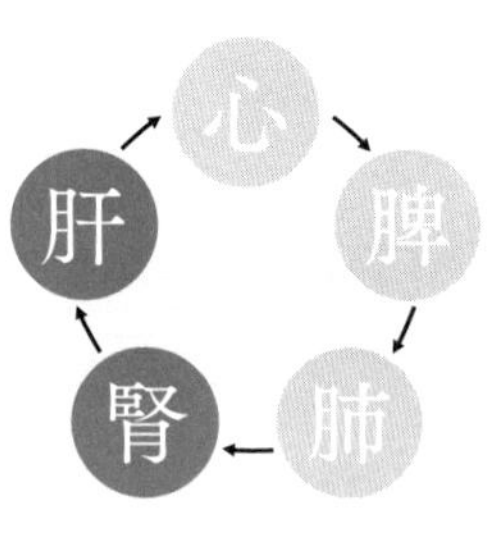


肝と腎を強化し、血と津液をプラスすることで目ヂカラUP。

# 疲れ目は2つのタイプに分けられます

## 疲れ目①

### 肝《かん》血《けつ》虚《きょ》タイプ（血液不足タイプ）

パソコンや夜更かしなどで肝の血が不足し目に栄養が行き渡っていないタイプ。睡眠をきちんととり、肝の血を増やすオイルや血のめぐりを良くするオイルで改善しましょう。

**主な症状**

- □ パソコンを使うことが多い
- □ 目の乾き、かすみ
- □ 睡眠不足
- □ 脱毛
- □ 爪が弱い
- □ 手足の冷え
- □ 月経不順
- □ 貧血

**おすすめアロマレシピ**

- カモミールローマン 1滴
- マンダリン 3滴
- ホホバオイル 10mℓ

**漢方・生薬なら**

- パソコンやスマホを長時間使う人に
  ➡晴明丹（せいめいたん）
- 貧血気味で目の疲れから頭痛、肩こりがある人に
  ➡婦宝当帰膠（ふほうとうきこう）

**ツボ押しなら**

①印堂（いんどう）
②魚腰（ぎょよう）

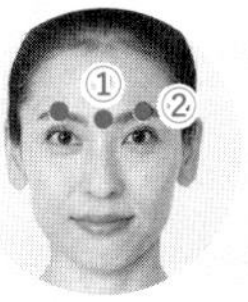


**おすすめ食材**

ぶどう、ブルーベリー、くこの実、ナツメ、ほうれん草、菊《きく》花《か》茶《ちゃ》　など

## 疲れ目②

### 肝《かん》腎《じん》陰《いん》虚《きょ》タイプ（陰液不足タイプ）

過労や老化により「肝」と「腎」の陰液が消耗しているタイプです。ドライアイにも注意しましょう。肝と腎の陰をプラスして精気のみなぎる目ヂカラを取り戻しましょう。

**主な症状**

- □ 手足のほてり
- □ のどの渇き
- □ 目の症状長期化
- □ 目の充血
- □ 老化により目がかすむ・飛蚊症
- □ 足腰がだるい
- □ のぼせ
- □ めまい

**おすすめアロマレシピ**

- カモミールジャーマン 1滴
- ホーウッド 2滴
- ベルガモット 1滴
- ホホバオイル 10mℓ

**漢方・生薬なら**

- 冷えはなくほてりのある人に
  ➡杞菊地黄丸（こぎくじおうがん）
- ドライアイの人に
  ➡艶麗丹（えんれいたん）

**おすすめ食材**

黒ごま、くるみ、松の実、うなぎ、山いも　など

**ツボ押しなら**

①睛明（せいめい）
②攢竹（さんちく）

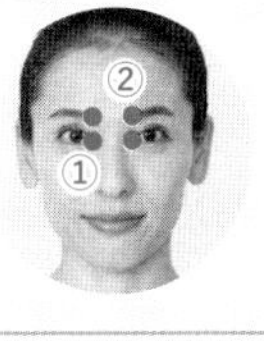

心身の不調

13

# アトピー

かゆみがおさまるだけじゃない。
アトピー治療のゴールは美肌です。

ステロイドで炎症やかゆみを止めても、それは一時的な対症療法に過ぎません。アロマや漢方で身体の内側から治しましょう。アトピーは、中医学では皮膚をつかさどる「肺」の病。肺は、鼻・のど・気管支などを広く含む呼吸器系のことですが、皮膚もかすかに呼吸をしているので、肺のグループに入ります。体質改善には「肺」「脾」「腎」の強化が必要です。

かゆみを抑えるには、原因となる「風邪《ふうじゃ》」を発散させましょう。「湿」があるとさらに熱がこもりやすくなり、ジュクジュクのかゆみになってしまいます。また、ストレスにより悪化することもあるので、自律神経と関係のある「肝」を守ることも大切。つまり、治療には内臓との関係を考えることが不可欠なのです。

症状が緩和してきたら根本療法を平行して行います。特にステロイドを長く使用してきた場合はかなり時間が必要ですが、かゆみは体が闘っている証拠。ストイックにならずリラックスして向き合いましょう。中医アロマと漢方を併用すれば効果はより高まります。体質を改善し、ピカピカ素肌を取り戻しましょう！

## まずは、対症療法でつらい症状を改善！

化粧水などで肌を整え、オイル塗布するだけでも効果はあります。マッサージは炎症がひどい患部を避け、ソフトタッチで行いましょう。ブレンドオイルはボディ用なら1％以下、フェイシャル用なら0.5％以下で混ぜ合わせます。

**キャリアオイルおすすめブレンド**

ホホバオイル 25mℓ

＋

イブニングプリムローズオイル
（月見草オイル）5mℓ

※酸化しやすいので早めに使いきること。

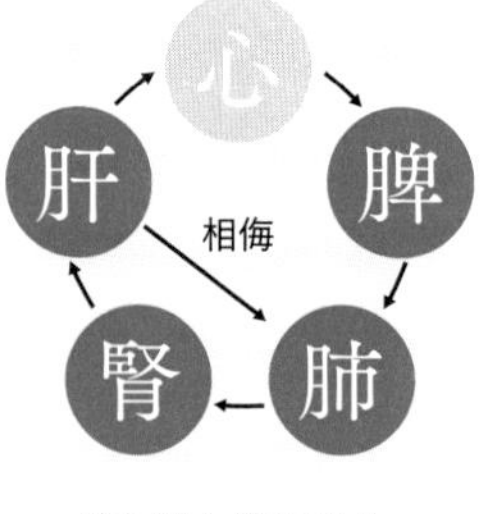


肺と脾と腎を守り、肝の火をおさえることが重要です。

# アトピーは、5つのタイプに分けられます

アトピー①

## 風熱《ふうねつ》タイプ（かゆみタイプ）

春から夏によく見られ、かゆみが強く上半身に出やすいタイプです。「風邪」を発散させ、熱を冷まし、かゆみを止める精油を使います。カモミールジャーマンは、抗炎症作用や鎮静効果が高いため、身体のケアには特におすすめのオイルです。

主な症状

- □かゆい部分が大きくなったり、移動する
- □皮膚の症状が急に悪化する
- □皮膚が赤くなる
- □肌の乾燥
- □舌の先端が紅色

**おすすめアロマレシピ**

- カモミールジャーマン 3滴
- フランキンセンス 3滴

- キャリアオイル
- おすすめブレンド 30㎖

※P.184参照

**おすすめマッサージ**

**脚表**【⇒P.88参照】（肝経・胆経）
**手・腕**【⇒P.94参照】（肺経・大腸経）

**漢方・生薬なら**

- 赤み、かゆみが強いときに
➡**五涼華**（ごりょうか）
- 皮膚の熱感と乾燥があるときに
➡**消風散**（しょうふうさん）

**おすすめ食材**

冬瓜、れんこん、菊花、ローズヒップ、空芯菜　など

**ツボ押しなら**

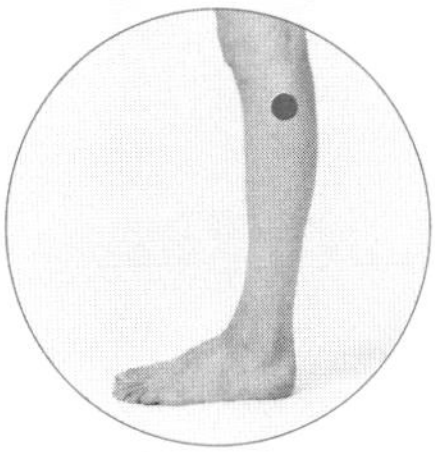

**陽陵泉**
（ようりょうせん）

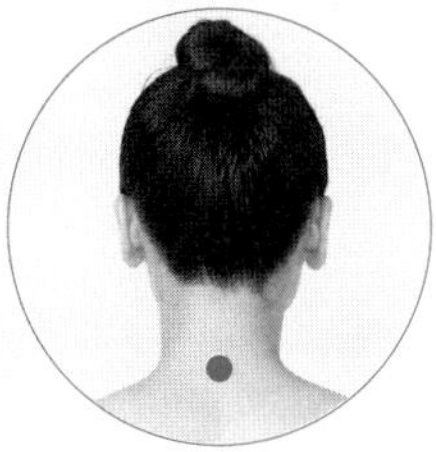

**大椎**
（だいつい）

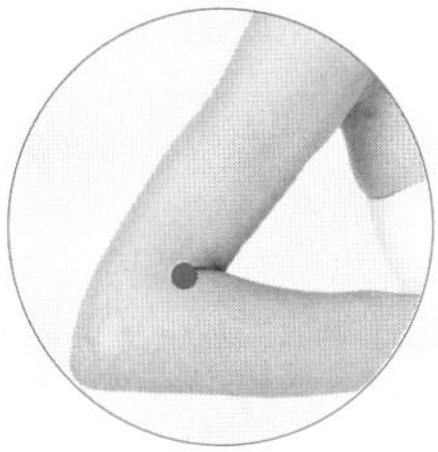

**曲池**
（きょくち）

アトピー②

# 湿《しつ》熱《ねつ》タイプ（ジュクジュクタイプ）

梅雨から夏にかけてひどくなりやすいタイプです。滲出液《しんしゅつえき》が出て、皮膚がジュクジュクになってしまったアトピーの症状は、体の中に「湿」が溜まっている証拠といえます。「熱」を冷ましながら、湿を取り除いていきましょう。

主な症状

- ☐ 水疱ができやすい
- ☐ 体が重だるい
- ☐ 口臭
- ☐ 舌苔が厚く黄色
- ☐ むくみ
- ☐ 便秘、または下痢

**おすすめアロマレシピ**

- ラベンダー 3滴
- サイプレス 2滴
- パチュリ 1滴

- キャリアオイル
- おすすめブレンド 30mℓ

※P.184参照

**おすすめマッサージ**

**脚裏**【⇒P.83参照】（腎経・膀胱経・胆経）

**漢方・生薬なら**

- 体内に余分な水分があるときに
  ➡**竜胆瀉肝湯**
  （りゅうたんしゃかんとう／瀉《しゃ》火《か》利《り》湿《しつ》顆《か》粒《りゅう》）
- 皮膚が赤くジュクジュクしているときに
  ➡**黄連解毒湯**（おうれんげどくとう）
- アレルギー体質、腸内環境を整えたい人に
  ➡**五行草**（ごぎょうそう）

**おすすめ食材**

はと麦、とうもろこし、緑豆、春雨、こんにゃく、ズッキーニ、ごぼう　など

**ツボ押しなら**

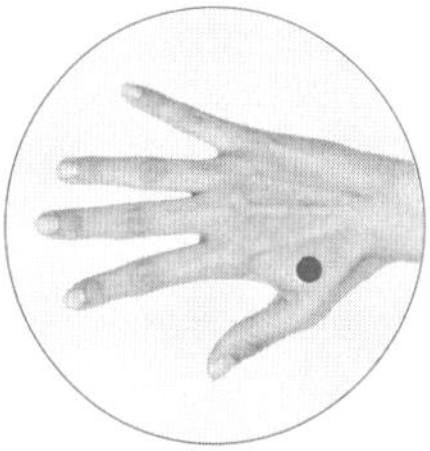

**合谷**

（ごうこく）

親指と人差し指で挟むようにして押します。

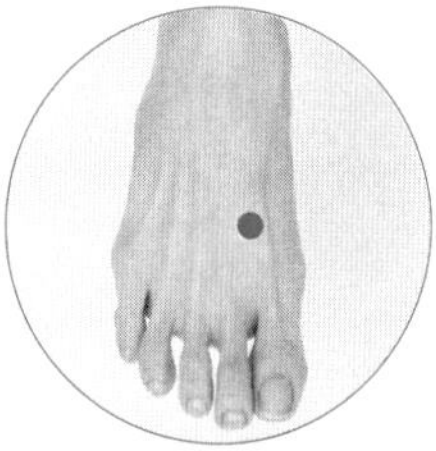

**太衝**

（たいしょう）

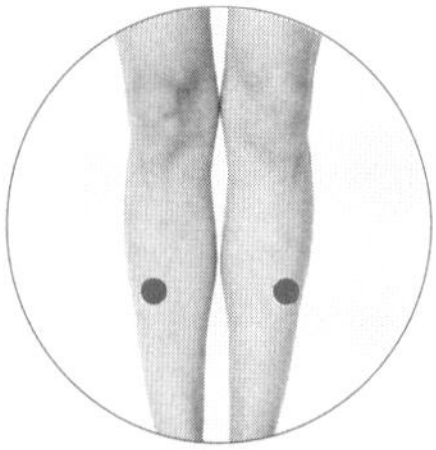

**豊隆**

（ほうりゅう）

アトピー③

# 血《けつ》熱《ねつ》・肝《かん》火《か》犯《はん》肺《ぱい》タイプ（ストレスで悪化）

ストレスで「肝」が滞り、「血」が熱をもち、夜間のかゆみがひどく、かきこわしてしまうことも。穏やかな香りのカモミールローマンは、精神を落ち着かせる効果と美肌効果がありおすすめです。

主な症状

- □舌が赤く、乾燥している
- □ストレスでかゆみが強くなる
- □暴飲暴食、辛いものが好き
- □イライラ
- □乾燥
- □皮膚の炎症が強い

## おすすめアロマレシピ

- カモミールローマン 2滴
- ネロリ 1滴
- サンダルウッド 3滴

- キャリアオイル
- おすすめブレンド 30mℓ

※P.184参照

## おすすめマッサージ

**頭**

【⇒P.127参照】（胆経・膀胱経・督脈）

**デコルテ**【⇒P.115参照】（肺経）

## 漢方・生薬なら

- 月経前やストレスで悪化する人に
  ➡**加味逍遥散**（かみしょうようさん）
- 肌の乾燥がひどいときに
  ➡**艶麗丹**（えんれいたん）
- 赤ら顔で便秘がちな人に
  ➡**清営顆粒**（せいえいかりゅう）

## おすすめ食材

緑茶、すいか、苦瓜、トマト、稗《ひえ》、豆苗、菊いも　など

## ツボ押しなら

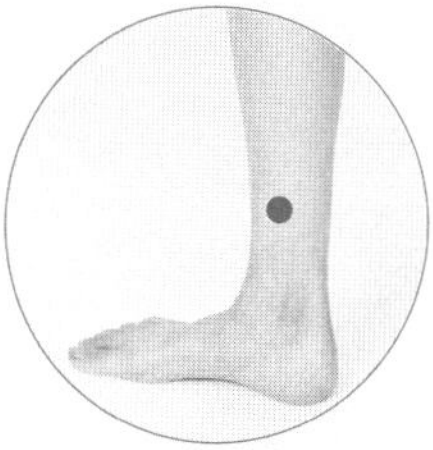

**三陰交**
（さんいんこう）

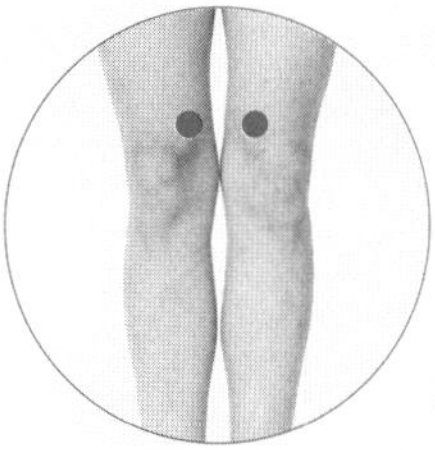

**血海**
（けっかい）

アトピー④

# 肺《はい》腎《じん》陰《いん》虚《きょ》タイプ（疲れ&ほてりタイプ）

疲れや慢性化したアトピーによって身体が消耗したタイプ。背中をやさしくマッサージ して、疲れを取りましょう。規則正しい生活を心がけ、辛抱強く向き合いましょう。

主な症状
- □カサカサ肌
- □のどの渇き
- □から咳・喘息
- □病歴が長い
- □手足顔のほてり
- □夕方から夜にかけて症状悪化

**おすすめアロマレシピ**

- ホーウッド 2滴
- クラリセージ 2滴
- ゼラニウム 2滴

- キャリアオイル
- おすすめブレンド 30mℓ

※P.184参照

**おすすめマッサージ**

背中【⇒P.101参照】（膀胱経）

**漢方・生薬なら**

●体のバリア機能や免疫力低下に
➡玉屏風散（ぎょくへいふうさん／衛益顆粒《えいえきかりゅう》）

●体や粘膜の乾燥がある人に
➡艶麗丹（えんれいたん）

●体力の低下やほてりに
➡生脈散（しょうみゃくさん／麦味参顆粒《ばくみさんかりゅう》）

**おすすめ食材**

玉ねぎ、黒糖、こんにゃく、山楂子《さんざし》、桃　など

**ツボ押しなら**

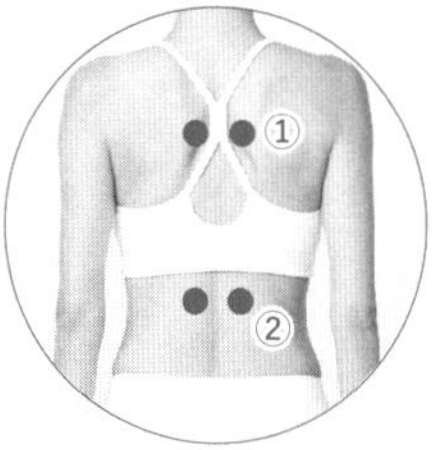


①肺兪（はいゆ）
②腎兪（じんゆ）

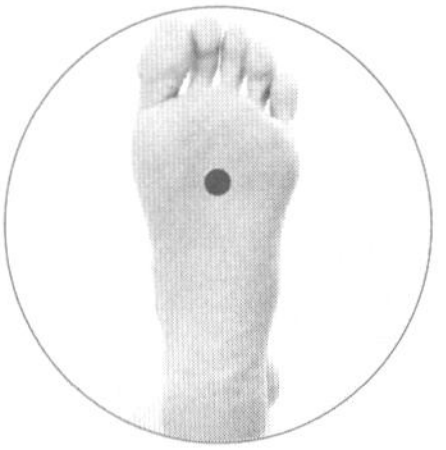

湧泉
（ゆうせん）
※足をつかんで親指を使って押します。

## とっておきアドバイス　ライフスタイルの改善を！

アトピー治療でまず大切なのは、ライフスタイルを見直すこと。薬を飲めば、今までどおり甘いものをたくさん食べたり、お酒を飲んだりしてもいいわけではありません。夜更かし、寝不足、刺激物（コーヒー、香辛料）、甘いもの、油っぽいものは控えましょう。肺腎陰虚タイプのサウナは厳禁です。

アトピー⑤

# 瘀《お》血《けつ》タイプ（炎症後、色素沈着で皮膚の黒ずみがあるタイプ）

皮膚の新陳代謝の低下により、炎症後の色素沈着で皮膚の黒ずみが残ってしまうタイプです。血流改善で、お肌のターンオーバーを促しましょう。

主な症状

- □ 疲れやすい
- □ 肩こり
- □ 頭痛
- □ シミ、くすみ
- □ 冷え性
- □ 肌の黒ずみ

**おすすめアロマレシピ**

- ティートリー 3滴
- ローズオットー 1滴
- フランキンセンス 2滴

- キャリアオイル
- おすすめブレンド 30mℓ

※P.184参照

**おすすめマッサージ**

**お腹**【⇒P.113参照】（胃経・任脈）

**漢方・生薬なら**

- ターンオーバーを促し色素沈着、ゴワゴワ肌改善に
  ➡**紅沙棘**（ほんさーじ）
- 炎症が残っている色素沈着に
  ➡**田七人参**（でんしちにんじん）
- 皮膚の黒ずみ、月経前悪化する人に
  ➡**桂枝茯苓丸加薏苡仁**
  （けいしぶくりょうがんかよくいにん）

**おすすめ食材**

山《さん》楂《ざ》子《し》、黒酢、桃、納豆、鮭、黒砂糖、玉ねぎ　など

**ツボ押しなら**

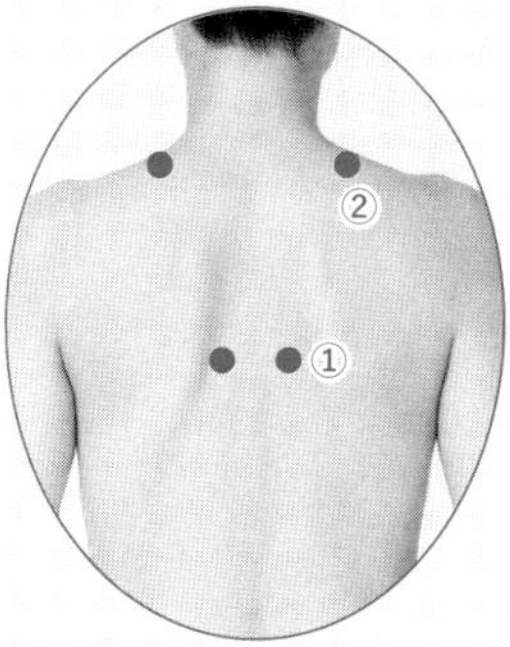


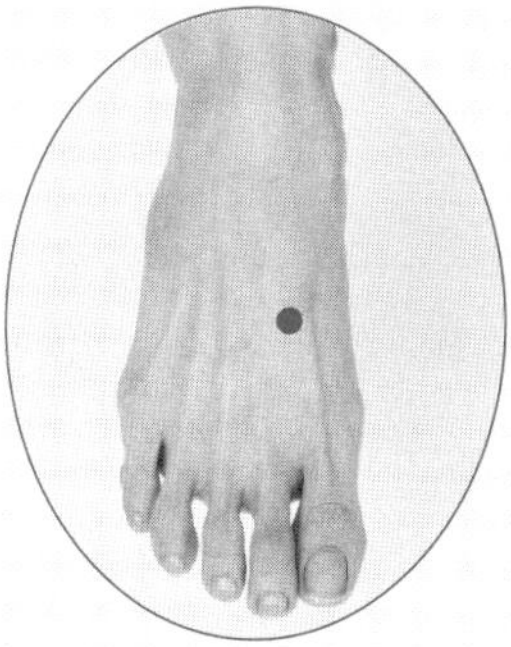

①**膈兪**（かくゆ）
②**肩井**（けんせい）

**太衝**
（たいしょう）

心身の不調

14

# 花粉症

「気」のバリアを張り、「肺」を強めて、花粉症を撃退しましょう。

私が地方から東京に出てきてまず気づいたのが、花粉症の人がとても多いこと！

スギやブタクサなどの花粉が体の中でアレルゲンとなり、くしゃみ、鼻水、目のかゆみなどのアレルギー症状が出るのが花粉症です。ハウスダストなどによるアレルギー症状を併発する人も多いようです。

スギの木は地方のほうが多いはずなのに、花粉症を発症する人が都会に多いのは、原因が花粉だけではなく、大気汚染やストレスとも関係している証拠でしょう。

中医学では、花粉症は体表面を取り囲むバリア機能を持つ「気」が不足し、免疫が異常をきたすことによって起こると考えます。呼吸器系の疾患なので「肺」と関係しますが、五行で肺の親に当たる「脾（消化吸収と関係深い）」が弱い人も多いようです。また、長く患うと「腎」にも影響してきます。中医学による治療では、辛い症状に対しての対症療法に加えて、体質改善を考えた根本療法を行うことが重要と考えます。花粉飛散予報よりも、体からのサインに耳を傾けてみてください。

とっておきアドバイス

## まず対症療法でつらい症状を改善

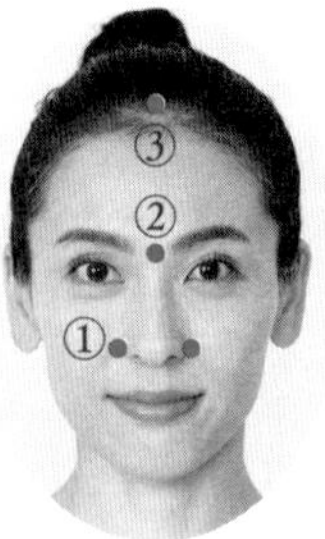


頭部にいらない水分が溜まると、鼻水や鼻づまりの症状が出てきます。顔（P.119参照）や頭（P.127参照）のマッサージや、以下のツボを刺激すると良いでしょう。

① 迎香（げいこう）
② 印堂（いんどう）
③ 上星（じょうせい）

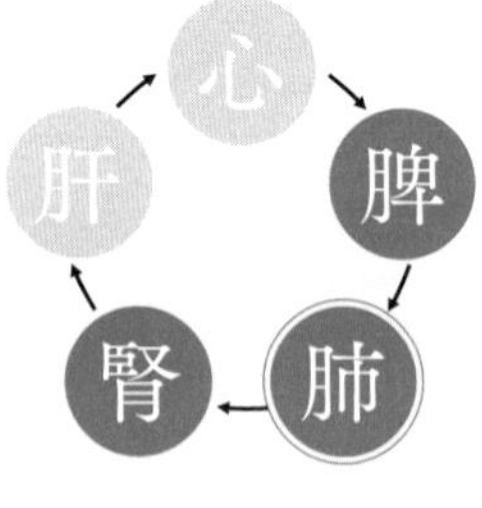


身体のバリア機能を高めるには、肺を守り、気を充実させて。

# 体が冷えて起こる表寒証の花粉症は2タイプあります

## 花粉症①

### 表《ひょう》寒《かん》証《しょう》～その1～（サラサラ透明な鼻水の花粉症）

水っぽい鼻水やハウスダストなどのアレルギー性鼻炎もこのタイプが多いです。

主な症状

- □ くしゃみが多い
- □ 無色透明な鼻水
- □ 朝起きてからしばらくひどい
- □ 水のようなサラサラした鼻水
- □ カラダが冷えるとひどくなる
- □ 花粉症の初期

**おすすめアロマレシピ**

- ティートリー 2滴
- ユーカリグロブルス 2滴

- ホホバオイル 10mℓ

**漢方・生薬なら**

・透明で水のような鼻水が出る人に
➡**小青竜湯**
（しょうせいりゅうとう）

**おすすめ食材**

辛味のあるものや体を温める食材
くず、生姜、ねぎ、シナモン、山椒　など

**ツボ押しなら**

①迎香（げいこう）
②鼻通（びつう）

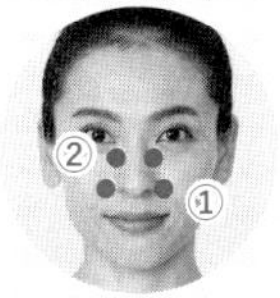


## 花粉症②

### 表《ひょう》寒《かん》証《しょう》～その2～（鼻づまりが気になる冷えタイプの花粉症）

温めて楽になるのは寒邪がいる証拠。温めて、流れをよくしてくれる精油を使いましょう。

主な症状

- □ 鼻づまり
- □ 鼻水が固まる
- □ お風呂などで温まると、鼻づまりが楽になる
- □ 慢性鼻炎、蓄膿症（副鼻腔炎）
- □ 冷え性

**おすすめアロマレシピ**

- パインニードル 2滴
- ローズマリー 1滴
- シダーウッド 1滴

- ホホバオイル 10mℓ

**漢方・生薬なら**

・鼻水より鼻づまりがつらい人に
➡**葛根湯加川芎辛夷**
（かっこんとうかせんきゅうしんい）

**おすすめ食材**

辛味があり、気をめぐらせる食材
しそ、みょうが、陳皮、ゆず、れんこん　など

**ツボ押しなら**

①承泣（しょうきゅう）
②睛明（せいめい）

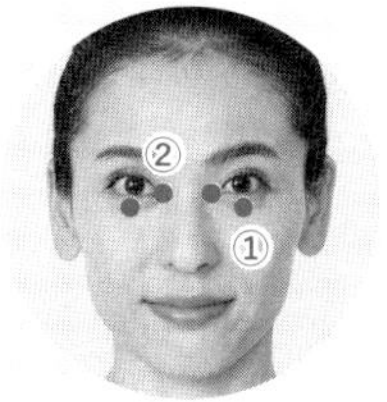


※葛根湯加川芎辛夷や小青竜湯など、麻黄含有処方は長期服用で、喉の渇きや動悸、不眠が起こることも。頓服または急性期に2週間以内を目安に服用しましょう。

# 体に熱がこもって起こる表熱証の花粉症は2タイプあります

## 花粉症③

### 表《ひょう》熱《ねつ》証《しょう》～その１～（ねばねば鼻水が気になる花粉症）

体の熱を冷まして熱邪《ねつじゃ》を鎮静。炎症と熱症を抑えてくれるオイルがおすすめです。

主な症状

- □ ねばねばした黄色～緑色の鼻水
- □ 発熱
- □ 鼻がつまる
- □ 頬～前頭部の痛みや頭重感
- □ のどの痛みや中耳炎
- □ ニキビや湿疹
- □ 慢性鼻炎、蓄膿症

**おすすめアロマレシピ**

- サイプレス 2滴
- ペパーミント 2滴

ホホバオイル 10mℓ

**漢方・生薬なら**

- 蓄膿症（副鼻腔炎）や中耳炎に
  ➡**荊芥連翹湯**
  （けいがいれんぎょうとう）

**おすすめ食材**

菊花茶、ペパーミント、緑茶、ごぼう、菜の花 など

**ツボ押しなら**

①**風池**（ふうち）
②**大椎**（だいつい）

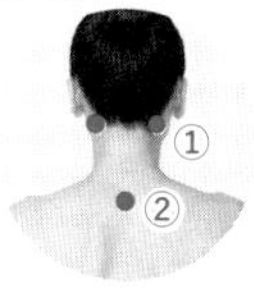


## 花粉症④

### 表《ひょう》熱《ねつ》証《しょう》～その２～（匂いが分からなくなるほどの花粉症）

症状が出ているときは甘いもの、冷たいもの、アルコール、コーヒーは控えましょう。

主な症状

- □ 鼻の乾燥と鼻づまりが苦しい
- □ 鼻の熱感
- □ 匂いが分からない
- □ 後鼻漏による咳
- □ 粘り気のある濃い鼻水
- □ 慢性鼻炎、蓄膿症

**おすすめアロマレシピ**

- フランキンセンス 2滴
- レモン 2滴

ホホバオイル 10mℓ

**漢方・生薬なら**

- 乾燥感がある鼻づまり、鼻づまりで匂いがわからない人に
  ➡**辛夷清肺湯**
  （しんいせいはいとう）

**おすすめ食材**

ゆり根、山いも、れんこん、杏仁、ブロッコリー など

**ツボ押しなら**

①**太陽**（たいよう）
②**百会**（ひゃくえ）

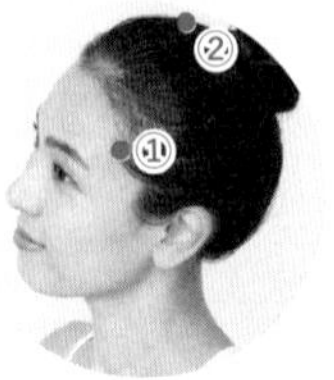

## 次の症状がある場合は先述の4タイプ＋体質改善を

花粉症⑤

### 肺《はい》気《き》虚《きょ》タイプ（呼吸器系が弱いタイプ）

次の症状が見られたら「肺」の機能を高めるオイルで手・腕のマッサージを行います。

主な症状

- □ 風邪をひきやすい
- □ 皮膚が弱い
- □ 水っぽい痰や鼻水
- □ 息切れ
- □ 呼吸が浅い
- □ 咳が出やすい
- □ 汗かき
- □ 声に力がない

**おすすめアロマレシピ**

- ユーカリグロブルス 4滴
- ティートリー 2滴
- サイプレス 2滴

- ホホバオイル 20㎖

**おすすめマッサージ**

デコルテ【⇒P.115参照】

手・腕【⇒P.94参照】（肺経・大腸経）

**漢方・生薬なら**

- 免疫力が低下し、感染症や病気になりやすい人に
  ➡玉屏風散（ぎょくへいふうさん／衛益《えいえき》顆《か》粒《りゅう》）
- 腸内環境を整えたい人に ➡五行草（ごぎょうそう）

**おすすめ食材**

干ししいたけ、しめじ、えのきなどのきのこ類、白きくらげ、白ごま　など

**ツボ押しなら**

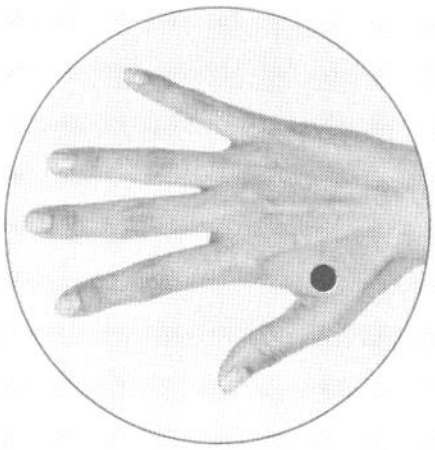

合谷（ごうこく）

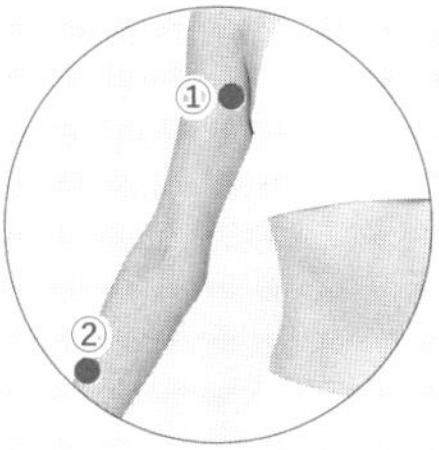


①天府（てんぷ）
②孔最（こうさい）

### とっておきアドバイス　“身体のバリア力”を強化しましょう

花粉症で一番重要なのは、アレルゲンに負けない身体をつくること。私たちの身体は免疫という名のバリアで守られています。漢方ではこのバリアを「衛《え》気《き》」と呼びます。運動不足やストレス、睡眠不足、不規則な食事などは衛気が不足する原因です。生活習慣を見直して衛気を強化しましょう。

花粉症⑥

# 脾《ひ》気《き》虚《きょ》タイプ（胃腸が弱いタイプ）

「脾」が弱まると「肺」に影響を与え、花粉症になりやすくなります。P.191、192の症状以外に下の症状がある場合は、脾を強めるオイルで脚表のマッサージを行います。

主な症状

- □ 胃腸が弱い
- □ 手足がだるい
- □ 筋肉がつきにくい
- □ 食欲がない
- □ 軟便・下痢をしやすい
- □ 甘いものを好む
- □ 疲れやすい
- □ 食後に眠くなる

**おすすめアロマレシピ**

- ペパーミント 2滴
- レモン 4滴
- サンダルウッド 2滴

- ホホバオイル 20mℓ

**おすすめマッサージ**

**お腹**【⇒P.113参照】（胃経）

**脚表**【⇒P.88参照】（脾経・胃経）

**漢方・生薬なら**

- 胃腸が弱く、気力、体力が落ちている人に
➡**補中益気湯**（ほちゅうえっきとう）
- 消化吸収がうまくいかない人に ➡**晶三仙**（しょうさんせん）

**おすすめ食材**

山いも、大豆製品、かぼちゃ、白米、消化のいい食べもの、冷たいもの、甘いもの　など　乳製品はNG

**ツボ押しなら**

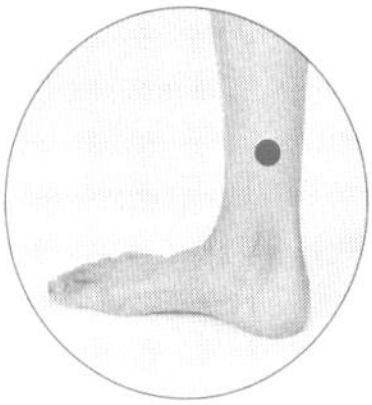

**三陰交**（さんいんこう）

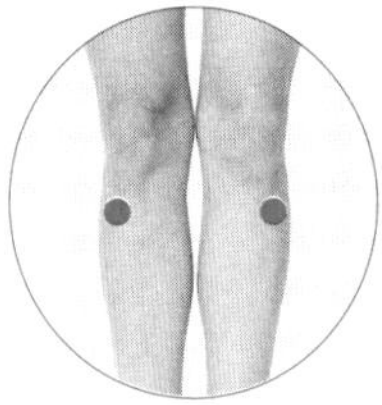

**足三里**（あしさんり）

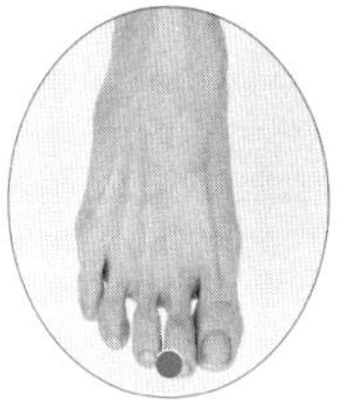

**厲兌**（れいだ）

## とってておきアドバイス　外出時は自分だけの“アロマスク”で

抗菌抗ウイルス作用を持つエッセンシャルオイルを、マスクに1、2滴垂らして使いましょう。鼻から脳、視床下部から全身にダイレクトに作用するので効果も早いです。皮膚に当たらないところに垂らすのがポイント。ティッシュやハンカチに垂らして持ち歩くのもおすすめです。

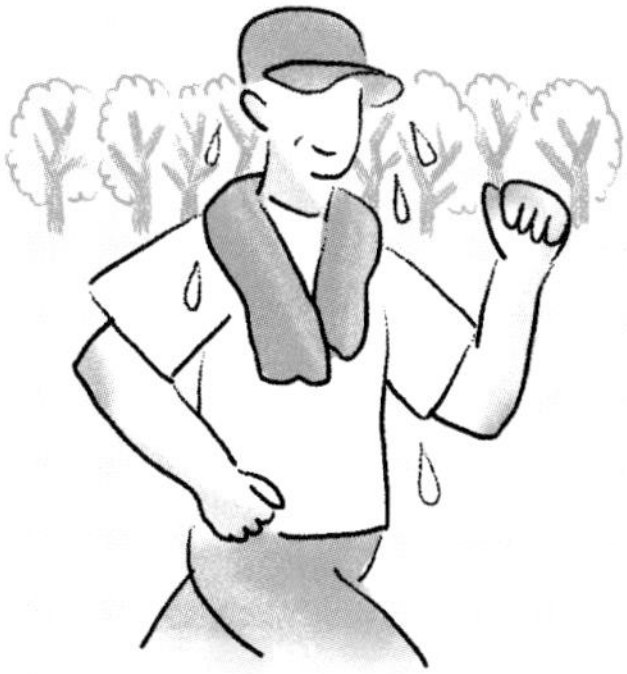

# ウェルエイジング　更年期〜高齢者の症状

## ——人生100年時代、健康寿命を長くして質の高い豊かな人生を

加齢とともに身体の機能は下降線を辿りますが、そのスピードを速めるのも遅らせるのも自分次第です。加齢による変化は、自分の身体を見直す重要なサインです。これまで忙しく、自分のことは後回しだった人も、自分の身体と向き合い、どんなケアが必要なのかをじっくり考える時期になったのだと考えましょう。寿命や老化のスピードは、遺伝よりも生活習慣の影響の方が大きいことが分かってきています。さらには、男女により老化のスピードも異なってくるといわれているので、男性は40歳、女性は35歳を目安にウェルエイジングを実践していくことをおすすめします。

中医学では腎のケアと毎日の養生が大切なポイントになります。忙しさの中でも、旬の食材を食べたり、身体が欲する香りを楽しんだり、季節の移ろいを感じる時間を設け、毎日の生活を丁寧に送る。そうやってウェルエイジングをしていく中で、加齢によるトラブルも軽減され、癒されていくはずです。

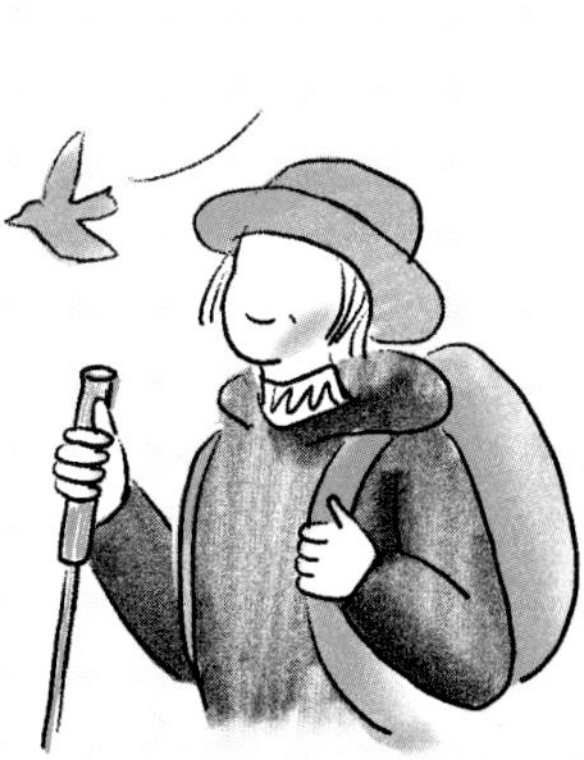

ウェルエイジング

1

# 自律神経の乱れ

早めの対処で
自律神経の乱れを解消しましょう。

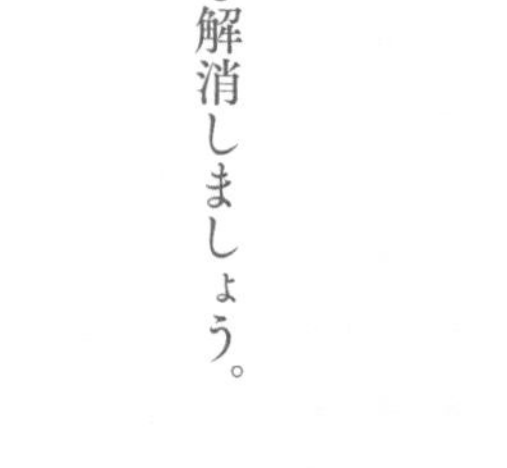


肝の気の流れを整えることが第一。心脾の気血を補って全身を整えよう。

もともと自律神経とは、私たちの意思とは関係なく働いて、呼吸や心拍、代謝、体温調整など生命活動を維持し、全身の器官をコントロールする神経系です。自律神経のバランスが崩れると、イライラや落ち込み、不安感、集中力が持続しないなどの精神的な症状のほかに、倦怠感、不眠、頭痛、食欲不振、汗が止まらないなど、身体的な症状が現れます。これらは一過性であれば誰もが経験する症状ですが、時間が経過しても改善せず、生活に支障が出る場合は病気と捉えます。

自律神経の交感神経と副交感神経のバランスが崩れる原因の多くは、日常に潜んでいます。職場や家庭における人間関係や緊張がもたらす精神的なダメージ、温度や音、光、閉塞した状況など生活環境におけるストレス、睡眠や食事など生活習慣の乱れ、月経や妊娠出産、更年期における女性ホルモンの乱れなどがきっかけで、自律神経失調症に至ることもあります。男性も40歳を過ぎたあたりから男性ホルモンの減少による自律神経への影響があります。

中医学では心と体はひとつと捉え、自律神経の不調は体質とも深くかかわっていると考えます。中でも影響を受けやすいのが、精神や情緒の安定をはかる「肝」で、ほかにも意識や思考をつかさどる「心」、消化吸収を守る「脾」にも影響が現れます。

要因は体内に生じる滞りにみられる気滞、瘀血、痰湿、湿熱のほか、長期化することで起こる気血両虚《きけつりょうきょ》などが挙げられます。精神的なうつ状態や体の不調は症状が軽いうちに対処することで回復も早くなります。ブレンドオイルを手に取り、背中をさすってあげるだけでも効果的です。

# 自律神経の乱れは5つのタイプに分けられます

**自律神経の乱れ①**

## 肝《かん》気《き》鬱《うっ》結《けつ》タイプ（過剰なストレスで肝の疏泄機能が低下）

**主な症状**

- □ストレス過多
- □憂鬱
- □情緒不安定
- □のどの詰まり
- □胸やお腹の張り
- □げっぷやガスが出やすい

**おすすめアロマレシピ**

- スイートオレンジ 3滴
- グレープフルーツ 2滴
- ベルガモット 3滴

- ホホバオイル 15mℓ
- イブニングプリムローズ 5mℓ

**漢方・生薬なら**

- 月経不順や月経痛・更年期障害にも
  ➡**加味逍遥散**（かみしょうようさん）
- 冷えの症状がある場合
  ➡**逍遥散**（しょうようさん）
- 興奮して眠れないときに
  ➡**柴胡加竜骨牡蠣湯**（さいこかりゅうこつぼれいとう）

**ツボ押しなら**

期門（きもん）

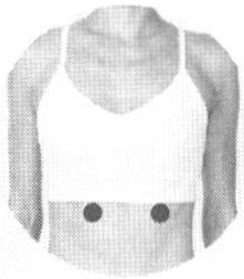

太衝（たいしょう）

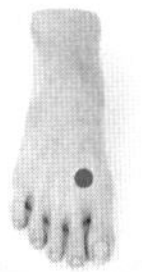

**おすすめ食材**
ペパーミント、菊花、マーマレード、セロリ、しそ、しじみ、いちご、酢　など

とっておきアドバイス

## 「肝」を穏やかにする養生法

自律神経のバランスに関係している五臓は「肝」。肝は疏泄《そせつ》といい、「気」をめぐらせて「血」を貯蔵する働きがあり、肝を健やかにすることが自律神経を整えることになります。

### ①毎日をのびやかに過ごすこと

「肝」は圧迫を嫌うので、忙しいときこそ気分転換をしましょう。締めつけの強い下着は緩めたり、深呼吸や腕を伸ばしたストレッチなどで陽気をめぐらせて、ストレスを発散しましょう。

### ②香りの良いものを取り入れる

ハーブティーやアロマなど、香りの良いものは「気」をめぐらせ気分を和らげます。アロマであればオレンジ、ベルガモットなどの柑橘系や、食事にもセロリやしそ、ミント、柑橘などを取り入れましょう。

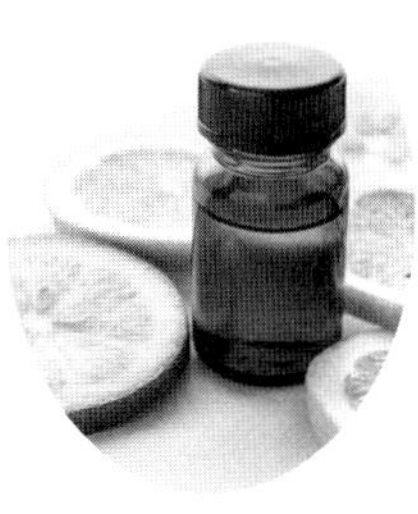

### ③バランスの良い食事で、緑や赤の食材をとり入れる

1日3食しっかり栄養をとることで体力・精神力が養われます。緑黄色野菜や、レバー、赤身の肉、くこの実などは「血」を補い「肝」を助ける作用があります。

## 自律神経の乱れ②

# 瘀《お》血《けつ》タイプ（気が滞り血流が悪化）

主な症状
- □慢性的なうつ
- □頭痛
- □肩こり
- □月経痛
- □関節痛やしびれ
- □シミ・くすみ

### おすすめアロマレシピ

- フランキンセンス 3滴
- ローズオットー 1滴
- レモン 4滴

- ホホバオイル 15mℓ
- イブニングプリムローズ 5mℓ

### 漢方・生薬なら

- 頭痛、頭重、肩こり、めまいに
  ➡冠心II号方
  （かんしんにごうほう／冠元《かんげん》顆《か》粒《りゅう》）
- 月経不順や頭痛肩こりがある人に
  ➡桂枝茯苓丸
  （けいしぶくりょうがん）
- コレステロールが高めで、体の痛みがある人に
  ➡田七人参
  （でんしちにんじん）

### ツボ押しなら

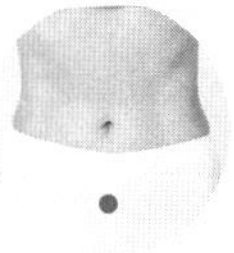

関元
（かんげん）

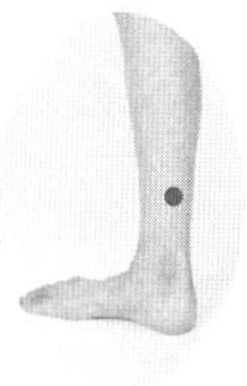

三陰交
（さんいんこう）

### おすすめ食材

玉ねぎ、シナモン、納豆、いわし、いか、サフラン など

## 自律神経の乱れ③

# 痰《たん》湿《しつ》タイプ（消化不良や水分代謝が低下）

主な症状
- □胃もたれ
- □体が重だるい
- □軟便
- □頭重
- □むくみ
- □舌の苔がべたつく

### おすすめアロマレシピ

- ゼラニウム 2滴
- グレープフルーツ 4滴
- サイプレス 2滴

- ホホバオイル 15mℓ
- イブニングプリムローズ 5mℓ

### 漢方・生薬なら

- 不安、不眠、消化器の不調に
  ➡温胆湯（うんたんとう）
- 喉のつかえや吐き気に
  ➡半夏厚朴湯
  （はんげこうぼくとう）
- ストレスによる食べ過ぎや不規則な食生活を送る人に
  ➡晶三仙（しょうさんせん）

### ツボ押しなら

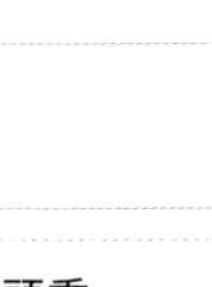

足三里
（あしさんり）

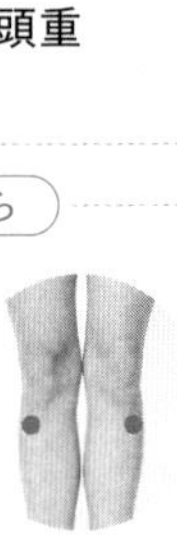

湧泉
（ゆうせん）

### おすすめ食材

しそ、大根、はと麦、きゅうり、イチジク、とうもろこし など

## 自律神経の乱れ④

### 痰《たん》熱《ねつ》内《ない》憂《ゆう》タイプ（痰湿でこもった熱が精神に影響）

**主な症状**

- □ イライラ・怒りっぽい
- □ 目の充血
- □ 口臭が強い
- □ 口やのどの渇き
- □ 寝つきが悪くよく夢を見る
- □ 頭痛・めまい

**おすすめアロマレシピ**

- カモミールジャーマン 2滴
- サンダルウッド 2滴
- レモン 4滴

- ホホバオイル 15mℓ
- イブニングプリムローズ 5mℓ

**おすすめ食材**

セロリ、苦瓜、ごぼう、れんこん、緑茶、筍　など

**漢方・生薬なら**

- 目がさえて眠れない、胸がもやもやと熱っぽくなる動悸に
  ➡**黄連解毒湯**（おうれんげどくとう）
- むくみを伴う人に
  ➡**竜胆瀉肝湯**（りゅうたんしゃかんとう／瀉《しゃ》火《か》利《り》湿《しつ》顆《か》粒《りゅう》）
- イライラして眠れない、寝つきが悪い人に
  ➡**ミンハオ**（琥珀《こはく》・短梗五加果《たんこうごかか》・珍珠母《ちんじゅも》など配合）

**ツボ押しなら**

内関（ないかん）

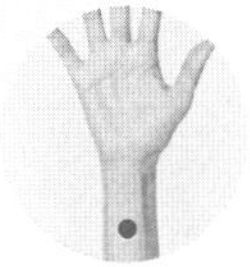

太陽（たいよう）

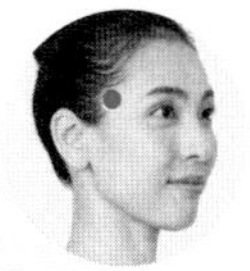

## 自律神経の乱れ⑤

### 気《け》血《けつ》両《りょう》虚《きょ》タイプ（小児の栄養不足や病後で気血が消耗）

**主な症状**

- □ やる気が出ない
- □ 落ち込みやすい
- □ 不安感
- □ 睡眠障害
- □ 動悸・息切れ
- □ 食欲不振

**おすすめアロマレシピ**

- ラベンダー 3滴
- ホーウッド 4滴
- ネロリ 1滴

- ホホバオイル 15mℓ
- イブニングプリムローズ 5mℓ

**漢方・生薬なら**

- 体力がなく貧血気味の不安症、不眠の人に
  ➡**帰脾湯**（きひとう／心《しん》脾《ぴ》顆《か》粒《りゅう》）
- 体力が低下して心身が疲労している人に
  ➡**酸棗仁湯**（さんそうにんとう）
- 自律神経の乱れ、環境適応力の弱り、不眠・不安神経症に
  ➡**シベリア人参**（にんじん）

**ツボ押しなら**

神門（しんもん）

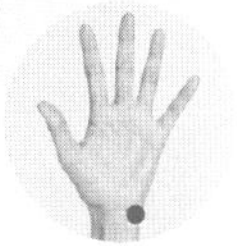

気海（きかい）

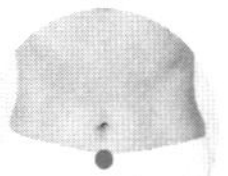

**おすすめ食材**

山いも、大豆、かぼちゃ、小松菜、黒糖、卵　など

ウェルエイジング

②

# 免疫力の低下

病気になる前に未然に防ぎましょう。

病気を予防するには正気《せいき》（免疫力）を高めて病邪に対する抵抗力をつけることが大切です。たとえば、外から侵入しようとする邪気のひとつ、風邪《ふうじゃ》を跳ね返してしまえば風邪をひくことはないのです。気虚は気の量が不足している、または気の働きが低下している状態で、疲れやすい・気力がない・風邪をひきやすい・胃腸の調子がよくないなど、身体のエネルギー不足の状態です。このような状態のときには気のバリア機能が弱まり、風邪をひきやすくなります。「先天の精」と呼ばれる、生まれつき両親から受け継いだ精が少なく、身体が弱い人もいますが、きれいな空気（清気）やバランスのとれた食事などから得られる水穀の精の補充不足や、飽食の現代ではほとんどの場合が、不摂生や過労などにより気を遣いすぎたために起こるといわれています。人に気を遣わないで生活をするなんて非常識なことはできませんが、必要以上に心配したり、取り越し苦労は必要な気を失っていることに間違いありません。きれいな空気や旬の食材でしっかり気を補い、免疫力を高めていきましょう。

とっておきアドバイス

## ◎免疫力がアップする“漢方養生法”

| 玉屏風散《ぎょくへいふうさん》 | 板藍根《ばんらんこん》 | シベリア霊芝《れいし》 |
|---|---|---|
| 衛益顆粒《えいえきかりゅう》の商品名でも発売される。肺の衛気と免疫力を高めてくれる漢方。普段から風邪をひきやすい人が体質改善のために用いると良い。花粉症予防やアレルギー対策にもおすすめ。 | ホソバタイセイというアブラナ科の植物の根を乾燥させた生薬。日本では板藍根のエキスを抽出したお茶やのど飴などがある。中国ではインフルエンザやコロナ、風邪予防に使われている。 | 和名はカバノアナタケ。チャガとも呼ばれる。正気（病気への抵抗力）を助け、正気が邪気（各種発病因子や病理産物）に勝つのを助ける。邪気を取り除くことで、病気を治める。 |

## ◎免疫力がアップする“生活養生”

1日5分、朝一番のきれいな空気を、朝日を浴びながら体いっぱいに深呼吸をして取り込みましょう。激しい運動は避け、消化の良いものを食べて、規則正しい生活を。体温より低い温度の食事や乳製品、生もののとり過ぎには注意しましょう。

## ◎免疫力がアップする“マッサージ&ツボ押し”

**マッサージ**

**手・腕**【⇒P.94参照】（肺経）

**背中**【⇒P.101】（膀胱経）

**お腹**【⇒P.113】（任脈・胃経）

**ツボ押し**

**気海《きかい》**

※冷やさないように温める。

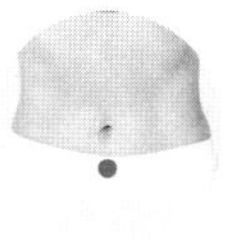

**湧泉《ゆうせん》**

※ゴルフボールを踏むのも良い。

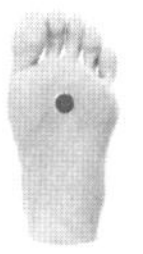

## ◎免疫力がアップする“食養生”

朝食抜きや夜遅くの食事、冷たいものはNG！ 規則正しい時間で、消化に良いもの、体温より高い温度の食事をよく噛んで食べましょう。

**野 菜 類** ：山いも、さつまいも、かぼちゃ、アスパラガス、生姜➡ スープやお鍋に。

**きのこ類** ：きくらげ、なめこ、しいたけ、しめじ、まいたけ
➡ 生のものは焼き、乾燥ものは戻してスープに。

**果 物 類** ：アボカド、ナツメ、ぶどう、梨、りんご、くこの実
➡ 冷蔵庫で冷やさず常温またはコンポートで。

**穀類・豆類** ：黒米、米麹、納豆、枝豆、みそ、くるみ、栗 ➡ おかゆにして。

**動物性食品** ：卵、うなぎ、えび、いわし、牛肉、鶏肉
➡ あっさりした味つけで。食べ過ぎに注意を。

**お茶·甘味料** ：板藍《ばんらん》茶、山楂子《さんざし》茶、生姜茶、ほうじ茶、梅醤番茶、
ハチミツ、黒糖➡ 温かいものを。

## 免疫力アップのためのスプレーを作りましょう！

材料
- 20mℓのスプレーボトル
- 無水エタノール…2mℓ
- 精製水…18mℓ
- 精油　ティートリー…2滴／ユーカリグロブルス…4滴
サイプレス…2滴

作り方
❶ スプレーボトルに無水エタノールを入れる。
❷ ❶ に精油を入れ、よく混ぜる
❸ ❷に精製水を入れよく混ぜる。
❹ 使用前によく振ってスプレーする。

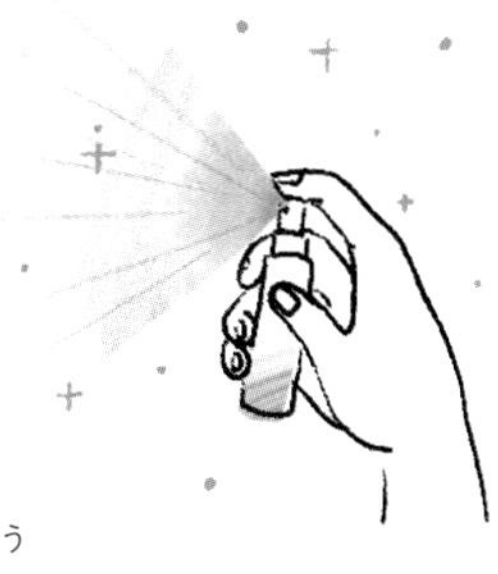

※ルームスプレーとしてはもちろん、全身に使えますが、目など粘膜に入らないよう注意しましょう。使用前によく振ってからスプレーするのがおすすめです。

ウェルエイジング

3

# 精力減退

補腎活血で
男性も女性も幸せな性生活を。

性行為への気が進まない、最近少し弱くなったかも……、と性的関心の一時的低下はよくあることです。多くは疲労や老化によるものといわれていますが、実際には、抑うつ、不安、ストレス、パートナーとの関係、過去の経験、薬剤性、ホルモンの変化も性欲を減退させることがあります。これは、男女ともに起こりうる現象です。

男性の精力減退は、勃起不全（ＥＤ）に代表される病気で、器質性ＥＤは、加齢による血管の障害や、男性ホルモンと呼ばれるテストステロンの分泌の低下で起こります。ほかにも、喫煙やアルコール、抗うつ薬やＡＧＡ治療薬の副作用、糖尿病、神経の伝達異常などが原因となることもあります。機能性ＥＤは、20〜30代の若年層でも起こり、心因性であることが多く、過労、ストレス、早漏による自信喪失なども原因となります。

女性の精力減退は、妊娠、出産、閉経をきっかけに起こるホルモンの乱れや低用量ピルの副作用、過労、ストレス、性行為のトラウマなどが原因になります。症状は性欲の減退、膣からの分泌低下、オーガズムに達することができないなどです。

中医学で生殖機能は、五臓の「腎」に含まれますが、原因は腎だけではなく、精神情緒と関係が深い「肝」、意識と関係が深い「心」、エネルギーと関係が深い「脾」の不調によっても起こります。まずは腎の精を補い、気血の流れをよくすることが大事です。そして何より、お互いの全身の感覚を呼び起こすように、催淫作用を持つオイルや体質に合ったオイルでパートナーとマッサージし合うことも助けとなるでしょう。

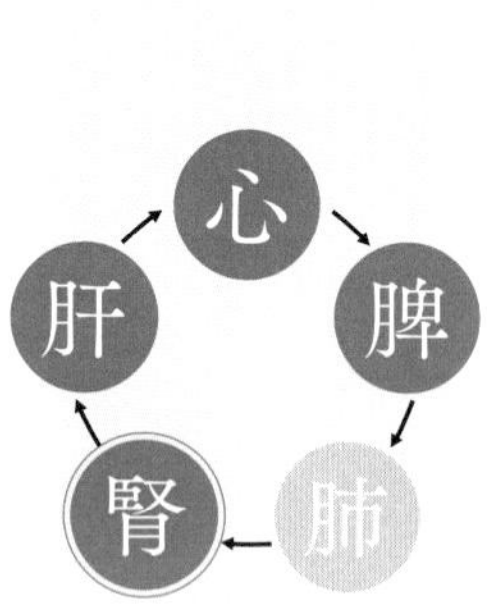


生殖機能は腎の役割。体質によっては肝、心、脾の改善も行って。

# 腎虚《じんきょ》老化タイプは陽虚と陰虚に分けられます

腎は老化、発育、生殖と関係する内臓で年齢とともに機能が低下し、病気や過労などでも消耗します。血流改善を併せて行いましょう。

## 精力減退①

### 腎陽虚《じんようきょ》タイプ

**主な症状**

- □ 性欲の減退
- □ 中折れしてしまう
- □ 冷え性
- □ 老化
- □ 白髪や抜け毛
- □ 腰痛

**おすすめアロマレシピ**

- ジャスミン 2滴
- ジンジャー 2滴
- サンダルウッド 4滴

- ホホバオイル 10mℓ
- アルガンオイル 10mℓ

**漢方・生薬なら**

- 腰痛や、ED、不妊症に
  ➡参馬補腎丸（じんばほじんがん）
- 貧血や冷え性、腰痛に
  ➡参茸補血丸（さんじょうほけつがん）
- 腎精を補う処方
  ➡海精宝（かいせいほう）

**ツボ押しなら**

①命門（めいもん）
②八髎穴（はちりょうけつ）

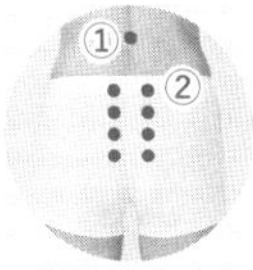


関元（かんげん）

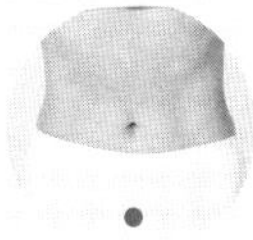

**おすすめ食材**

食用蟻、えび、なまこ、くるみ、牛の腎臓　など

## 精力減退②

### 腎陰虚《じんいんきょ》タイプ

**主な症状**

- □ 過剰なセックスまたは自慰
- □ 膣が濡れない
- □ ほてり
- □ 粘膜の乾燥
- □ 寝汗
- □ 過労

**おすすめアロマレシピ**

- ローズオットー 2滴
- イランイラン 2滴
- ホーウッド 4滴

- ホホバオイル 10mℓ
- イブニングプリムローズ 10mℓ

**漢方・生薬なら**

- ほてり、不眠、疲れに
  ➡亀鹿二仙膠（きろくにせんこう／亀鹿仙《きろくせん》）
- 粘膜が乾燥する人に
  ➡艶麗丹（えんれいたん）
- 精力減退、疲労回復に
  ➡牡蠣（かき）エキス

**ツボ押しなら**

湧泉（ゆうせん）

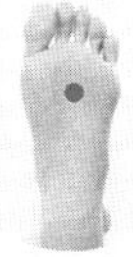

①復溜（ふくりゅう）
②三陰交（さんいんこう）

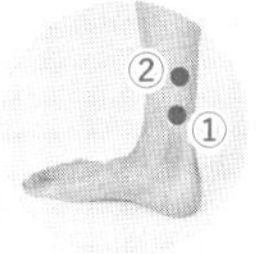


**おすすめ食材**

うなぎ・牡蠣・さんま・すっぽん・鶏レバー　など

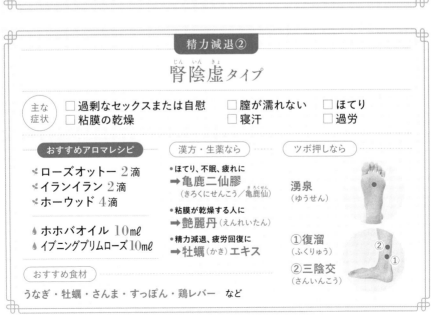

ウェルエイジング
4
# 女性の更年期障害

更年期だけじゃない
体質別ケアで元気に過ごそう。

更年期障害には個人差があり、症状、期間は多種多様です。近年は男性の更年期障害も問題にされており、更年期といえども女性だけの問題ではなくなっています。

ほてりやイライラといった軽い症状から、強い不眠症やうつ病のような重い症状まであるので、家族や周囲の人に協力してもらいながら、早めの予防、または治療が必要です。

更年期とは、「生殖期(性成熟期)と非生殖期(老年期)の間の移行期をいい、卵巣機能が減退し始め、消失するまでの期間」と定義されています(日本産婦人科学会)。更年期は通常、閉経を挟む前後5年間(計10年間)を指します。更年期の諸症状は40代後半～50代半ばに見られ、60歳ごろまでには落ち着くことが多いようです。

中医学的には、五臓の中でも主に性ホルモンをつかさどる「腎」のトラブルと考え、それに付随する症状を血液の貯蔵庫である「肝」のトラブルとして考えます。現れた症状によってその原因と処方が異なるので、まずは自分のタイプをたしかめてみてください。

とっておきアドバイス

## 食生活を見直しましょう

◎積極的にとると良いもの

食物繊維、複合炭水化物(米・パン・そば・うどん・いも類など)、カルシウム、適度な水分、植物エストロゲンを含む食材(大豆製品・フェンネル・セロリ・りんごなど)、ビタミンA・C・E・B、ハーブ類

※植物エストロゲン…女性ホルモンであるエストロゲンと同様の働きをする植物成分

◎控えたほうが良いもの

アルコール、カフェイン、砂糖、塩分、スパイシーなもの、脂肪分

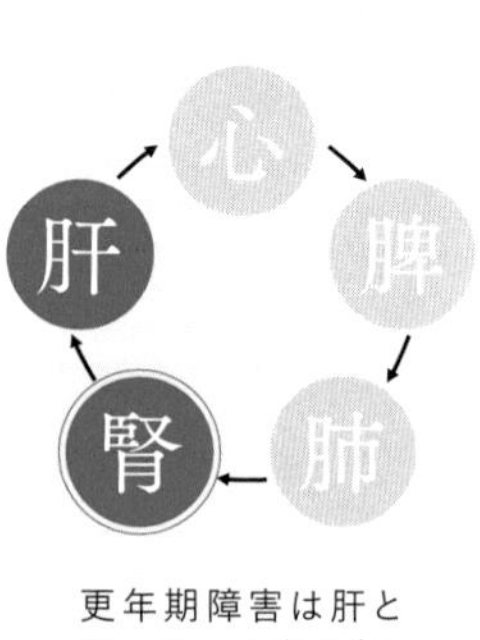


更年期障害は肝と腎、そして瘀血(おけつ)の症状の改善を。

# 女性の更年期障害は4つのタイプに分けられます

女性の更年期障害①

## 肝《かん》気《き》鬱《うっ》結《けつ》タイプ（イライラタイプ）

「気」のめぐりが悪いタイプです。気の流れを良くしてくれる香味野菜や、オレンジなどの柑橘類をとりましょう。ストレスを過食で発散しないように気をつけること。

**主な症状**

- □ストレスが溜まりやすい
- □ほてり、のぼせがある
- □イライラしやすく落ち込みやすい
- □目のかすみや眼精疲労がある
- □のどが詰まった感じがある
- □不眠傾向でよく夢を見る
- □胸が張る、こわばる
- □月経が遅れ気味
- □片頭痛
- □胃痛・胃の不快感

**おすすめアロマレシピ**

- カモミールローマン 4滴
- スイートオレンジ 3滴
- ベルガモット 3滴
- ネロリ 1滴

- ホホバオイル 20mℓ
- イブニングプリムローズ 5mℓ
- アルガンオイル 5mℓ

**おすすめマッサージ**

顔【⇒P.119参照】
デコルテ【⇒P.115参照】

**漢方・生薬なら**

- 肩こり、疲れ、情緒が不安定な人に
  ➡逍遥散（しょうようさん）
- ホットフラッシュがある人に
  ➡加味逍遥散（かみしょうようさん）
- 自律神経の過敏、不安症に
  ➡柴胡加竜骨牡蠣湯（さいこかりゅうこつぼれいとう）

**おすすめ食材**

菊花、ペパーミント、あさり、三つ葉、マーマレード　など

**ツボ押しなら**

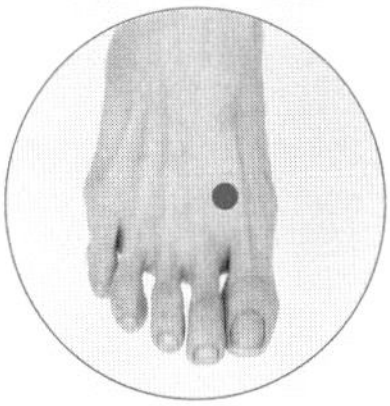

太衝
（たいしょう）
※人差し指の第2関節を使って押します。

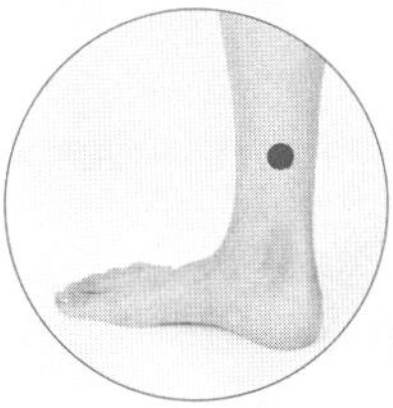

三陰交
（さんいんこう）

女性の更年期障害②

# 気《き》血《けつ》不《ふ》足《そく》タイプ（疲れタイプ）

エネルギー不足のタイプ。生姜やにら、香辛料、玉ねぎなど体を温める食材を多くとりましょう。 刺身や生野菜はほどほどに。

**主な症状**

- □ 足腰が冷える
- □ 貧血
- □ 健忘
- □ 精力減退
- □ 疲れやすい
- □ 頻尿
- □ 足腰がだるい
- □ 食欲不振
- □ 月経量が少ない・だらだら続く
- □ 無気力
- □ 髪が抜け、白髪が増える
- □ めまい・立ちくらみ

**おすすめアロマレシピ**

- ラベンダー 4滴
- マンダリン 4滴
- イランイラン 2滴
- サンダルウッド 2滴

- ホホバオイル 20mℓ
- イブニングプリムローズ 5mℓ
- アルガンオイル 5mℓ

**おすすめマッサージ**

**腰・お尻**【⇒P.108参照】

**脚裏**【⇒P.83参照】（腎経・膀胱経）

**漢方・生薬なら**

- **頭痛、肩こり、貧血、生理痛に**
  ➡**婦宝当帰膠**（ふほうとうきこう）
- **心身ともにお疲れの人に**
  ➡**帰脾湯**（きひとう／心《しん》脾《ぴ》顆《か》粒《りゅう》）
- **腰痛の人、疲れている人、健忘のある人に**
  ➡**参茸補血丸**（さんじょうほけつがん）

**おすすめ食材**

大豆、じゃがいも、卵、くこの実、ナツメ　など

**ツボ押しなら**

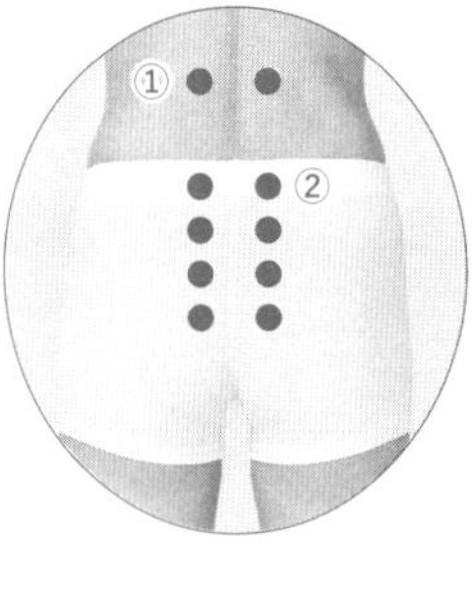


①**腎兪**（じんゆ）
②**八髎穴**（はちりょうけつ）

※上から上髎、次髎、中髎、下髎。八つのツボを合わせて「八髎穴」と呼びます。

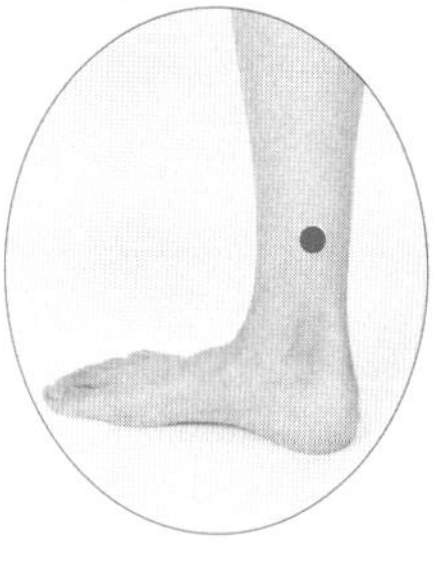

③**三陰交**（さんいんこう）

## 女性の更年期障害③

# 肝《かん》腎《じん》陰《いん》虚《きょ》タイプ（ほてりタイプ）

水分不足が原因のタイプです。香辛料は避けましょう。

**主な症状**

- □ 目の疲れ、視力減退
- □ 寝汗をかく
- □ 耳鳴り
- □ ホットフラッシュ
- □ 口が渇く
- □ 手足・顔がほてる
- □ 抜け毛
- □ 歯が悪い

### おすすめアロマレシピ

- ゼラニウム 4滴
- ホーウッド 4滴
- ローズオットー 2滴

- ホホバオイル 20mℓ
- イブニングプリムローズ 5mℓ
- アルガンオイル 5mℓ

### 漢方・生薬なら

- ほてり、 寝汗をかく人に
➡**瀉火補腎丸**（しゃかほじんがん）
- 眠りが浅く、元気がない人に
➡**亀鹿二仙膠**（きろくにせんこう／亀《き》鹿《ろく》仙《せん》）
- 更年期の不快症状、白髪に
➡**二至丸**（にしがん）

### ツボ押しなら

**太衝**
（たいしょう）

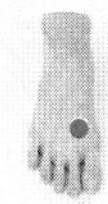

**湧泉**
（ゆうせん）

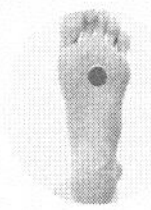

**おすすめ食材**　くるみ、黒ごま、黒豆、山いも、牡蠣　など

## 女性の更年期障害④

# 瘀《お》血《けつ》タイプ（血行不良タイプ）

「血」のめぐりの悪さが原因のタイプです。油ものは控えましょう。

**主な症状**

- □ くすみ、クマ
- □ 月経痛
- □ コレステロール高め
- □ 肩や腰のこり
- □ 冷えのぼせ
- □ 頭痛
- □ 下肢の静脈瘤が目立つ

### おすすめアロマレシピ

- ローズオットー 1滴
- レモン 4滴
- クラリセージ 3滴

- ホホバオイル 20mℓ
- イブニングプリムローズ 5mℓ
- アルガンオイル 5mℓ

### 漢方・生薬なら

- 全身の血行障害に
➡**冠心Ⅱ号方**（かんしんにごうほう／冠《かん》元《げん》顆《か》粒《りゅう》）
- 婦人科の血行障害に
➡**芎帰調血飲第一加減**（きゅうきちょうけついんだいいちかげん）
- 月経痛や月経過多の人に
➡**田七人参**（でんしちにんじん）

### ツボ押しなら

**①血海**（けっかい）
**②足三里**（あしさんり）

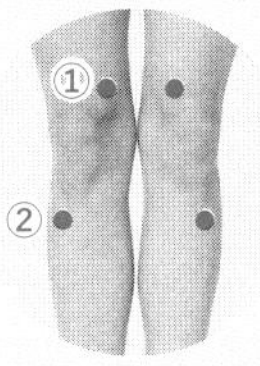


**おすすめ食材**

青魚、海藻、らっきょう、納豆、なす　など

ウェルエイジング
5

# 男性の更年期障害（ＬＯＨ症候群）

ライフスタイルの見直しと養生でイキイキと。

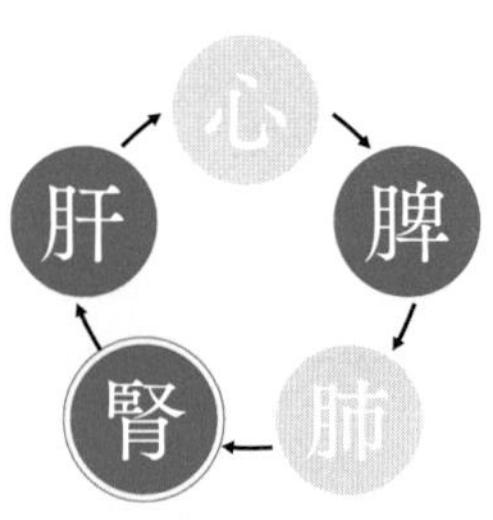

基本は腎を補いながら、肝と脾の改善を。

疲れが取れない、やる気が起こらない、なかなか眠れない、キレやすい、精力減退など――。中高年の男性で、このような不調が続いている人は「男性更年期」かもしれません。

男性更年期障害（ＬＯＨ症候群）は、男性ホルモンの値が低いことにより起こる病気です。男性ホルモン（テストステロン）が減少すると、不安が強くなり、やる気・記憶力・性欲の低下が著しく、筋力や骨が弱くなることもあります。大きな原因は「ストレス」で、強いストレスが長時間続くと脳から指令が出なくなり、男性ホルモンが減少します。

また、男性ホルモンには肥満を抑える効果もあるため、ホルモン減少に伴って内臓脂肪が増え、生活習慣病のリスクが高まるといわれています。男性ホルモンの分泌量は40歳以降、緩やかに減少し続けるため、40歳以降ならどの年代でも起こり、待っていても改善せず、終わりが見えにくいのも特徴です。

中医学では「腎」の働きの低下で起こると考えます。腎は生殖機能やホルモン分泌と深くかかわり、生命エネルギーの源である精を貯蔵する臓器です。改善するには体質を根本的に整え、腎の働きを補い、身体本来の力を高めていくことが基本です。

男性の身体は8の倍数で変化する

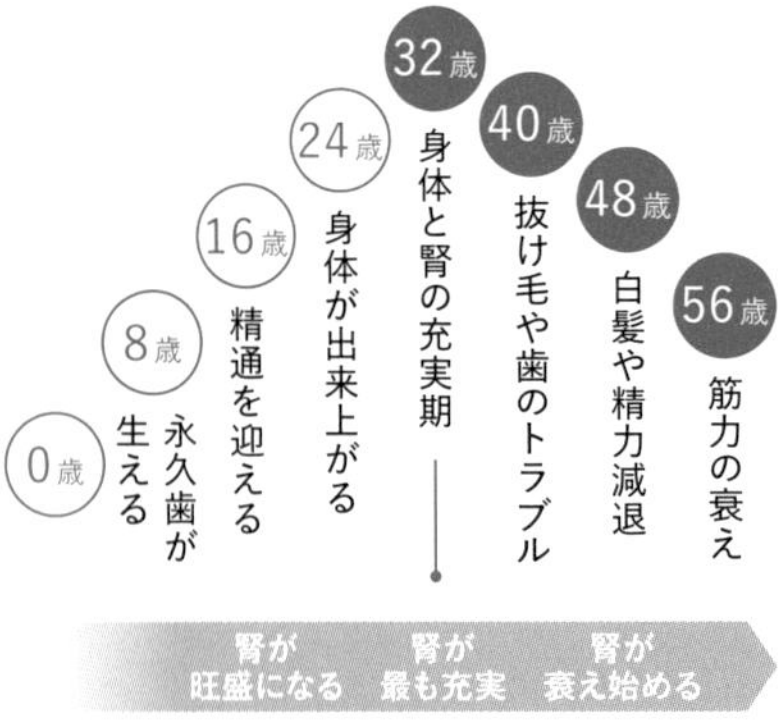

# 腎を元気に！「腎虚」タイプの養生法

## 男性の更年期障害①

### 腎《じん》虚《きょ》（腎虚は加齢とともに誰にでも起こりうる体質です）

40歳以降、緩やかに働きが衰えていく腎を補うことが重要です。腎の衰えによる老化現象「腎虚」には、「腎陰虚」と「腎陽虚」があります。下記の症状で、体質を知り、「腎陰」を補うものと「腎陽」を補うものを使い分けましょう。

**主な症状**

- □ 性欲の低下
- □ 性機能の低下
- □ めまい・耳鳴り
- □ もの忘れ
- □ 不眠
- □ 動悸
- □ 眼精疲労
- □ 抜け毛・白髪
- □ 足腰がだるくて痛い

※腎陰虚の場合は、これらに加えて、ほてり、寝汗などの症状がある。
※腎陽虚の場合は、手足の冷えや顔色が悪くなるなどの症状がある。

**おすすめアロマ**

◎「腎陰」を補うアロマなら
- ゼラニウム
- ホーウッド
- イランイラン
- ローズオットー
- サンダルウッド　など

◎「腎陽」を補うアロマなら
- ジンジャー
- シナモン
- ジュニパーベリー
- シダーウッド
- ジャスミン　など

**おすすめマッサージ**

脚裏【⇒P.83参照】　脚表【⇒P.88参照】
腰・お尻【⇒P.108参照】

**おすすめ食材**

**腎を元気にして、精を養うものを。**
山いも、黒ごま、くこの実、松の実、すっぽん、なまこ、牛テール、牛肉、羊肉、うなぎ、えび、あなご、にら、もち米、にんにく　など

**ツボ押しなら**

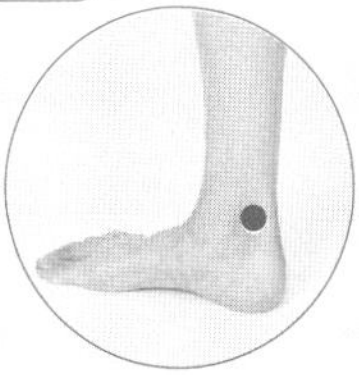
太谿（たいけい）

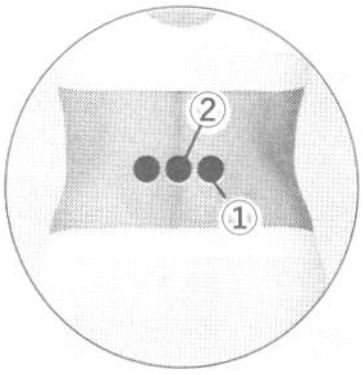

①腎兪（じんゆ）
②命門（めいもん）

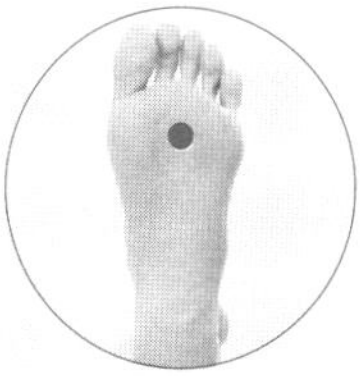
湧泉（ゆうせん）

# “「腎《じん》虚《きょ》」タイプの漢方一覧”

加齢や腎が弱まることで、男性ホルモンの分泌や性機能が低下したり、ストレスにより肝の不調や脾胃の虚弱を引き起こして、心身の不調が現れるのが男性の更年期障害。ここでは改善に導いてくれる「腎」の働きを補う漢方薬をご紹介します。

## ◎「腎陰《じんいん》」を補う補腎薬

杞菊地黄丸《こぎくじおうがん》
六味地黄丸《ろくみじおうがん》に菊花と枸杞子《くこし》を加えた処方。ほてりや口の渇き、疲れ目、のぼせ、頭重、めまい、排尿困難、頻尿、むくみ、視力低下に効果がある。

瀉火補腎丸《しゃかほじんがん》
六味地黄丸に知母《ちも》、黄柏《おうばく》を加えた処方。疲れやすく胃腸障害がなく、口渇がある人の顔や四肢のほてり、排尿困難、頻尿、むくみなどに効果がある。

天王補心丹《てんのうほしんたん》
地黄、天門冬《てんもんどう》などの11種類の植物性生薬から構成。体質虚弱な人の不眠、不安感、肩こり、息切れ、動悸、口渇、便秘に効果がある。

二至丸《にしがん》
女貞子《じょていし》と旱蓮草《かんれんそう》という2種類の薬草からなる処方。肝腎陰虚タイプに適しており、更年期障害、若白髪、めまい、目のトラブルなどに応用できる処方。

亀鹿仙《きろくせん》
亀鹿二仙膠《きろくにせんこう》という漢方薬の処方を基に、疲労や倦怠感、更年期障害などの症状に対応。生命力の源である「精」を補う生薬の鼈甲《べっこう》、亀板《きばん》、鹿角《ろっかく》を配合。

## ◎「腎陽《じんよう》」を補う補腎薬

八味地黄丸《はちみじおうがん》
六味丸に桂皮《けいひ》、附子《ぶし》を加えた処方で下肢や腰の痛み、しびれのほか、尿もれ、残尿感などの排尿困難、かすみ目、かゆみなどの症状に効果がある。

参馬補腎丸《じんばほじんがん》
13種類の動物性・植物性生薬を配合 。虚弱体質、肉体疲労、病中病後、胃腸虚弱、食欲不振、血色不良、冷え症の場合の滋養強壮に用いられる。

参茸補血丸《さんじょうほけつがん》
人参・鹿茸《ろくじょう》など8種類の生薬を配合。虚弱体質、肉体疲労、病後の体力低下、胃腸虚弱、食欲不振、血色不良、冷え症に用いられる。

双料参茸丸《そうりょうさんじょうがん》
鹿茸や人参、冬虫夏草《とうちゅうかそう》など動物・植物計14種類の生薬が配合。虚弱体質、肉体疲労、病後の体力低下、食欲不振などの改善に用いられる。

海精宝《かいせいほう》
滋養素材の魚鰾《ぎょひょう》をはじめ枸杞子《くこし》、沙苑子《さえんし》、酒黄精《しゅおうせい》、マカの5種類の生薬が配合。冷え症や虚弱体質、男性不妊症にも対応しやすい。

※老化が進行すると「腎陰」「腎陽」ともに衰える「陰陽両虚」になることも。その場合は、腎陰と腎陽の両方を補う漢方薬を併用します。※多くの補腎薬に含まれる地黄は胃もたれしやすいので、胃腸が弱い人は地黄が含まれていないものを選びましょう。

## ライフスタイルや体質による**プラスの養生**を紹介

腎虚の養生と合わせて対応を！

### 男性の更年期障害②

## 肝《かん》鬱《うつ》血《けつ》瘀《お》タイプ

ストレスで肝気が滞り、その結果血も滞ってしまいます。また、ストレスはテストステロンの分泌低下にもつながるため、上手に発散しましょう。

主な症状
- □イライラ
- □抑うつ
- □頭痛
- □不眠
- □もの忘れ
- □肩こり
- □のどや胸の詰まり
- □ゲップやおならが出やすい

**おすすめアロマレシピ**

- ネロリ 1滴
- ベルガモット 4滴
- サンダルウッド 3滴

- ホホバオイル 15mℓ
- アルガンオイル 5mℓ

**漢方・生薬なら**

- 加味逍遥散（かみしょうようさん）
- 冠心II号方（かんしんにごうほう／冠元《かんげん》顆粒《かりゅう》）
- 竜胆瀉肝湯（りゅうたんしゃかんとう）
- 田七人参（でんしちにんじん）
- 牡蠣（かき）エキス

**おすすめ食材**

しそ、セロリ、みょうが、しじみ、
そば、柑橘類、牡蠣　など

**ツボ押しなら**

風池（ふうち）

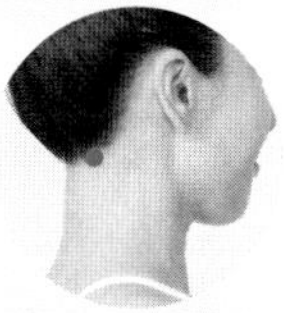

### 男性の更年期障害③

## 湿《しつ》邪《じゃ》困《こん》脾《ぴ》タイプ

消化吸収でエネルギーを生み出す脾胃（胃腸）が弱ると、気血が不足して元気を失います。水分代謝も滞るので、暴飲暴食や冷たいもののとり過ぎは避けましょう。

主な症状
- □疲労倦怠感
- □やる気が出ない
- □太り気味
- □食欲不振
- □頭重
- □体臭・口臭
- □むくみ
- □湿疹

**おすすめアロマレシピ**

- レモングラス 1滴
- パチュリ 2滴
- ジュニパーベリー 4滴

- ホホバオイル 15mℓ
- アルガンオイル 5mℓ

**漢方・生薬なら**

- 補中益気湯（ほちゅうえっきとう）
- 六君子湯（りっくんしとう）
- 温胆湯（うんたんとう）
- 五苓散（ごれいさん）
- 晶三仙（しょうさんせん）

**おすすめ食材**

あずき、卵、きのこ類、りんご、
バナナ、緑豆もやし、はと麦、とうもろこし　など

**ツボ押しなら**

足三里（あしさんり）

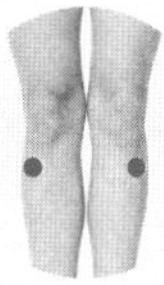

ウェルエイジング

6

# 汗・体臭

気になる汗やニオイも、体質で分類できます。

タラタラと流れるように出る汗、ジワッとべとつく汗、臭いがきつい汗など、時と場合によって汗にもたくさんの種類があります。健康な人でも汗はかきますが、更年期障害、自律神経失調症、甲状腺機能亢進《こうしん》症などの病気が原因で異常に汗が出ることもあるため、病気として治療することが必要な場合もあります。

中医学では、昼間にかく汗、寝ているときの汗など、汗をかく時間帯でも分類します。また、汗は「津液《しんえき》（体液）」の一部とされ、「心」の液ともいわれています。五臓のうち心に障害があると汗が漏れやすくなるのです。さらに、毛穴の開閉は「肺」がつかさどっているため、肺の機能が低下すると毛穴の引き締めのコントロールができなくなり、汗が漏れ出やすくなって風邪をひきやすくなります。

また、気になる汗の臭いは体の中の「気」や「津液」が滞り、熱を持つと出てきます。脂っこい食べものが好きな人や、イライラしやすい人は要注意です。「気」や「湿」を溜めないように、アロママッサージで予防しましょう。

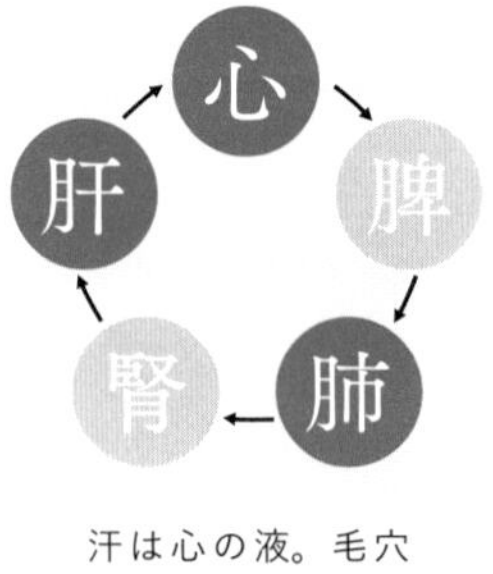


汗は心の液。毛穴の開閉（肺）と関係。自律神経系関連は肝。

とっておきアドバイス

## “デオドラントスプレー”を作りましょう

おすすめアロマ

- ローズマリー 3滴
- サイプレス 3滴
- ティートリー 3滴
- ペパーミント 3滴

スプレーボトルに無水エタノールを5mℓ入れ、好きな精油を合計12滴混ぜます。精製水20mℓを加えてよく振ったらできあがり。自然の力ですっきり、さわやかに。

# 汗かきになりやすいのは次の2タイプ

汗・体臭①

## 心《しん》気《き》陰《いん》両《りょう》虚《きょ》タイプ（のどの渇きが強いタイプ）

就寝中に脇の下や頭などから汗が多く出てくるタイプ。「気」と「津液」を消耗しやすいので、のどが渇いたり、ほてりやすいのが特徴です。「心」の機能を高め、気と「陰（津液）」を増やすオイルを使って手のマッサージを行いましょう。

主な症状

- □動悸
- □疲れやすい
- □口の中が渇く
- □不眠
- □手足、顔がほてる
- □寝ている間に汗をかく

### おすすめアロマレシピ

- ネロリ 1滴
- ラベンダー 3滴
- イランイラン 2滴
- サンダルウッド 2滴

ホホバオイル 20mℓ

### おすすめマッサージ

**手・腕**【⇒P.94参照】（心経・心包経）

### 漢方・生薬なら

●のぼせがひどい人に
➡**瀉火補腎丸**（しゃかほじんがん）

●夏バテや熱中症予防にも
➡**生脈散**（しょうみゃくさん／麦《ばく》味《み》参《さん》顆《か》粒《りゅう》）

### おすすめ食材

なめこ、たらの芽、牡蠣、さより、豚のハツ、牛乳　など

### ツボ押しなら

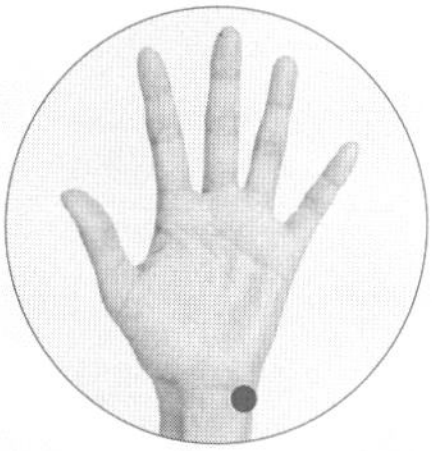

**神門**
（しんもん）
※手首を四指で支え、親指を使って押します。

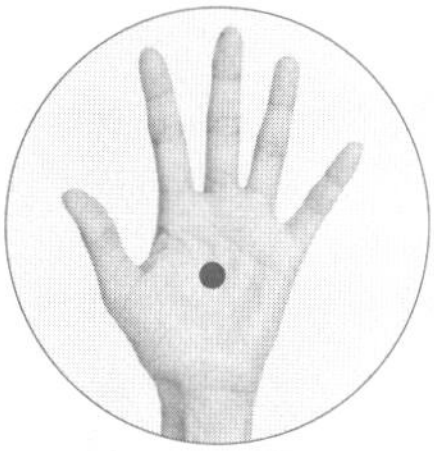

**労宮**
（ろうきゅう）
※手の甲を四指で支え、親指を使って押します。

汗・体臭②

# 肺《はい》気《き》虚《きょ》タイプ（毛穴の引き締めが弱いタイプ）

「肺」の「気」が不足すると毛穴の開閉がうまくいかず、体内の水分が汗として外に漏れ出てしまいます。気を補い毛穴の引き締め効果のあるオイルを選びましょう。

主な症状

- □手汗が気になる
- □疲れていると汗をかく
- □漏れ出るようにタラタラ出る
- □風邪をひきやすい
- □肌が白く柔らかい
- □疲れやすい

**おすすめアロマレシピ**

- サイプレス 3滴
- クラリセージ 1滴
- ユーカリグロブルス 4滴

- ホホバオイル 20mℓ

**おすすめマッサージ**

**手・腕**【⇒P.94参照】（肺経・心経）

**デコルテ**【⇒P.115参照】（肺経）

**漢方・生薬なら**

- 風邪をひきやすく、汗かきの人に
  ➡**玉屏風散**（ぎょくへいふうさん／衛益《えいえき》顆《か》粒《りゅう》）
- 汗かきでむくみやすい人に
  ➡**防已黄耆湯**（ぼういおうぎとう）

**おすすめ食材**

ゆば、梅、梨、たら、猪肉、もち米　など

**ツボ押しなら**

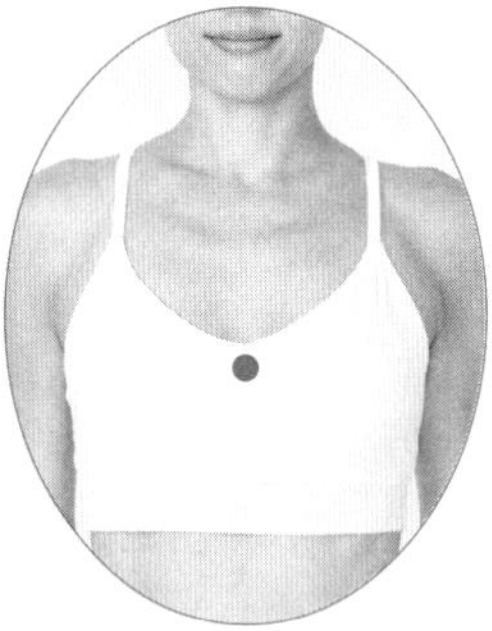

**膻中**（だんちゅう）

※親指を押し込むようにして押します。

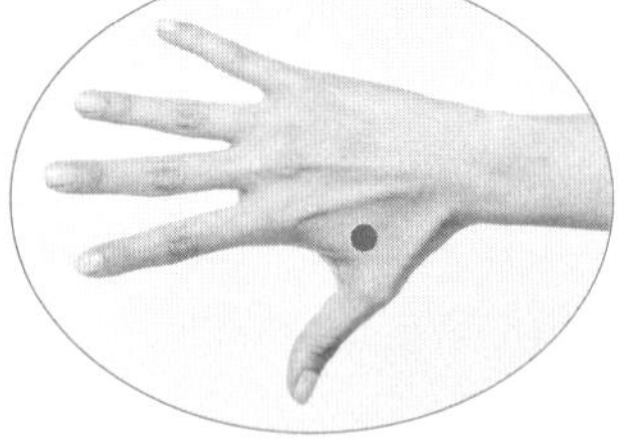

**合谷**（ごうこく）

※親指を人差し指で挟むようにして押します。

# 体臭につながる汗は次の実証2種類

## 汗・体臭③

### 肝《かん》気《き》鬱《うっ》結《けつ》タイプ（カーッと熱くなる汗タイプ）

精神的ストレスなどで肝の気が滞ると血や津液《しんえき》も滞りやすく、熱を持ち濃縮されて体臭、更年期障害、PMS（月経前症候群）などの原因にもなります。

**主な症状**

- □イライラ
- □ホットフラッシュ
- □顔からの汗
- □急に暑くなったり寒くなったりする
- □緊張すると出る汗

**おすすめアロマレシピ**

- グレープフルーツ 3滴
- ベルガモット 1滴
- ローズマリー 2滴
- レモン 2滴

- ホホバオイル 20mℓ

**漢方・生薬なら**

- 更年期障害やPMS、イライラに
  ➡加味逍遥散
  （かみしょうようさん）
- 緊張して、手の平や足の裏に汗をかく人に
  ➡柴胡加竜骨牡蠣湯
  （さいこかりゅうこつぼれいとう）

**ツボ押しなら**

内関
（ないかん）

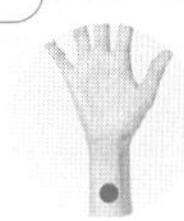

太衝
（たいしょう）

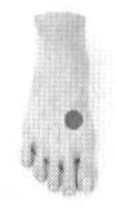

**おすすめ食材** トマト、セージ、カシス、菊花、アロエ　など

## 汗・体臭④

### 湿《しつ》熱《ねつ》タイプ（じっとり汗タイプ）

不規則な食生活などにより、余分な水分が滞って熱を持った状態。特に臭いが強く出やすいので、利尿・抗菌作用のあるオイルでデオドラントしましょう。

**主な症状**

- □食生活の乱れ
- □お酒の飲み過ぎ
- □舌に黄色い苔
- □べとついた汗
- □頭から汗が出る
- □体臭

**おすすめアロマレシピ**

- サイプレス 3滴
- ペパーミント 1滴
- パチュリ 2滴
- レモン 2滴

- ホホバオイル 20mℓ

**漢方・生薬なら**

- 残尿感やわきが、すそがが気になる人に
  ➡竜胆瀉肝湯
  （りゅうたんしゃかんとう）
- 熱っぽくてイライラしやすい人に
  ➡黄連解毒湯
  （おうれんげどくとう）

**ツボ押しなら**

①陽陵泉
（ようりょうせん）

②足三里
（あしさんり）

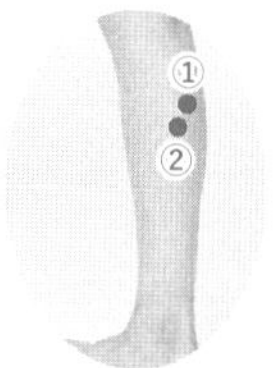


**おすすめ食材** 緑豆、いんげん、生がつお、鴨肉　など

ウェルエイジング

7

# 抜け毛・白髪

髪は「腎」の華。
「血《けつ》」の余りです。

最近おでこが広くなってきた、スタイリングがうまく決まらないなど、髪の悩みは男性だけでなく女性にも増えています。抜け毛は、ストレスや無理なダイエット、老化によって生じます。中医学では、髪は「血」の余り(血液の一部)であり、健康でつややかな髪には血が必要と考えます。血は「肝」に蓄えられ、肝を丈夫にしながら増血します。また、老化による抜け毛や白髪は「腎虚《じんきょ》」と考えます。髪や頭皮に自然な潤いと栄養を与えるホホバオイル、アルガンオイルを美容液として使いましょう。

## あなたはどちらのタイプ？

| | |
|---|---|
| □ 足腰がだるい<br>□ 年齢とともに髪の毛が少なくなってきた<br>□ 老化が気になる | □ ストレスを感じている<br>□ 目の疲れ<br>□ 疲れると一気に白髪が生える |
| ↓<br>そんなあなたは<br>腎虚《じんきょ》タイプ | ↓<br>そんなあなたは<br>肝血虚《かんけっきょ》タイプ |

とっておきアドバイス

### 百会《ひゃくえ》

全身の「気」の流れをつかさどる「百会」は、両方のタイプに効果のある特効ツボ。全身のエネルギーのバランスを整え、気持ちをリラックスさせ、頭全体の血流を改善します。

※片手でこぶしをつくり、親指の第2関節を当てて、もう片方の手のひらで上から押さえます。

## 抜け毛・白髪の特効ツボ

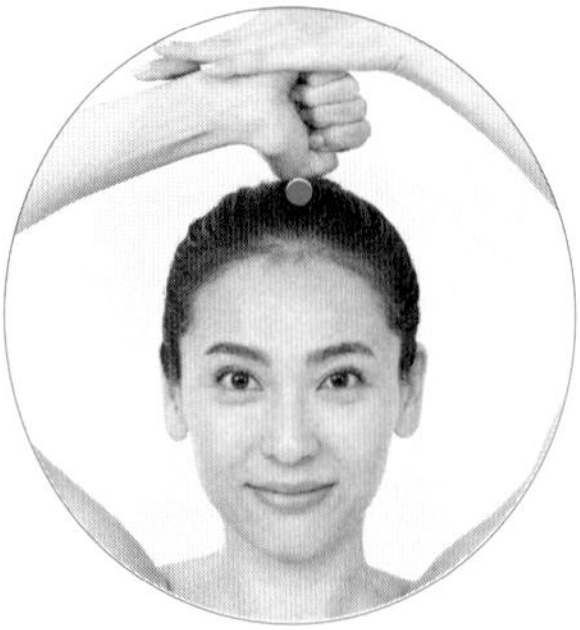

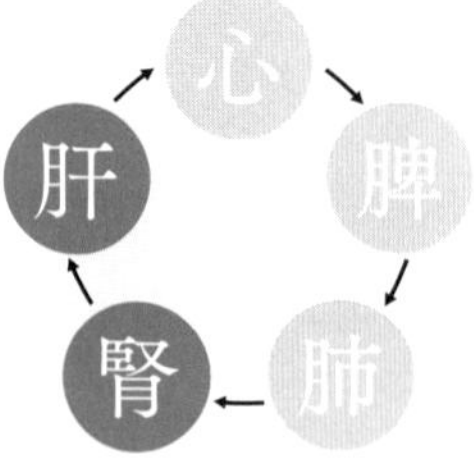


抜け毛や白髪などの老化防止には肝と腎を守ることがカンジン。

# 抜け毛・白髪は2つのタイプに分けられます

## 抜け毛・白髪①

### 腎《じん》虚《きょ》タイプ（老化タイプ）

**おすすめアロマレシピ**

- シダーウッド 1滴
- ゼラニウム 3滴
- ホーウッド 3滴
- サンダルウッド 1滴

- ホホバオイル 10mℓ
- アルガンオイル 10mℓ

**ツボ押しなら**

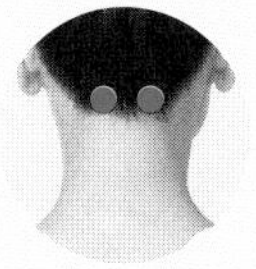

天柱
（てんちゅう）

**おすすめマッサージ**

頭【⇒P.127参照】（膀胱経）

**漢方・生薬なら**

- 白髪や枝毛トラブルに➡二至丹（にしたん）
- 肉体疲労や冷えに➡参茸補血丸（さんじょうほけつがん）
- 目の疲れがある人に➡杞菊地黄丸（こぎくじおうがん）

**おすすめ食材** 黒豆、黒きくらげ、わかめ、くるみ、黒ごま　など

**とっておきアドバイス**

シャンプーにオイル1滴を混ぜて頭をマッサージするように洗ってみましょう。トリートメントの代わりに、左のブレンドオイルを使うとしっとりつややかヘアになりますよ。

## 抜け毛・白髪②

### 肝《かん》血《けっ》虚《きょ》タイプ（ストレスタイプ）

**おすすめアロマレシピ**

- ベルガモット 2滴
- スイートオレンジ 2滴
- ローズマリー 2滴
- ラベンダー 2滴

- ホホバオイル 10mℓ
- アルガンオイル 10mℓ

**ツボ押しなら**

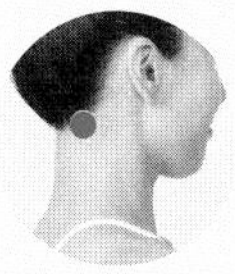

風池
（ふうち）

**おすすめマッサージ**

頭【⇒P.127参照】（胆経）

**漢方・生薬なら**

- 貧血や産後の抜け毛に➡婦宝当帰膠（ふほうとうきこう）
- 貧血傾向、ミネラル不足の人に➡牡蠣（かき）エキス
- ストレスが多く円形脱毛症の人に➡逍遥散（しょうようさん）

**おすすめ食材** ナツメ、くこの実、ひじき、いか、卵　など

**とっておきアドバイス**

耳の裏から側頭部をジグザグ刺激すると血流が改善されます。純アルカリ性の石鹸シャンプー、穀物酢に好きなオイルを1～2滴垂らしたビネガーリンスがおすすめです。

ウェルエイジング

8

# 腰痛・神経痛

腰は腎の府
重い上半身を支える要です。

腰痛は、腰部を中心とする痛みや張りのほか、坐骨神経痛のような下半身の痛みを伴うこともあります。急性の場合、疲労や睡眠不足、ストレスなどがベースにあり、これになんらかの外因が加わり発症することが多いです。慢性化して何度も同じ症状を繰り返す場合は、内臓に問題があることも考えられます。病院でのチェックをおすすめします。

漢方で腰は「腎の府」と呼ばれ、腎と関連が深いとされます。腎の働きは加齢とともに衰えていくため、年齢を重ねるにつれ腰痛は悪化していきます。疲れるとひどくなる場合は、腎機能の低下も考えられます。

また、水分代謝や血流の悪さでも腰痛は起こります。血の滞りで腰痛が起こる場合は、動かすと改善する、朝方に腰痛がひどい、などの特徴があげられます。

腎虚や冷え、湿気などによって経絡の流れが滞ると、腰の筋肉や骨、関節に十分な気血を届けることができなくなって「痛み」が発症すると考えられます。腎を補って、血流をよくすることが、うまく腰痛と付き合っていく方法かもしれませんね。

とっておきアドバイス

## 腰痛には“仙骨”を温めるアロマを！

腰痛は一般的に、背中から背面を走る“足の太陽膀胱経”、坐骨神経痛はさらに体の外側を走る“足の少陽胆経”に異常が生じます。特に膀胱経は腎と表裏の関係にあるので、腰痛治療では第一選択になる経絡です。中でも仙骨にある八髎穴《はちりょうけつ》を温めることで気血の流れがよくなり、痛みが緩和するといわれています。身体を温めるジンジャーやシナモン、ジュニパーベリーの精油を希釈して患部に塗布しましょう。下着の上から八髎穴にカイロを貼るのもおすすめです。

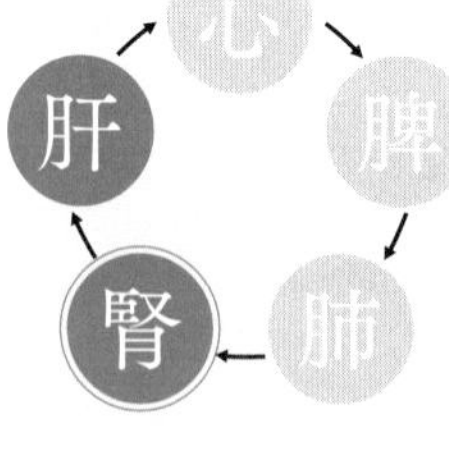


冷えや慢性的な疲れは腎を消耗させます。温めて血流改善を。

## 腰痛・神経痛①

### 気《き》滞《たい》瘀《お》血《けつ》タイプ（血行不良タイプ）

気血の流れが悪くなり、腰に痛みが出るタイプ。長時間の座りっぱなしや悪い姿勢での作業は避け、ウォーキングなど適度な運動や湯舟に浸かって血流を改善しましょう。

**主な症状**

- □ 姿勢が悪い
- □ 座りっぱなし、立ち仕事が多い
- □ 頭痛や肩こりを伴う
- □ ストレス
- □ 痛みが強い

**おすすめアロマレシピ**

- フランキンセンス 5滴
- カモミールジャーマン 2滴
- ローズマリー 3滴

- ホホバオイル 5mℓ
- アルガンオイル 5mℓ

**漢方・生薬なら**

- 関節痛・神経痛に
  ➡疎経活血湯（そけいかっけつとう）
- 下半身の冷えや痛みに
  ➡桂枝茯苓丸（けいしぶくりょうがん）
- 全身の痛みに
  ➡田七人参（でんしちにんじん）

**ツボ押しなら**

環跳（かんちょう）

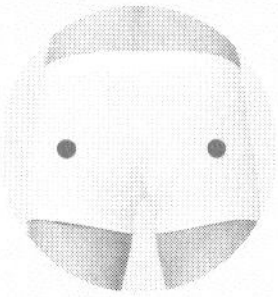

**おすすめ食材**　黒糖、納豆、甘酒、いわし、酢　など

## 腰痛・神経痛②

### 腎《じん》虚《きょ》タイプ（老化・体力消耗タイプ）

加齢などにより腎の働きが弱ってくると、腰に痛みや重だるさを感じやすくなります。また老化だけでなく、雨の日、湿気が多い日、寒い日は痛みが強く出ることもあります。

**主な症状**

- □ 腰がだるい
- □ 慢性化している
- □ むくみ
- □ 温めると楽になる
- □ 耳鳴り・もの忘れ・頻尿などの老化現象

**おすすめアロマレシピ**

- ジュニパーベリー 4滴
- ジンジャー 2滴
- ゼラニウム 2滴

- ホホバオイル 5mℓ
- アルガンオイル 5mℓ

**漢方・生薬なら**

- 下肢のしびれや痛みに
  ➡独活寄生湯（どっかつきせいとう）
- 冷えやだるさに
  ➡参茸補血丸
  （さんじょうほけつがん）
- 足腰が重だるい人に
  ➡牛車腎気丸（ごしゃじんきがん）

**ツボ押しなら**

①腎兪（じんゆ）
②志室（ししつ）

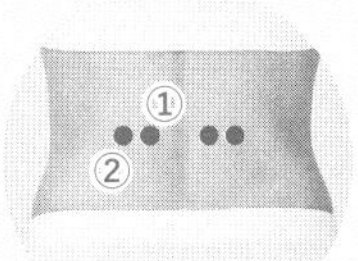


**おすすめ食材**　にら、黒米、クランベリー、栗、えび　など

ウェルエイジング

9

# 頻尿

「腎」や「膀胱」の機能低下を阻止しましょう。

　通常、成人の排尿回数は日中に5〜8回、夜間睡眠時にはほとんどトイレに行かないといわれています。1回の尿量は200〜400ミリリットル、1日の尿量は1200〜1800ミリリットルほどです。

　頻尿とは、昼間や夜間の排尿回数が通常より多くなった状態で、原因は神経に問題がある場合（脳血管障害や脊髄損傷など）と、神経に問題がない場合（水分のとり過ぎ、膀胱炎などの感染症、前立腺肥大、加齢、骨盤底筋・尿道括約筋の機能低下など）に分かれます。

　頻尿というのはひとつの症状のことですが、2020年の国際尿禁制学会では、尿意切迫感（抑えきれない尿意）をメインに、頻尿や夜間頻尿がある場合をまとめて「過活動膀胱（OAB）」として扱うようになりました。

　中医学では、頻尿や尿漏れといった症状ではなく、その原因に働きかける治療をします。ただし、頻尿には先述のとおり疾患が原因の場合があるため、まずは病院で診察してもらうことが大切です。頻尿は日常生活に支障をきたすだけでなく、膀胱炎や糖尿病などの疾患のサインの可能性もあるため、早めに治療を行いましょう。

　頻尿の原因は、主に尿の生成と関係の深い「腎」や「膀胱」の機能低下に起因すると中医学では考えますが、そのほかにも、水分代謝と関連する「肺」や「脾」、疏泄《そせつ》をつかさどる「肝」の影響も重要になってきます。症状や原因によって、五臓六腑の状態も点検する必要があります。

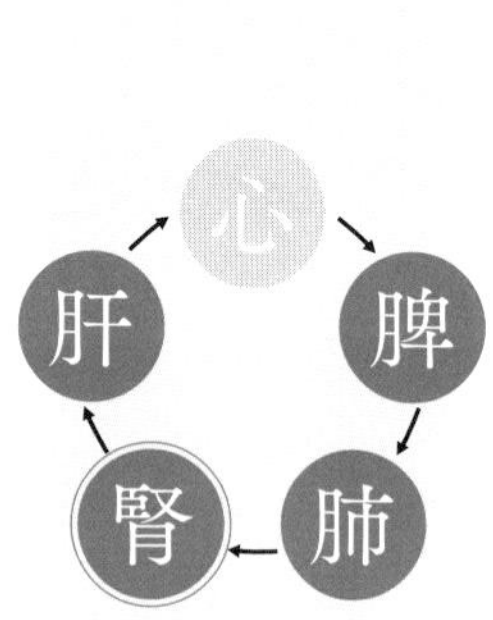


頻尿は肝・脾・肺・腎・膀胱の5つの内臓の働きが衰えることで起こりやすい。

# 頻尿は5つのタイプに分けられます

## 頻尿①

## 膀《ぼう》胱《こう》湿《しつ》熱《ねつ》タイプ

主な原因は食べ過ぎ飲み過ぎ、尿路感染

**尿の状態**

- □ 頻尿
- □ 尿意の切迫
- □ 排尿痛
- □ 尿道の灼熱感
- □ 尿が黄色もしくは混濁

**そのほかの症状**

- □ 口の渇き
- □ 口のねばつき
- □ むくみ
- □ 下腹部の張り、痛み

### おすすめアロマレシピ

- サイプレス 3滴
- レモン 3滴
- ゼラニウム 2滴

- ホホバオイル 20mℓ

### おすすめマッサージ

**脚裏**【⇒P.83参照】（腎経・膀胱経）

### 漢方・生薬なら

- **排尿トラブル全般に**
  ➡**猪苓湯**（ちょれいとう）
- **膀胱炎や血尿、陰部のかゆみに**
  ➡**竜胆瀉肝湯**（りゅうたんしゃかんとう／瀉《しゃ》火《か》利《り》湿《しつ》顆《か》粒《りゅう》）

### おすすめ食材

山《さん》楂《ざ》子《し》、緑茶、とうもろこしのひげ、クランベリー、銀杏　など

### ツボ押しなら

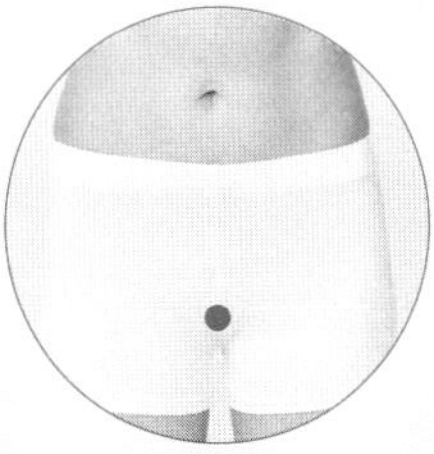

**曲骨**
（きょっこつ）

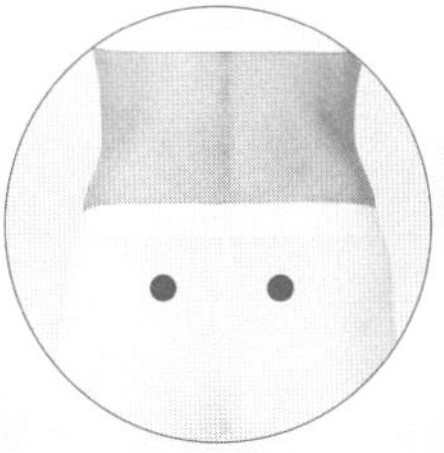

**膀胱兪**
（ぼうこうゆ）

## とっておきアドバイス　骨盤底筋ストレッチ

❶椅子に浅く腰掛け、背筋をピンと伸ばす。　❷肩に力を入れず、上半身はリラックスした状態で、肛門と尿道、膣などをきゅっと上に持ち上げる意識で締め、5秒間キープ。その後力を抜く。　❸できる範囲で❷を繰り返す。

## 頻尿②

# 腎《じん》陰《いん》虚《きょ》タイプ

主な原因は老化、更年期障害、慢性疾患

**尿の状態**
- □ 頻尿
- □ 量が少ない
- □ 尿が黄色

**そのほかの症状**
- □ めまい
- □ 耳鳴り
- □ のどや口の乾燥
- □ 便秘
- □ 手足、顔のほてり
- □ 寝汗

### おすすめアロマレシピ

- ゼラニウム 3滴
- ホーウッド 3滴
- シダーウッド 2滴

ホホバオイル 20mℓ

### 漢方・生薬なら

- 顔や四肢のほてり、むくみに
  ➡**瀉火補腎丸**（しゃかほじんがん）
- 体力低下、腎虚の人に
  ➡**亀鹿二仙膠**（きろくにせんこう／亀鹿仙《きろくせん》）

### ツボ押しなら

**太谿**（たいけい）

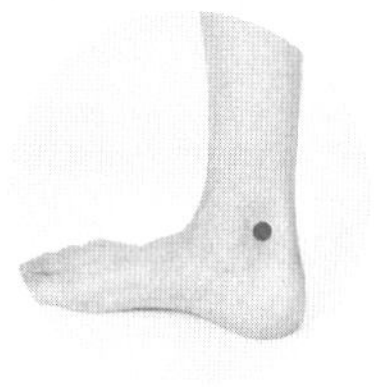

### おすすめ食材

黒米、枝豆、黒豆、烏骨鶏《うこっけい》、栗　など

## 頻尿③

# 温《おん》補《ほ》腎《じん》陽《よう》タイプ

主な原因は発育不良、加齢

**尿の状態**
- □ 尿の色が薄いか、無色透明
- □ 尿量が多い
- □ 夜尿
- □ 失禁を伴うことがある

**そのほかの症状**
- □ 顔色が白い
- □ 耳鳴り
- □ 足腰が冷える
- □ 足腰のしびれや痛み

### おすすめアロマレシピ

- ジュニパーベリー 3滴
- ジンジャー 1滴
- シナモン 1滴
- マンダリン 3滴

ホホバオイル 20mℓ

### 漢方・生薬なら

- 腰から下が冷えやすい人に
  ➡**牛車腎気丸**（ごしゃじんきがん）
- さまざまなタイプの頻尿に
  ➡**安固丹**（あんこたん）

### ツボ押しなら

**腎兪**（じんゆ）

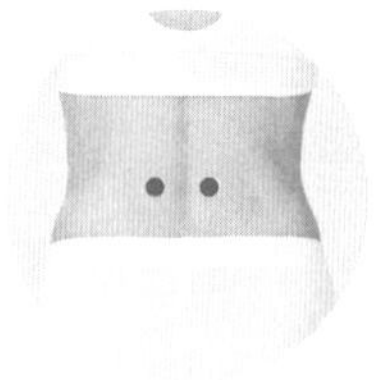

### おすすめ食材

鹿茸《ろくじょう》、くるみ、にら、えび、シナモン　など

## 頻尿④

### 脾《ひ》肺《はい》両《りょう》虚《きょ》タイプ

主な原因は生ものや冷たいものを過食、過労

**尿の状態**
- □ 尿の色が薄いか、無色透明
- □ 尿量が多い
- □ 夜尿
- □ 失禁

**そのほかの症状**
- □ 薄い痰が絡む
- □ 息切れ
- □ 食欲不振
- □ 軟便
- □ 手足が冷える
- □ 疲れやすい

**おすすめアロマレシピ**
- サイプレス 3滴
- パチュリ 2滴
- パインニードル 3滴

- ホホバオイル 20mℓ

**漢方・生薬なら**
- 気虚タイプの頻尿に
  ➡**補中益気湯**
  （ほちゅうえっきとう）
- 汗かきで風邪をひきやすい人に
  ➡**玉屏風散**
  （ぎょくへいふうさん／衛益顆粒《えいえきかりゅう》）

**ツボ押しなら**

水道（すいどう）

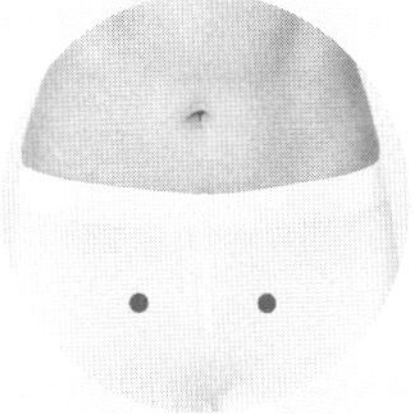

**おすすめ食材**

ドクダミ、茯苓《ぶくりょう》、はと麦、五味子《ごみし》、はすの実　など

## 頻尿⑤

### 肝《かん》気《き》鬱《うっ》結《けつ》タイプ

主な原因は緊張、ストレス

**尿の状態**
- □ 残尿感を伴うことが多い
- □ トイレに行ってもすぐ尿意があり不安

**そのほかの症状**
- □ イライラしやすい
- □ 精神不安
- □ 肩がこりやすい
- □ 月経不順や月経痛
- □ 更年期障害

**おすすめアロマレシピ**
- ジャーマンカモミール 2滴
- グレープフルーツ 4滴
- フランキンセンス 2滴

- ホホバオイル 20mℓ

**漢方・生薬なら**
- 緊張やストレスによる頻尿に。
  ➡**逍遥散**（しょうようさん）
- ほてりや熱がこもりやすい人に
  ➡**加味逍遥散**
  （かみしょうようさん）

**ツボ押しなら**

①期門（きもん）
②中極（ちゅうきょく）

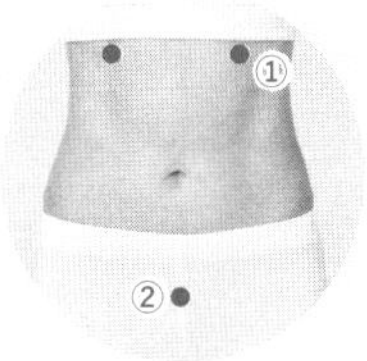


**おすすめ食材**

杏、山楂子《さんざし》、梅、ザクロ、レモン、酢　など

ウェルエイジング

10

# メタボリックシンドローム 高血圧・高脂血症

何よりもまず、血流改善を行いましょう。

高血圧は日本人に多い病気です。特に症状がなく、いつの間にか血圧が高くなっていて驚いたという人もいるでしょう。しかし、高血圧は放っておくと動脈硬化や心筋梗塞を引き起こすことがあるため、「サイレントキラー」とも呼ばれています。

まさに未病の状態ともいえる高血圧。中医学では、「瘀血《おけつ》」による血行障害や、臓腑の機能低下などを原因として考えます。ただし、これらの引き金となるのは塩分のとり過ぎ、ストレス、肥満、運動不足など、生活習慣の乱れです。つまり、上がった血圧を一時的に薬で下げることは可能ですが、そのままの生活を続ける限り、一生その薬を服用し続けなければなりません。それでは根本的な治療とはいえませんね。

高脂血症は血管内にコレステロールと中性脂肪の多い血液が流れている状態で、まさに「瘀血《おけつ》」の状態です。放っておくと動脈硬化や心筋梗塞、脳梗塞を引き起こす原因になります。メタボリックシンドロームと診断されている人は、日ごろから食事や運動などの生活習慣を改める努力をしましょう。

とっておきアドバイス

## スダチストになろう！

日本人の1日の塩分摂取量の目標値は男性が7.5g未満、女性が6.5g未満。高血圧患者では1日6g未満です（「日本高血圧学会2021」のデータより）。食生活の改善には、スダチやカボス、レモンなどの柑橘類や酢の酸味を活用しましょう。塩の代わりにスダチをキュッと搾ると、風味も増してすっきりといただけますね。

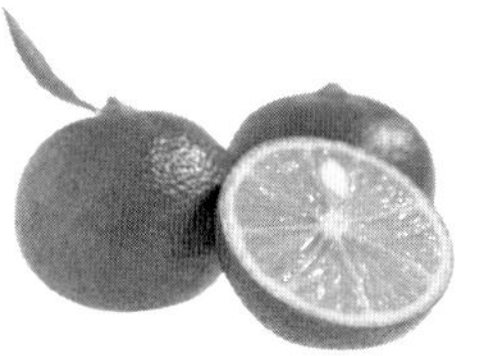

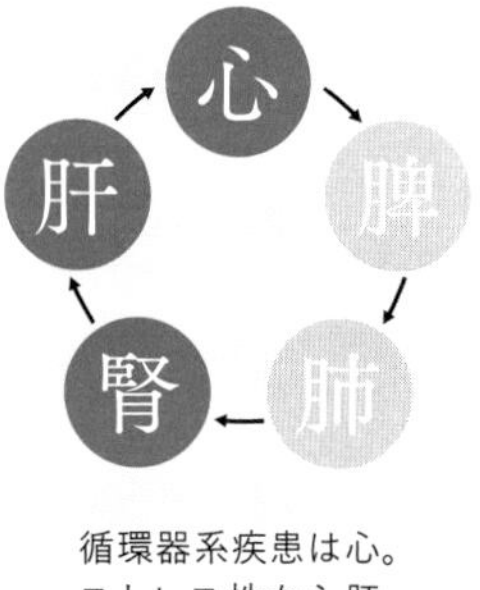


循環器系疾患は心。ストレス性なら肝、老化関連なら腎もケアします。

# 高血圧・高脂血症予防には、瘀《お》血《けつ》の除去を

**高血圧・高脂血症①**

## 瘀《お》血《けつ》タイプ（血行不良タイプ）

「気」の流れを良くし、血行を改善するオイルでリラックスしながら予防しましょう。

**主な症状**

- □眼の下のクマ、シミ
- □唇・舌・顔色が黒っぽい
- □肩こり
- □もの忘れ
- □胸痛
- □めまい
- □頭痛、頭重
- □むくみ
- □手足がしびれる

**おすすめアロマレシピ**

- レモン 2滴
- ベルガモット 2滴
- ローズオットー 1滴
- フランキンセンス 3滴

- ホホバオイル 20mℓ

**おすすめマッサージ**

**脚表**【⇒P.88参照】
（肝経・胆経・脾経・胃経）

**手・腕**【⇒P.94参照】（心経・心包経）

**お腹**【⇒P.113参照】（胃経・任脈）

**漢方・生薬なら**

- **全身の血行改善に**
  ➡**冠心II号方**（かんしんにごうほう／冠元《かんげん》顆粒《かりゅう》）
- **肩こりや腰痛など体の痛みに**
  ➡**田七人参**（でんしちにんじん）

**おすすめ食材**

昆布・わかめ・ひじきなどの海藻類、くらげ、ねぎ類、青魚　など

**ツボ押しなら**

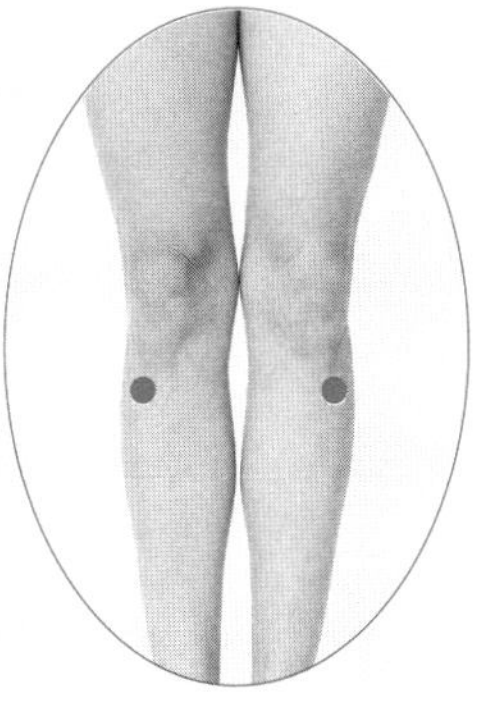

**足三里**
（あしさんり）

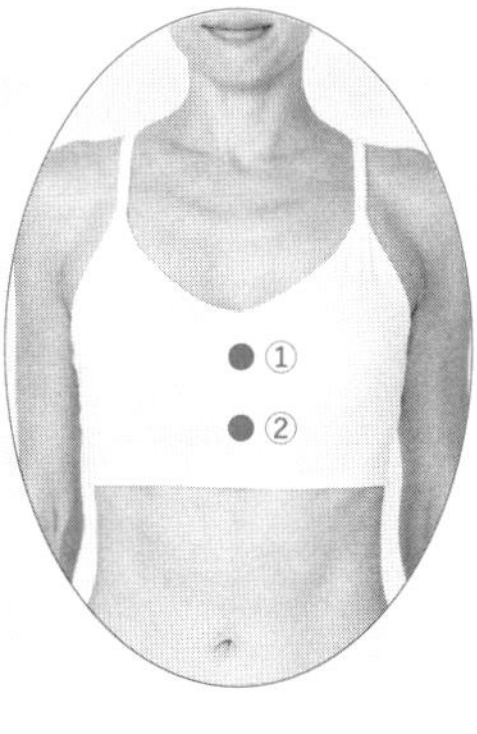


**①膻中**
（だんちゅう）

**②巨闕**
（こけつ）

高血圧・高脂血症②

# ストレス型実《じっ》証《しょう》タイプ（肝火、肝・心タイプ）

血液を貯蔵し調節する「肝」や血脈をつかさどる「心」のトラブルを回避しましょう。

**主な症状**

- □ 体力あり
- □ 体が熱っぽい
- □ 便秘気味
- □ イライラ
- □ ほてり・のぼせ
- □ 不眠
- □ 頭痛

**おすすめアロマレシピ**

- ベルガモット 3滴
- ネロリ 1滴
- ラベンダー 3滴
- レモングラス 1滴

- ホホバオイル 20mℓ

**おすすめマッサージ**

脚表【⇒P.88参照】（肝経・胆経）
手・腕【⇒P.94参照】（心経・心包経・大腸経）
頭【⇒P.127参照】（胆経）

**漢方・生薬なら**

- 食欲が増しているときに
➡黄連解毒湯（おうれんげどくとう）
- コレステロールが高くむくみがちな人に
➡シベリア霊芝（れいし）

**おすすめ食材**

ゴーヤ、菊花、緑茶など苦みのあるもの、トマト、スイカ　など

**ツボ押しなら**

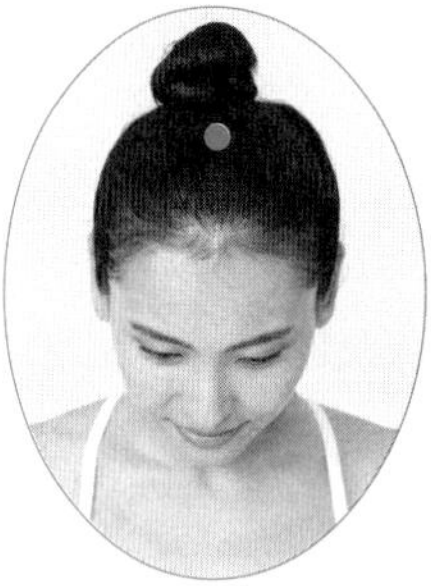

百会（ひゃくえ）

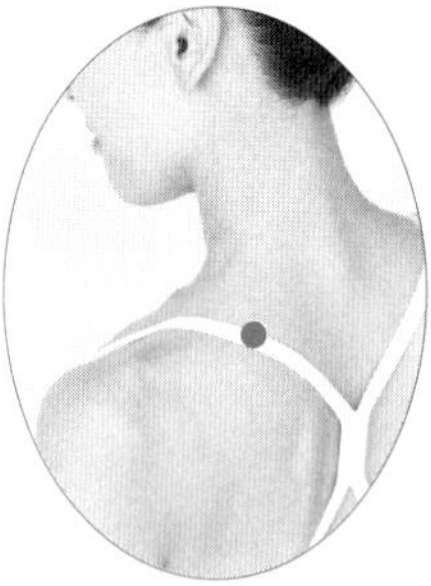

肩井（けんせい）

人差し指、中指、薬指の3本を使って押します。

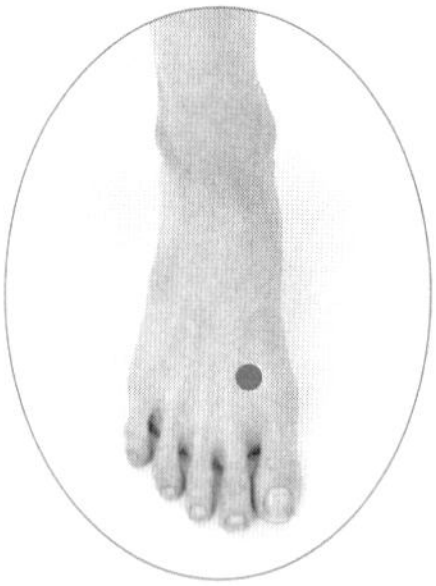

太衝（たいしょう）

人差し指の第2関節を使って押します。

高血圧・高脂血症③

# 老《ろう》化《か》型《がた》虚《きょ》証《しょう》タイプ（心《しん》腎《じん》不《ふ》交《こう》、心・腎タイプ）

高齢者に多いのがこのタイプ。全体的に体の機能が低下しています。血圧を下げる効果があり、体力を補ってくれる「陰」のオイルを選びましょう。

**主な症状**

- □ 体力なし
- □ 耳鳴り
- □ ほてり
- □ 動悸
- □ 夜間の頻尿
- □ 高齢者
- □ 足腰がだるい
- □ 不眠
- □ めまい

**おすすめアロマレシピ**

- ゼラニウム 3滴
- ホーウッド 2滴
- イランイラン 2滴

- ホホバオイル 20mℓ

**おすすめマッサージ**

**脚裏**【⇒P.83参照】（腎経・膀胱経）

**手・腕**【⇒P.94参照】（心経・小腸経）

**漢方・生薬なら**

- 不眠の人に
  ➡**天王補心丹**（てんのうほしんたん）
- 体に熱がこもりやすく、のどの渇き、寝汗が出る人に
  ➡**瀉火補腎丸**（しゃかほじんがん）
- 目の疲れがある人に
  ➡**杞菊地黄丸**（こぎくじおうがん）

**おすすめ食材**

納豆、黒ごま、豆腐、くこの実、くるみ、黒豆　など

**ツボ押しなら**

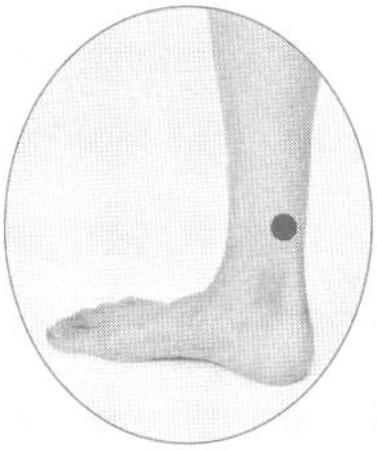

**復溜**（ふくりゅう）

アキレス腱のすぐ上をつかんで親指を使って押します。

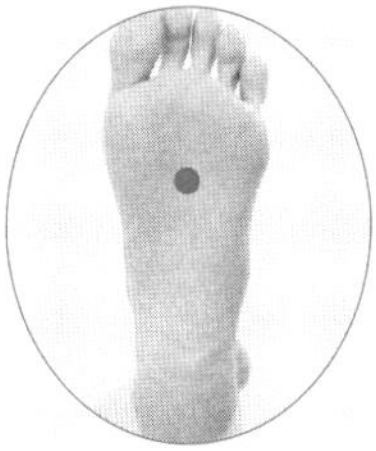

**湧泉**（ゆうせん）

足をつかんで親指を使って押します。

ウェルエイジング 11

# メタボリックシンドローム
# 糖尿病

正しい生活習慣で早めの対策を。

糖尿病にはⅠ型糖尿病とⅡ型糖尿病があります。Ⅰ型糖尿病は、膵臓のβ細胞が破壊され、インスリンが出なくなるために発症する糖尿病。原因は自己免疫性、ウイルス感染、特発性（原因不明）などです。子どものころに発症する場合が多く、インスリン注射が必須の型です。

一方、Ⅱ型糖尿病は遺伝が関係しているとされます。さらに、過食、肥満、運動不足、ストレス、加齢など、複数の因子が絡み合うと、インスリン分泌が低下したり、働きが低下してⅡ型糖尿病を発症するのです。

近年、メタボリックシンドロームで見られるものの多くはⅡ型糖尿病で、糖尿病全体の90％を占めています。中医学では、糖尿病を「消渇証《しょうかちしょう》」と呼び、「肺」「脾胃《ひい》」「腎」を中心に治療します。また、糖尿病の3大合併症（網膜症・腎症・神経症）を逃れるためには、「瘀血《おけつ》」の予防（血液循環を良くすること）がカギだといわれています。

日常生活では、食事のコントロールが必要です。薬膳や軽い運動を取り入れるなどして生活習慣を改善し、糖尿病を予防しましょう。

### ! 糖尿病のトリートメントの注意点

次のポイントに留意して、
タイプ別のトリートメントを行ってください。

- いくつかの症状が同時に出ている場合は、おすすめレシピを組み合わせて使いましょう。
- 糖尿病が進んでいると、血管がもろくなっている場合があります。マッサージをする前に医師に相談しましょう。

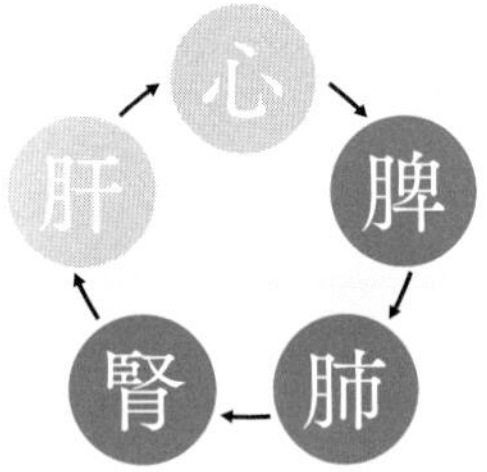


肺と脾（胃）、ホルモン分泌をつかさどる腎を守って糖尿病を予防。

# 糖尿病は、3つのタイプに分けられます

糖尿病①

## 肺《はい》タイプ（のどの渇きが強いタイプ）

糖尿病の3大症状のひとつ、「多飲」（のどが渇いてよく水を飲む）が特徴。「水《すい》道《どう》通《つう》調《ちょう》」（体内の水分代謝を整える作用）がある、「肺」を潤す性質の精油を使いましょう。

主な症状

- □ のどが渇く
- □ 多飲
- □ 息切れ
- □ 多尿
- □ 疲れやすい

**おすすめアロマレシピ**

- クラリセージ 2滴
- サイプレス 2滴
- フランキンセンス 4滴

- ホホバオイル 20mℓ

**おすすめマッサージ**

手・腕【⇒P.94参照】（肺経・大腸経）
脚裏【⇒P.83参照】（腎経・膀胱経）
デコルテ【⇒P.115参照】（肺経）

**漢方・生薬なら**

- 疲れやすい人、息切れする人に
➡白虎加人参湯（びゃっこかにんじんとう）
- 疲れやすく、体がだるい人に
➡生脈散（しょうみゃくさん／麦《ばく》味《み》参《さん》顆《か》粒《りゅう》）
- のども肌も乾く人に➡艶麗丹（えんれいたん）

**おすすめ食材**

白ごま、白きくらげ、ゆり根、豆乳、梨　など

**ツボ押しなら**

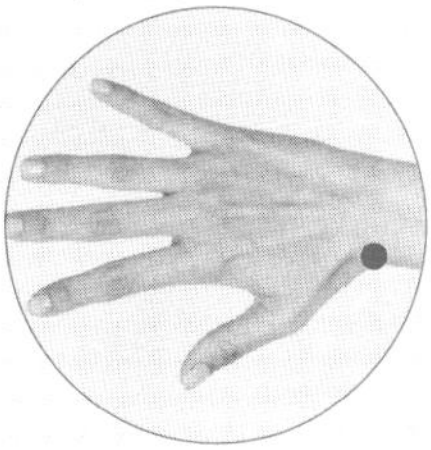

陽谿（ようけい）

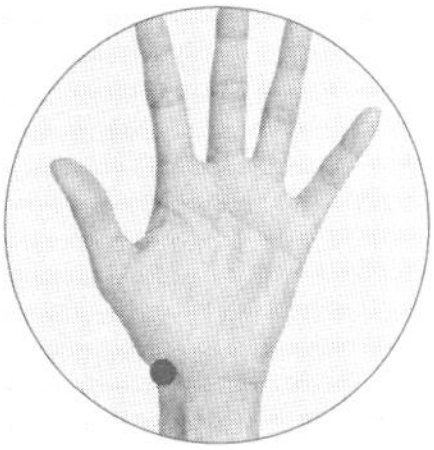

太淵（たいえん）

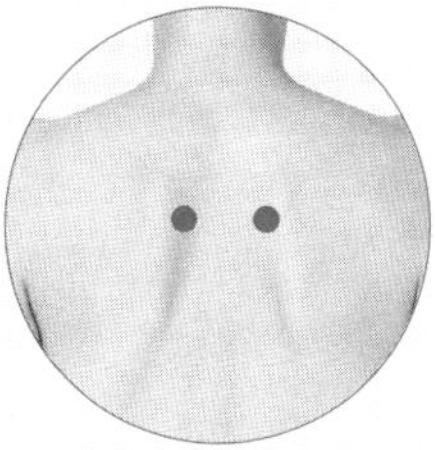

肺兪（はいゆ）

糖尿病②

# 脾《ひ》胃《い》タイプ（食欲亢進《こうしん》タイプ）

「多食」（空腹感が強く食欲旺盛）が特徴。消化吸収をつかさどる脾の中で、特に胃が熱を持つことが原因です。胃の熱を冷ますオイルを選びましょう。

主な症状

- □食欲があり、いつも空腹
- □口が渇く
- □歯茎が腫れる
- □やせる
- □便秘

**おすすめアロマレシピ**

- ペパーミント 1滴
- フランキンセンス 3滴
- レモン 4滴

ホホバオイル 20mℓ

**おすすめマッサージ**

**お腹**【⇒P.113参照】（胃経・任脈）
**脚表**【⇒P.88参照】（脾経・胃経）

**漢方・生薬なら**

- 食欲が増してる人に、口が苦い人に
  ➡**黄連解毒湯**（おうれんげどくとう）
- 食べ過ぎや胃のもたれのある人に
  ➡**晶三仙**（しょうさんせん）
- ストレスが多い肥満気味の人に
  ➡**大柴胡湯**（だいさいことう）

**おすすめ食材**

トマト、レタス、きゅうり、ゴーヤ、セロリ　など

**ツボ押しなら**

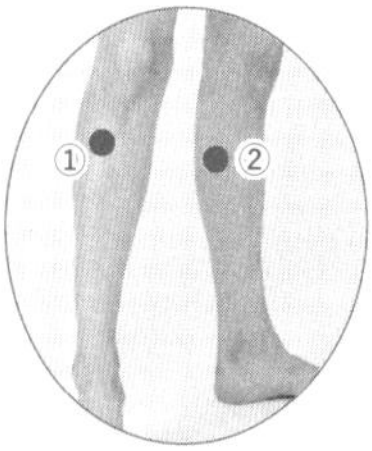


①**足三里**（あしさんり）
②**地機**（ちき）

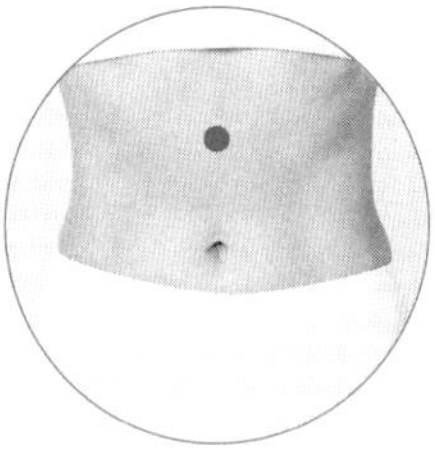

**中脘**（ちゅうかん）

とっておきアドバイス

## 糖尿病には山いもがおすすめです

山いもは、生薬では「山薬《さんやく》」といい、胃腸の働きを良くするほか、インスリンの働きを高める効果があるといわれ、糖尿病の人にとって強い味方となる食材です。ただ、すりおろしてから時間が経つと含有成分のアミラーゼが破壊され、効果が低くなるので注意してください。

糖尿病③

# 腎《じん》タイプ（多尿・頻尿タイプ）

糖尿病の3大症状のひとつ、「多尿」（頻尿・尿量増加）を特徴とするタイプです。精力減退やホルモン分泌低下と関係する「腎」を補い、エネルギーを補充しましょう。

主な症状
- □頻尿
- □耳鳴り
- □めまい
- □腰痛
- □健忘
- □精力減退

**おすすめアロマレシピ**

- ゼラニウム 3滴
- シダーウッド 2滴
- ホーウッド 2滴
- ジンジャー 1滴

- ホホバオイル 20mℓ

**おすすめマッサージ**

腰・お尻【⇒P.108参照】（膀胱経・胆経）
脚裏【⇒P.83参照】（腎経・膀胱経）

**漢方・生薬なら**

- 冷えはなくほてる人に
  ➡**八仙丸**（はっせんがん）
- 冷えのある人に
  ➡**八味地黄丸**（はちみじおうがん）

※田七人参（でんしちにんじん）や冠元顆粒（かんげんかりゅう）などの血流改善の漢方薬を併用すると◎。

**おすすめ食材**

黒豆、黒ごま、すっぽん、山いも、モロヘイヤ　など

**ツボ押しなら**

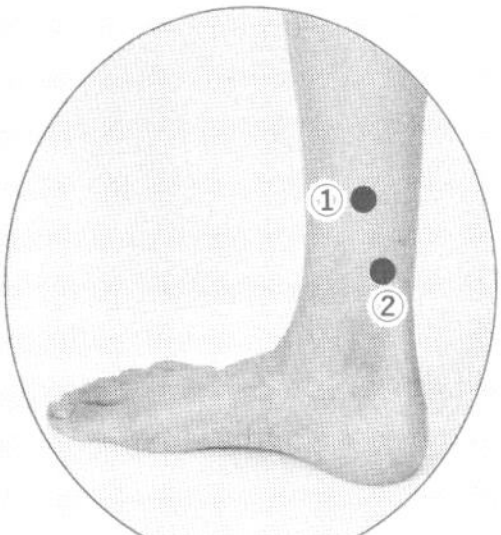


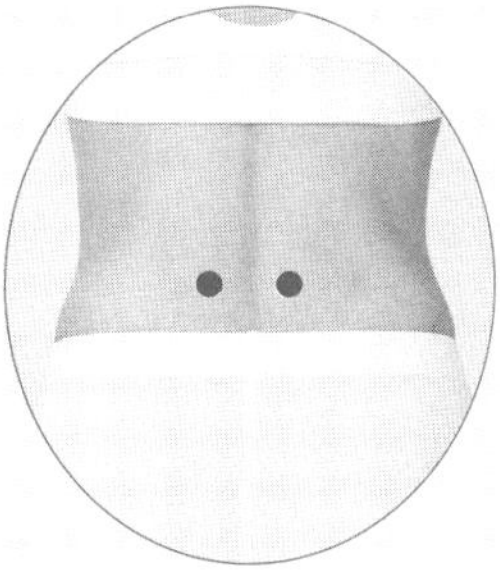

**①三陰交**（さんいんこう）
**②復溜**（ふくりゅう）

**腎兪**（じんゆ）
腰をつかんで親指を使って押します。

ウェルエイジング

12

# がん

自分らしく生きるための選択肢のひとつに。

がんそのものに効くと臨床試験などで科学的に証明された漢方薬やアロマは今のところありません。でも、最近は、がんの進行に伴う倦怠感や抗がん剤の使用における吐き気や食欲不振などの副作用を和らげるために、漢方薬やアロマセラピーが使われることも多くなりました。

　がんになりやすい生活習慣や体質はあります。しかし、がんが不治の病だったのは過去の話で、現在は、がんを克服する人、がんと付き合いながら健常者と変わらない生活を送る人が増えています。早期発見技術や治療方法の進歩により、今やがんは「治る病気」になってきました。とはいえ、まだまだ病気のつらさに加え、抗がん剤の副作用、術後の体調不良に苦しむケースもあります。そうした苦痛を和らげ、その人らしく過ごせるように対処することも治療の一環であるという考えが医療の現場にも浸透し、その対処法のひとつとして中医アロマを選んでいただきたいと思います。

　なお、トリートメントには医師の許可が必要な場合がありますので、事前に相談してみましょう。

とっておきアドバイス

## リナロールで抗腫瘍免疫を活性化

ホーウッドやラベンダー、ネロリ、ベルガモットに含まれるリナロールという成分が、抗腫瘍免疫を活性化し、放射線防護効果があると論文発表されたことから、がん治療に使用できる可能性が広がっています。パクチーにも含まれているので、食事から摂取するのもいいですね。

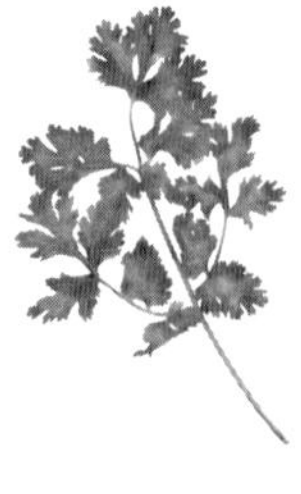

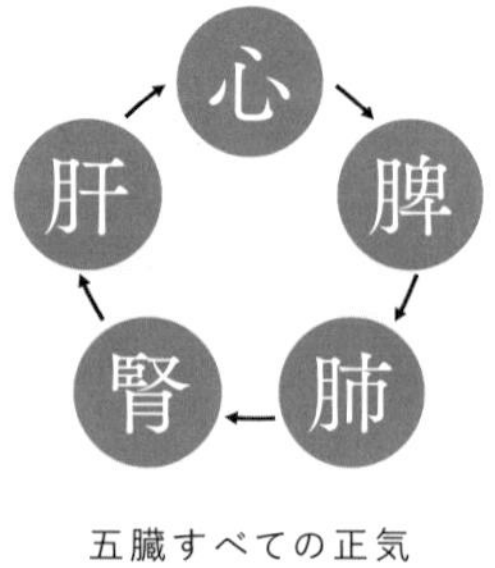


五臓すべての正気を補い、邪毒を排出することが第一歩です。

# がんは2つのタイプに分けられます

## がん①

### 正《せい》気《き》不《ぶ》足《そく》タイプ（免疫力低下タイプ）

治療の期間や罹患の期間が長くなったり、抗がん剤の副作用などでも体力・気力がなくなってしまいます。必要な気血水を補い、消耗した身体を癒しましょう。

**主な症状**

- □ 吐き気・食欲不振
- □ 無気力
- □ 倦怠感
- □ 筋力低下
- □ 不眠
- □ 下痢

**おすすめアロマレシピ**

- フランキンセンス 3滴
- ラベンダー 2滴
- ホーウッド 3滴

- ホホバオイル 10mℓ
- アルガンオイル 10mℓ

**漢方・生薬なら**

- 気力・体力低下に
  ➡**補中益気湯**（ほちゅうえっきとう）
- 吐き気・消化不良に
  ➡**六君子湯**（りっくんしとう）
- 不眠・貧血に➡**帰脾湯**（きひとう／心《しん》脾《ぴ》顆《か》粒《りゅう》）

**ツボ押しなら**

**関元**（かんげん）

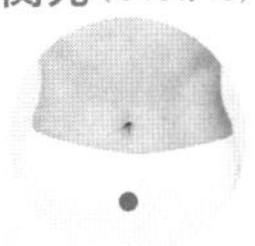

**おすすめ食材**

おかゆ、山いも、生姜、えび、きのこ類　など

## がん②

### 痰《たん》湿《しつ》・瘀《お》血《けつ》・気《き》滞《たい》タイプ（邪毒タイプ）

体に余分な気、血、津液が溜まると、熱や毒として溜まったり、しこりのような塊になることがあります。気血津液がスムーズに流れるオイルでマッサージしましょう。

**主な症状**

- □ しこりのような塊がある
- □ 運動不足
- □ 喫煙
- □ ストレス
- □ 不規則な食生活、栄養の偏り
- □ 舌の色が赤紫〜紫、苔が厚い

**おすすめアロマレシピ**

- サンダルウッド 3滴
- サイプレス 2滴
- ゼラニウム 3滴

- ホホバオイル 10mℓ
- アルガンオイル 10mℓ

**漢方・生薬なら**

- 出血傾向がある人や、コレステロールが高めの人に
  ➡**田七人参**（でんしちにんじん）
- むくみやすい人に
  ➡**シベリア霊芝**（れいし）
- 血圧が高く、頭痛がある人に
  ➡**冠心Ⅱ号方**（かんしんにごうほう／冠《かん》元《げん》顆《か》粒《りゅう》）

**ツボ押しなら**

**合谷**（ごうこく）

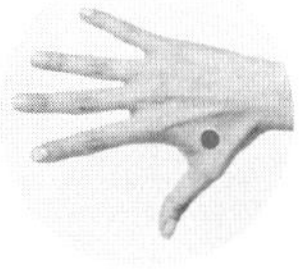

**おすすめ食材**　はと麦、梅干し、青梗菜《ちんげんさい》、ごぼう、そば、黒豆　など

ウェルエイジング

13

# 認知症

介護をする人もされる人も
過ごしやすい毎日を。

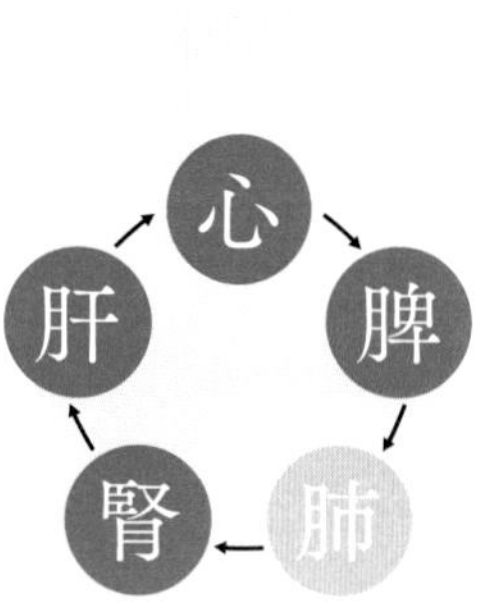


内臓のバランスを整えながら、脳の気血のめぐりを改善。

急速に高齢化が進む日本では、認知症の人は増え続け、今後65歳以上の5人に1人は認知症になると予想されています。

認知症の症状には、誰にでも見られる「中核症状」のほかに、人によって現れ方の違うBPSD（行動・心理症状）があります。中核症状は脳の神経細胞が壊れることによって、直接起こる症状のこと。具体的には、「記憶障害（もの忘れ）」「判断力の低下」「問題解決能力の低下」「実行機能障害（ものごとを実行できなくなる）」「見当識障害（いつ・どこがわからない）」「失行（ボタンを留められないなど）」「失認（触れたものや聞こえてくる音が何なのかわからなくなる）」「失語（言語障害）」などが挙げられます。BPSDは、お金を取られたと思い込む「もの盗られ妄想」や、あちこち歩き回って帰れなくなる「徘徊」、排泄物をいじる「不潔行為」などさまざま。こうした言動や行動につき合うのはとても大変なことです。そのため、介護をする人が疲れ果ててしまうことが問題になるケースも多いのです。

これまで、行動・心理症状に対しては抗精神病薬、抗うつ薬、抗不安薬などの西洋薬が使用されてきました。しかし、抗精神病薬の中には、身体活動を鈍らせてしまうものもあります。それに対して、漢方やアロマには「日常生活の動作を低下させることなく、体質にアプローチして症状を緩和していく」という特徴があります。

## 認知症に有効性を発揮する漢方薬も

たとえば認知症によく使われる「抑肝散《よくかんさん》」という漢方薬は、神経の興奮状態を鎮めて怒りやすさやイライラを改善し、穏やかな生活を取り戻す手助けをしてくれます。またローズマリーやラベンダーは認知症の研究に使われ、効果を発揮しています。

認知症は、高齢者に多いことと、長期にわたる病気のため、その経過に食欲不振や便秘などの身体的症状、持病の悪化、新たな疾患、転倒による骨折など複数の症状を合併することもあります。こうした身体の症状や合併症が原因で、認知症の行動・心理症状が悪化してしまうことも。このような場合にも体質タイプによる養生法で身体の状態が整ってくると、認知症の発症を遅らせたり、症状の緩和につながります。

中医アロマを上手に利用して、本人も家族も穏やかな生活が送れるようにしていきたいですね。

## 漢方では認知症の体質タイプは4つに分けられます

認知症の原因は、「腎精不足《じんせいぶそく》」「瘀血《おけつ》」「心脾両虚《しんぴりょうきょ》」「肝気鬱結《かんきうっけつ》」が影響していると考えます。

### 『腎精不足《じんせいぶそく》』

精の不足により脳髄を養うことができず、脳が萎縮して認知症になると考えます。アルツハイマー型の認知症に見られる脳の空洞は、中医学の腎精不足状態に類似しています。特に脳の萎縮が原因とされる記憶障害では、補腎をして腎精を高めることが大切です。

### 『瘀血《おけつ》』

加齢とともに血が粘り、滞って血管が詰まりやすくなります。中医学ではこの状態を瘀血と呼び、脳への血流が妨げられることで、もの忘れや記憶力の減退を引き起こすこともあると考えます。早急に血流を改善して、脳に血の栄養を供給することが大切です。

### 『心脾両虚《しんぴりょうきょ》』

血を全身にめぐらせる「心」と、消化吸収や気・血を生成する「脾」が虚弱になった状態です。加齢に伴い食欲や体力が落ちることで、心をつかさどる脳に栄養が届きにくくなるため、記憶力の低下や健忘の症状が起こりやすくなると考えます。

### 『肝気鬱結《かんきうっけつ》』

漢方では、ストレスにより気のめぐりが滞った状態は、興奮や憂鬱などの精神症状や情緒不安をもたらすと考えます。認知症は、情緒や環境の変化の影響を受けやすいので、漢方によってストレス発散や気のめぐりを整えることで、気分の高ぶりや興奮を抑えることも期待できます。

## 認知症①

### 腎《じん》精《せい》不《ぶ》足《そく》タイプ（老化により脳の働きが弱る）

主な症状
- □ 老化
- □ 骨がもろい
- □ 頻尿・排尿困難
- □ 耳鳴り・難聴
- □ 記憶力低下

**おすすめアロマレシピ**

- ジンジャー 2滴
- イランイラン 2滴
- ジャスミン 1滴
- サンダルウッド 3滴

- アルガンオイル 10mℓ
- ホホバオイル 10mℓ

**漢方・生薬なら**

- 発育の促進、老化の抑制を助ける
  ➡**六味丸**（ろくみがん）
- 肉体疲労や体力低下、冷え性、胃腸虚弱の人に
  ➡**参茸補血丸**（さんじょうほけつがん）
- 腎精、腎陰、腎陽を補い元気をつける
  ➡**亀鹿二仙膠**（きろくにせんこう／亀《き》鹿《ろく》仙《せん》）

**ツボ押しなら**

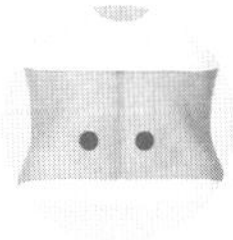
腎兪（じんゆ）

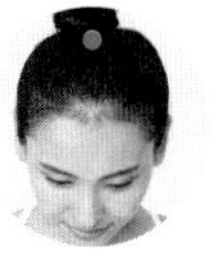
百会（ひゃくえ）

**おすすめ食材**

くこの実、くるみ、黒ごま、すっぽん、いわし　など

## 認知症②

### 瘀《お》血《けつ》タイプ（脳への血の流れが滞る）

主な症状
- □ 肩こり
- □ 頭痛
- □ 老人斑・シミくすみ
- □ 心筋梗塞・脳梗塞などの既往歴
- □ 冷えのぼせ

**おすすめアロマレシピ**

- ローズマリー 3滴
- フランキンセンス 2滴
- レモン 3滴

- アルガンオイル 10mℓ
- ホホバオイル 10mℓ

**漢方・生薬なら**

- 認知症の予防や周辺症状に優れている
  ➡**冠心II号方**（かんしんにごうほう／冠元《かんげん》顆《か》粒《りゅう》）
- 気血水の流れや、冷え、瘀血の改善に
  ➡**血府逐瘀湯**（けっぷちくおとう）
- 脳卒中などによる筋力の低下、しびれや言葉のもつれ、尿漏れなどに
  ➡**補陽還五湯**（ほようかんごとう）

**ツボ押しなら**

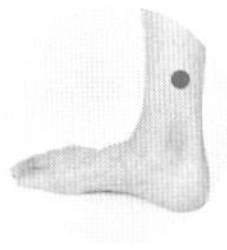
三陰交（さんいんこう）

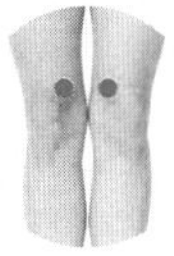
血海（けっかい）

**おすすめ食材**

田七人参《でんしちにんじん》、玉ねぎ、黒糖、酢、さんま　など

## 認知症③

### 心《しん》脾《び》両《りょう》虚《きょ》タイプ（食欲、体力の低下による脳の栄養不足）

**主な症状**

- □ 食欲不振
- □ 手足がだるい
- □ 不眠
- □ もの忘れ
- □ あざができやすい

**おすすめアロマレシピ**

- スイートマージョラム 2滴
- ラベンダー 2滴
- マンダリン 4滴

- アルガンオイル 10mℓ
- ホホバオイル 10mℓ

**おすすめ食材**

龍眼《りゅうがん》、山いも、ナツメ、卵、ジャスミンティー　など

**漢方・生薬なら**

- 虚弱で内臓下垂傾向の人、動悸、不眠、健忘などに
  ➡ **帰脾湯**（きひとう／心《しん》脾《ぴ》顆《か》粒《りゅう》）
- のぼせ、イライラ、胸苦しさなどの熱状、精神症状が強い人に
  ➡ **加味帰脾湯**（かみきひとう）
- アルツハイマーによる食欲低下、無気力・無関心、認知機能の改善に
  ➡ **人参養栄湯**（にんじんようえいとう）

**ツボ押しなら**

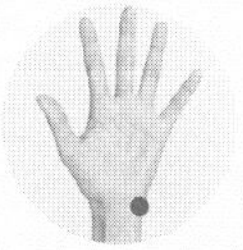

**神門**（しんもん）

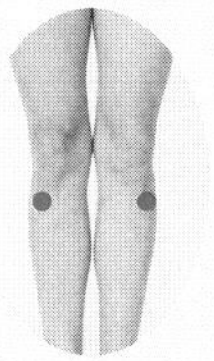

**足三里**（あしさんり）

## 認知症④

### 肝《かん》気《き》鬱《うっ》結《けつ》（過剰なストレスが脳の働きを妨げる）

**主な症状**

- □ イライラ
- □ 暴言を吐く
- □ 暴力をふるう
- □ 抑うつ
- □ 不眠

**おすすめアロマレシピ**

- スイートオレンジ 3滴
- グレープフルーツ 2滴
- ベルガモット 3滴

- アルガンオイル 10mℓ
- ホホバオイル 10mℓ

**漢方・生薬なら**

- 認知症に伴う不眠、易怒性、不安や焦燥感などに
  ➡ **抑肝散**（よくかんさん）
- 自律神経系の調節、イライラして怒りっぽいなどに
  ➡ **抑肝散加陳皮半夏**（よくかんさんかちんぴはんげ）
- 体力が低下して冷えがちな女性に。不安や緊張、イライラ改善に
  ➡ **逍遥散**（しょうようさん）

**ツボ押しなら**

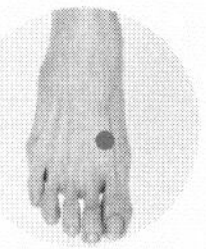

**太衝**（たいしょう）

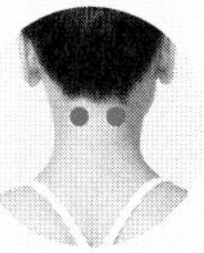

**天柱**（てんちゅう）

**おすすめ食材**

柑橘類の皮、牡蠣、カモミールティー、ピーマン、グレープフルーツ　など

# 女性の症状

## 女性の身体のリズムは7の倍数で変化します

中医学では、女性の身体のリズムは7年ごとに節目を迎え、変化していくと考えます。7歳ごろには乳歯から永久歯へ歯が生え変わり、髪の量が増えていきます。14歳ごろ初潮が訪れ、生殖系統の発育が盛んになり、21歳ごろ女性としての成熟期を迎えます。身体機能、性機能ともにピークを迎えるのが28歳ごろ。35歳ごろは特に大きな節目で、そこから少しずつ衰えが始まります。42歳ごろからは

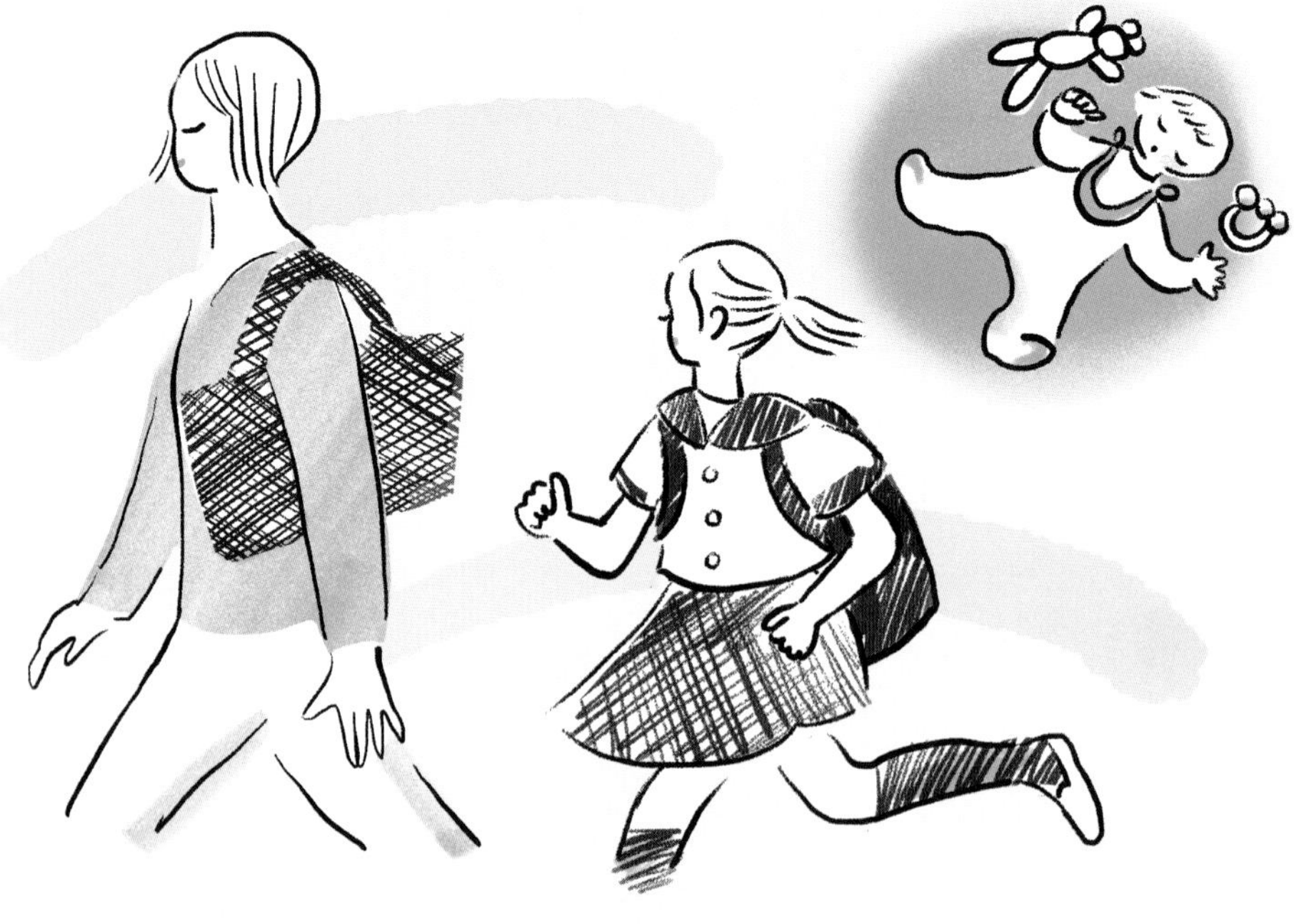

女性ホルモンの分泌量が減少し始め、白髪や肌のかさつき、性欲の衰えなど老化が進み、49歳ごろ閉経を迎えます。基本として中医学では、10代は「補腎（『腎』を補って生命力を強める）」、20～30代は「疏《そ》肝《かん》（『肝』の流れを良くし、「気血」を流す）」、40～50代は「補腎（衰えてきた腎を補う）」という養生法をとります。

　女性の身体はホルモンのバランスによりトラブルが起こりやすく、月経周期によってバイオリズムが変わってきます。女性に多いトラブルは西洋医学では治療が難しいものが多く、副作用も心配です。妊娠・出産に備える意味でも、できるだけ副作用が少なく、身体にやさしい中医アロマで治療していきたいもの。

　また、男性と比べて貧血を起こしやすいので、日ごろから増血し、血行を改善して、月経の周期や経血の状態を整えておきましょう。

## 7の倍数で変わる女性のリズム

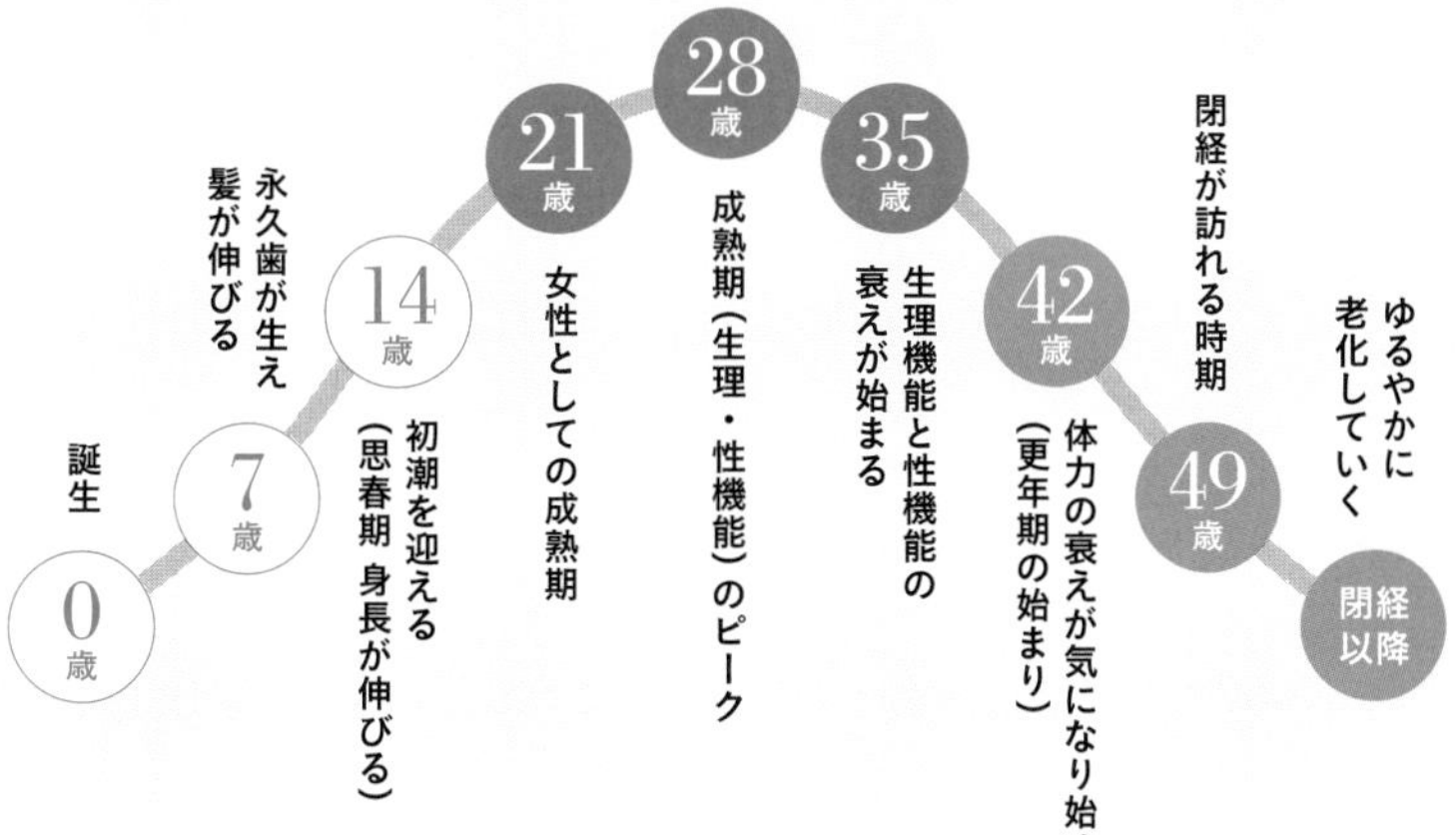

女性の症状 ①

# 月経痛・月経不順・PMS（月経前症候群）

あなたの月経の悩みには、ちゃんと原因があるのです。

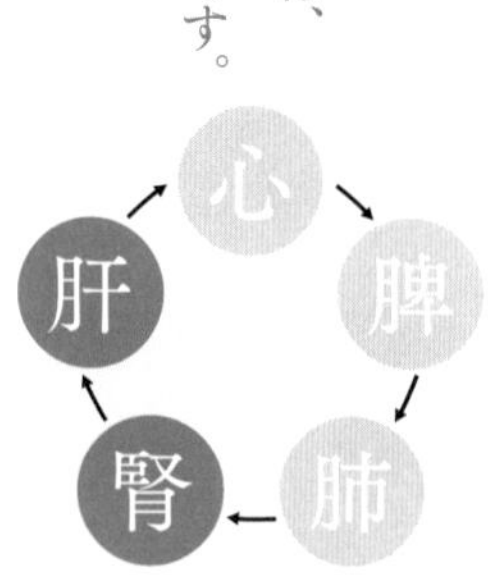


血の貯蔵庫である肝とホルモンバランスに関係する腎を守る。

誰にでも月経痛があると思っていませんか？　月によってPMSが長引いたり、月経周期が一定でなかったりするのは、毎度のことだからと放っておいていませんか？

私のサロンには、月経前後になると起き上がることもできないくらいの下腹部痛を感じる、腰が砕けるように痛むなどの悩みを訴える方が大勢います。そして、みなさん口をそろえて「誰にでもあることだけど私はちょっと重いほう」というのです。

しかし本当に健康な人の月経は、だいたい28日周期で毎月順調に来る

## 月経周期に伴う体の変化のおさらい

女性のバイオリズムは28日周期でめぐっていますが、これには2つの女性ホルモンが関わっています。ひとつは卵胞ホルモン（エストロゲン）、もうひとつは黄体ホルモン（プロゲステロン）です。月経の周期に応じて、排卵前までは卵胞ホルモンの分泌が、排卵後から月経前までは黄体ホルモンの分泌が盛んになります。このホルモン分泌の変化に合わせて子宮内膜が厚くなり、やがて剥がれ落ちて出血するのが月経。それに伴い基礎体温が変化し、PMSなどのように感情の起伏も生じやすくなります。このような月経周期は3つに大別されます（図1参照）。

一連の流れがスムーズに運んでいれば、心も体も健康に過ごすことができるはずなのです。

## ホルモンバランスの乱れと陰陽五行について

中医学では、月経周期のうち基礎体温の低温期である14日間を「陰」の期間、排卵後から月経までの高温期を「陽」の期間としています。女性ホル

もの。月経期だからといって強い痛みはなく、鎮痛薬は必要ありません。いつもどおりの生活を送ることができるのです。月経トラブルが起こりやすいのは、あなたの体と心が2つのホルモンの影響を受けているから。つまり、すべての女性にとって当たり前のことではなく、明らかな不調の現れなのです。

中医学では、月経痛や月経不順やPMSは、自律神経をつかさどる「肝」と、生殖をつかさどる「腎」に関係していると考えます。女性特有の症状を改善し、より快適な生活を送るには、女性ホルモンについての知識と自分の体質の見極めが大切です。

薬に頼るのではなく、自分で予防して、深刻な病気になる前に治療していくのが目的です。

モンの分泌のバランスが乱れると、陰陽のバランスだけでなく「気」や「血」にも影響して月経リズムが崩れ、心と体にさまざまな不調が現れます。不規則な生活やストレスなどが原因です。

ホルモン分泌に重要な役割を果たすのが、視床下部。脳の中で、体温調節や新陳代謝の調節、睡眠、生殖など、生命維持のための重要な機能を持つ場所です。ところが、この視床下部は自律神経の司令塔が存在する場所でもあるので、ストレスの影響を大変受けやすいのです。

不規則な生活やストレスによって自律神経が乱れると「肝」に影響が出て、気や血のトラブルを引き起こし、女性ホルモン分泌に関係する「腎」にも悪影響が及びます。すると、月経リズムが崩れるだけでなく、自律神経がコントロールする血流や体温の調整も異常をきたし始めます。

だから女性には、陰陽五行のバランスや「気血」のめぐりを整えることが特に大切なのです。そのためには、自分の体質を見極め、月経リズムがスムーズになるように促すことが必要です。アロマの力を借りて、上手にケアしていきましょう。

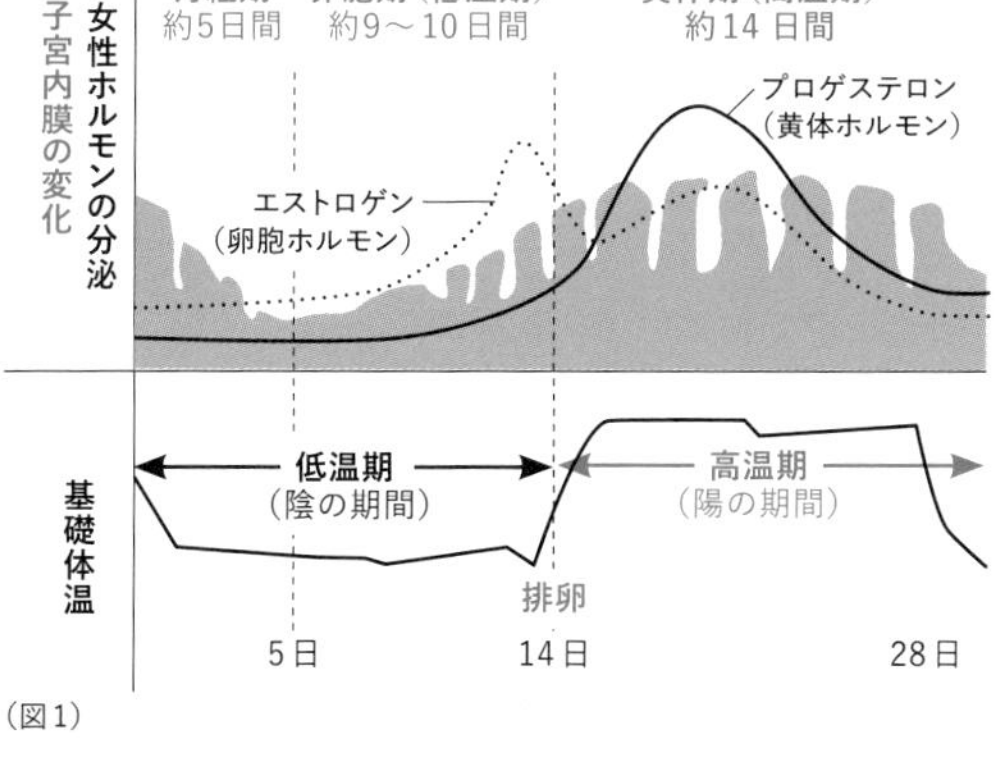

（図1）

# 中医学的月経タイプ別トリートメント

## ◎すべてのタイプにおすすめの“ベースオイルレシピ”

デリケートゾーンにも使える

- ホホバオイル 10mℓ
- アルガンオイル 5mℓ
- イブニングプリムローズオイル 5mℓ

このベースオイルに、次ページ以降のタイプ別おすすめアロマレシピの中から、好きなものを合計8滴まで入れて使います。マッサージは、陰の経絡を含む、脚裏（腎経）【P.83参照】、脚表（肝経・脾経）【P.88参照】、お腹【P.113参照】を中心に行います。特にお腹周りは冷やさないように、温めておく習慣をつけてください。月経期以外でも、普段から気づいたときにマッサージするようにしていると、翌月の月経が楽になるでしょう。月経のタイプは、痛みの種類はもちろん、経血の色や状態、周期や日数にも着目して判断しましょう。 このベースオイルレシピは、膣ケアや母乳マッサージにも使えます。その場合は精油を加えず、ベースオイルのみでケアしましょう。

とっておきアドバイス

### 月経痛のお助けアイテム

月経痛が起こってしまったら、おすすめの漢方薬は、何といっても「婦《ふ》宝当《ほうとう》帰《き》膠《こう》」。月経痛だけでなく、月経不順や更年期障害、冷え症など、さまざまな女性の悩みを解決してくれる漢方シロップです。増血作用があり、「気血」のめぐりを良くし、体を温める作用のある「当帰」を約70%含んでいるほか、コラーゲンをたっぷり含む阿膠《あきょう》、むくみ改善効果のある茯苓《ぶくりょう》も入っています。また、体の内側から潤してくれるので、お肌もぷるぷるに。近年、女性の間で人気沸騰中のアイテムです。

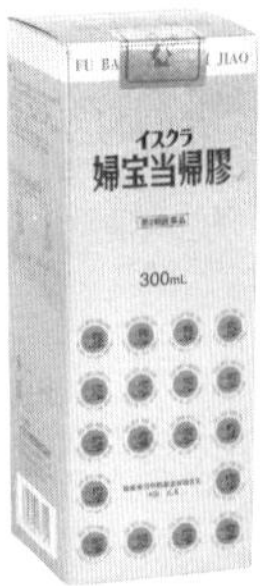


婦《ふ》宝当《ほうとう》帰《き》膠《こう》
〈イスクラ産業〉

## 該当するすべてのタイプのトリートメントを行います

月経痛・月経不順・PMS①

# 血《けっ》虚《きょ》タイプ（血不足タイプ）

体内の血液が不足しがちなタイプ。月経のトラブル以外に不眠や頭痛などの諸症状が見られます。増血作用を高めるラベンダーやゼラニウムなどのオイルを使いましょう。

主な症状

- □ 月経の後半、月経後にしくしく痛む
- □ 経血の色が薄くて少ない
- □ 周期が40日以上のこともある
- □ 肌の乾燥、カサカサ
- □ 手足がしびれる
- □ 月経前に悲しくて泣きたくなる
- □ 不眠や夢を見ることが多い
- □ 月経日数が2~3日
- □ めまい、動悸
- □ 疲れやすい
- □ 冷え症
- □ 月経前後に頭痛
- □ 血色が悪い

### おすすめアロマレシピ

- ラベンダー
- ジャスミンアブソリュート
- クラリセージ
- スイートマージョラム
- ネロリ
- ゼラニウム

好きなオイル計8滴

おすすめのベースオイル 20mℓ

※P.242参照

### 漢方・生薬なら

- 貧血傾向の人、冷え症、肩こり、腰痛、頭痛の人に
  ➡婦宝当帰膠（ふほうとうきこう）
- 貧血の人、月経前後に頭痛のある人に
  ➡十全大補湯（じゅうぜんだいほとう）
- 月経痛のある人、月経不順の人に
  ➡当帰芍薬散（とうきしゃくやくさん）

### おすすめ食材

黒豆、きくらげ、しめじ、ほうれん草、レバー、卵　など

### ツボ押しなら

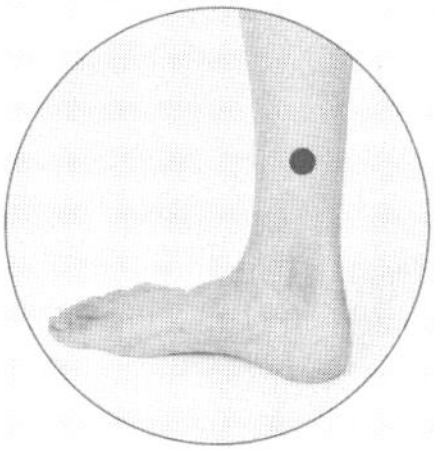

三陰交
（さんいんこう）

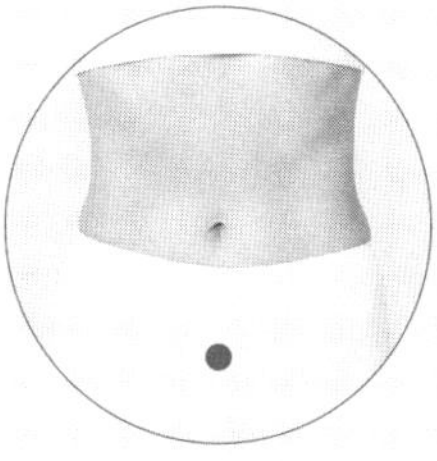

関元
（かんげん）

※両手を重ねて温めるように軽く押さえます。

月経痛・月経不順・PMS②

# 気《き》虚《きょ》・腎《じん》虚《きょ》タイプ（エネルギー不足タイプ）

「気」が不足すると、エネルギーを生み出すことができず、体の中の熱が不足し冷えが強くなります。腎を補って温め、気力をアップさせるオイルを使いましょう。

**主な症状**

- □ 下腹部が冷えて痛み、温めると楽になる
- □ 月経量が極端に少ない、または極端に多い
- □ 月経がだらだら続く
- □ 経血は水っぽくサラッとしている
- □ しもやけになる
- □ 低体温
- □ 手足が冷える
- □ 下痢しやすい
- □ 月経周期が早まりやすい
- □ 温めると痛みが楽になる
- □ 月経以外に不正出血がある
- □ 月経中、腰や足がだるい
- □ 風邪をひきやすい

## おすすめアロマレシピ

- ジンジャー
- ジュニパーベリー
- スイートマージョラム
- ローズマリー
- シナモン

好きなオイル計8滴

おすすめのベースオイル 20㎖

※P.242参照

## 漢方・生薬なら

- 冷えて精力のない人、足腰がだるい人に
  ➡参茸補血丸（さんじょうほけつがん）
- 元気がなく、ほてりやのぼせ、不妊の人に
  ➡亀鹿二仙膠（きろくにせんこう／亀《き》鹿《ろく》仙《せん》）
- 腎精・気血不足の人に。プラセンタで女性ホルモンを整える
  ➡紫河車（しかしゃ）

## おすすめ食材

黒米、山いも、枝豆、栗、くるみ　など

## ツボ押しなら

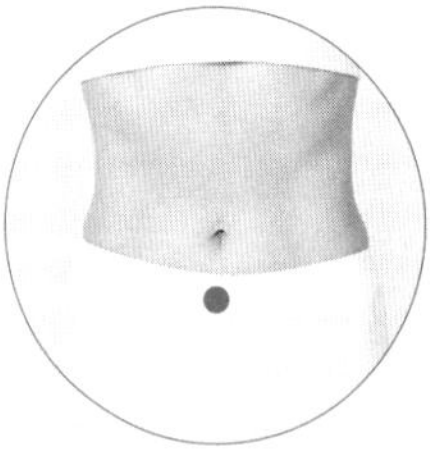

気海（きかい）

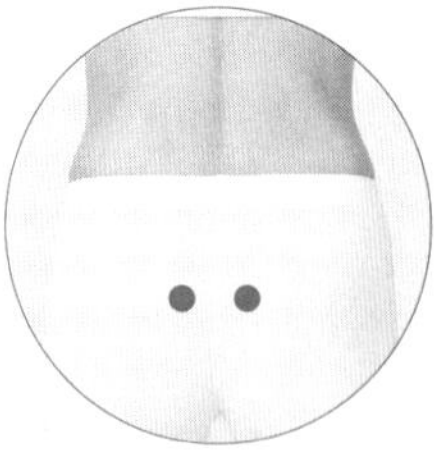

次髎（じりょう）

※両手を腰に当てて、親指を使って押します。仙骨にカイロを貼るのもおすすめ。

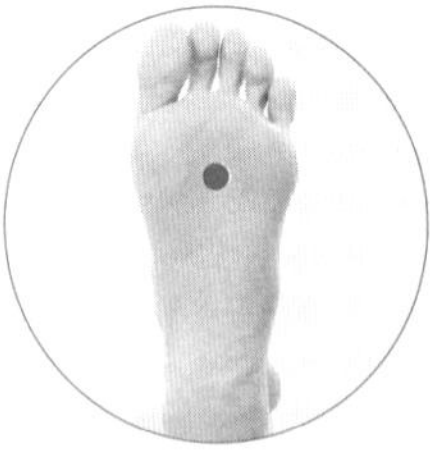

湧泉（ゆうせん）

月経痛・月経不順・PMS③

# 瘀《お》血《けつ》タイプ（血行不良タイプ）

辛い痛みと不規則な周期が特徴。肌荒れや肩こりにも悩まされる人が多く、放っておくと子宮筋腫などの重い症状になりかねません。血行を促進するよう心がけましょう。

主な症状

- □激しい月経痛
- □月経前にお腹が張る
- □経血が赤黒く、レバー状の塊がある
- □周期不安定で遅れ気味
- □疲れて腰がだるい
- □シミができやすい
- □顔色、唇がくすむ
- □肩こり
- □頭痛、腰痛
- □舌が紫色、暗いシミがある
- □子宮筋腫
- □子宮内膜症

おすすめアロマレシピ

- ローズマリー
- ローズオットー
- サイプレス
- パチュリ
- レモン
- フランキンセンス

好きなオイル計8滴

おすすめのベースオイル 20mℓ

※P.242参照

漢方・生薬なら

- 月経の出血が止まりにくい、月経痛がひどく塊が出る人に
  ➡田七人参（でんしちにんじん）
- 月経痛がひどい人に
  ➡爽月宝（そうげつほう）
- 血行が悪い、頭痛、肩こりがある人に
  ➡冠心Ⅱ号方（かんしんにごうほう／冠元《かんげん》顆《か》粒《りゅう》）

おすすめ食材

黒糖、甘酒、酢、ブルーベリー、なす、納豆、シナモン　など

ツボ押しなら

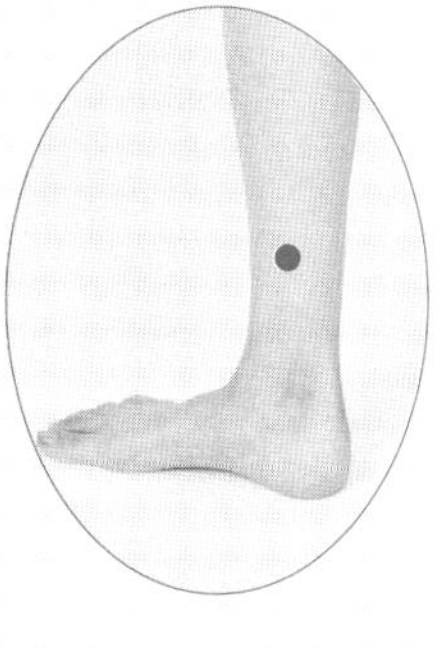

三陰交
（さんいんこう）

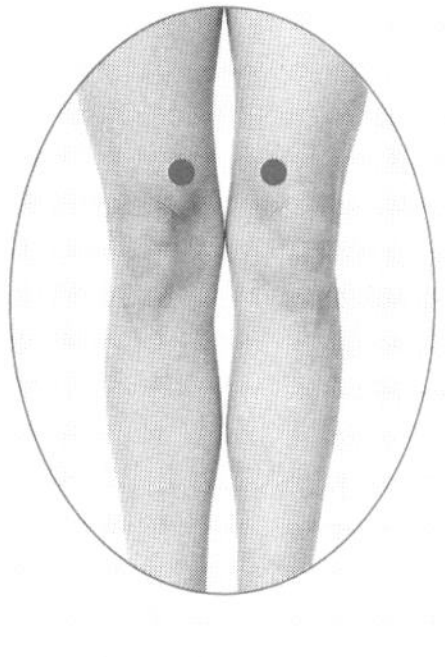

血海
（けっかい）

ひざをつかんで親指を使って押します。

月経痛・月経不順・PMS④

# 肝《かん》鬱《うつ》気《き》滞《たい》（PMSが起こりやすい）

月経前は特に「気」が滞りやすくなり、PMS（月経前症候群）と月経痛が併発しやすいタイプです。気のめぐりをよくする柑橘系やカモミールのオイルを使って、つらい月経期間を乗り越えましょう。

主な症状

- □ 月経前に痛み、始まると楽になる
- □ 経血に塊が出ることがある
- □ 月経周期が不定期
- □ ストレスが多い
- □ イライラ、怒りっぽい
- □ 便秘
- □ 食欲不振
- □ 軟便気味の人は下痢になる
- □ 過食
- □ お腹が張る
- □ 月経前、月経中に胸が張って痛い
- □ 月経前に肌荒れやニキビがひどくなる

## おすすめアロマレシピ

- ベルガモット
- スイートオレンジ
- クラリセージ
- カモミールローマン
- ペパーミント
- カモミールジャーマン

好きなオイル 計8滴

おすすめのベースオイル 20mℓ

※P.242参照

## 漢方・生薬なら

- ほてりや便秘のある人に
  ➡加味逍遥散（かみしょうようさん）
- イライラする人、PMSの人に
  ➡逍遥丸（しょうようがん）
- ストレスで眠れない人に
  ➡ミンハオ

## おすすめ食材

しそ、バジル、みょうが、みかん、ワイン、柚子、すだち、玫瑰花《まいかいか》 など

## ツボ押しなら

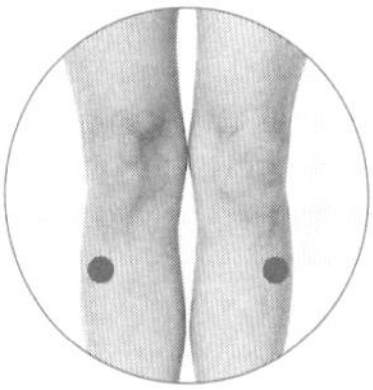

足三里
（あしさんり）

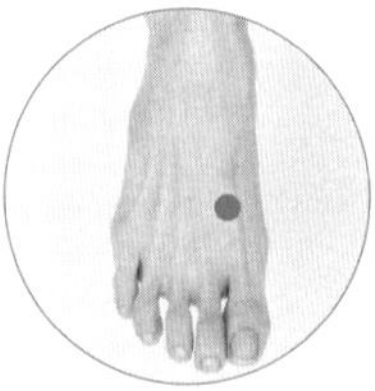

太衝
（たいしょう）

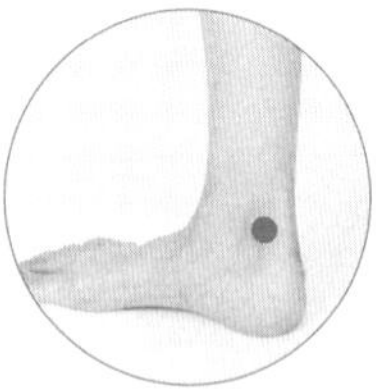

太谿
（たいけい）

## 1カ月を健やかに過ごすための
# 月経周期に合わせたオイル選び

### 月経期
約5日間

ポイント

リラックスさせながら、経血を順調に排出する精油を用います。

おすすめオイル

- クラリセージ
- カモミールローマン
- マンダリン
- ジュニパーベリー
- スイートマージョラム
- シナモン

### 卵胞期
（低温期）
約9〜10日間

ポイント

月経により不足した「血」や「津液」を補い、成熟度の高い卵子と新しい内膜を作る手助けとなる精油を用います。

おすすめオイル

- スイートオレンジ
- フランキンセンス
- ジャスミン
- イランイラン
- ローズオットー
- ホーウッド

### 黄体期
（高温期）
約14日間

※PMSが起こりやすい時期

ポイント

子宮内に「気」や「血」が集まり、滞りやすい期間。体液も滞りやすく、老廃物を溜め込みがちな時期なので、デトックス効果の高いオイルを使って、心も体も流れを良くします。

おすすめオイル

- ゼラニウム
- サイプレス
- サンダルウッド
- グレープフルーツ
- ベルガモット
- ネロリ

女性の症状

2

# 不妊症

精神安定がもっとも重要。
中医アロマがストレスを和らげます。

## 女性不妊症

　妊娠を望むカップルが、1年以上妊娠に至らない場合を不妊症といいます。男性、女性ともに原因があり、女性の場合は排卵障害、受精障害、着床障害、卵子の老化、男性の場合は射精障害や精液の異常などがあげられます。初婚年齢が上昇していることや女性の社会進出によるライフスタイルの変化により、不妊症は年々増加傾向にあります。月経不順、月経痛、冷えやむくみなどの不調を長年抱えている方も多いので、まずは、このような不調を解決し、身体のバランスを整えることで順調な妊娠や出産に近づけましょう。

　中医学では、不妊は主に生殖やホルモンをつかさどる「腎」の機能低下と考えます。また、近年の不妊治療では、中医学と西洋医学のいいところを組み合わせた「周期療法」が成果を上げています。これは、陰陽の考え方をはじめとする中医学理論と、基礎体温やホルモンの働きなど西洋医学の考え方を組み合わせたもので、月経周期に合わせて治療方針を立てていきます。

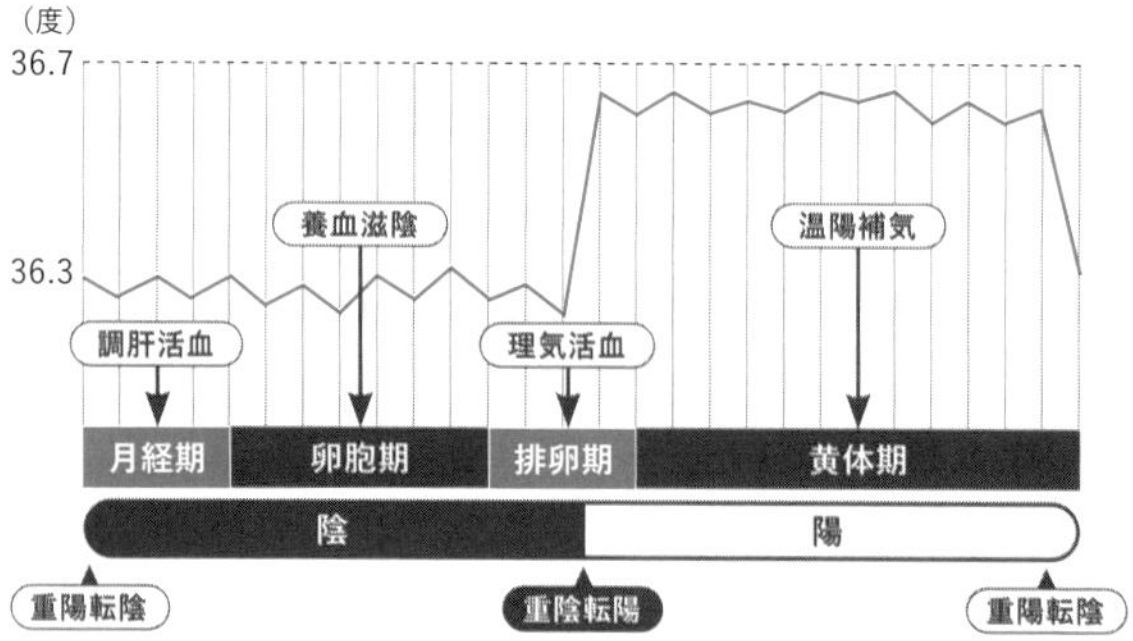


基礎体温は身体の状態を知る情報源です。月経周期に合わせたアロマや漢方で妊娠しやすい身体づくりをしましょう。全周期で婦宝当帰膠（ふほうとうきこう）やシベリア霊芝（れいし）を服用するのもおすすめです。

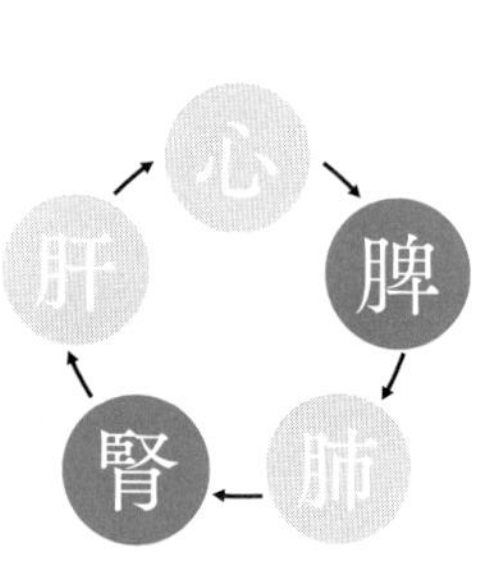


中医学的周期療法と補腎でホルモンのバランスを整える。

不妊症①

# 月経期《げっけいき》・排卵期《はいらんき》のケア（調肝活血・理気活血）

月経期は、使われなかった内膜を全てきれいにはがし溶かして、経血として体外に排出する時期です。排卵期もホルモン分泌の連携をスムーズにし（卵胞ホルモンから黄体ホルモンへ）、黄体化へとつなげるために、活血と理気を促します。

## おすすめアロマレシピ

- ローズオットー 1滴
- フランキンセンス 3滴
- サイプレス 4滴

- イブニングプリムローズ 10mℓ
- ホホバオイル 10mℓ

## おすすめ食材

黒豆、黒きくらげ、納豆、山楂子《さんざし》、
黒砂糖　など

## おすすめマッサージ

**脚表**【⇒P.88参照】（肝経・胆経）
**脚裏**【⇒P.83参照】（腎経・膀胱経）

## 漢方・生薬なら

- 頭痛や肩こり、月経痛がある人に
  ➡**冠心II号方**（かんしんにごうほう／冠元顆粒《かんげんかりゅう》）
- 経血に塊があり、月経中に体調を崩す人に
  ➡**芎帰調血飲第一加減**（きゅうきちょうけついんだいいちかげん）
- 月経痛や腰痛、排卵痛、不正出血のある人に
  ➡**田七人参**（でんしちにんじん）
- 低体温、子宮筋腫や月経不順がある人に
  ➡**爽月宝**（そうげつほう）

## ツボ押しなら

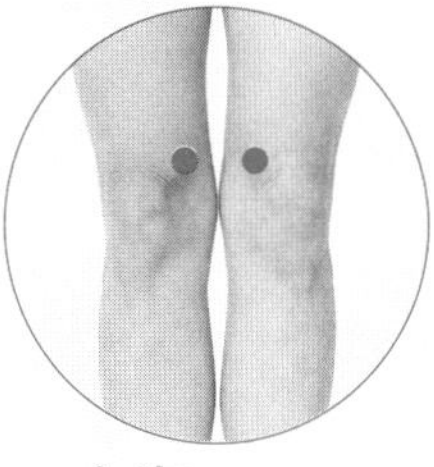

**血海**（けっかい）

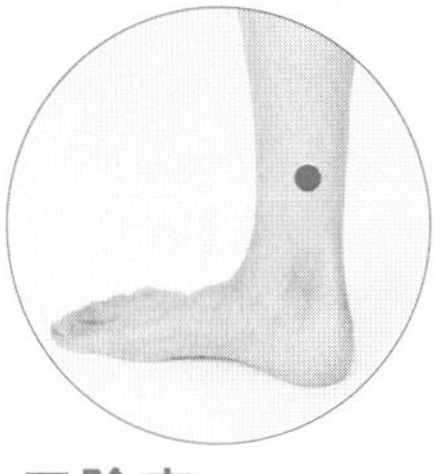

**三陰交**（さんいんこう）

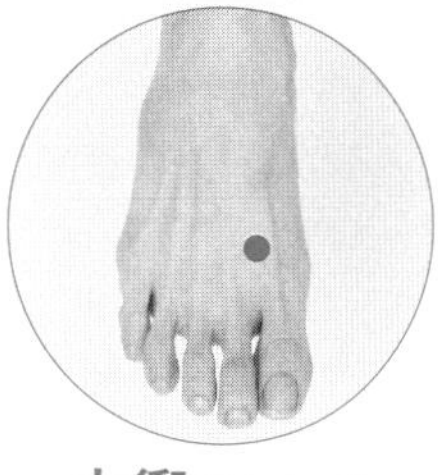

**太衝**（たいしょう）

とっておきアドバイス

## 疲れやすい時期なので、できるだけ早く寝ましょう

睡眠中に分泌されるメラトニンは抗酸化作用が高く、性腺刺激ホルモンであるゴナドトロピン放出ホルモンの分泌を促し、ART（生殖補助医療）の成功率につながるといわれています。湯舟に浸かり、22時には布団に入り、朝起きたら太陽光を浴びましょう。

不妊症②

# 卵《らん》胞《ぼう》期《き》のケア（養血滋陰）

卵胞期は、子宮の新しい内膜を作り、卵巣内では1個の卵胞を成熟させる時期です。養血作用と滋陰作用のある漢方やアロマによって子宮と卵巣へ栄養やホルモンを供給することにより、子宮内膜を厚くし、質の良い卵胞をつくるのを助けます。

### おすすめアロマレシピ

- ゼラニウム 3滴
- イランイラン 2滴
- ホーウッド 3滴

- イブニングプリムローズ 10mℓ
- ホホバオイル 10mℓ

### おすすめ食材

牡蠣、山いも、アスパラガス、卵、ほうれん草　など

### おすすめマッサージ

**お腹**【⇒P.113参照】（胃経）

**腰・お尻**【⇒P.108参照】（胆経・膀胱経）

### 漢方・生薬なら

- 疲れやすく、ほてりがあり、おりものが少ない人に
  ➡**亀鹿二仙膠**（きろくにせんこう／亀《き》鹿《ろく》仙《せん》）
- 膣が濡れにくい人に
  ➡**艶麗丹**（えんれいたん）
- 足腰がだるく、目が疲れやすい人に
  ➡**杞菊地黄丸**（こぎくじおうがん）
- 白髪、抜け毛、卵子の老化が気になる人に
  ➡**二至丸**（にしがん）

### ツボ押しなら

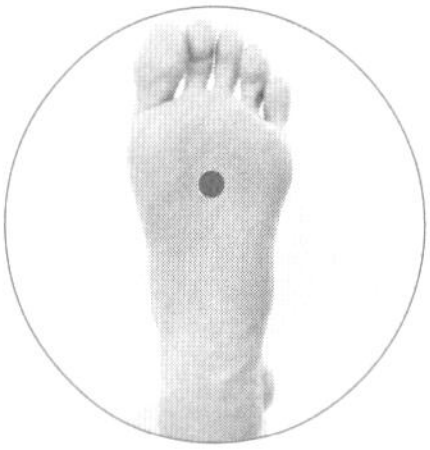

湧泉（ゆうせん）

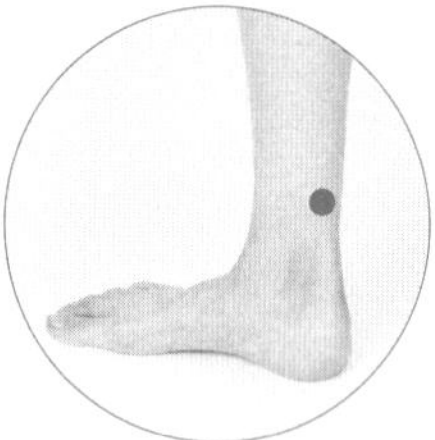

復溜（ふくりゅう）

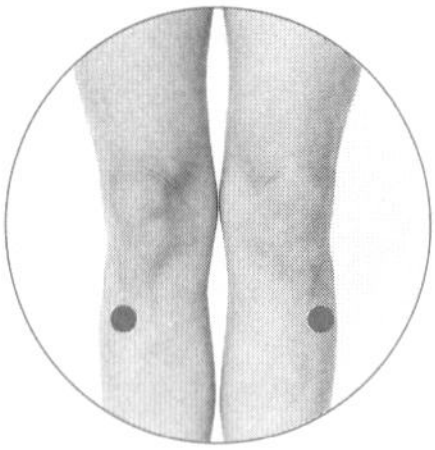

足三里（あしさんり）

## とっておきアドバイス　妊活中の心のケア

不妊治療を始めると、ホルモンのバランスが崩れ、感情のコントロールがうまくいかなくなるもの。妊娠できたかどうかに一喜一憂せず、自然と触れ合ったり、ゆったりとした気持ちで過ごすように心がけましょう。漢方薬局で気軽に相談してみるのもおすすめです。

不妊症③

# 黄体期《おうたいき》のケア（温陽補気《おんようほき》）・流産防止

黄体期は、受精卵が着床・発育しやすい環境を整える時期です。安定した高温期を維持し、受精卵の着床・発育を助けるために、温陽補気作用のある漢方やアロマを用います。習慣性の流産の防止にもつながります。

**おすすめアロマレシピ**

- サンダルウッド 1滴
- マンダリン 3滴
- シダーウッド 2滴
- スイートマージョラム 2滴

- アルガンオイル 10mℓ
- ホホバオイル 10mℓ

**おすすめ食材**

えび、くるみ、栗、にら、鶏肉　など

**おすすめマッサージ**

**背中**【⇒P.101参照】（膀胱経・小腸経）
**お腹**【⇒P.113参照】（胃経）

**漢方・生薬なら**

- 胚移植後の栄養補給に
  ➡**双料参茸丸**（そうりょうさんじょうがん）
- 冷え性で基礎体温が低めの人に
  ➡**参茸補血丸**（さんじょうほけつがん）
- 冷えがあり高温期の体温が一定しない人に
  ➡**参馬補腎丸**（じんばほじんがん）
- 妊娠しやすい身体づくりのための葉酸・プラセンタ配合の処方
  ➡**紫煌珠**（しこうじゅ）

**ツボ押しなら**

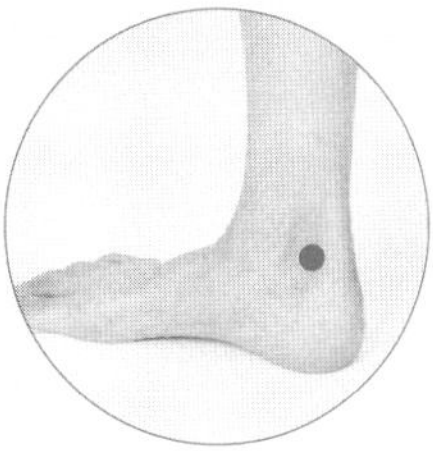

**太谿**
（たいけい）

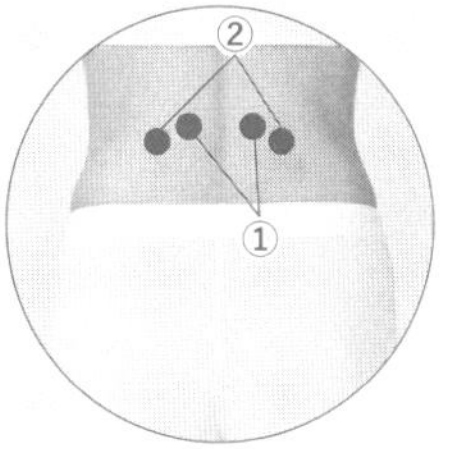


①**腎兪**（じんゆ）
②**志室**（ししつ）

とっておきアドバイス

## 40代の不妊治療と卵子の老化

30歳を過ぎたころから卵子の老化のスピードは早まり、40歳の不妊治療における出産率は7.7%とかなり低くなっています。いつか子どもが欲しいと考えている方は、婦人科検診やブライダルチェックなどで体の状態を把握し、受精卵や卵子の凍結保存なども念頭に入れて、人生設計を立ててみましょう。

## 男性不妊症

不妊の原因は男性側にもあるということが医学では分かっています。そのため、私どもの漢方内科では、女性主体の妊活ではなく、夫婦でのご相談を行っています。夫婦で妊活すれば、互いに助け合いながらもがんばれるのではないでしょうか。

男性不妊症の原因の約80%は、精子が作りづらくて精子の数が少なかったり、精子の運動率が悪い造精機能障害といわれています。原因は不明なことも多く、その際は精子にダメージを与える酸化ストレス減少のために、生活習慣の改善や漢方の使用が推奨されています。精液検査で確認しておきましょう。また、精力減退(202ページ)、男性の更年期障害(208ページ)も併せて体質改善していきましょう。

**おすすめアロマレシピ**

- イランイラン 2滴
- サンダルウッド 1滴
- ベルガモット 3滴
- シダーウッド 2滴

- ホホバオイル 20mℓ

**おすすめ食材**

うなぎ・牡蠣・豚レバー・ナッツ類・かぼちゃ　など

**おすすめマッサージ**

**脚表**【⇒P.88参照】(肝経・胆経)
**脚裏**【⇒P.83参照】(腎経・膀胱経)

**漢方・生薬なら**

- 冷え症で精力減退、中折れしやすい人に
  ➡**参馬補腎丸**(じんばほじんがん)
- 勃起しない、しても硬くならない人に
  ➡**海精宝**(かいせいほう)
- 精子の運動率が低く、数が少ない人に➡**牡蠣**(かき)**エキス**
- 肩こり、頭痛、精索静脈瘤や精管の詰まりがある人に
  ➡**冠心II号方**(かんしんにごうほう／冠元《かんげん》顆《か》粒《りゅう》)

**ツボ押しなら**

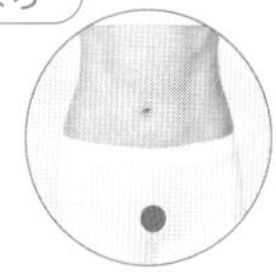

**曲骨**(きょっこつ)

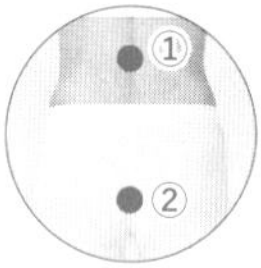


**①命門**(めいもん)
**②長強**(ちょうきょう)

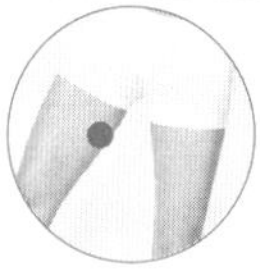

**足五里**(あしごり)

とっておきアドバイス

### 睡眠不足・飲酒・サウナはNGです

男性は外からの温め過ぎに気をつけ、熱がこもらないようにします。熱いお風呂やサウナの長時間利用を控え、通気性の良い下着を身に着けるなど工夫が必要です。精子は熱に非常に弱いため、普段から精子を作る精巣を温め過ぎないことが大切です。かといって、冷たいもののとり過ぎは、内臓を冷やして代謝の低下を招くため気をつけましょう。

## 産後ケア

10カ月に及ぶ妊娠生活、出産という「大仕事」を成し遂げた体は精神と共に疲労困憊しています。また産後、自分の血液から母乳を作り出し、数時間おきに与えることは、精神的にも肉体的にも母体に大きく負担がかかります。妊娠、出産、授乳によって失われた気血や、滞っている気血を補いめぐらせる漢方薬と共に、それぞれの症状にも働きかけるアロマでマッサージしましょう。

また食事も、お菓子やパンなどに手が伸びがちですが、糖分や脂肪分をとり過ぎると乳管が詰まりやすくなって母乳の出が悪くなり、乳児湿疹などの原因にもなります。お母さんがとった食事が赤ちゃんに影響することを考えて、栄養バランスのいい食事を心がけましょう。

### おすすめアロマレシピ&漢方薬

**◎産後の体力回復すべての症状に**

アロマ：ネロリ、マンダリン、ローマンカモミール

漢方薬：婦宝当帰膠《ふほうとうきこう》、牡蠣《かき》エキス、亀鹿仙《きろくせん》

**◎貧血や悪露がひどいときに**

アロマ：マンダリン、ラベンダー、フランキンセンス

漢方薬：芎帰調血飲第一加減《きゅうきちょうけついんだいいちかげん》

**◎産後うつ・イライラに**

アロマ：カモミールローマン、スイートオレンジ

漢方薬：帰脾湯《きひとう》

**◎母乳の出を良くする、産後の抜け毛に**

アロマ：フランキンセンス、ジャスミン

漢方薬：亀鹿仙《きろくせん》、婦宝当帰膠《ふほうとうきこう》

**◎乳腺炎に**

アロマ：サイプレス、ティートリー

漢方薬：シベリア霊芝《れいし》

**◎膣切開、帝王切開の傷、痔に**

アロマ：フランキンセンス、ローズオットー

漢方薬：田七人参《でんしちにんじん》

**◎断乳するときに**

アロマ：ペパーミント、ローズマリー、クラリセージ

漢方薬：炒麦芽《いりばくが》

ツボ押しなら

**関元**（かんげん）、**腎兪**（じんゆ）、**次髎**（じりょう）、**膻中**（だんちゅう）、**天宗**（てんそう）、**百会**（ひゃくえ）

おすすめ食材

**大豆、ささみ、ほうれん草、しめじ、豆腐、納豆** など

女性の症状 3

# 冷え性

冷えは万病のもと。男性も冷えで悩んでいる人が増えています。

靴下を履かないと眠れない、真夏でも手足が冷たいなど、冷え性は多くの女性にとって共通の悩みです。末梢血管に血行障害が起きて、手足や体の温度が下がって冷たく感じることをいい、現代医学では根本的な治療が難しい症状です。

冷え性の原因は大きく分けて2つ。自律神経系の乱れと、筋肉の未発達によるものだと考えられています。ストレスや更年期障害によって自律神経系のバランスが崩れると、体温調節がうまくいかなくなり、のぼせたり顔がほてったりするのに手足は冷えるという状態になります。また、女性の体は男性に比べて脂肪が多く筋肉が少ないため、熱を生み出しにくいともいわれています。体温が男性より平均0.3～0.5度低いので、体の冷えを感じやすいのです。

中医学的には、冷え性はホルモンバランスを整え、身体の種火があるとされている「腎」と、血液循環に関係する「心」、自律神経系をつかさどる「肝」のトラブルと考えられます。エネルギー源である「気」や「血」の不足、血が滞った状態の「瘀血《おけつ》」によっても生じます。原因はさまざまですが、中医学の場合は身体全体から症状を判断し、各種の原因に応じた処方で治療するのが特徴なので、かなり効果的な治療が可能です。

冷え性は、ひどくなると、膀胱炎、頻尿、自律神経失調症、頭痛、肩こり、月経不順、月経痛、不眠などの症状も引き起こします。早めにケアして体も心もポカポカになりましょう。食生活では夏でも冷たいものを避け、体を温める作用のある根菜類などを摂取するように心がけると良いでしょう。

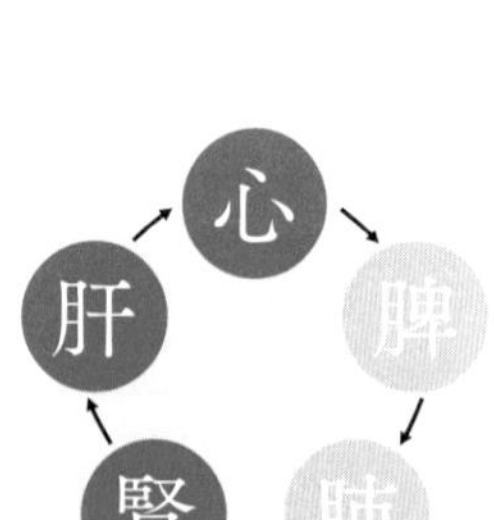

腎の種火を灯して、五臓に気や血をめぐらせ、身体がポカポカに。

# 冷え性は「血」が全身を流れにくい状態のときに起こります

冷え性①

## 気《き》血《けつ》両《りょう》虚《きょ》タイプ（パワー不足タイプ）

「血」とその原料の「気」両方が不足している状態。「血」を全身にめぐらせる「気」のパワーが不足すると、血液がうまく全身に循環しません。身体を温め、「血」の量を増やす作用のあるオイルと、「気」のパワーを補充する作用のあるオイルを併用すると良いでしょう。腹巻きやレッグウォーマーなどの温めグッズを取り入れてみて。

主な症状

- □ 普段から疲れやすい
- □ 貧血気味
- □ 健忘
- □ 食欲がない
- □ 風邪をひきやすい
- □ 肌荒れ

おすすめアロマレシピ

- マンダリン 4滴
- スイートマージョラム 3滴
- ジンジャー 1滴

- ホホバオイル 20mℓ

おすすめマッサージ

**お腹**【⇒P.113参照】（任脈・胃経）

漢方・生薬なら

- 貧血傾向の人、婦人科疾患のある人に
  ➡**婦宝当帰膠**（ふほうとうきこう）
- 疲れやすい人、立ちくらみのある人、肌荒れのある人、月経前後の頭痛のある人に
  ➡**十全大補湯**（じゅうぜんだいほとう）
- しもやけができやすい人に
  ➡**当帰四逆加呉茱萸生姜湯**（とうきしぎゃくかごしゅゆしょうきょうとう）

おすすめ食材

ナツメ、鶏肉、もち米、鮭、みそ　など

ツボ押しなら

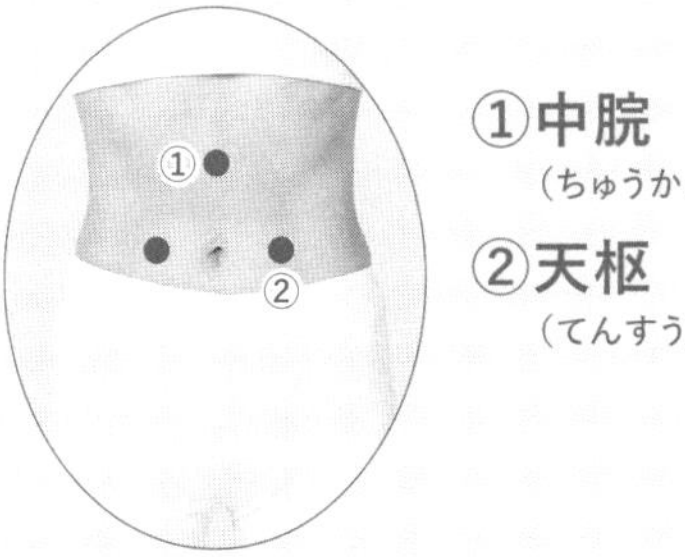


①**中脘**（ちゅうかん）
②**天枢**（てんすう）

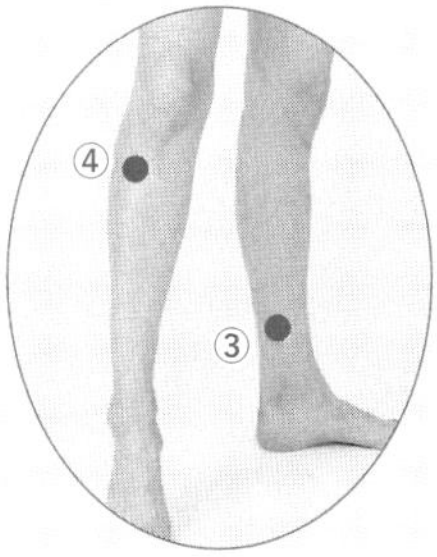


③**三陰交**（さんいんこう）
④**足三里**（あしさんり）

冷え性②

# 瘀《お》血《けつ》タイプ（血行不良タイプ）

「血」の流れが滞り、体の血の循環が悪い状態です。細い血管のすみずみまで血が行き渡らず、手先や足先などの末梢部分が特に冷え、こり固まっています。身体を温め、増血作用のあるオイルと、血液の循環を良くする作用のあるオイルを併用します。

主な症状

- □ 頭痛
- □ 月経痛がひどい
- □ シミ・くすみ
- □ 血行不良
- □ 舌や唇が紫色
- □ 冷えのぼせ
- □ 肩こり
- □ 腰痛

おすすめアロマレシピ

- ローズマリー 3滴
- ティートリー 3滴
- フランキンセンス 2滴

- ホホバオイル 20㎖

おすすめマッサージ

**脚裏・表**【⇒P.83・P.88参照】
（脾経・腎経・膀胱経）

漢方・生薬なら

- 全身の血行障害に
  ➡**冠心II号方**（かんしんにごうほう／冠元《かんげん》顆《か》粒《りゅう》）
- 足が冷えてのぼせる人、子宮筋腫の人に
  ➡**桂枝茯苓丸**（けいしぶくりょうがん）
- 月経不順、月経痛がひどい人に
  ➡**爽月宝**（そうげつほう）

おすすめ食材

黒糖、ししとう、いわし、にら、山《さん》樝《ざ》子《し》　など

ツボ押しなら

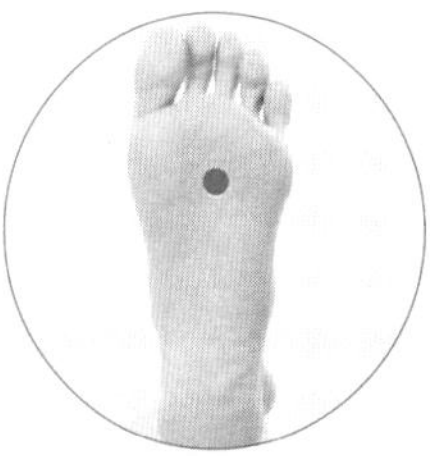

**湧泉**
（ゆうせん）
※足をつかんで親指を使って押します。

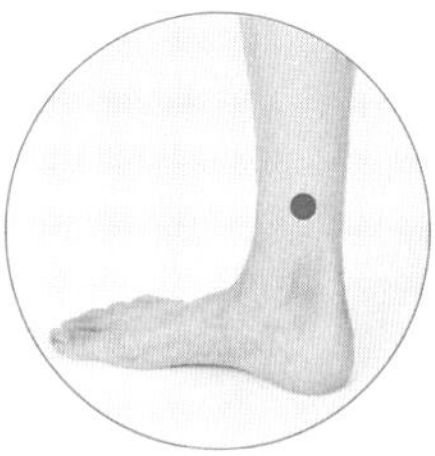

**三陰交**
（さんいんこう）

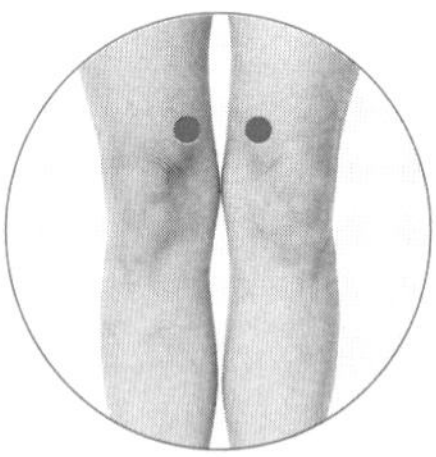

**血海**
（けっかい）

冷え性③

# 気《き》滞《たい》タイプ（体力消耗タイプ）

「血」を全身にくまなく送り届ける「気」の働きが、ストレスなどによって悪くなると、「血」の運行も悪くなります。身体を温める補血作用のあるオイルのほか、ストレスなどによる「気」の流れの悪さを改善する理気作用のあるオイルがおすすめです。

**主な症状**

- □ 月経前に胸が張るなどの不快症状
- □ ストレスを溜めやすく、イライラしやすい
- □ ゲップやおならがよく出る
- □ 胃腸障害
- □ PMS
- □ 月経不順
- □ 筋肉のこわばり

**おすすめアロマレシピ**

- ジンジャー 2滴
- スイートオレンジ 3滴
- ジャスミン 2滴

- ホホバオイル 20mℓ

**おすすめマッサージ**

**脚表**【⇒P.88参照】（肝経・胆経）

**漢方・生薬なら**

- イライラする人、PMSの人に
 ➡**逍遥散**（しょうようさん）
- 消化吸収力が落ちて胃がもたれる人に
 ➡**六君子湯**（りっくんしとう）

**おすすめ食材**

玉ねぎ、しそ、みょうが、ターメリック、陳皮（みかんの皮を乾燥させたもの） など

**ツボ押しなら**

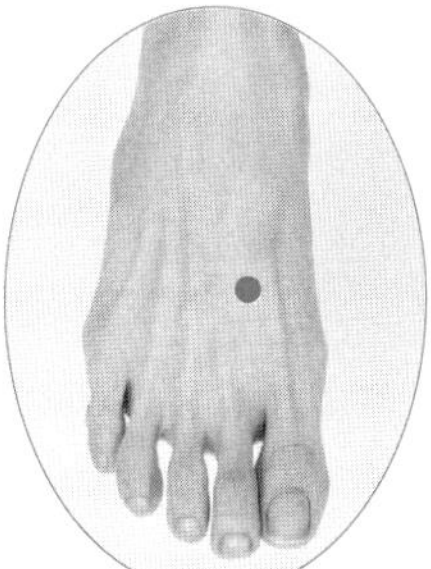

**太衝**
（たいしょう）

※人差し指の第2関節を使って押します。

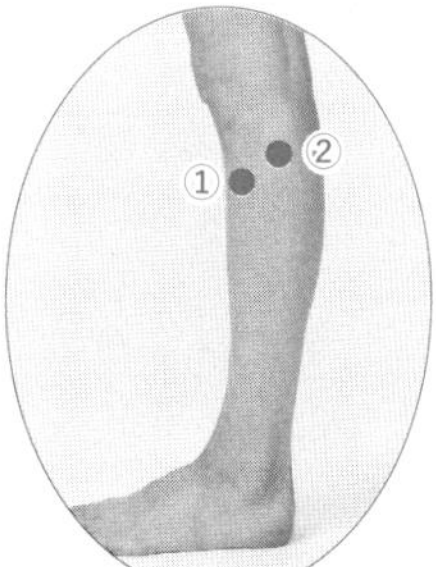


**①足三里**（あしさんり）
**②陽陵泉**（ようりょうせん）

冷え性④

# 腎《じん》陽《よう》虚《きょ》タイプ（体の芯の熱不足タイプ）

体の芯の熱をつくる「腎」のパワーが生まれつき弱かったり、老化などによって弱まったりすると、強い冷え性を引き起こすことがあります。ほかのタイプに比べ、夏でも使い捨てカイロが手放せないなど、かなり重い症状になります。また、不妊症の人に多く見られる傾向があります。35度台の低体温も要注意。身体を温める補血作用のあるオイルのほか、腎の「陽」を補うオイルを使います。

**主な症状**

- □ トイレが近く、夜何回も起きる
- □ 冷えるとすぐ下痢になる
- □ 腰痛
- □ 健忘、無気力
- □ 精力減退
- □ 不妊症

**おすすめアロマレシピ**

- ジンジャー 2滴
- シナモン 1滴
- ジュニパーベリー 4滴

- ホホバオイル 20mℓ

**おすすめ食材**

シナモン、唐辛子、よもぎ、生姜、酒　など

**おすすめマッサージ**

背中【⇒P.101参照】

腰・お尻【⇒P.108参照】（膀胱経）

**漢方・生薬なら**

- 気血が不足し、月経トラブルがある人に
  ➡参茸補血丸（さんじょうほけつがん）
- 腰痛がある人、尿が近い人、冷えがひどい人に
  ➡八味地黄丸（はちみじおうがん）
- 疲労感が強く、精力が低下している人に
  ➡参馬補腎丸（じんばほじんがん）

**ツボ押しなら**

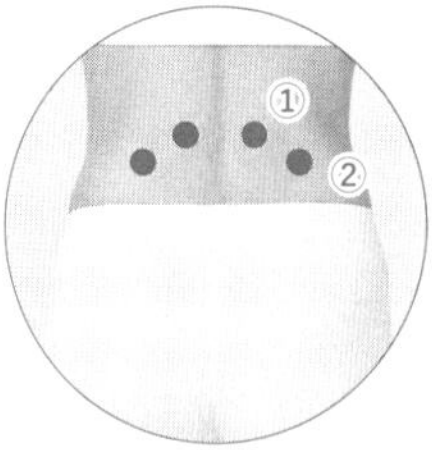


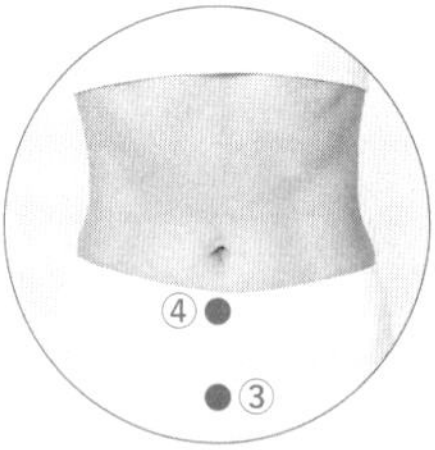


①腎兪（じんゆ）
②志室（ししつ）
③関元（かんげん）
④気海（きかい）

とっておきアドバイス

# 冷え性のケアグッズを作りましょう

## クリスタルバスソルト（3回分）

ガラス瓶に以下の材料を入れてふたを閉め、シャカシャカとよく振り混ぜます。

- ホホバオイル 6mℓ
- ヒマラヤ岩塩（ピンクソルト）90g
- エッセンシャルオイル 15滴以下

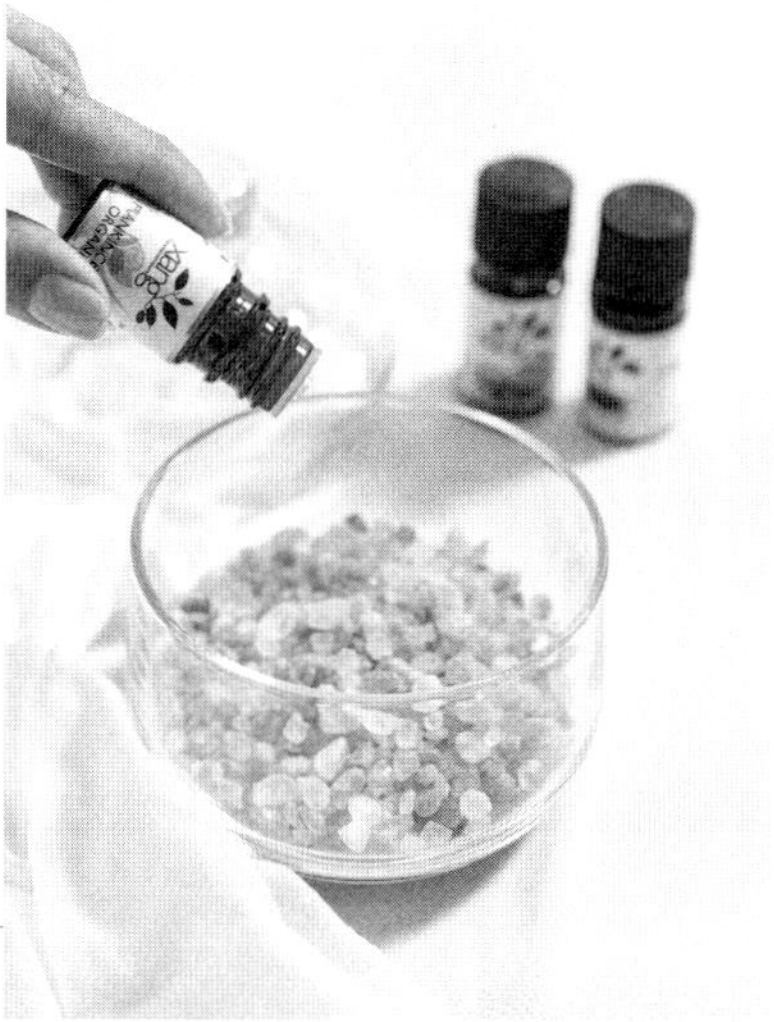

1回分の量は大さじ2杯程度を使いましょう。

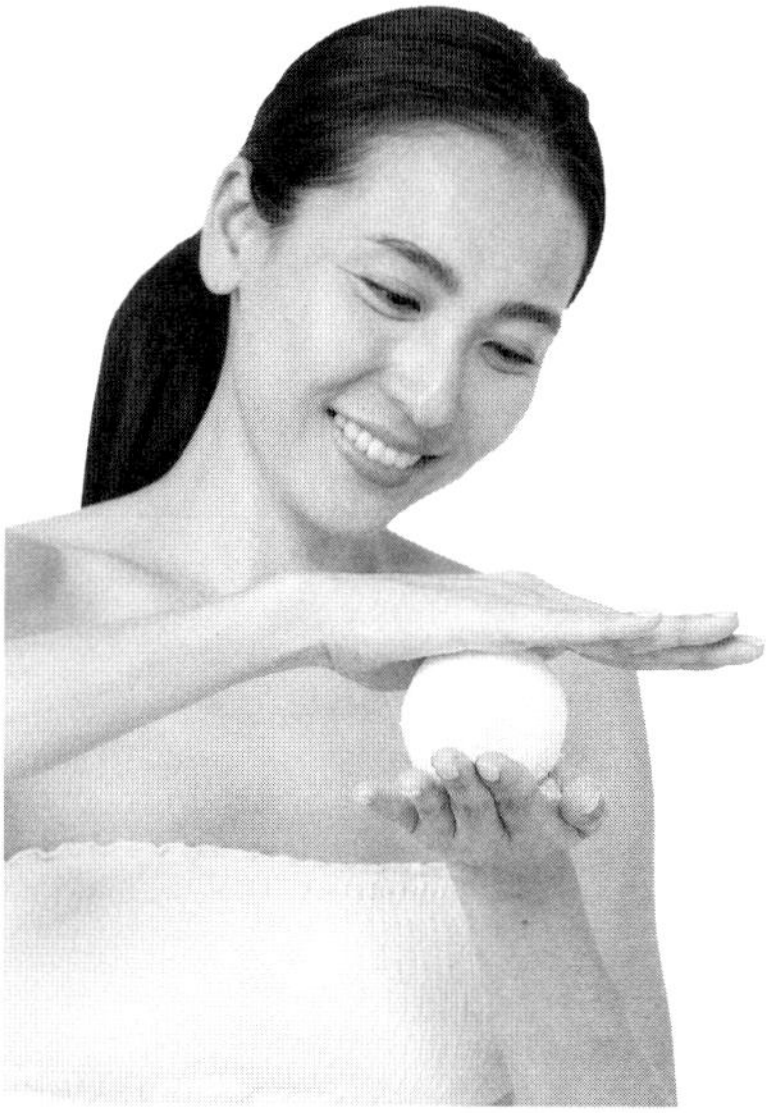

## シュワシュワ発泡バスソルト（1回分）

以下の材料をビニール袋に入れてミックスし、ボール状にまとめてできあがり。空気を抜きながら固めるのがコツです。

- クエン酸 16g
- あら塩 50g
- 重曹 50g
- エッセンシャルオイル 5滴以下
- ホホバオイル 5mℓ

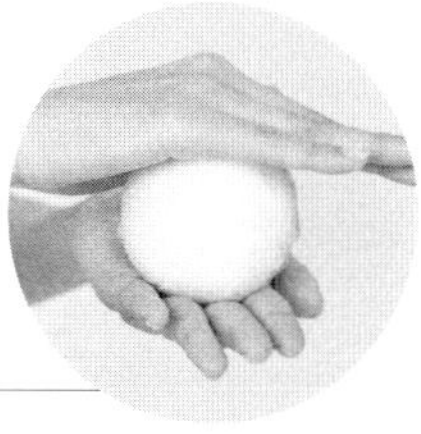

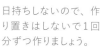

日持ちしないので、作り置きはしないで1回分ずつ作りましょう。

女性の症状 4

# ダイエット

ダイエットで有名な防風通聖散《ぼうふうつうしょうさん》は合わない人も多い漢方です。体質を整え、やせやすい身体づくりを。

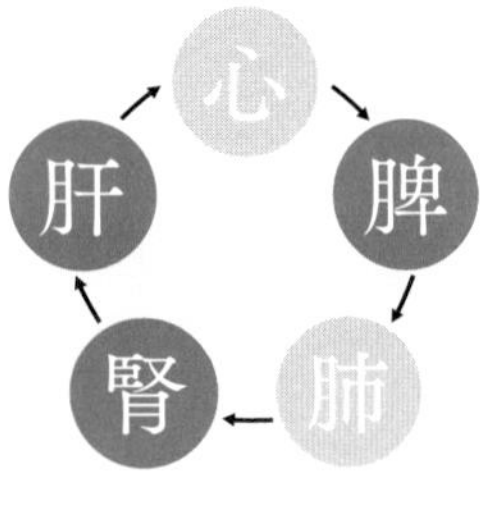

美しく健康になるには五行と気血津液のバランスを整える。

体重やウエストサイズで「太った」「やせた」と一喜一憂していませんか？　食事を我慢して減らした体重がすぐ戻ってしまった、前より増えてしまったと悲しんでいませんか？

ダイエットを行う場合、「肝」「脾」「腎」がポイントになります。食べたいものを我慢してストレスが溜まると肝に影響が出ます。脳の視床下部がトラブルを起こし、逆に過食になってしまうと脾が弱ります。すると、むくみやすくなったり、腎の働きが弱って冷えやすくなったりして、結局はやせにくい体になってしまうのです。

また、中医学では、生命活動のもとになる3つの要素、「気」「血」「津液（水）」のバランスも考えて、太った、やせたを判断します。

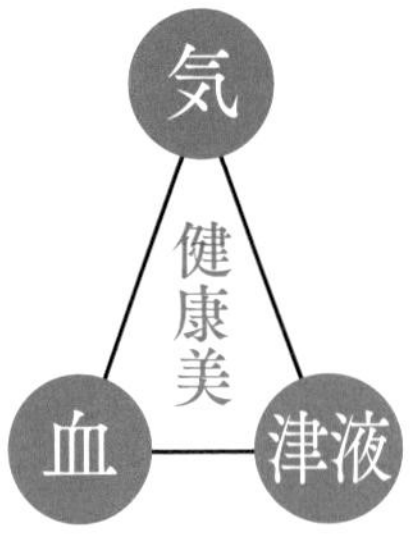


気が足りないと、食べものを消化してエネルギーにすることができず脂肪が溜まります。血の力が弱いと血流が滞り、血中脂肪が増えます。また、津液が働かないと過剰な水分が溜まり、むくんだり水太りになったりしてしまいます。これらは体に必要のない毒素になってしまうため、デトックスが必要になります。

つまり、気・血・津液がバランス良くスムーズに働けば、食べたものがきちんとエネルギーに使われるので、太りにくい健康的な身体を保つことができるのです。健康と美を手に入れるには、自分の体質に合ったダイエット法を選ぶのが第一です。

# ダイエットは4タイプあります

## ダイエット①

### 痰《たん》湿《しつ》タイプ（水太りタイプ）

不要な水分や老廃物を排出するデトックス効果のあるオイルを使いましょう。

**主な症状**

- □全体的に太っている
- □体重が重く、体脂肪率も高い
- □舌苔が黄色く厚い
- □むくみがひどい
- □下痢
- □だるい

**おすすめアロマレシピ**

- グレープフルーツ 4滴
- ジュニパーベリー 2滴
- サイプレス 2滴

- ホホバオイル 10mℓ
- スイートアーモンドオイル 10mℓ

**漢方・生薬なら**

- 体脂肪が多い人に
  ➡三爽茶（さんそうちゃ）
- コレステロール高めでむくむ人に
  ➡シベリア霊芝（れいし）
- 便秘気味で食べ過ぎの人に
  ➡防風通聖散（ぼうふうつうしょうさん）

**ツボ押しなら**

合谷（ごうこく）

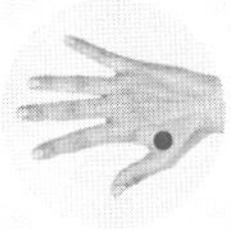

水分（すいぶん）

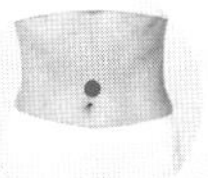

**おすすめ食材** 緑豆、とうもろこし、はと麦、もやし　など

## ダイエット②

### 気《き》滞《たい》タイプ（ストレス太りタイプ）

ストレスが溜まり「気」の流れが滞ると、ドカ食いや便秘を起こしやすくなります。

**主な症状**

- □お腹が太い
- □ストレスが多い
- □体が張りやすい
- □便秘、ガスが溜まる
- □体重の増減が激しい
- □月経前の体重増加

**おすすめアロマレシピ**

- ローズマリー 3滴
- ペパーミント 1滴
- ベルガモット 4滴

- ホホバオイル 10mℓ
- スイートアーモンドオイル 10mℓ

**おすすめ食材**

レタス、トマト、セロリ、そば、ピーマン　など

**漢方・生薬なら**

- 月経前に、太りやすい人に
  ➡加味逍遥散（かみしょうようさん）
- 食べ過ぎてしまう人に
  ➡晶三仙（しょうさんせん）
- イライラしやすく便秘気味の人に
  ➡大柴胡湯（だいさいことう）

**ツボ押しなら**

三陰交（さんいんこう）

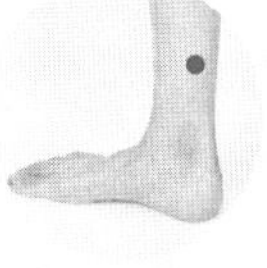

気海（きかい）

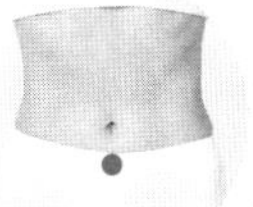

ダイエット③

## 瘀《お》血《けつ》タイプ（血行障害太りタイプ）

血行不良が原因のタイプです。「血」の流れを改善するオイルを使って予防しましょう。

主な症状
- □部分的に脂肪がつきやすい
- □肩こりや頭痛
- □内臓脂肪が多い
- □コレステロールや中性脂肪が多い
- □冷えのぼせ

おすすめアロマレシピ

- サンダルウッド 2滴
- パチュリ 2滴
- レモン 4滴

- ホホバオイル 10mℓ
- スイートアーモンドオイル 10mℓ

漢方・生薬なら

- 全身の血行障害に
➡冠心II号方
（かんしんにごうほう／冠元《かんげん》顆《か》粒《りゅう》）
- コレステロールが高い人に
➡田七人参
（でんしちにんじん）
- 肌荒れしやすい人に
➡桂枝茯苓丸加薏苡仁
（けいしぶくりょうがんかよくいにん）

ツボ押しなら

①血海（けっかい）
②足三里（あしさんり）

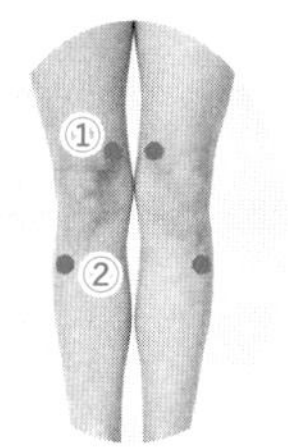


おすすめ食材

こんにゃく、納豆、なす、クレソン、バジル　など

ダイエット④

## 気《き》虚《きょ》タイプ（ぽっちゃり太りタイプ）

「気」の不足で、エネルギーを生み出す力が弱まると脂肪が溜ってしまいます。

主な症状
- □下腹が出る
- □体のたるみ、むくみ
- □体脂肪率が高い
- □いつもだるい
- □冷え性
- □風邪をひきやすい

おすすめアロマレシピ

- ジンジャー 1滴
- ゼラニウム 3滴
- スイートオレンジ 4滴

- ホホバオイル 10mℓ
- スイートアーモンドオイル 10mℓ

漢方・生薬なら

- 食欲がない人、消化不良に
➡六君子湯
（りっくんしとう）
- だるく、むくみやすい人に
➡防已黄耆湯
（ぼういおうぎとう）
- 運動する元気が欲しい人に
➡生脈散
（しょうみゃくさん／麦《ばく》味《み》参《さん》顆《か》粒《りゅう》）

ツボ押しなら

湧泉
（ゆうせん）

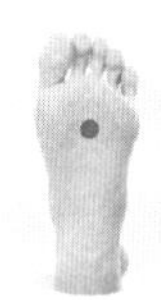

中脘
（ちゅうかん）

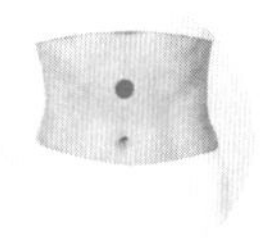

おすすめ食材

豆腐、卵、山いも、きのこ類、さつまいも　など

とっておきアドバイス

# 脚のデトックスマッサージ

自分でできるマッサージで、美脚を手に入れましょう！

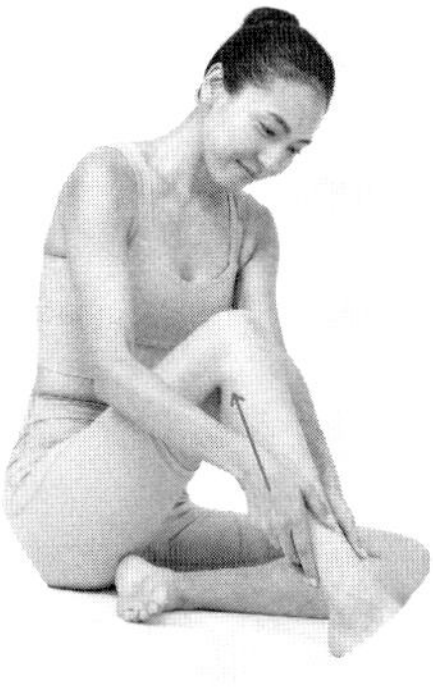

*1* ブレンドオイルを500円玉大ほど手に取り、両手のひらで包み込むようにして、足首からひざの裏まで下から上に向かって流す。

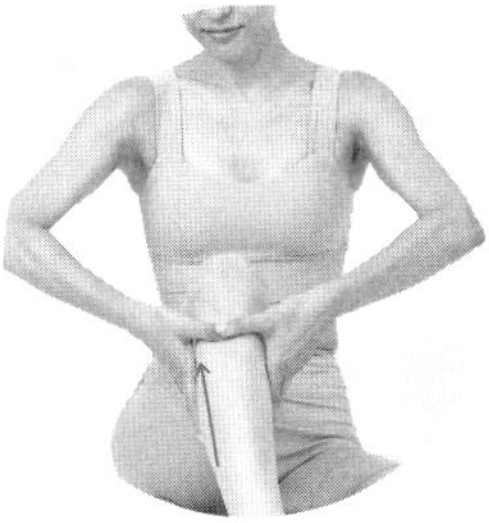

*2* 両方の親指を重ねて、すねの脇の部分を、下から上へ向かってマッサージ。足《あし》三《さん》里《り》【P.262参照】を押す。

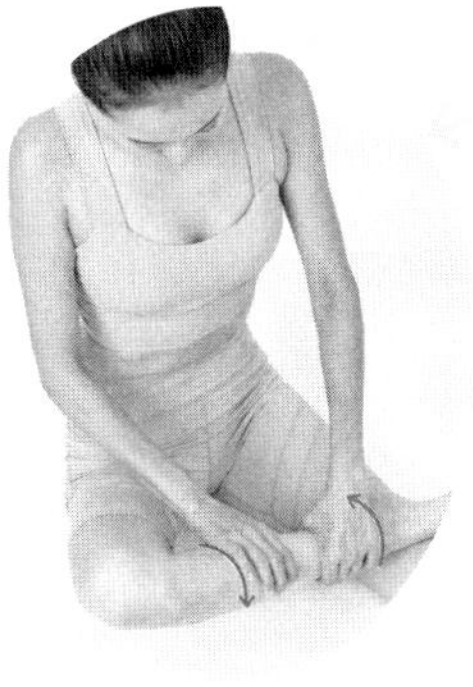

*3* ふくらはぎを両手で雑巾しぼりの要領でねじる。足首からふくらはぎのつけ根まで5～6回。

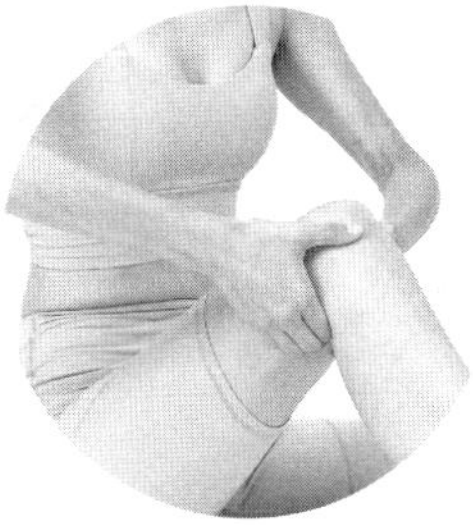

*4* ひざの裏を四指でほぐす。

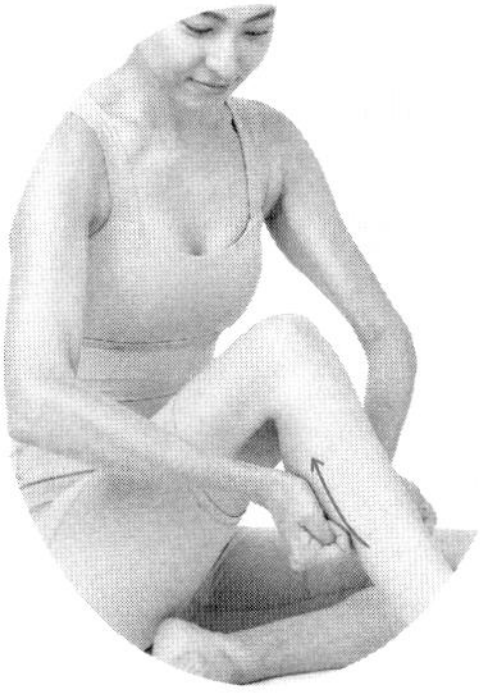

*5* 手をグーにしてふくらはぎ全体をマッサージ。下から上に向かって毒素を排出するイメージで。

*6* 最後に、P.261～262を参照して自分のタイプに合ったツボを押す。

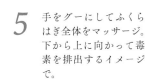

女性の症状

5

# ニキビ・吹き出もの

抗生物質やビタミン剤で治らないニキビは中医アロマで改善。

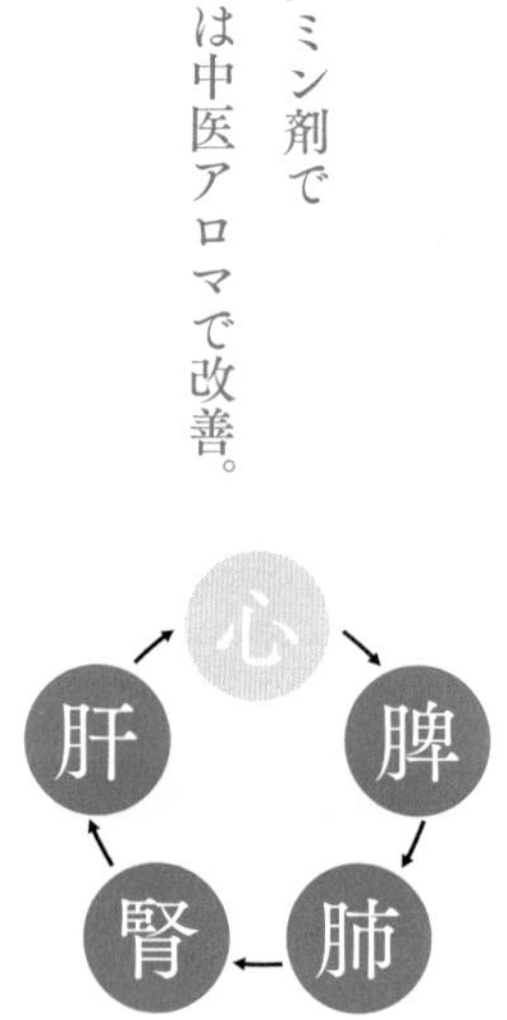


皮膚トラブルは肺、原因によっては肝・脾・腎のケアも必要。

思春期の多少のニキビは、急速に新陳代謝が盛んになり、代謝と分泌のバランスが不安定になるためにできるものなので正常です。しかし、20代からの大人ニキビはなかなか治らず、跡が残りやすいなど、多くの女性の悩みの種になりがち。

大人ニキビは、実は肌表面だけでなく、体の中の問題なのです。肌は内臓を映す鏡だということを覚えておいてください。特に、内臓の疲れや栄養バランスの悪さが原因。ホルモンや皮脂の分泌、角質の増殖により毛穴が詰まり、細菌感染することで起こるトラブルがほとんどです。体の中と外から、両面アタックでニキビを治しましょう。

中医学では皮膚の症状を「肺」のトラブルと考えますが、ニキビの場合は原因やできる位置によって、「肝」「脾」「腎」の問題とすることもあります。また、紫色になって跡が残るニキビは、血行不良の「瘀血《おけつ》」が関係しています。人によって原因が異なり、治し方も違うので、ひとりひとり体の中からのメッセージを上手に読み取り、ニキビのできにくいツルツルお肌を手に入れましょう。

とっておきアドバイス

## どこにできていますか？

ニキビのできる位置で、どの内臓にトラブルがあるかが分かります。

- **鼻や額** ➡ **肺の不調**
- **頬、口の周り** ➡ **脾の不調**
- **生え際、こめかみ** ➡ **肝の不調**
- **あご、鼻の下、首** ➡ **腎の不調**

ニキビ予防とケアの万能エッセンシャルオイルは、**ティートリー**と**ラベンダー**。殺菌力があり、患部に直接塗布できます。綿棒に1滴含ませ、直接ニキビに塗ってみてください。ブレンドオイルに適切なキャリアオイルは**ホホバオイル**。ニキビの万能漢方薬は清熱解毒効果バツグンの**五涼華《ごりょうか》**です。

## ニキビの色でタイプが分かります。あなたはどのタイプ？

ニキビ・吹き出もの①

# 赤ニキビ＝肝《かん》タイプ

ストレスが多く、生活が不規則な人に起こりやすいタイプ。皮膚に熱を持っているこの症状には、清熱作用のある精油を使ってトリートメントをすることがおすすめ。

主な症状

- □赤いニキビ
- □月経前に肌荒れする
- □高カロリーの食事をとりがち
- □こめかみや生え際にできやすい
- □便秘気味
- □イライラがひどい
- □ストレスが多い

おすすめアロマレシピ

- カモミールジャーマン 1滴
- ラベンダー 2滴
- ベルガモット 1滴

ホホバオイル 20mℓ

おすすめマッサージ

**脚表**【⇒P.88参照】（肝経・胆経）
**顔**【⇒P.119参照】（胆経・大腸経）
**頭**【⇒P.127参照】（胆経）

漢方・生薬なら

- ストレス、PMSがある人、情緒不安定な人に
  ➡**加味逍遥散**（かみしょうようさん）
- 赤みの強いニキビ、痛みのあるニキビ、むくみやすい人に
  ➡**竜胆瀉肝湯**
  （りゅうたんしゃかんとう/瀉《しゃ》火《か》利《り》湿《しつ》顆《か》粒《りゅう》）
- 化膿して赤みのあるニキビ、便秘がちな人に
  ➡**清営顆粒**（せいえいかりゅう）

おすすめ食材

ペパーミント、春菊、緑茶、セロリ、トマト など

ツボ押しなら

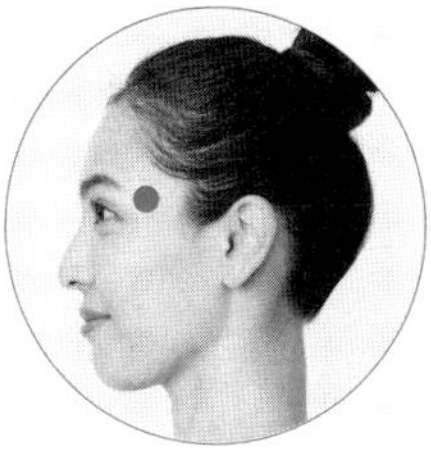

**太陽**
（たいよう）

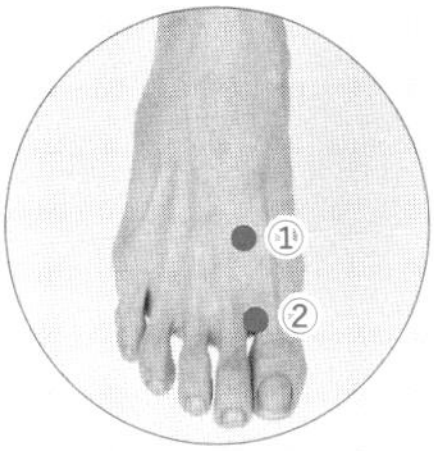


**①太衝**
（たいしょう）
**②行間**
（こうかん）

ニキビ・吹き出もの②

# 紫ニキビ＝瘀《お》血《けつ》タイプ

繰り返しできる、跡が残りやすい、治りにくいニキビのタイプ。色素沈着が起こりやすいので、血行をよくするオイルがおすすめです。

**主な症状**

□紫色でゴリゴリしたニキビ
□肩こり・頭痛
□ニキビ跡が残りやすい
□月経痛がひどく、経血に塊がある
□舌に茶色のシミがあったり、舌裏静脈が怒張している

**おすすめアロマレシピ**

- ネロリ 1滴
- ローズオットー 1滴
- フランキンセンス 2滴

- ホホバオイル 20㎖

**おすすめマッサージ**

脚表【⇒P.88参照】（脾経・胃経・肝経）
顔【⇒P.119参照】（胃経・大腸経）

**漢方・生薬なら**

- 何度も繰り返すゴリゴリ固いニキビに
➡紅沙棘（ほんさーじ）
- 血行改善、止血に
➡田七人参（でんしちにんじん）
- 月経痛のある人、血行改善に
➡桂枝茯苓丸加薏苡仁
（けいしぶくりょうがんかよくいにん）

**おすすめ食材**

オクラ、クレソン、なす、酢、紅花、桃　など

**ツボ押しなら**

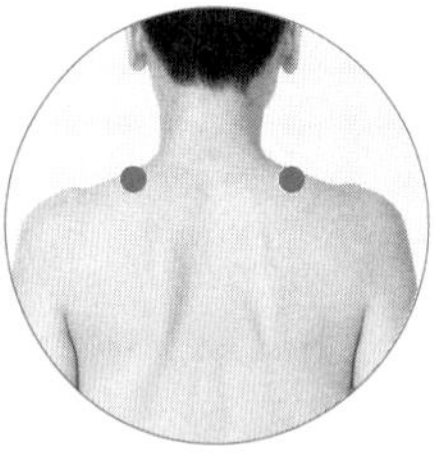

肩井
（けんせい）

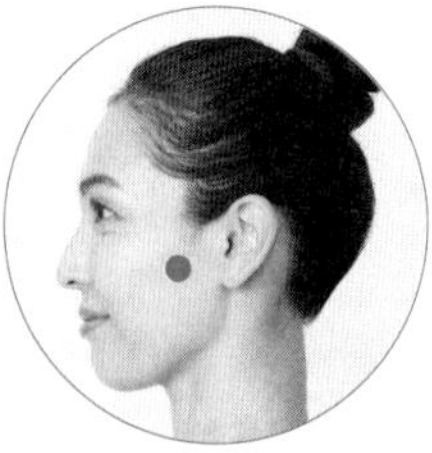

下関
（げかん）

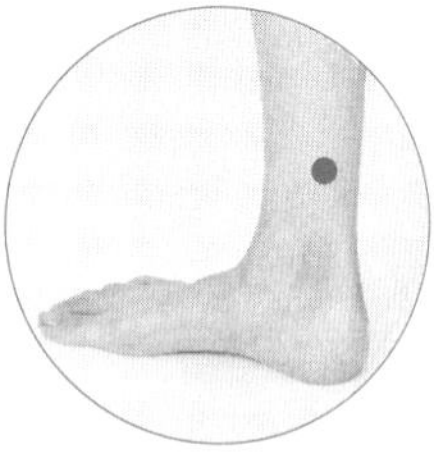

三陰交
（さんいんこう）

### ニキビ・吹き出もの③

## 白ニキビ＝肺《はい》タイプ

もともと皮膚トラブルを起こしやすいこのタイプは、乾燥肌なのにニキビができてしまいます。肌を潤し、引き締め効果のある「肺」タイプの精油を使いましょう。

**主な症状**

- □白いプツプツしたニキビ
- □おでこや鼻の周りにできやすい
- □のどや鼻が乾燥しやすい
- □つぶしやすいニキビ
- □どちらかというと乾燥肌
- □花粉で肌荒れしやすい

**おすすめアロマレシピ**

- サイプレス 1滴
- ティートリー 2滴
- クラリセージ 1滴

- ホホバオイル 20mℓ

**漢方・生薬なら**

- 肌に潤いがない人に
  ➡**艶麗丹**（えんれいたん）
- アレルギー体質に
  ➡**玉屛風散**
  （ぎょくへいふうさん／衛益《えいえき》顆《か》粒《りゅう》）
- 肌荒れしやすい人に
  ➡**五涼華**（ごりょうか）

**おすすめ食材**

白きくらげ、ゆり根、梨、ズッキーニ、山いも など

**ツボ押しなら**

迎香
（げいこう）

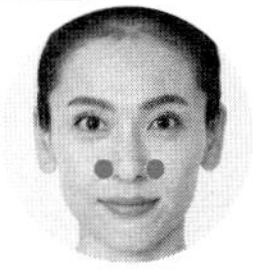

合谷
（ごうこく）

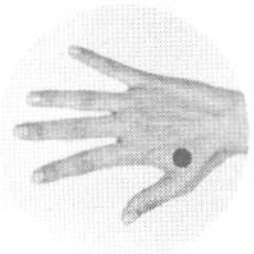

### ニキビ・吹き出もの④

## 黄ニキビ＝脾《ひ》タイプ

黄色く膿んだニキビは熱を持っていて、食生活の乱れと関係が深いタイプです。抗菌作用や清熱作用のあるオイルを使いましょう。

**主な症状**

- □黄色く膿んだニキビ
- □甘いものや油ものをとりがち
- □便秘症
- □オイリー肌
- □体臭、口臭が気になる
- □食べ過ぎ、飲み過ぎ

**おすすめアロマレシピ**

- レモン 1滴
- ペパーミント 1滴
- フランキンセンス 2滴

- ホホバオイル 20mℓ

**漢方・生薬なら**

- 膿んで熱を持ったニキビに
  ➡**黄連解毒湯**
  （おうれんげどくとう）
- 食欲がない、疲れやすい人に
  ➡**六君子湯**（りっくんしとう）
- 暴飲暴食気味な人に
  ➡**晶三仙**（しょうさんせん）

**おすすめ食材**

とうもろこし、はと麦、里いも、大豆、青ねぎ など

**ツボ押しなら**

足三里
（あしさんり）

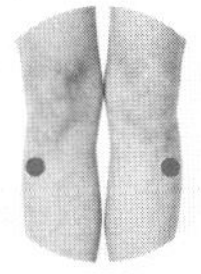

地倉
（ちそう）

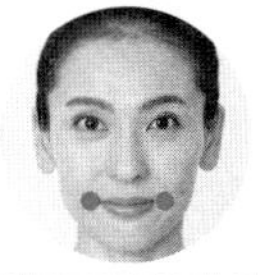

女性の症状

6

# シミ・くすみ

お肌の美白で心も美白。
原因は血行不良です。

テレビや雑誌で評価の高いファンデーションや機能的なコンシーラーを使っても、目の下のクマや、頬にできたシミ、全体的なくすみは、時間が経つと現れてきます。

シミやくすみは、メラニン色素の沈着によるものではありますが、日焼けの跡はもちろん、ストレスや寝不足が原因になることもあります。月経前や出産後に増える場合もあり、ホルモンにも関係しているといわれています。

中医学では、シミやくすみを血行不良による「瘀血《おけつ》」が原因と考えます。「肝斑《かんぱん》」もシミの一種で、女性ホルモンのバランスの乱れや「気」や「血」のめぐりと関係する「肝」や、老化による「腎」の機能が低下することで起こります。

日焼け対策に加え、ホルモンバランスを整える食生活改善などを心がけましょう。リラックスすることでお肌も心も透明感を取り戻せます。特に、果物やトマトなど、ビタミンCをたっぷり含む食材を意識してたくさんとるように心がけてください。十分な睡眠をとることも重要です。たばこを吸うのは問題外！

とっておきアドバイス

## 飲む美白サプリ&美肌クリーム

沙棘《さーじ》と呼ばれる果実には、美肌効果があるといわれています。

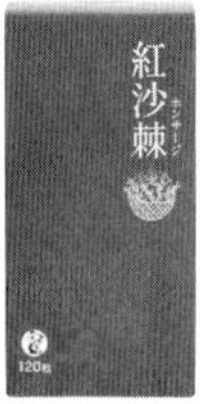


サプリメント
紅沙棘
（ほんさーじ）
〈イスクラ産業〉

血管の柔軟性を高めるパルミトレイン酸を多く含み、血流改善をすることで肌のターンオーバーを正常化します。シミ・シワはもちろん、ゴワゴワした黒っぽい色素沈着にもおすすめです。

美肌クリーム
セ・サージクリーム〈イスクラ産業〉

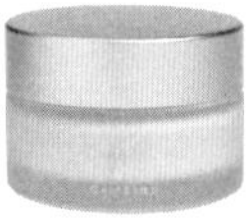

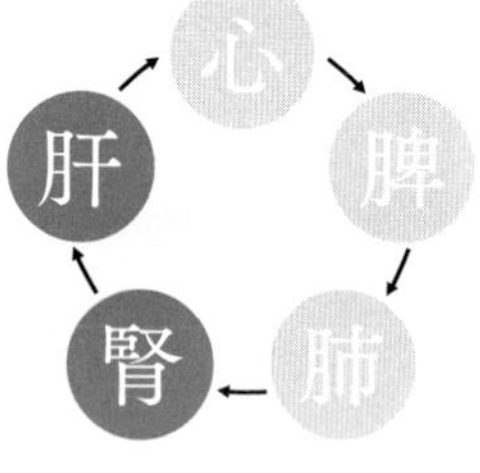


気と血のめぐりを良くし、肝腎の機能を改善して瘀血を予防。

シミ・くすみ①

## 気《き》滞《たい》血《けつ》瘀《お》タイプ（ストレスジミタイプ）

ストレスなどで「気」が滞ると血の流れも悪くなり、全身の血行が悪くなります。瘀血によるシミは血行不良のサイン。気や血の流れを改善するオイルを使いましょう。

**主な症状**

- ☐イライラしやすい
- ☐肩こり、首こり、頭痛
- ☐月経痛、月経不順
- ☐頭皮が固い

**おすすめアロマレシピ**

- ローズオットー 1滴
- フランキンセンス 3滴

- ホホバオイル 10mℓ
- ローズヒップオイル 10mℓ

**漢方・生薬なら**

- 月経前や更年期のシミに
  ➡逍遥散（しょうようさん）
- 全身の血行障害に
  ➡冠心II号方（かんしんにごうほう／冠《かん》元《げん》顆《か》粒《りゅう》）
- クマやくすみが気になる人に
  ➡田七人参（でんしちにんじん）

**ツボ押しなら**

①絲竹空（しちくくう）
②四白（しはく）

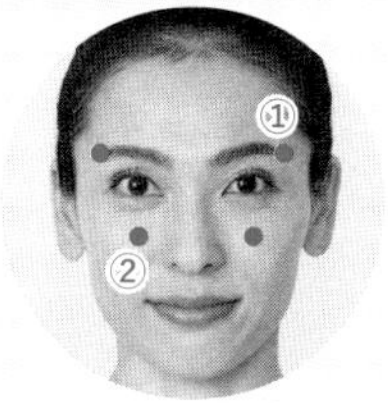


**おすすめ食材**

紅茶、サフラン、シナモン、鮭、黒豆 など

シミ・くすみ②

## 肝《かん》腎《じん》不《ふ》足《そく》タイプ（老化ジミタイプ）

老化とともに増えるシミは「肝」と「腎」が弱っている証拠です。シミ・シワを防ぐ美肌効果のあるオイルを使って、念入りにトリートメントしましょう。

**主な症状**

- ☐顔全体につやがない
- ☐シワ、たるみ
- ☐足腰がだるい
- ☐疲労感
- ☐目の疲れ、ドライアイ

**おすすめアロマレシピ**

- ゼラニウム 1滴
- カモミールローマン 1滴
- ホーウッド 2滴

- ホホバオイル 10mℓ
- ローズヒップオイル 10mℓ

**漢方・生薬なら**

- 体が冷えやすく、ホルモンバランスが崩れやすい人に
  ➡紫河車（しかしゃ）
- エイジングケア、疲労回復に
  ➡亀鹿二仙膠（きろくにせんこう／亀《き》鹿《ろく》仙《せん》）
- 乾燥やシワが気になる人に
  ➡艶麗丹（えんれいたん）

**ツボ押しなら**

肝兪
（かんゆ）

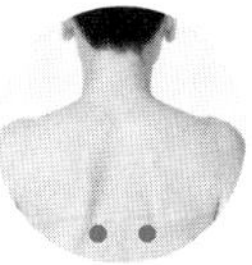

攅竹
（さんちく）

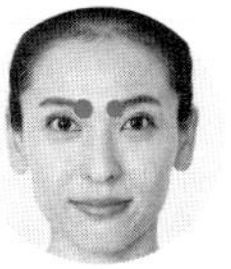

**おすすめ食材**

黒ごま、黒きくらげ、アスパラガス、山いも、ほうれん草 など

女性の症状 7

# 乾燥肌・小ジワ

お肌の乾燥は、肺のトラブル。栄養と潤いを体中にめぐらせて。

空気の乾燥や間違ったお手入れ、加齢などにより、肌の水分は失われていきます。角質層がはがれ、肌の表面がカサカサし、乾燥に悩まされている人も多いでしょう。さらに乾燥がひどくなると、小ジワやたるみにつながってしまいます。また、お肌は乾燥すると、潤すために脂を多く出そうとするので、かえって部分的に脂っぽくなり、テカリの原因になることもあります。

中医学では、お肌は「肺」のトラブルとしています。特に乾燥は、「血」と「津液」の不足と考えます。栄養分である血と、潤い分である津液が体中に行き渡らないと、皮膚が乾燥してしまうのです。また、加齢による「腎」の衰えで、「気血」を十分に補うことができなくなると、肌の張りがなくなってしまいます。

血と津液を補って潤いをプラスするとともに、肺・腎機能を高め、しっとり張りのあるお肌を取り戻しましょう。

辛いものやコーヒーなどの刺激物は少なめに、手羽先や豚の角煮、海藻類など、コラーゲンをたっぷり含むものを食べるようにしましょう。

とっておきアドバイス

## クレオパトラ愛用の美容オイル

乾燥肌に特におすすめのキャリアオイルは、「モロッコの黄金」とも呼ばれるアルガンオイル。世界三大美女のクレオパトラも美容のために愛用していたといわれています。高い保湿力と豊富なビタミンEでシミ予防やエイジングケアとして、髪を含め全身に使えます。そのままでも使えますが、ホホバオイルとブレンドすることで、酸化を抑えることができます。

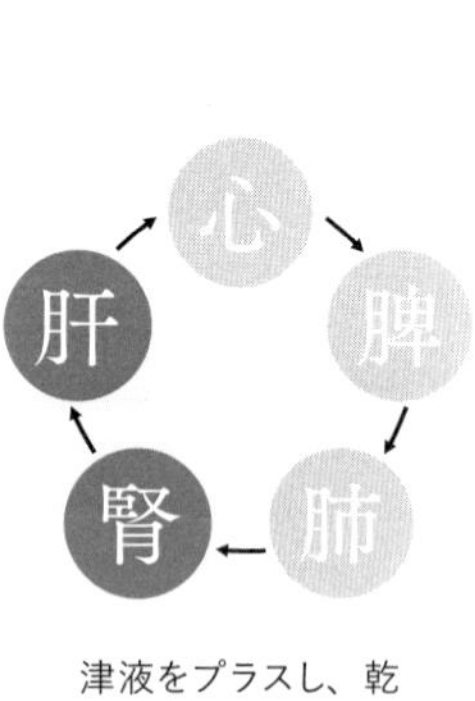


津液をプラスし、乾燥に弱い肺や老化で消耗しやすい腎をケア。

乾燥肌・小ジワ①

# 気《き》血《けつ》両《りょう》虚《きょ》タイプ（張り不足タイプ）

「気」が不足すると新陳代謝が悪くなり肌の弾力が低下。また、血が不足すると栄養が体内に行き届かないため、血色が悪くつやがなくなります。気や血を補いましょう。

主な症状
- □ 貧血気味
- □ めまい・立ちくらみ
- □ 疲れやすい
- □ 動悸
- □ 不眠
- □ 経血が少ない
- □ 全身の肌が乾燥

**おすすめアロマレシピ**

- ラベンダー 1滴
- イランイラン 1滴
- ネロリ 1滴
- サンダルウッド 1滴

- ホホバオイル 10mℓ
- アルガンオイル 10mℓ

**おすすめマッサージ**

手・腕【⇒P.94参照】（肺経）
顔【⇒P.119参照】（大腸経・胃経・膀胱経）

**漢方・生薬なら**

- 増血したいとき、体を温めたいときに
  ➡婦宝当帰膠（ふほうとうきこう）
- ホルモンの分泌を高め、エイジングケアに
  ➡亀鹿二仙膠（きろくにせんこう／亀《き》鹿《ろく》仙《せん》）
- 肌の乾燥やかゆみがある人に
  ➡当帰飲子（とうきいんし）

**おすすめ食材**

ナツメ、くこの実、黒豆、黒ごま、松の実　など

**ツボ押しなら**

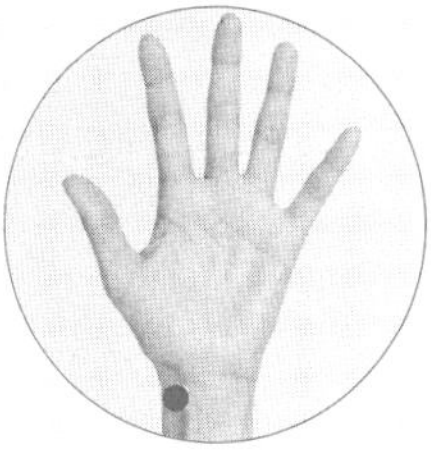

太淵
（たいえん）
手首をつかんで親指を使って押します。

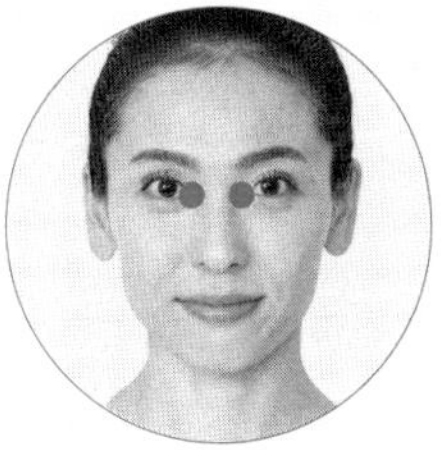

晴明
（せいめい）

## とっておきアドバイス　ラベンダー＆ハチミツのお風呂でしっとり

ハチミツ［ティースプーン１杯］+岩塩［大さじ１杯］+ラベンダーオイル［5滴］

ハチミツには保湿効果があり、お肌を清浄に保ってくれます。ぬるめの湯温で、ゆっくり浸かってリラックス。お湯が熱いと肌表面の皮脂が奪われ過ぎて、より乾燥してしまうので要注意。

乾燥肌・小ジワ②

# 津《しん》液《えき》不《ふ》足《そく》タイプ（カサカサタイプ）

「津液」が不足すると、体内の水分不足で、肌の乾燥のほか、目や口の乾燥、ほてりなどの症状が出ます。「陰」の性質を持つオイルで体液を増やし、身体を潤しましょう。

主な症状

- □手足・顔のほてり
- □口が渇く
- □髪のパサつき
- □唇がカサカサ
- □便秘 またはコロコロ便
- □空咳

**おすすめアロマレシピ**

- ローズオットー 1滴
- ゼラニウム 1滴
- ホーウッド 1滴
- フランキンセンス 1滴

- ホホバオイル 10mℓ
- アルガンオイル 10mℓ

**おすすめマッサージ**

手・腕【⇒P.94参照】（肺経・大腸経）
デコルテ【⇒P.115参照】（肺経）
顔【⇒P.119参照】（胃経・大腸経）

**漢方・生薬なら**

- ビタミンE、A、Cの補給に➡紅沙棘（ほんさーじ）
- 肺と腎を強めたいとき、肌に水分補給したいときに
➡艶麗丹（えんれいたん）
- 肌の疲れを改善
➡生脈散（しょうみゃくさん／麦《ばく》味《み》参《さん》顆《か》粒《りゅう》）

**おすすめ食材**

山いも、ハチミツ、白きくらげ、かぶ、豆乳　など

**ツボ押しなら**

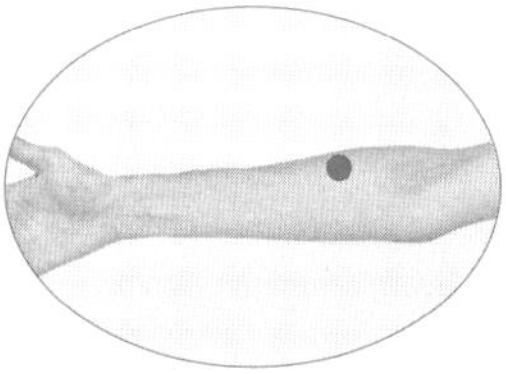

**孔最**
（こうさい）
腕をつかんで親指を使って押します。

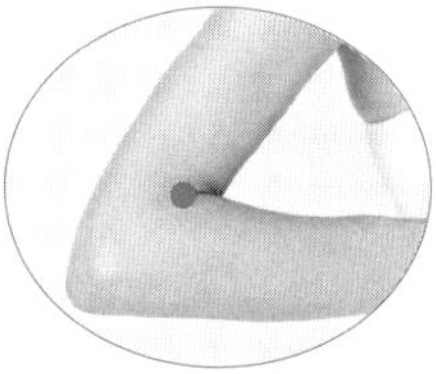

**曲池**
（きょくち）
ひじをつかんで親指を使って押します。

とっておきアドバイス　**ローズミストを常備しましょう**

いつでもどこでもシュ！

ローズオイルでミスト（化粧水）を作り、いつも持ち歩いて、乾燥から肌を守りましょう。

用意するもの　◎精製水 100mℓ　◎グリセリン 5mℓ　◎ホホバオイル 5mℓ
◎ローズオットー 2滴　◎スプレー容器
※すべて容器に入れ、よく振ってから使いましょう。

とっておきアドバイス

## みんなにおすすめ簡単スキンケア

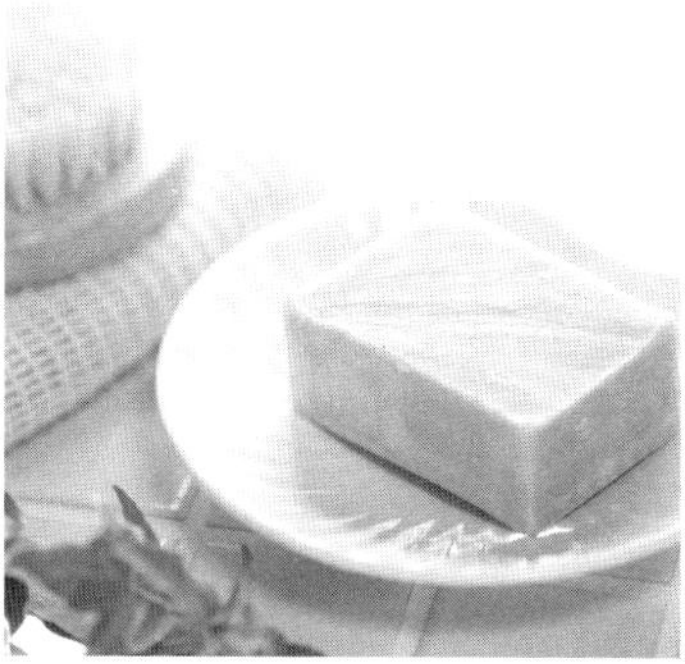

### 1 クレンジング

ホホバオイルを手に取り、指の腹でメイクをなじませる。

### 2 洗顔

石けんをよく泡立ててふわっとやさしく洗いあげる。

### 3 保湿　その1

ローズミスト(⇒P.272参照)をフェイスマスクに含ませて5分間パック。

### 4 保湿　その2

おすすめアロマレシピのブレンドオイルを手に取り、1～2滴、顔全体にのばす。

ワンモアアドバイス

## シワやたるみに頭のマッサージ

顔は頭と同じ1枚の皮膚です。シワを取ろうとしてせっかく顔を一生懸命マッサージしても、頭の皮膚が緊張したままだと、すぐに顔の皮膚もダラーンと戻ってしまいます。シワやたるみが気になる場合は、まずは頭皮マッサージから始めてみてください。また、抜け毛の特効ツボ(⇒P.216参照)も参考になります。

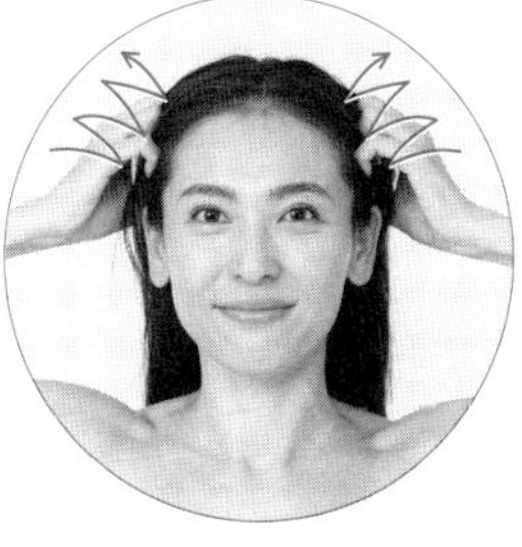

耳の後ろから頭頂部に向かってジグザグ(胆経)マッサージ。

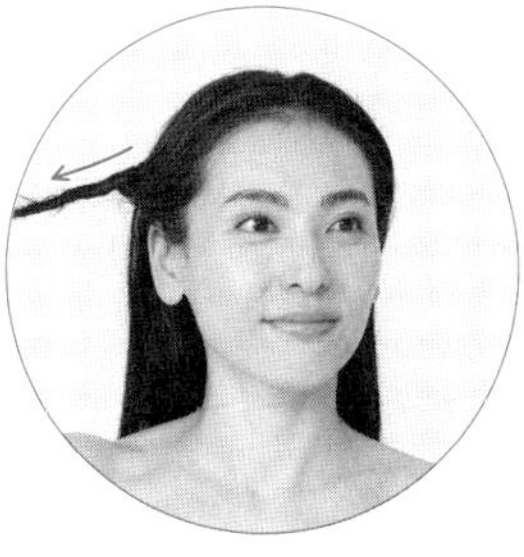

髪の毛をひと束とって、くるくるとねじって引っ張ります。髪全体を行います。

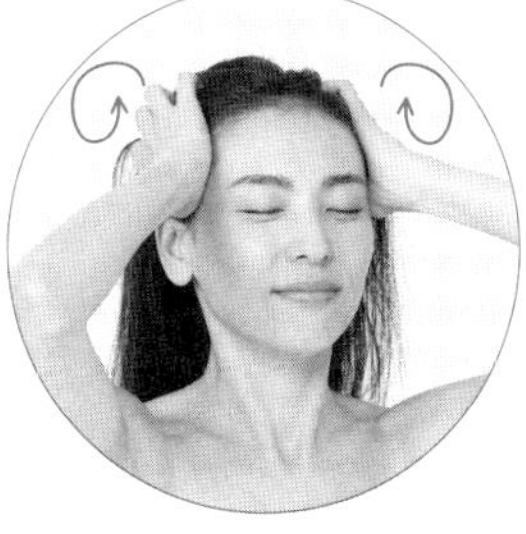

髪の生え際で髪をわしづかみにして、ゆっくりと回します。

とっておきアドバイス

# 自分でできるフェイシャルマッサージ

好みのキャリアオイル、または精油をブレンドしたオイルを使い、普段からセルフマッサージすれば、お肌の改善、トラブルの予防につながります。

## 顔のたるみが気になる人に

意外とこっているのが表情筋。放っておくとたるみにつながります。顔の中心から、外側に向かって気になるお肉をほぐすことで、顔のむくみもとれてスッキリ小顔に。

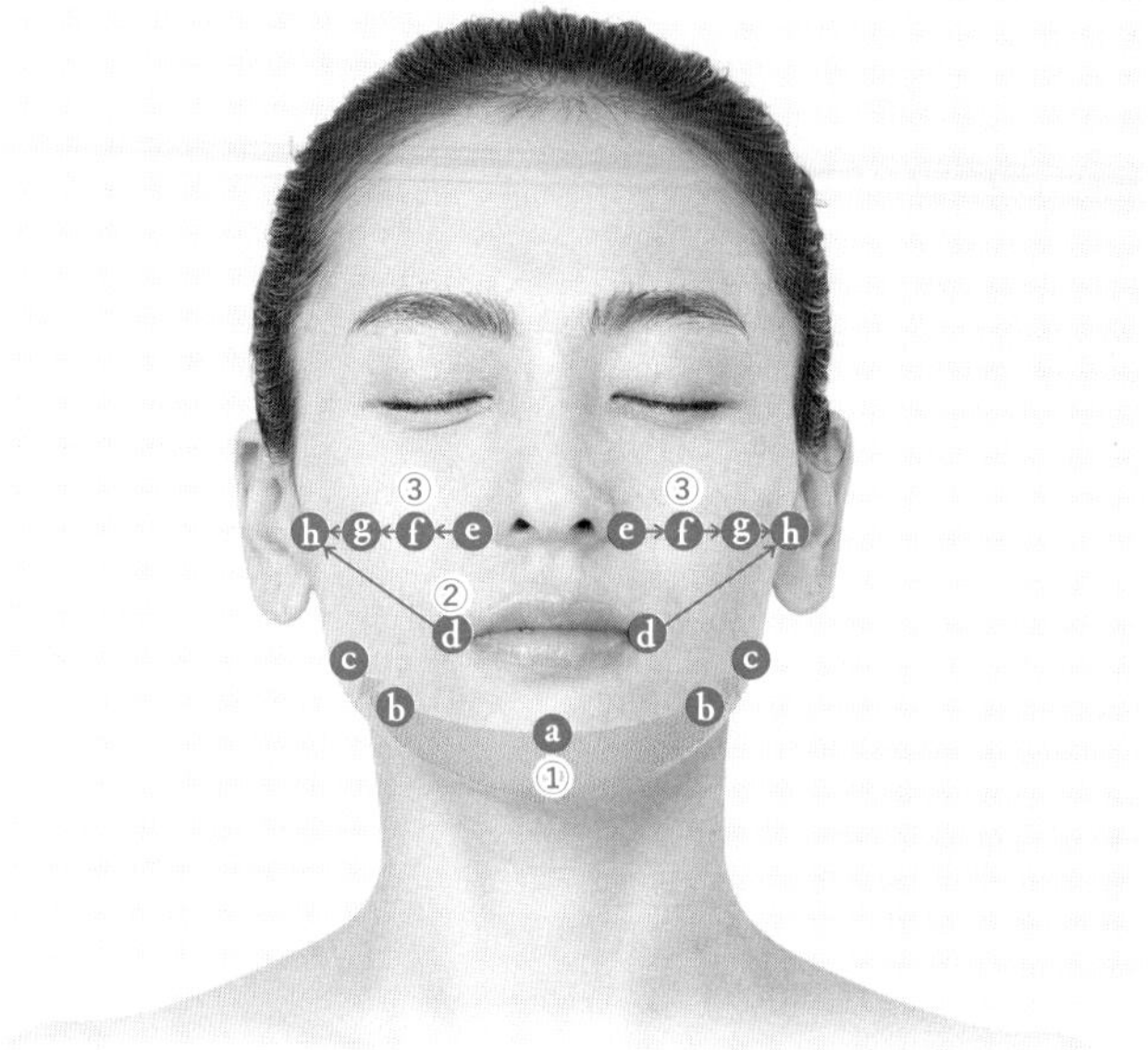


ⓐ承漿（しょうしょう）　ⓑ大迎（だいげい）　ⓒ頬車（きょうしゃ）
ⓓ地倉（ちそう）　ⓔ迎香（げいこう）　ⓕ巨髎（こりょう）
ⓖ下関（げかん）　ⓗ聴会（ちょうえ）

① 親指と人差し指であごを挟んで。
ⓐ承漿（しょうしょう）➡ⓑ大迎（だいげい）➡ⓒ頬車（きょうしゃ）

② 人差し指と中指で口角の端から。
ⓓ地倉（ちそう）➡ⓗ聴会（ちょうえ）

③ 人差し指と中指で小鼻から。
ⓔ迎香（げいこう）➡ⓕ巨髎（こりょう）➡ⓖ下関（げかん）➡ⓗ聴会（ちょうえ）

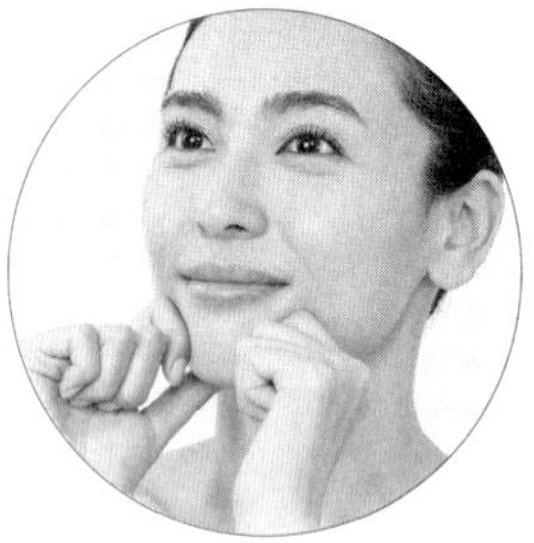

# 顔のシワ（ほうれい線&目の周り）が気になる人に

口角がきゅっと上がり、目鼻立ちがくっきり美人になりたい人におすすめのマッサージです。また、目の周りのツボを押すことで、目の前が明るく開け、視界がクリアになります。

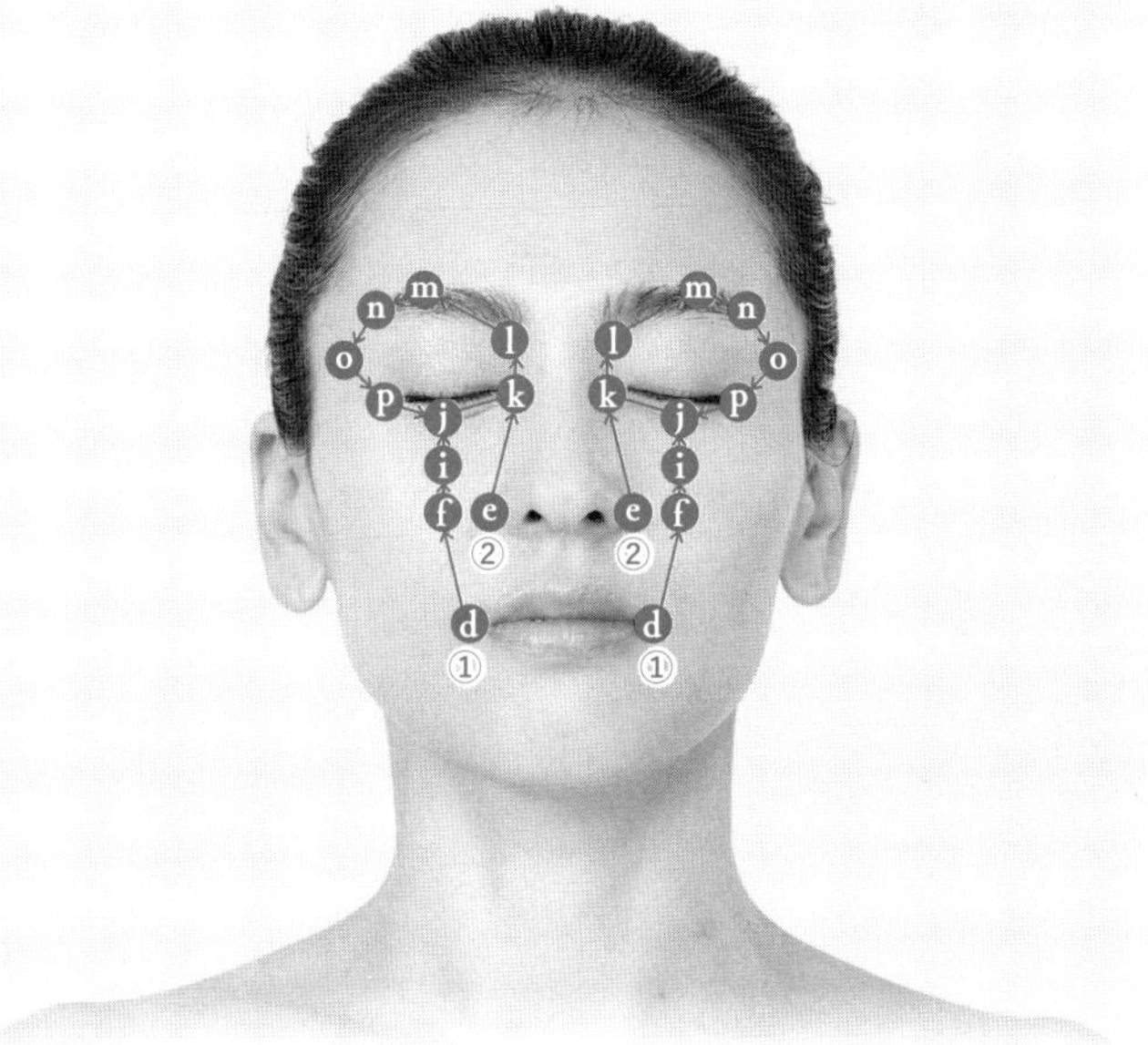


ⓓ地倉（ちそう）　ⓔ迎香（げいこう）　ⓕ巨髎（こりょう）
ⓘ四白（しはく）　ⓙ承泣（しょうきゅう）　ⓚ睛明（せいめい）
ⓛ攅竹（さんちく）　ⓜ魚腰（ぎょよう）　ⓝ絲竹空（しちくくう）
ⓞ太陽（たいよう）　ⓟ瞳子髎（どうしりょう）

## ① 中指で口角を引き上げるように。

ⓓ地倉（ちそう）➡ⓕ巨髎（こりょう）➡ⓘ四白（しはく）➡ⓙ承泣（しょうきゅう）

## ② 中指でやさしく小鼻から目の周りへ。

ⓔ迎香（げいこう）➡ⓚ睛明（せいめい）➡ⓛ攅竹（さんちく）➡ⓜ魚腰（ぎょよう）➡ⓝ絲竹空（しちくくう）➡ⓞ太陽（たいよう）➡ⓟ瞳子髎（どうしりょう）➡ⓙ承泣（しょうきゅう）➡ⓚ睛明（せいめい）

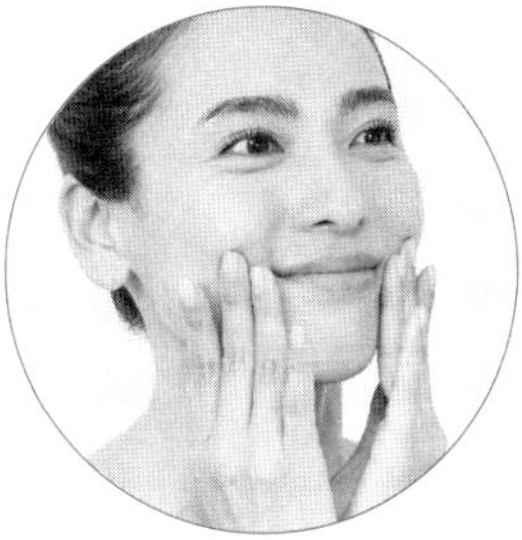

指が目に入らないよう注意しましょう。

# くすみやクマ、吹き出ものが気になる人に

顔全体の老廃物を流すマッサージです。メイクのノリが悪い人や、くすみがちな肌の人におすすめ。耳下リンパから鎖骨リンパ、さらに腋窩リンパまで流すと完璧です。

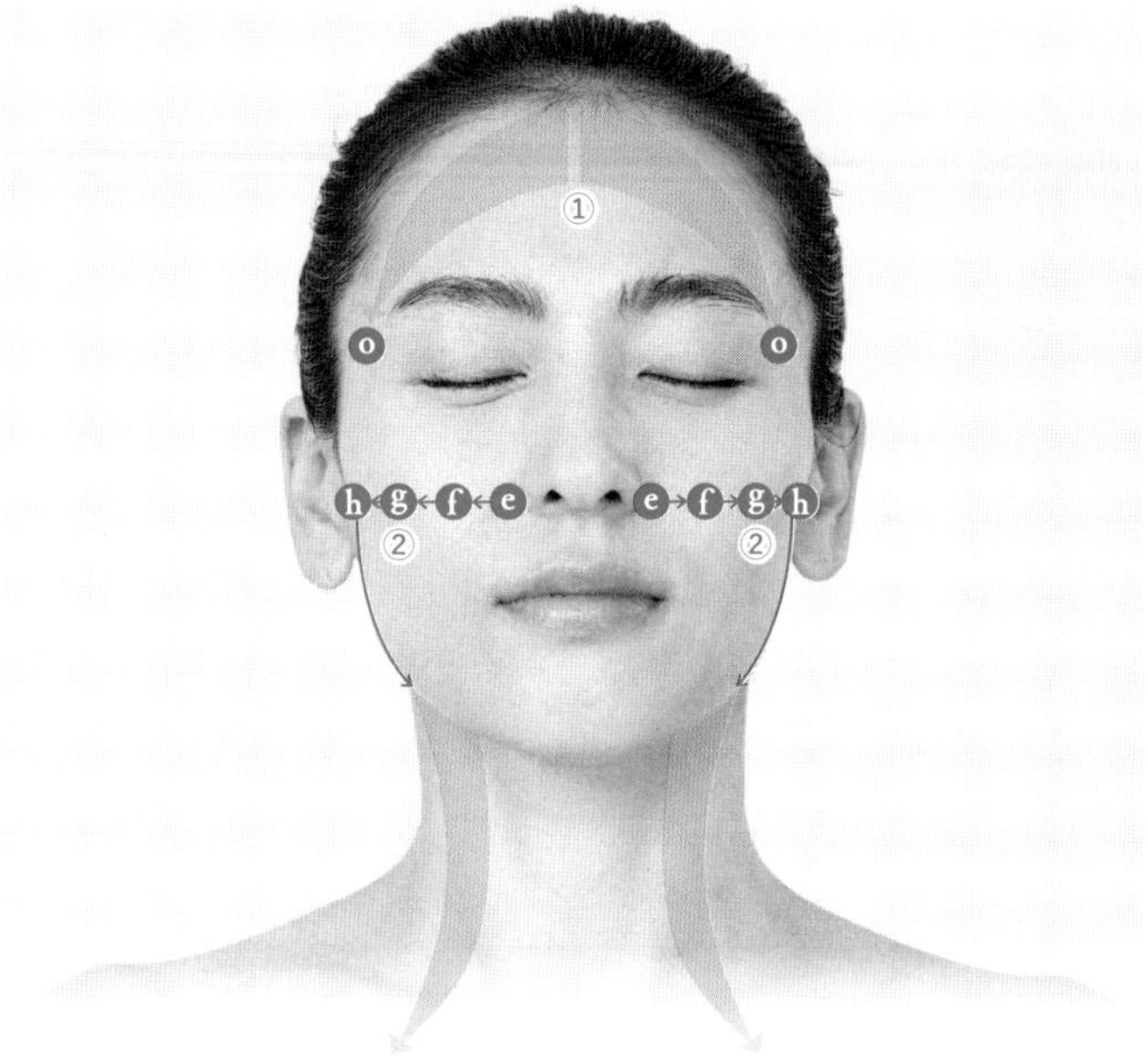


ⓔ迎香（げいこう）　ⓕ巨髎（こりょう）　ⓖ下関（げかん）
ⓗ聴会（ちょうえ）　ⓞ太陽（たいよう）

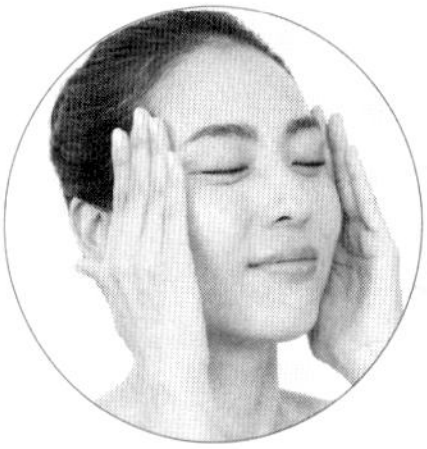

① 四指で額の中央から➡ⓞ太陽（たいよう）へ流すように。

② 四指でⓔ迎香（げいこう）➡ⓕ巨髎（こりょう）➡ⓖ下関（げかん）➡ⓗ聴会（ちょうえ）をとおって、首から鎖骨まで流すようにマッサージ。

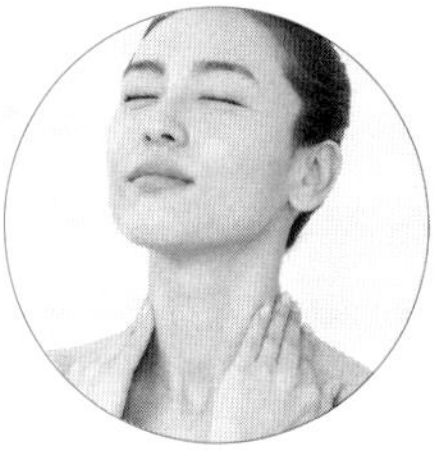

# 中医アロマのスクール&資格

体の中から元気になるコラム《学ぶ》

中医アロマを気軽に試してみたい人も、仕事につなげたい人も、目的に合わせて体系的に知識を深めていただきたいと思います。

人の身体に作用する精油を扱い、トリートメントを行うには、基本的な知識をしっかり身につけておくことが大変重要です。資格取得を目標に、スクールへ通ってみませんか?

## 気軽に楽しく学びたい人には、“おうちセラピスト”の資格を

日常生活において、中医アロマを心身の健康管理に役立てるための知識が身につきます。自分だけでなく、家族や友人にも心《こころ》を込めてトリートメントできるようになるのが目的です。

## しっかり本気で身につけたい人には、仕事に生かせる資格を

**●中医アロマサロンセラピスト**

中医学の理論に基づいた精油選びのスキル、ボディやヘッドのトリートメント技術はもちろん、サロンセラピストとして必要なカウンセリング技術やアフターケアの知識など、中医アロマの施術を第三者に行うことができるようになるための上級資格。

**●中医アロマインストラクター**

スクールの講師やボランティアとして教育活動に携わるために必要な資格。中医アロマ認定校講師になるためのステップ。

**●中医アロマ美容フェイシャルセラピスト**

中医美容論で内側から美しさを引き出す術と、経絡経穴を用いたきめ細かなオールハンドの技術を学びます。

※日本のアロマセラピーの資格はすべて「民間資格」で国家資格ではないので、資格がないと仕事に就けないわけではありません。中医アロマの資格も同様です。
※詳しくは中医アロマセラピー協会、または認定校までお問い合わせください。
http://www.xiang.co.jp
(株式会社Xiang)

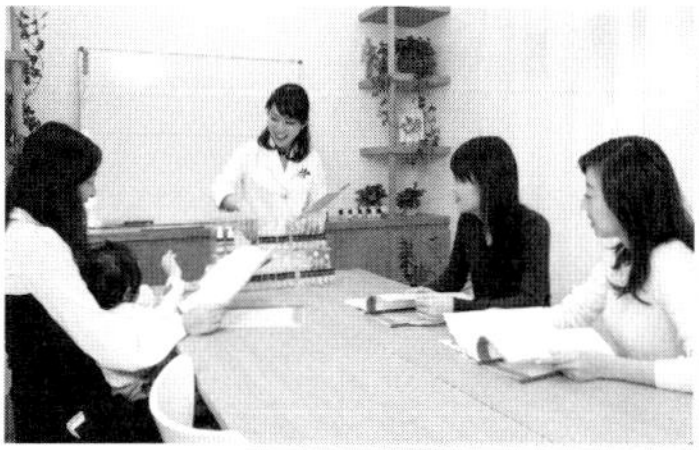

# 子どものためのトリートメント

## 3歳からの子どものための中医アロマ

子どもの体質は、漢方医学では「二余三不足」と表現します。気・血・津液を生み出す五臓の働きが大人とは異なり、肝と心が暴走しやすく（二余）、脾と肺と腎の働きが弱まりやすい（三不足）という意味です。五臓の乱れこそが、子どもの健康を揺さぶる元凶。子どもの健康がどのように維持されているのかを見ていきましょう。

### 肝

肝は、生命エネルギーのような存在である気を体中にスムーズに流す司令塔のような働きを担っています。肝が正常に機能していれば気が順調に体中をめぐり、心身ともに安定した状態となります。もともと子どもは肝が充実しているものですが、ストレスや過度な抑制があるとトラブルを起こしやすくなります。

**主な症状**

うつ・イライラ・便秘・引きこもり・てんかん

**おすすめアロマ**

- スイートオレンジ
- マンダリン

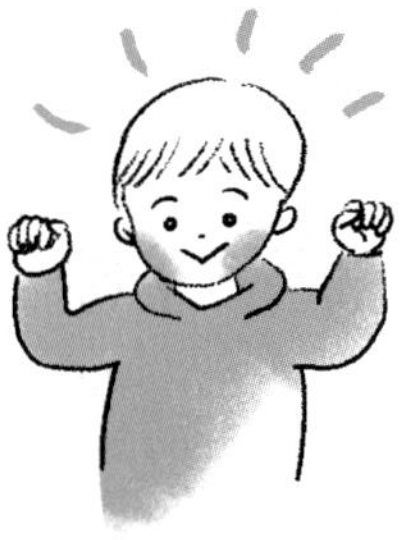

### 心

心は、栄養素の源である血を体中にめぐらす役割があります。それ以外にも大脳に働きかけて意識をハッキリと保ち、精神状態を安定させるという大切な機能をつかさどっています。キレやすい、かんしゃくがある子どもは、心身を安定させる肝や心が炎上している状態と考えられます。

**主な症状**

不眠・引きこもり・発達障害・怒りっぽい・多動・癇癪《かんしゃく》

**おすすめアロマ**

- ラベンダー
- ローズマリー

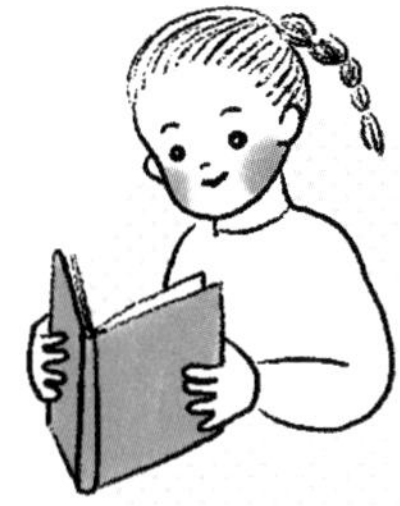

**脾**は、消化器全体をまとめ、食べものや飲みものから気・血・津液を生み出す重責を担っています。子どもにとって身体をつくる成長期の食事はとても大切です。栄養補助食品やファストフードなどは、エネルギー補充はできても、身体に必要な気血水は補われません。身体は食べものでできていると考えましょう。

主な症状

好き嫌いが多い・食欲がない・便秘・下痢・やせない、または肥満

おすすめアロマ

- レモン
- スイートマージョラム

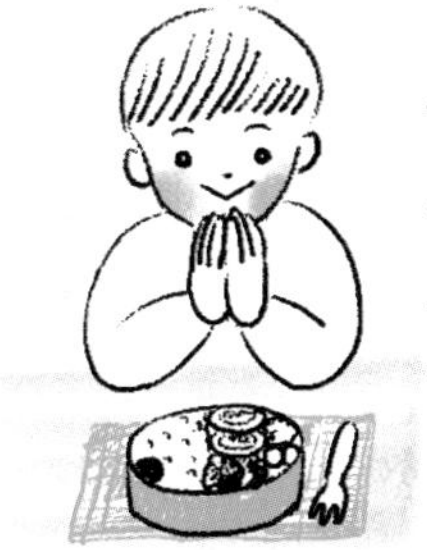

**肺**は、気や身体を潤す津液を体中に拡げていきます。拡散された気は外邪（ウイルスやアレルゲンなど）と戦い、津液は肌に潤いを持たせます。気が足りないと、感染症やアレルギーにかかりやすくなります。保湿や日焼け対策は、子どものときから行いましょう。

主な症状

熱・喘息・アトピー・アレルギー・風邪を引きやすい・乾燥肌・声が出しにくい

おすすめアロマ

- ティートリー
- ユーカリグロブルス

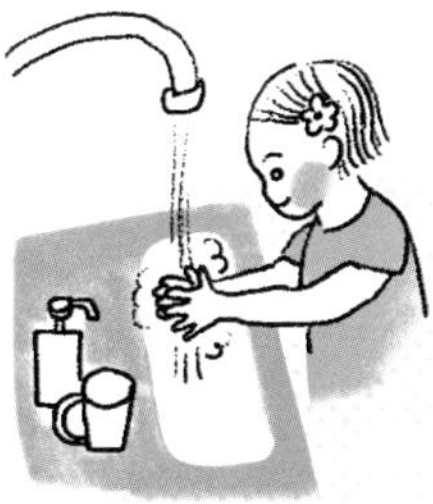

**腎**は、不要な水分を排出するだけでなく、精《せい》を保持しています。精は生命エネルギーの結晶のような存在で、そこから成長に不可欠な気・血・津液が生まれます。子どもの成長発育に補腎は必須です。両親の精が不足していると、子どもの精も不足しがちになるので、妊娠中からしっかりと補腎しておきましょう。

主な症状

発達障害・無気力・引きこもり・アレルギー・病気がち

おすすめアロマ

- ゼラニウム
- ホーウッド

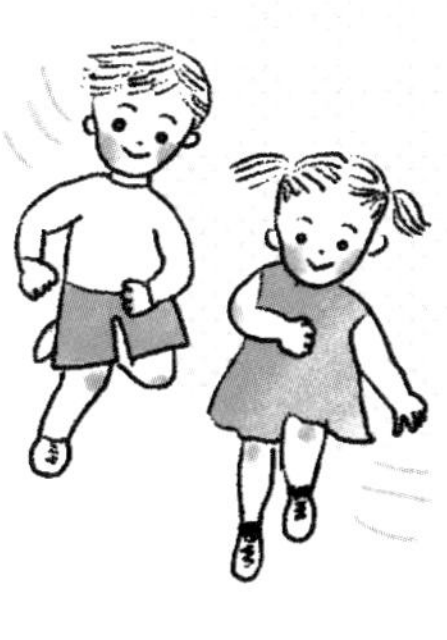

子どもの症状⑦

# 子どもの熱

子どもが感染症で熱を出し苦しんでいるときは、解熱作用のある漢方やアロマを使ってみましょう。熱を出しやすい子なら、漢方の抗ウイルス薬と呼ばれている、板藍根《ばんらんこん》を毎日服用して感染症を予防すると良いでしょう。

## 子どもの熱① 寒気があるとき

**おすすめアロマレシピ**

- ティートリー 1滴
- ユーカリグロブルス 1滴
- ホホバオイル 10mℓ

**漢方・生薬なら**

- 汗が出ない、寒気がする、頭痛や首のこわばりに
  ➡**葛根湯**(かっこんとう)
- のどの痛みや咳に
  ➡**桂麻各半湯**(けいまかくはんとう)

※服用の目安は、長くても2日間程度に。汗が出てないときに飲み始めて3、4時間ごとに服用し、汗が出たら終了します。

**マッサージ**

●風門(ふうもん)、★大椎(だいつい)にオイルを塗布して、ホットタオルで温めましょう。

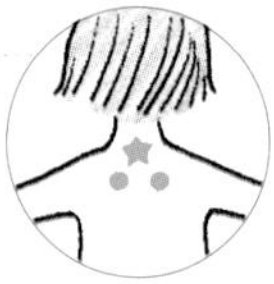

**おすすめ食材**

生姜、くず、黒糖、ねぎ、しそ など

## 子どもの熱② 熱が高くボーッとするとき

**おすすめアロマレシピ**

- ペパーミント 1滴
- レモン 1滴
- ラベンダー 1滴
- ホホバオイル 10mℓ

**漢方・生薬なら**

- 解熱、抗炎症、抗菌、抗ウイルスの作用。ハチミツと一緒にお湯に溶かして服用を
  ➡**五涼華**(ごりょうか)
- のどの渇き、熱がこもって長引く子に。熱中症にも
  ➡**西洋人参**(せいようにんじん)

**おすすめ食材**

梨、バナナ、柿、緑茶、きゅうり など

**マッサージ**

デコルテ【⇒P.115参照】と腕【⇒P.94参照】にオイルを塗布します。冷たいタオルや冷却シートをおでこに貼るのもおすすめです。

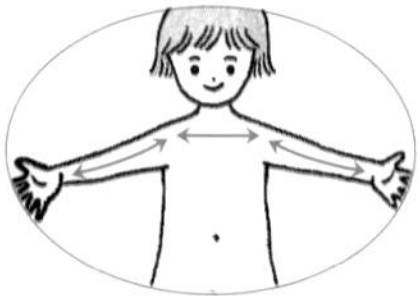

子どもの症状②

# 子どもの咳

2019年、厚生労働省は、死亡を含む重篤な呼吸抑制のリスクが高いとして、咳の薬で主な成分のコデイン類を12歳未満の小児に使うことを禁止しました。やはり子どもには安心して服用できる漢方薬やアロマを取り入れたいですね。

### おすすめアロマレシピ

- サイプレス 1滴
- ユーカリグロブルス 1滴
- サンダルウッド 1滴

- ホホバオイル 10mℓ

### おすすめ食材

氷砂糖、ゆり根、栗、杏仁、れんこん、ハチミツ、梨、梅、大根　など

### おすすめのツボ

★中府（ちゅうふ）
●天突（てんとつ）

※子どもの場合、ツボ押しは刺激が強すぎることも。手のひらや四指でやさしくさするだけでOK！

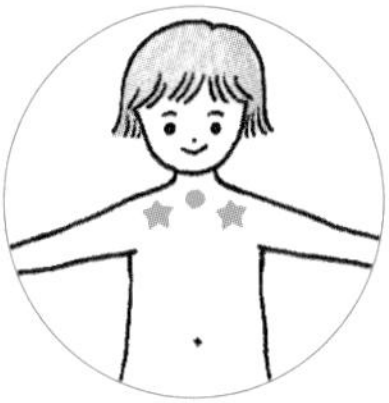

### 漢方・生薬なら

- 気管支の痙攣を緩和、激しい咳や気管支炎、気管支喘息に
  ➡**五虎湯**（ごことう）
- 空咳や痰が切れにくい咳に
  ➡**麦門冬湯**（ばくもんどうとう）
- のどの乾燥感がひどい空咳に
  ➡**百潤露**（ひゃくじゅんろ）
- 体力が落ちて元気がない子に
  ➡**生脈散**（しょうみゃくさん／麦《ばく》味《み》参《さん》顆《か》粒《りゅう》）

### マッサージ

デコルテ【P.115参照】にブレンドオイルを塗布して、大きく深呼吸します。

### とっておきアドバイス

洗面器にお湯を入れて精油を1～2滴垂らし、バスタオルを頭からかけて深呼吸すると効果的です。

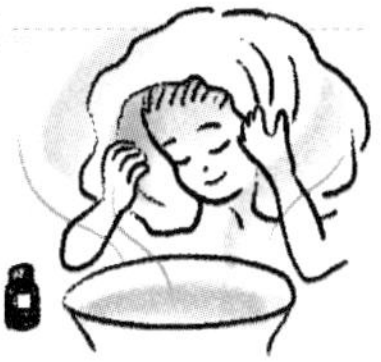

のどを潤し、咳を止める

## ハチミツと梅で“梅シロップ”を作ろう！

**材料**

- 青梅1kg
- ハチミツ1kg（氷砂糖や黒糖でも可）
- りんご酢50mℓ
- 耐熱容器

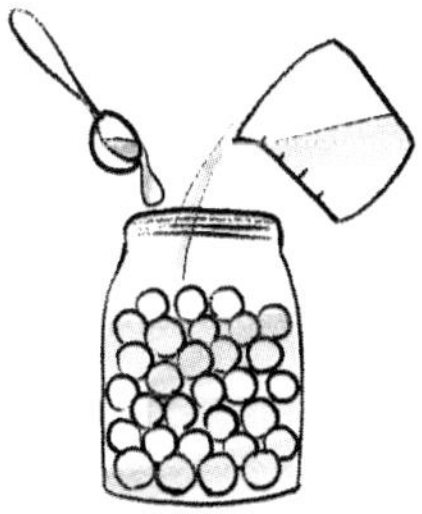

**作り方**

1. 梅はへたを取り、きれいに洗って水気を拭き、1、2時間ざるに並べて乾燥させる。
2. 熱湯消毒した容器に梅とハチミツ、りんご酢を入れる。
3. 冷暗所に置き、1日2、3回容器を傾けて全体を混ぜる。
4. 1カ月くらいで飲みごろに。

子どもの症状③

# 子どもの下痢

子どもの下痢には、病原性微生物の増殖による急性の「腸管感染症」と、ストレスが関係する慢性の下痢があります。下痢と便秘を繰り返す「過敏性腸症候群（IBS）」は、ストレスで悪化することが分かっています。

## 子どもの下痢① 急性の下痢（胃腸炎や食あたり）

**おすすめアロマレシピ**

- パチュリ 1滴
- スイートマージョラム 1滴
- ホホバオイル 10mℓ

**おすすめ食材**

おかゆ、かぶ、鶏肉、梅、山いも など

**漢方・生薬なら**

- 急な下痢や吐き気に➡**五苓散**（ごれいさん）
- 冷たいものの食べ過ぎ飲み過ぎ、全身倦怠感に
➡**藿香正気散**（かっこうしょうきさん）

**マッサージ**

お腹を反時計回りにマッサージ。その後、尾てい骨から腰椎あたりに向かってさすります。

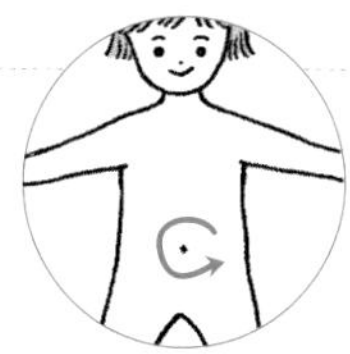

## 子どもの下痢② 慢性の下痢（日ごろからお腹が弱い）

**おすすめアロマレシピ**

- スイートオレンジ 1滴
- マンダリン 1滴
- ホホバオイル 10mℓ

**とっておきアドバイス**

お腹を冷やさないよう、腹巻きをしましょう。常に体温より高い温度のものを口にし、よく噛んで食べること。遅い時間に食べないこと。

**漢方・生薬なら**

- 栄養バランスが偏りがちで、ストレス性の下痢やお腹が冷えやすい子に
➡**晶三仙**（しょうさんせん）
- 胃腸の働きが弱く、消化不良で、慢性的に下痢をしている子に
➡**啓脾湯**（けいひとう）

**マッサージ**

湯舟に浸かって体の芯から温まり、脚やお腹をやさしくマッサージしましょう。

**おすすめ食材**

山《さん》楂《ざ》子《し》、ナツメ、かぼちゃ、甘酒、りんご など

子どもの症状④

# 子どもの便秘

子どもの便秘は、食生活の乱れや環境の変化で排便を我慢したりすることによっても起こります。排便は汚いことではなく、生活や成長にとって大切なことであると丁寧に教え、無理に我慢しないことを理解させましょう。

**おすすめアロマレシピ**

- ラベンダー 1滴
- スイートオレンジ 1滴

- ホホバオイル 10mℓ

**ツボ押しなら**

★天枢（てんすう）⇒●大巨（だいこ）の順に親指でやさしく圧迫します。

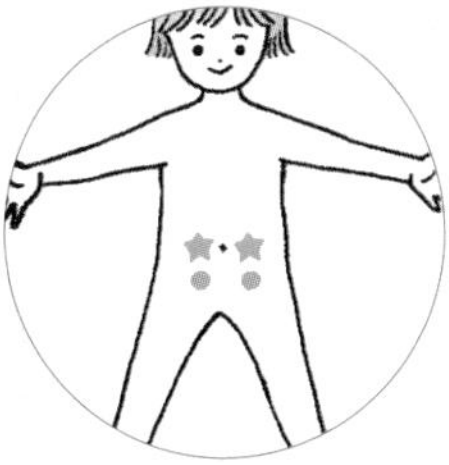

**漢方・生薬なら**

- 食べものの好き嫌いが多く、栄養が偏りがち。お腹が張り、ガスが溜まりやすい子に
  ➡**晶三仙**（しょうさんせん）
- 疲れやすく、腹痛を伴う便秘や軟便を繰り返す子に
  ➡**小建中湯**（しょうけんちゅうとう）
- 精神が不安定で便秘と下痢を繰り返す子に
  ➡**逍遥散**（しょうようさん）

**マッサージ**

大腸の向きに沿って、お腹をやさしくマッサージしましょう。【⇒P.114-❻参照】

**おすすめ食材**

こんにゃく、さつまいも、じゃがいも、バナナ、ヨーグルト　など

とっておきアドバイス

## 用法用量は守りましょう！

厚生労働省による漢方薬の小児の用量は、次のとおりに定められています。

大人の用量を1とするとき、

- 15歳未満7歳以上は2/3、
- 7歳未満～4歳以上は1/2
- 4歳未満～2歳以上は1/3
- 2歳未満は1/4以下

また、薬ごとに対象年齢が定められているものもあります。用法用量に注意して服用してください。

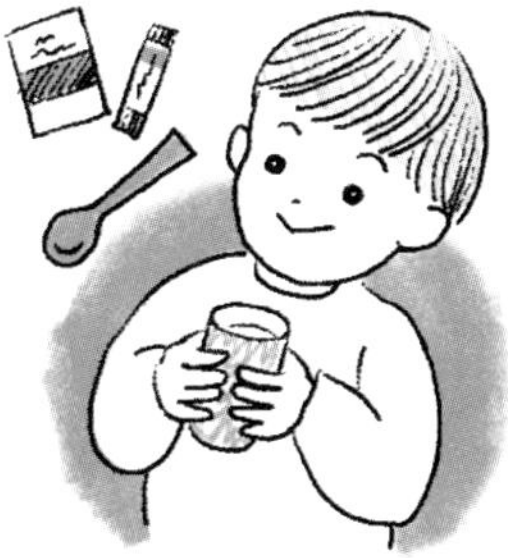

子どもの症状⑤

# 子どもの食欲不振

子どもの食欲不振は、生活環境や友人・親子関係、勉強などストレスが関係することが。冷たいものや、お菓子、甘いもののとり過ぎを控え、食べる時間にも気をつけましょう。

### おすすめアロマレシピ

- スイートオレンジ 1滴
- グレープフルーツ 1滴

- ホホバオイル 10mℓ

### マッサージ

お腹を時計回りにマッサージしましょう。脾と肝の経絡を中心に脚のマッサージもおすすめ。スイートオレンジやグレープフルーツのアロマを香らせるのも◎。

### おすすめ食材

みそ汁、甘酒、ヨーグルト、チーズ、納豆、酢（ピクルス） など

### 漢方・生薬なら

- 甘いものやお菓子、お肉、脂っこい食事をよく食べる。下痢や便秘をしやすい子に
➡**晶三仙**（しょうさんせん）
- 疲れやすく元気がない子に
➡**補中益気湯**（ほちゅうえっきとう）
- 精神的にも気が滞っている子に
➡**六君子湯**（りっくんしとう）

### ツボ押しなら

★**中脘**（ちゅうかん）

●**足三里**（あしさんり）

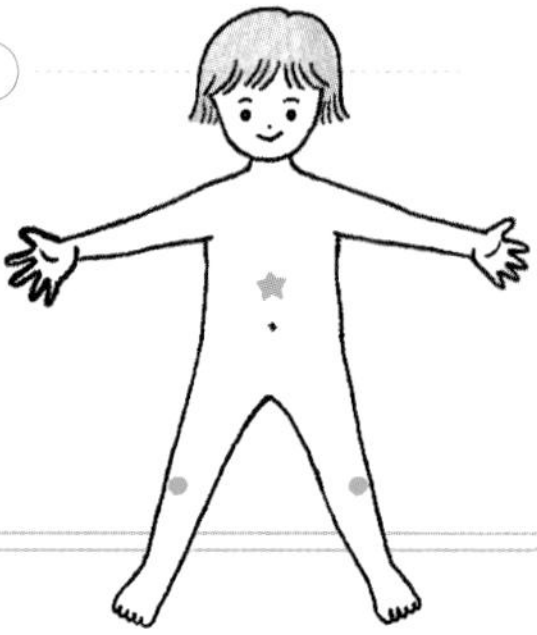

とっておきアドバイス

## “食育”で食欲増進

子どもの好き嫌いを解消するには、味はもちろん、「食」に興味を持たせることも大切です。「この食材はどこで採れたものなのか?」「これを食べるとどうなるのか?」「自分で作るといつもよりおいしい」など、さまざまな「食」の情報に興味を持たせることは食育の第一歩。一緒に作ったり楽しい会話で食卓を囲むなどして、好きな食材をどんどん増やしていきましょう。

簡単で毎日食べられる“ピクルス”を子どもと一緒に作ってみよう!

### 簡単ピクルスの作り方

① 人参やきゅうり、セロリ、大根、トマト、パプリカなど好きな野菜を食べやすいスティックサイズに切る。

② 酢200mℓ、水150mℓ、黒糖大さじ4杯（きび砂糖、白糖、ハチミツでも可）、塩少々を、鍋または電子レンジで加熱し、黒糖が溶けたらよく冷ます。

③ 熱湯消毒した容器に野菜を敷き詰め、冷めた②の液を注ぎ、ローリエの葉を入れる。1日漬ければできあがり。

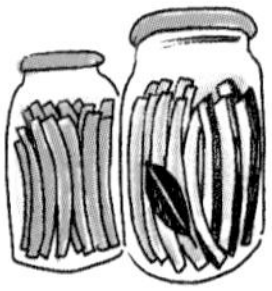

1週間以内に食べ切りましょう

子どもの症状⑥

# 子どもの湿疹・アトピー性皮膚炎

子どもの湿疹やアトピー性皮膚炎は胃腸が弱い脾虚タイプの子に出やすいです。胃腸が弱い場合は下痢、便秘、食欲不振（P.282～284）も併せて改善していきましょう。

### おすすめアロマレシピ

- ティートリー 1滴
- カモミールジャーマン 1滴

- ホホバオイル 5mℓ
- イブニングプリムローズ 5mℓ

### ツボ押しなら

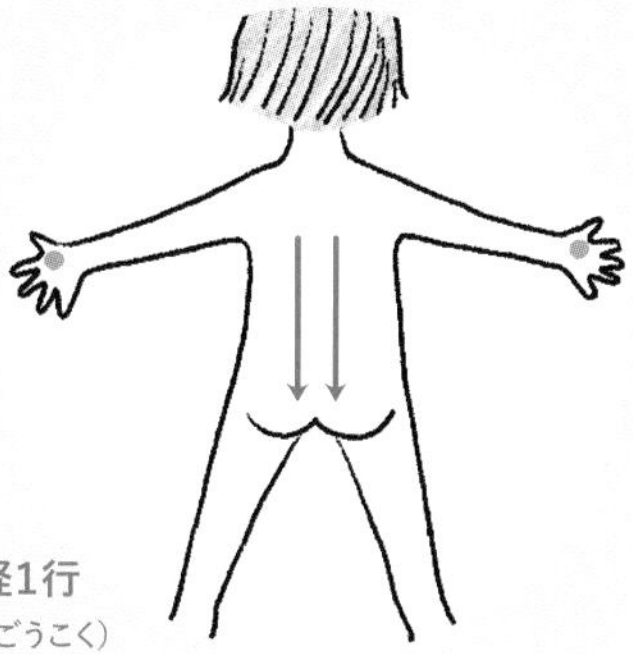

↓膀胱経1行
●合谷（ごうこく）

### 漢方・生薬なら

- 炎症が強く、熱がこもっているときに
  ➡**五涼華**（ごりょうか）
- ジュクジュクした湿疹に
  ➡**五行草**（ごぎょうそう）
- 乾燥してカサカサした湿疹に
  ➡**艶麗丹**（えんれいたん）

### おすすめ食材

炎症を抑えるには苦味や葉物野菜を、潤いを与えるには白い食材をとりましょう。

**小松菜、きゅうり、れんこん、菊花、白身の魚、白きくらげ　など**

### マッサージ

湿疹部分は摩擦を避け、精油の刺激や赤みが増す場合はキャリアオイルのみ塗布します。生後半年までの保湿がその後のアレルギーやアトピーと関係してくるといわれています。しっかりと保湿していきましょう。

とっておきアドバイス

## 新生児からの保湿でアトピーや食物アレルギーを防ごう

国立成育医療研究センターの研究で、新生児期からの保湿剤塗布によりアトピー性皮膚炎の発症リスクが3割以上低下することが分かりました。また、アトピー性皮膚炎発症が卵アレルギーと関連することも確認されています。これを受け、生後すぐの保湿とアトピーや食物アレルギーの抑制効果の研究も進められています。ぜひ、お子さんの皮脂の分泌が少ない6歳ごろまでは、スキンシップも兼ねて、ホホバオイルで保湿していきましょう。

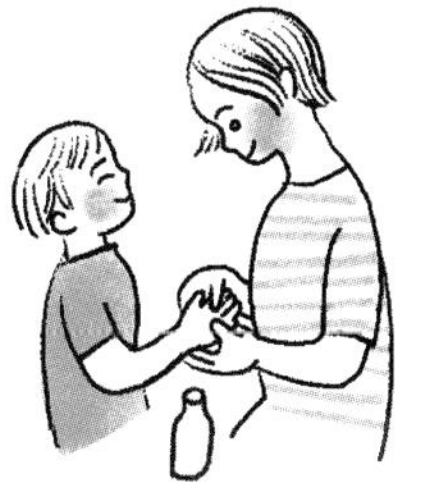

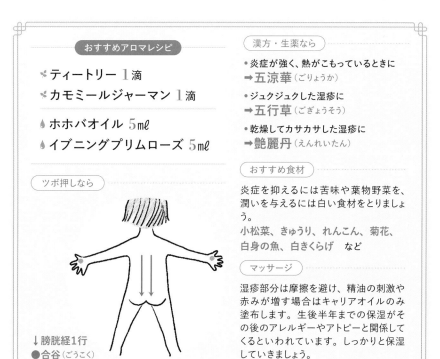

市販のベビーオイルは石油製品（鉱物油）です。皮膚からは吸収されず、老廃物の排出を妨げるので保湿での使用はおすすめしません。

子どもの症状⑦

# 子どものアレルギー

「肺」との関連が深いアレルギーですが、子どもの場合は、先天的に身体が弱いか、コンビニ食やお菓子の摂取で栄養が偏り、「脾気虚」を起こして発症することが多いです。食事の改善はもちろん、新生児からの保湿も重要です。

### おすすめアロマレシピ

- フランキンセンス 2滴
- サンダルウッド 1滴
- ティートリー 1滴

- ホホバオイル 10mℓ
- アプリコットカーネル 10mℓ

### ツボ押しなら

★気海（きかい）
◆関元（かんげん）
●雲門（うんもん）

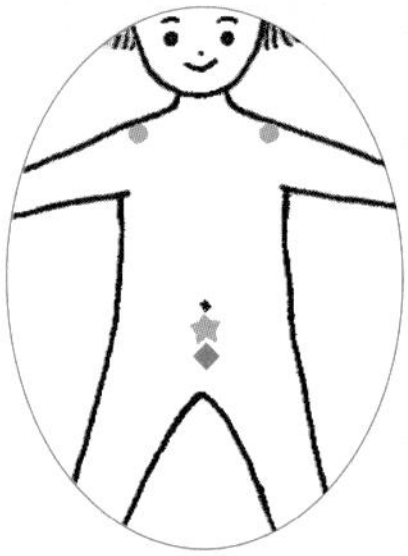

### 漢方・生薬なら

- 肺の衛気を高め身体にバリアを張りめぐらせたい子に
  ➡**玉屏風散**（ぎょくへいふうさん／衛益《えいえき》顆粒《かりゅう》）
- 偏食気味で腸内環境を整えたい子に
  ➡**晶三仙**（しょうさんせん）
- アレルギー全般に。体に余分な老廃物や水分が溜まっている状態などを改善
  ➡**五行草**（ごぎょうそう）

### マッサージ

**手・腕のマッサージ**【P.94参照】（肺経・大腸経）。猫背になると呼吸が浅くなり、良い気を取り込めません。肺を広げるように姿勢を正し、深い呼吸を促しましょう。

### おすすめ食材

甘いもの、脂っぽいものはとるのをやめましょう。

**山いも、さつまいも、はと麦、とうもろこし、れんこん、ハチミツ**　など

とっておきアドバイス

## 小児のアレルギーと腸内環境

中医学では、肺と大腸は表裏の関係があり、アレルギーと深く関わっていると考えます。一方、国立成育医療研究センターアレルギー科の、大矢幸弘医長と山本貴和子医師らのグループが2017年に発表した研究でも、生後2歳までに抗生物質などの抗菌薬を使用すると5歳時にアレルギー疾患のリスクが高まるという結果が出ています。幼い時期の抗菌薬の服用で大切な腸内細菌が死んでしまい、健全な腸内フローラが育つことを妨げ、これが小児アレルギーの発症にも関わっているのではないかと、西洋医学でも考えられ始めています。ぜひ毎日の食生活で腸内環境を整えていきましょう。

子どもの症状⑧

# 子どもの夜泣き・発達障害

クラスの10人に1人が発達障害といわれている現代。夜泣き、チック、どもり、癇癪など症状もさまざま。アロマの力を借りて親子で癒されましょう。

### おすすめアロマレシピ

- ベルガモット 1滴
- ラベンダー 1滴
- ホホバオイル 10mℓ

### マッサージ

**頭のマッサージ【P.127参照】**（胆経、督脈、膀胱経）。頭を緩めるようにマッサージしてあげましょう。やさしくなでてあげるだけでもOKです。

### おすすめ食材

辛いもの、味の濃いもの、甘いもののとり過ぎに注意。
**青梗菜《ちんげんさい》、あさり、ほたて、はすの実、くるみ、黒ごま、うずらの卵**　など

### 漢方・生薬なら

- 気が張りやすく緊張しやすい子に。便秘と下痢を繰り返すときにも
  ➡**逍遥散**（しょうようさん）
- 精神不安からくるイライラや焦り、チックに
  ➡**柴胡加竜骨牡蠣湯**（さいこかりゅうこつぼれいとう）
- 神経が高ぶっていらだちやすい子に
  ➡**抑肝散加陳皮半夏**（よくかんさんかちんぴはんげ）

※発育が遅い場合は亀鹿仙《きろくせん》や牡蠣《かき》エキスなどで補腎するのもおすすめです。

### ツボ押しなら

★**身柱**（しんちゅう）
●**腎兪**（じんゆ）

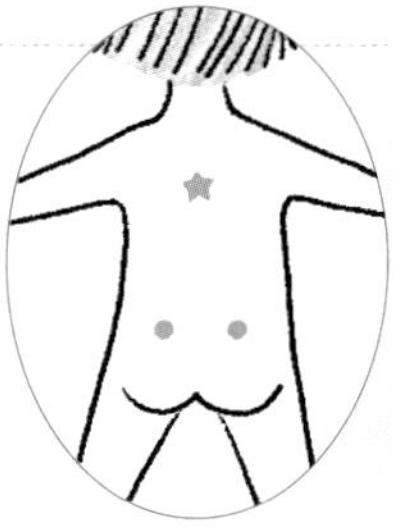

とっておきアドバイス

## “母子同服”で体質改善

漢方では、親子で同じ処方を服用すると速やかに症状が改善する「母子同服」の考え方があります。夜泣きや発達障害は親のイライラの元凶になる一方、親のイライラが子どもにも伝わり、症状を助長させてしまいます。こうした悪循環をなくすために、母と子が同じ漢方薬を飲むことで、症状を一緒に改善させていくのです。親は子の鑑。子どもの症状にイライラしたら、親子で体質改善をしてみませんか？

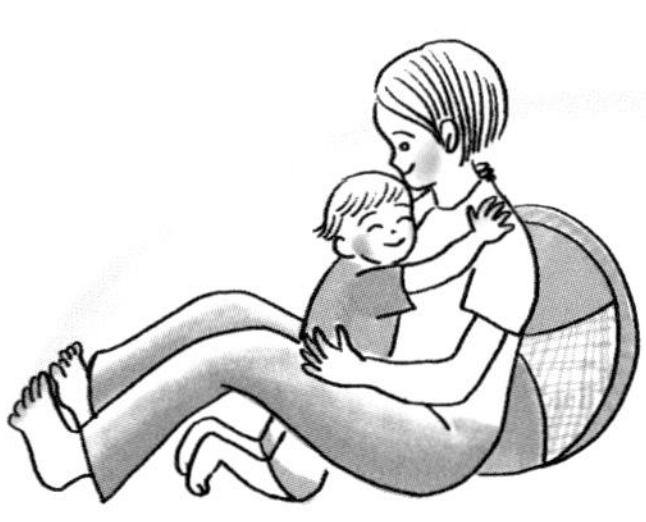

子どもの症状⑨

# 子どものうつ・引きこもり

朝起きられない、学校に行こうと思うと頭痛や腹痛が起こる、食欲がない、体がだるいなどが原因で、うつや引きこもりになってしまう子どもが増えています。

## おすすめアロマレシピ

**おすすめキャリアオイル**

- ホホバオイル 20mℓ

**おすすめアロマ朝のレシピ**

- ローズマリー 2滴
- レモン 2滴

**おすすめアロマ夜のレシピ**

- マンダリン 2滴
- スイートマージョラム 1滴
- ラベンダー 1滴

## おすすめ食材

アイスやジュースなど冷たく甘い飲食物は控えましょう。穀物や果物の自然な甘さを取り入れて。

**ナツメ、くこの実、龍眼《りゅうがん》、ゆり根、いわし、牡蠣** など

## 漢方・生薬なら

- 貧血や不安、不眠もしくは眠りが浅く夢をたくさん見るときに

➡**帰脾湯**（きひとう／心脾顆粒《しんぴかりゅう》）

- 食後すごく眠くなったり、胃がむかむかして食欲がないときに

➡**晶三仙**（しょうさんせん）

- 脳疲労回復、ミネラル補給、脳や体の活性酸素除去に

➡**牡蠣**（かき）**エキス**

## マッサージ

**手・腕のマッサージ**【⇒P.94参照】（心経・心包経）をします。朝と夜で使用するアロマを変えてみましょう。

## ツボ押しなら

★**百会**（ひゃくえ）

●**神門**（しんもん）

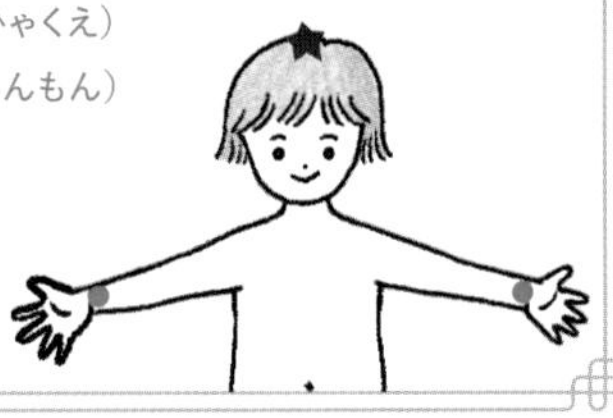

とっておきアドバイス

## 脳にたっぷり栄養を届けましょう

脾や心の血が不足して、脳に栄養がいかなくなることが原因のケースもあります。外出ができず家の中にいるときでも規則正しい生活のリズムを保ち、朝起きたら必ず朝日を浴びて深呼吸をし、陽の気を身体に取り込みましょう。夜はゆっくり湯舟に浸かり、アロマの力を借りてぐっすり眠る準備をしましょう。

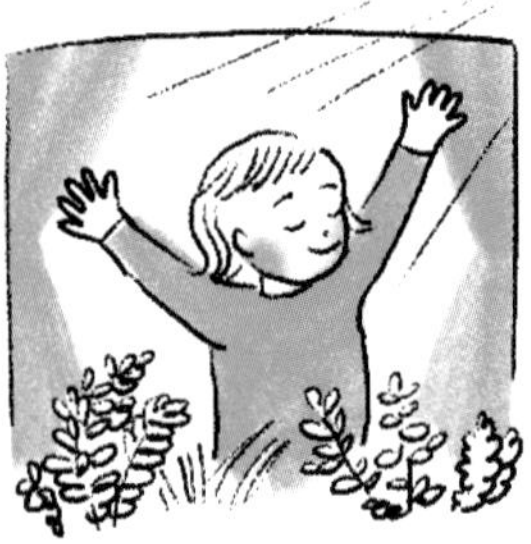

心身の不調
ウェルエイジング
女性の症状
子ども・赤ちゃん
ツボ一覧

子どもの症状⑩

# 子どもの虫除け・虫刺され

市販の虫除けスプレーで「ディート」が主成分のものには副作用があり、生後半年未満の幼児には使用ができません。生後6カ月以上でも、使用制限があります。虫除け効果のあるアロマで肌にやさしいスプレーを手作りしてみませんか。

## 虫除け効果のある精油

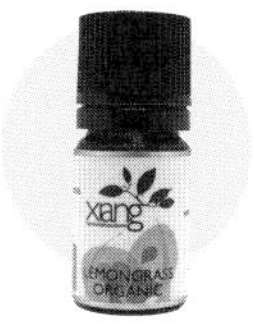


### レモングラス

夏の疲れやストレス解消におすすめのレモングラス。昆虫忌避作用のあるシトラール成分が70%以上含まれるため、虫除けにも効果的です。

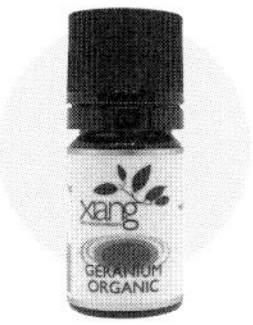


### ゼラニウム

心身のバランスを整える作用のあるゼラニウムには虫が嫌がるシトロネロールが25~40%ほど含まれています。バラのような香りの中に、ミントを思わせるハーバルな香りが特徴です。

※刺激を感じる場合があるので肌の弱い人は低濃度（0.1 ～ 0.5%濃度）で使用しましょう。

よく振って
使いましょう

## 虫除けアロマスプレーを手作りしましょう

材料

- レモングラス1滴　ゼラニウム3滴（大人は倍量）
- 無水エタノール2mℓ（ホホバオイルでも）
- 精製水18mℓ
- スプレー容器(20mℓのもの)

作り方

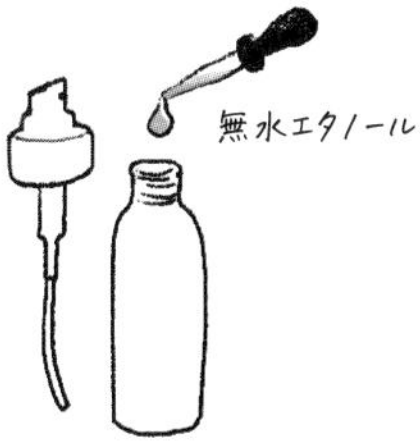


① スプレー容器に無水エタノールを入れる。

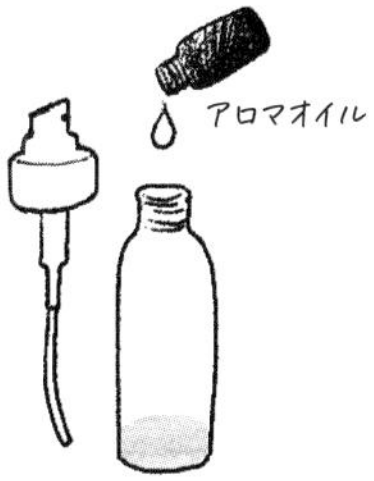


② ①にアロマオイルを入れ、よく混ぜる。

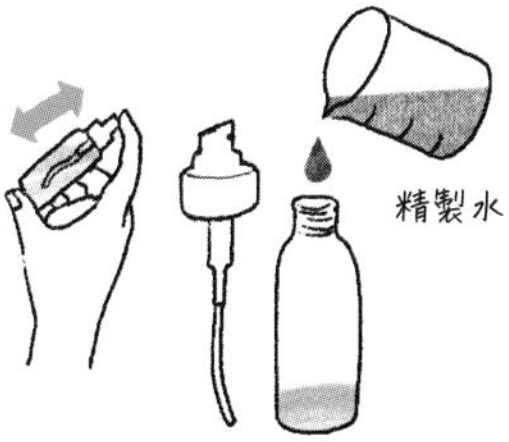


③ ②に精製水を入れてふたをし、よく振って混ぜる。

### 使い方

香りが薄れたら虫除け効果が弱まっているので、こまめにスプレーしましょう。小さなお子さまに使用する場合は、ベビーカーやタオル、洋服など皮膚に直接触れない部分にスプレーしてあげます。

### 虫に刺されたら

ラベンダー、ティートリーの精油をブレンドして塗るか、綿棒に1滴染み込ませて刺された箇所に塗ります。刺されたところが膿みやすく、とびひになりやすい場合は、五涼華《ごりょうか》や五行草《ごぎょうそう》など、清熱解毒の働きのある漢方を使います。

赤ちゃん

# 乳幼児のためのトリートメント

## 赤ちゃんから3歳までの中医アロマ

### 脾・肺・腎のケアとマッサージで病気予防を!

中国のほとんどの総合病院には、中医専門の小児科があります。家庭にも中医学が根づいていて、当たり前のようにお母さんの手で赤ちゃんを病気から守り、病気の治療をしているといっても過言ではありません。親であれば副作用の少ない漢方薬を選びたいですね。ぜひ日本にも、中医小児科を開設してほしいものです。

3歳ごろまでの幼児の身体は、特に臓腑の機能が完全でなく、抵抗力が弱いため、外邪の侵入を受けやすくなります。さらに、新陳代謝のスピードが速いため、病気の進行も早くなります。しかし一方で、治療に対する反応も敏感で、大人に比べて回復が早いのが特徴です。五臓では、消化吸収をつかさどる「脾」、免疫に関係する「肺」、成長や発育をつかさどる「腎」の臓腑は特に気をつける必要があります。

西洋薬では、赤ちゃんに使用できないものも多いものです。でも、愛情たっぷりのマッサージなら副作用の心配もありません。安全で安心なトリートメントで、大切な赤ちゃんを病気から守ってあげましょう。

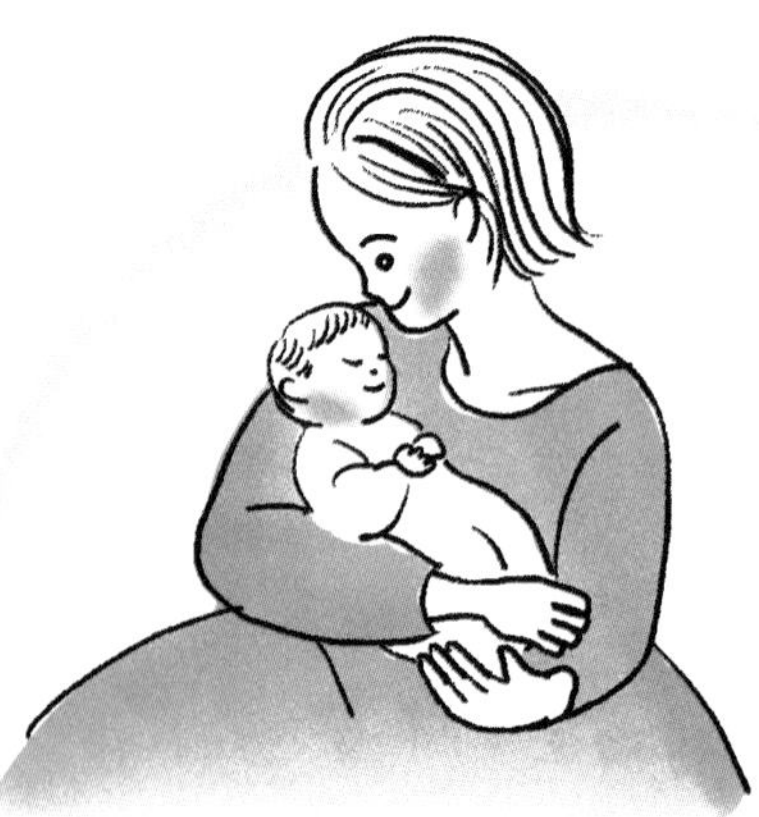

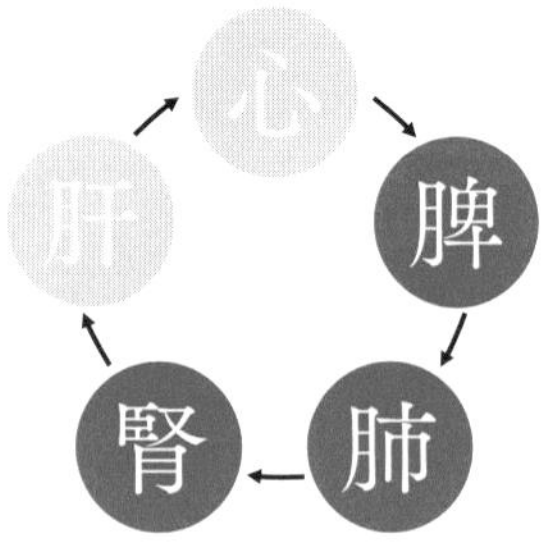


胃腸の発育が未熟な子どもは、特に脾胃をケアすることが大切です。

## まずは、2種類の指のマッサージを覚えましょう

子どものツボは大人のツボと同じではありません。特に「小児の百脈は両掌に集まる」といわれるように、子どもの指には「肝」「心」「脾」「肺」「腎」など五臓六腑と対応する経絡が存在しています。つまり、指のマッサージだけでもあらゆる症状に対応することができるのです。

体の症状が実証の場合（発熱・便秘・外邪が侵入した場合）は、過剰なものを捨てるための「瀉《しゃ》」の方向に押し流します。虚証の場合（身体が虚弱で下痢や発育不全の場合）は、臓腑の働きを補うため「補」の方向へ押し流しましょう。

気づいたときに指をくるくると、おまじないのようにマッサージしてあげましょう。

### 赤ちゃんの指の経絡

**脾 ⇒親指**

補法　下痢、食欲不振、やせ

瀉法　黄疸、悪心嘔吐、過食

**肝 ⇒人差し指**

瀉法　イライラ、夜泣き、うつ、ひきつけ

**心 ⇒中指**

瀉法　口内炎、赤面症、落ち着きがない

**肺 ⇒薬指**

補法　喘息、多汗

瀉法　咳、痰、風邪、便秘

**腎 ⇒小指**

補法　体質改善、発育の遅れ、おねしょ

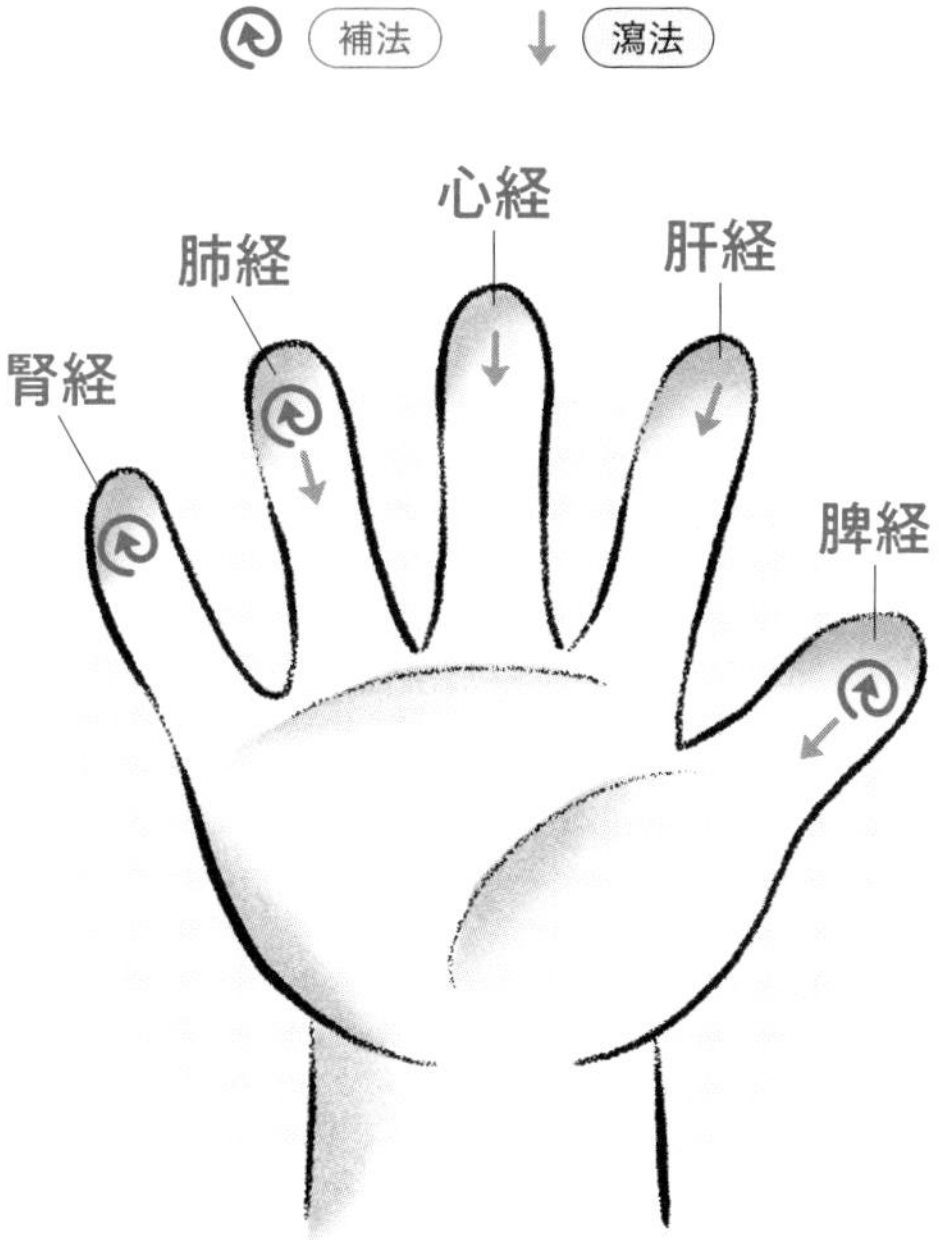

## 親子の絆がもっと深くなる
## 赤ちゃんのためのマッサージ

「三つ子の魂100まで」といいますが、小さいころに受けた肌の感覚は一生残っていくものです。特に赤ちゃんは、肌のぬくもりを愛情として覚えています。肌とのふれ合いを通じて、心が通い合うということを覚えていくのです。

たとえば以前、抱かない育児法というものがアメリカを中心に行われていたことがありますが、やはりそれでは親子の心の結びつきが希薄になってしまうような気がしませんか？　欧米ではベビーマッサージ、インドでは赤ちゃんにもアーユルベーダが取り入れられています。中国では、体質を改善したり免疫力をアップさせたりするために、「小児推《すい》拿《な》」（赤ちゃんマッサージ）が家庭で行われています。ただし、大人のマッサージとはツボや力の加減が違うため、注意して行う必要があります。

赤ちゃんは、中医学的にいうと、特に成長発育に関係する「脾」と「腎」を守ることが大切です。中医アロマの赤ちゃんマッサージには、次のような効果が期待できます。

### 赤ちゃんマッサージの効果

- 脳、神経系の発達
- 情緒の安定
- 背筋、関節がやわらかくなり、首のすわりやお座りがしっかりできるようになる
- 便通がよくなる
- 免疫力が高くなる
- 言葉を早く覚える
- 感性が豊かになる
- 親への信頼感が高まる
- 新陳代謝が良くなり、成長が促される

同時にマッサージする側（家族）への効果も期待できます。マッサージをすると、ゆったりとした気持ちでリラックスでき、血行も良くなるため、体調が良くなります。また、子どもへの愛情が深まり、お互いの信頼関係もより強くなるでしょう。もしもマッサージするのが祖父母の方なら、同時に高齢者の健康度アップにもつながるはずです。

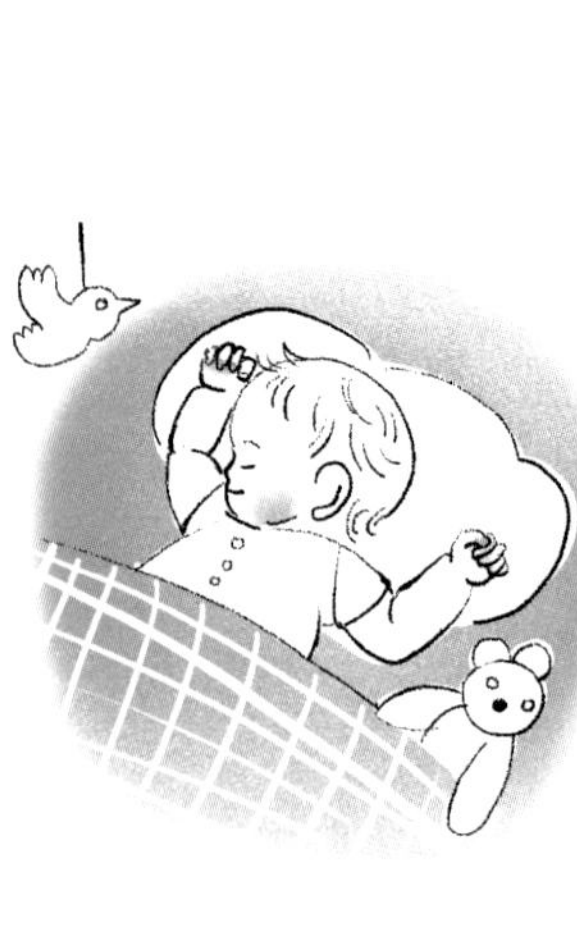

## ! 赤ちゃんマッサージを行うときの注意

- ◆ 愛情を込めて行いましょう。施術者の体調が悪いときは、無理に行うのは避けましょう。
- ◆ 赤ちゃんが感染症（風邪や水ぼうそう、はしかなど）を起こしているときは避けましょう。
- ◆ 赤ちゃんのツボは小さく、大人の手は大きいので、だいたいの場所で行えばOK。
- ◆ 6カ月までの赤ちゃんにはツボ押しは行わず、やさしくさするだけにしましょう。
- ◆ よく手を温め、暖かい部屋でオイルを使って心地良い刺激を与えてあげましょう。ただし、1歳までは精油を使うのは避けてください。赤ちゃんにとって身近な人の体臭が、一番リラックスできる香りです。ただ、施術者がリラックスするために、ラベンダーのオイルなどで芳香浴するのは良いでしょう。
- ◆ 触ると泣いたり嫌がったりするところは、無理に行わないこと。
- ◆ 食後は避けて、食前に行いましょう。

## ! マッサージのポイント

**基本的なポイントは大人のマッサージと同じですが、特に以下の3つを心がけましょう。**

**1 ソフトタッチ**

背中やお腹は手のひら全体を、足や手などの狭い部分は指の腹を使ってやさしくマッサージします。ホホバオイルやアルガンオイル、スイートアーモンドオイルなどのキャリアオイルを使うとすべりが良くなり、赤ちゃんも心地良くマッサージを受けられます。

**2 5～15分を目安に**

大人と違い、赤ちゃんは体力を消耗しやすいので、マッサージは短い時間で行います。生後1週間から1ヵ月くらいまでは、キャリアオイルを使って体をさするだけで十分です。1ヵ月後からは、すべてのマッサージの工程を赤ちゃんの機嫌の良いときに行いましょう。

**3 アイコンタクトと呼びかけ**

「痛いの痛いの飛んでいけー!」というと泣き止むのも呼びかけ効果のひとつ。「お腹、お腹、〇〇ちゃんのお腹」などといいながらマッサージすると、脳の成長を促すこともできます。また、アイコンタクトをすることで、自分をずっと見てくれているという安心感を覚えるでしょう。

# 赤ちゃんマッサージをしてみましょう

**始める前の準備**

- ◆ ベッドの上におねしょシーツやビニールシートを敷き、その上にバスタオルを敷きます。
- ◆ 部屋を十分に暖めて、赤ちゃんの脚が手前になるように寝かせます。
- ◆ 施術者の顔が見えると赤ちゃんは安心するので、最初は体の前面から行います。常に表情を見ながら「気持ちいいね」などやさしく声をかけることでリラックスした状態が作れて、気持ちの良いところや嫌がるところが分かります。
- ◆ どのマッサージも3回ずつ行いましょう。

## 体の前面のマッサージ

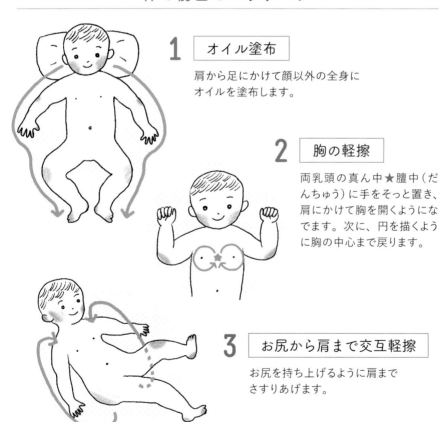

### 1 オイル塗布

肩から足にかけて顔以外の全身にオイルを塗布します。

### 2 胸の軽擦

両乳頭の真ん中★膻中（だんちゅう）に手をそっと置き、肩にかけて胸を開くようになでます。次に、円を描くように胸の中心まで戻ります。

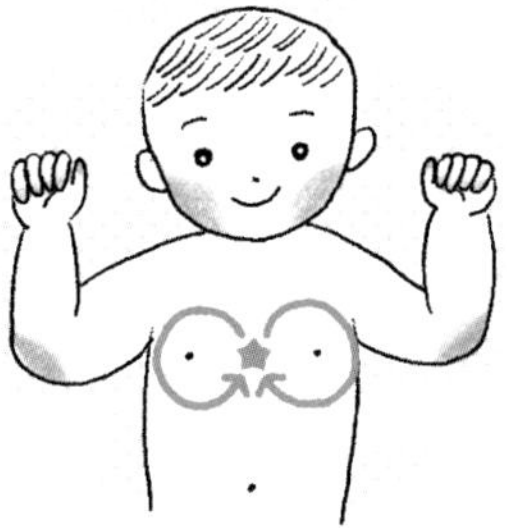

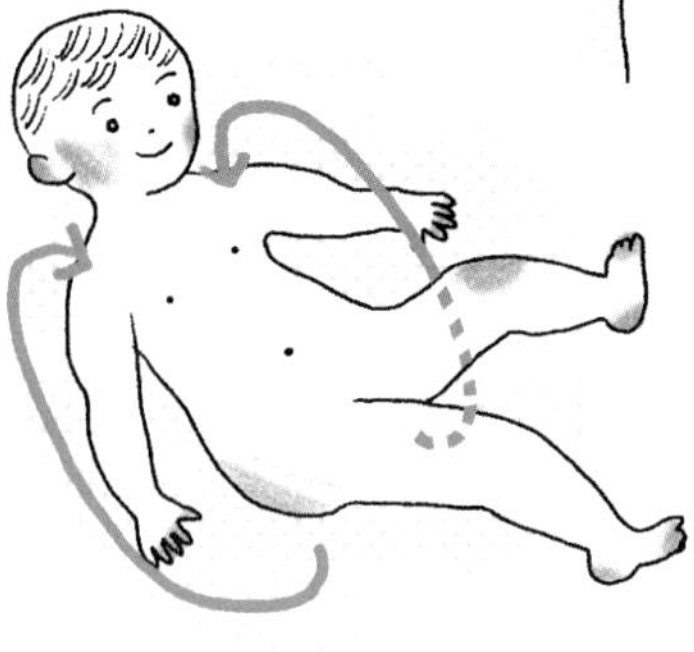

### 3 お尻から肩まで交互軽擦

お尻を持ち上げるように肩までさすりあげます。

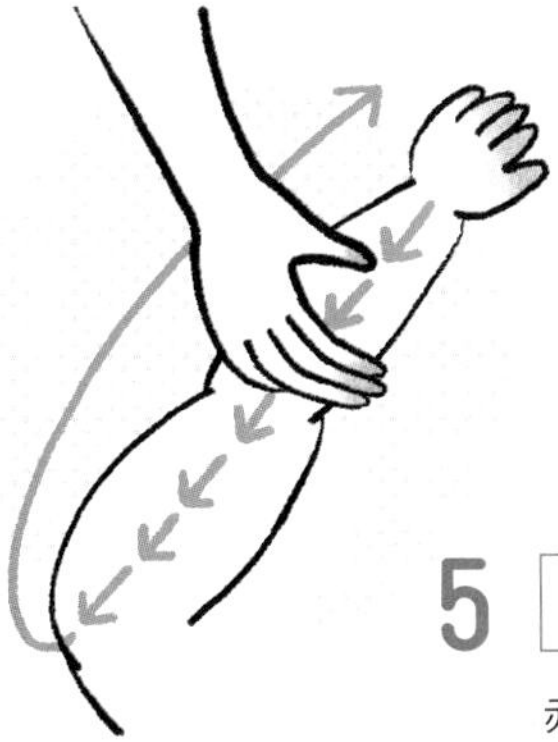

## 4 腕のマッサージ

手首から軽く握るようにして肩までいったら、肩から両腕をいっぺんにさすり下ろします。

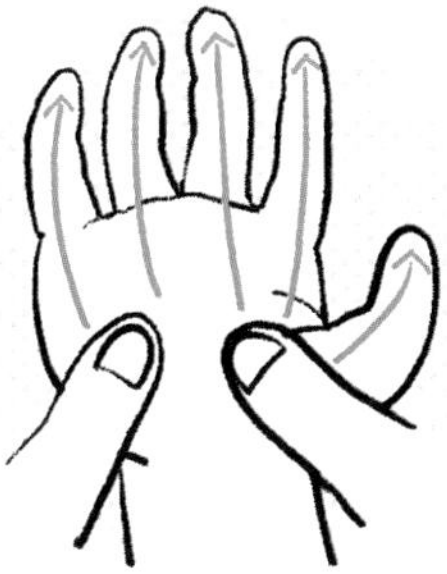

## 5 手のマッサージ

赤ちゃんの手のひらを押しながら、指先までゆっくりさすり上げます。

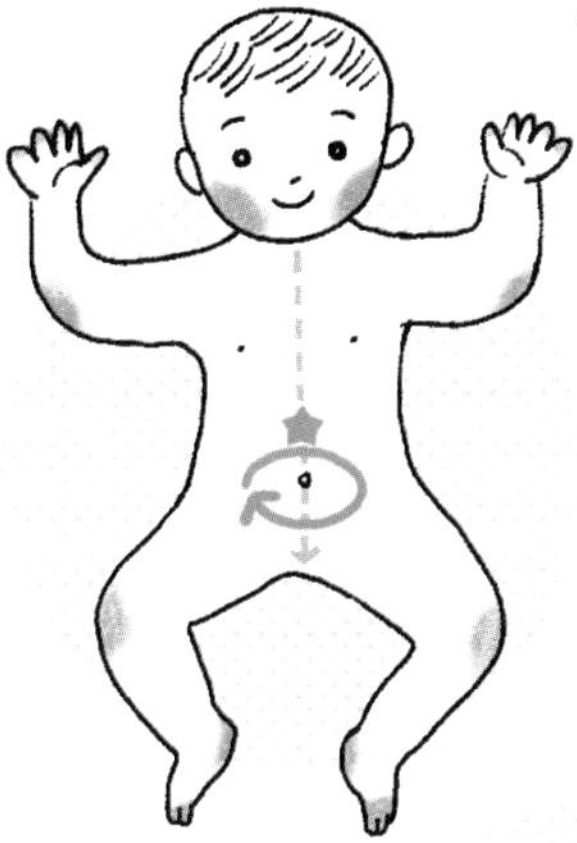

## 6 お腹のマッサージ

時計回りにお腹をくるくるさすります。その後★中脘（ちゅうかん）を中心にお腹を上から下に手を手前に引くようにさすります。

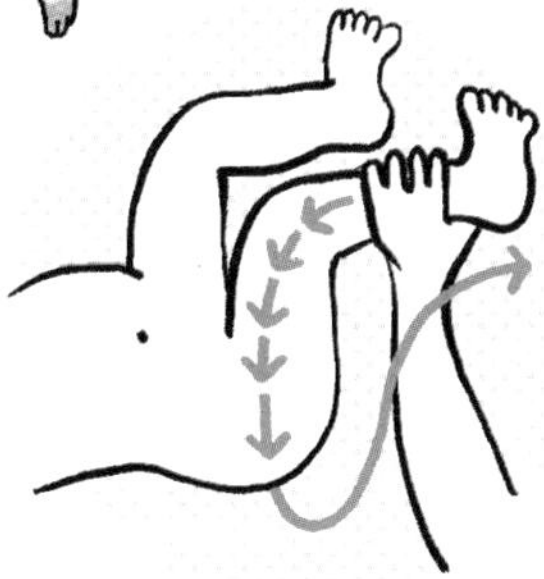

## 7 脚のマッサージ

足首から軽く握るようにして、お尻までいったら、足首までさすり下ろします。

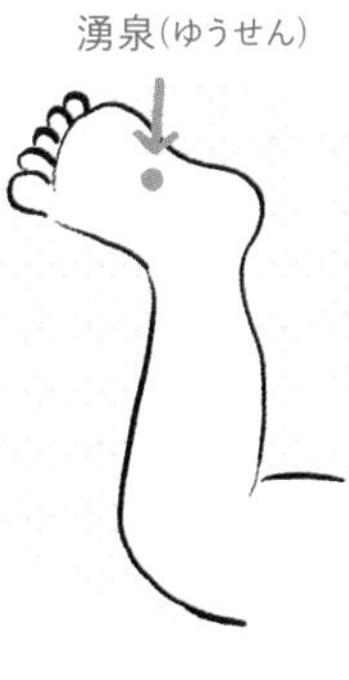


## 8 足裏のマッサージ

足の裏の湧泉をやさしく押しながら、足の指を開くようにしてマッサージ。

# 体の背面のマッサージ

## 1 オイル塗布

肩→背中→足の順にオイルを塗っていきます。

※うつ伏せのときは顔を横向きにして行いましょう。

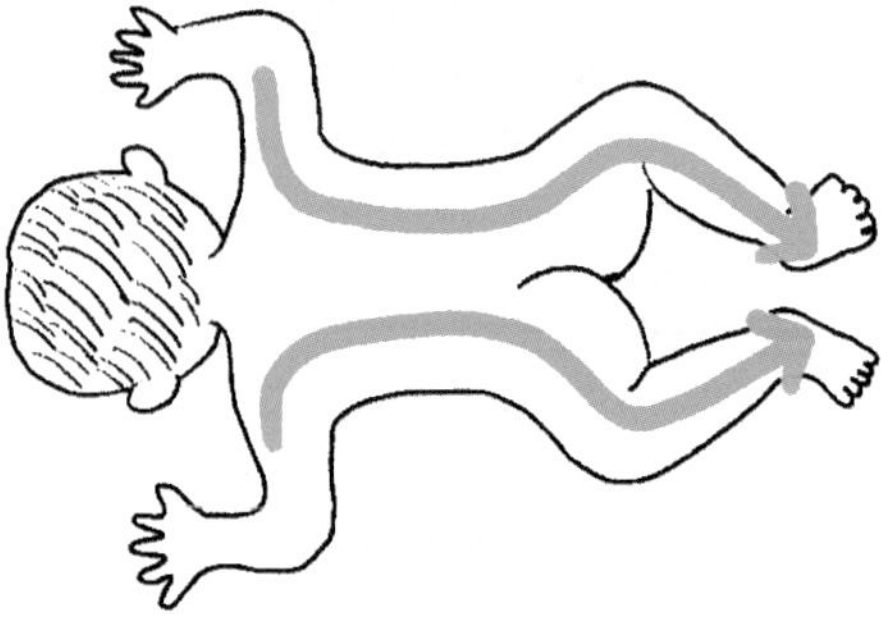

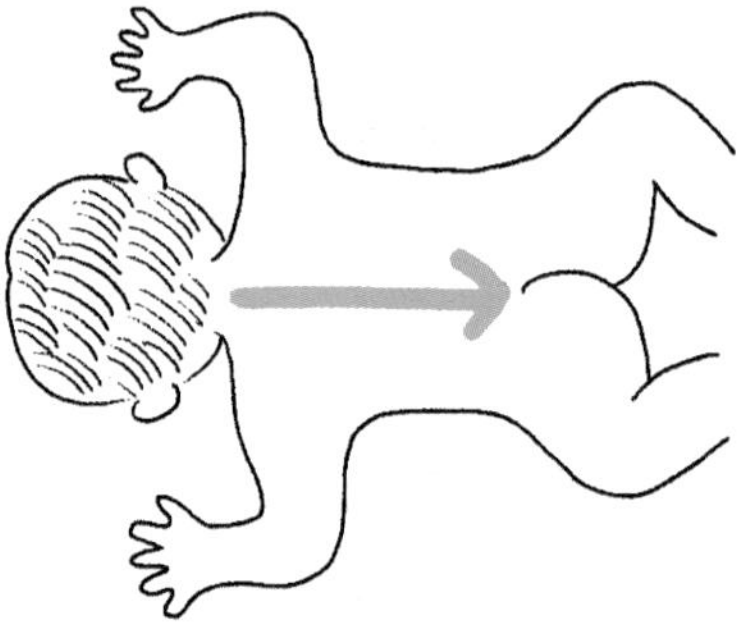

## 2 背中のマッサージ（軽擦）

首元からお尻に向かってさすり下ろします。

## 3 背中のマッサージ（揉捏）

お尻から肩に向かって絞るように揉捏。一往復して戻ってきます。

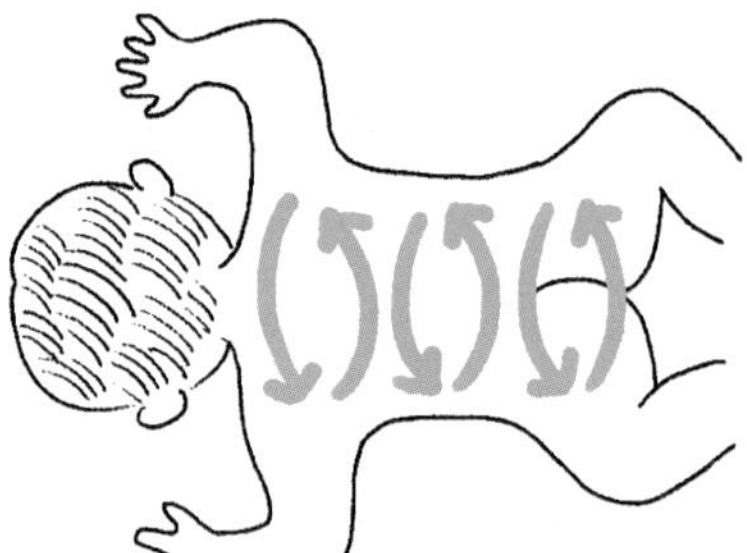

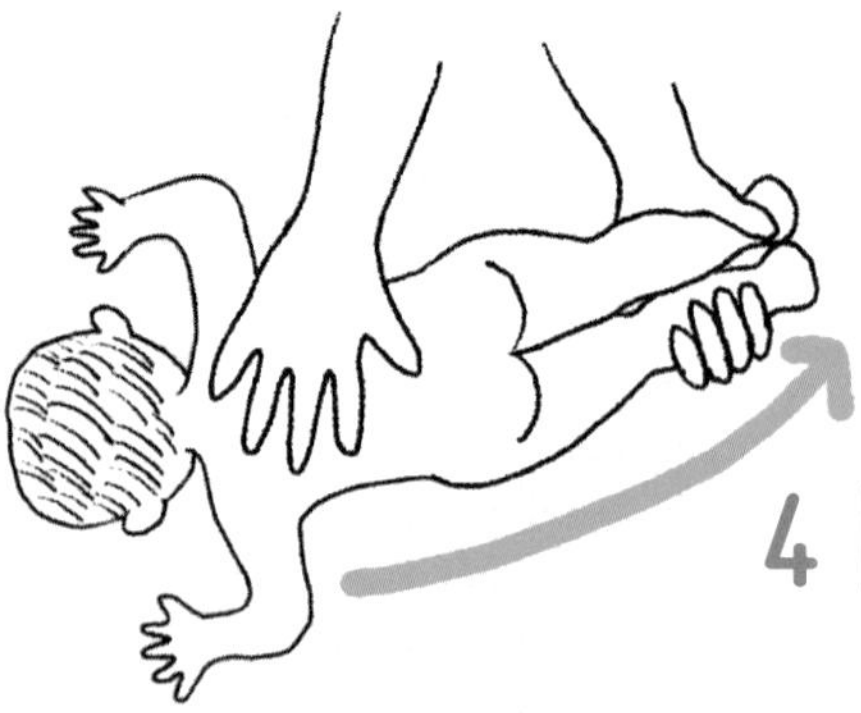

## 4 背中から足にかけてストレッチ

両足を引っ張るようにして片手で持ち上げ、もう片方の手で背中から足までさすり下ろします。

## 顔・頭のマッサージ

やさしいタッチで、目に入らないように気をつけます。

### 1　おでこのマッサージ

四指を使って★攅竹（さんちく）から●太陽（たいよう）に向かって流します。

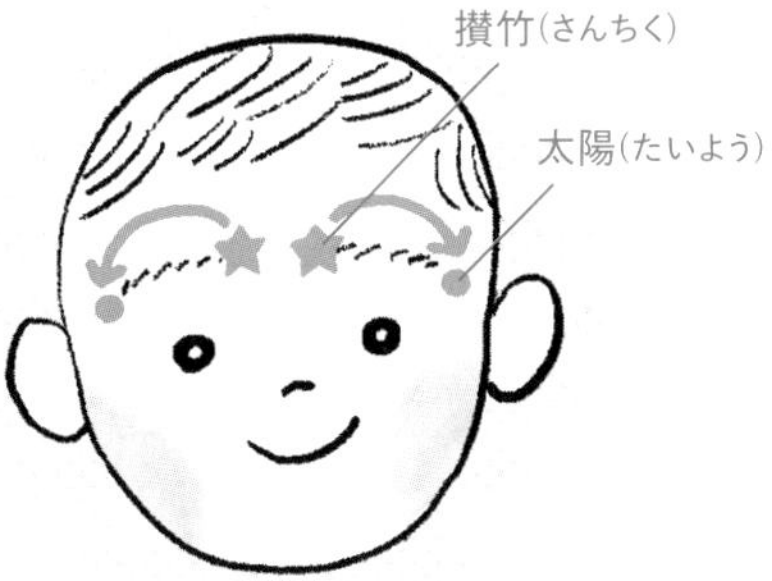


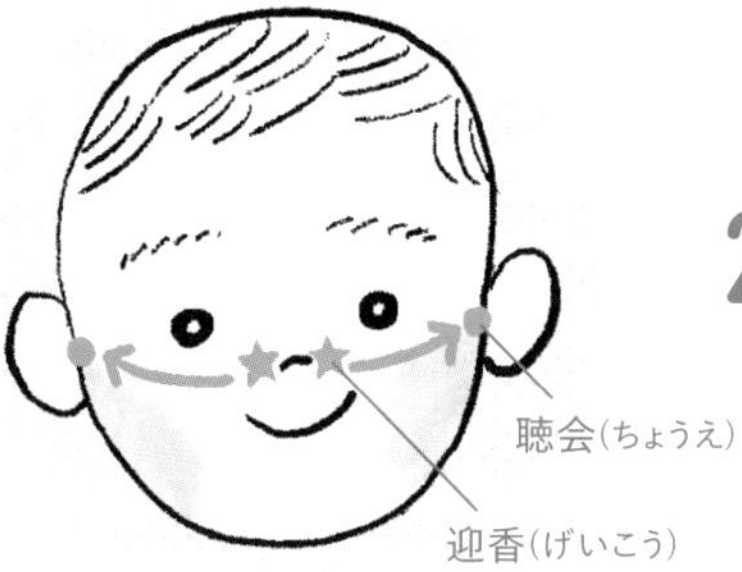


### 2　ほっぺのマッサージ

鼻の横★迎香（げいこう）から耳の横●聴会（ちょうえ）に向かって親指で流します。

### 3　頭のマッサージ

耳の横に親指を置き、四指で耳の上をくるくるマッサージ。

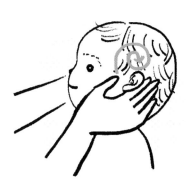

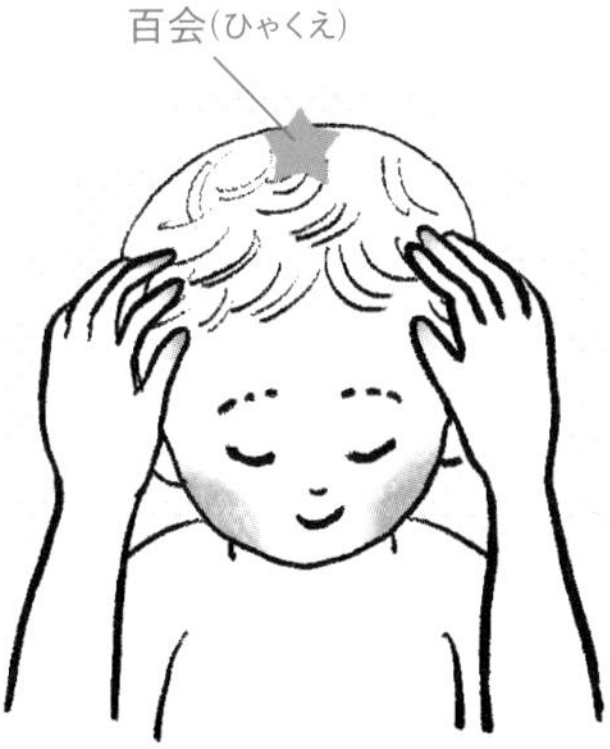


### 4　頭をなでる

全体的に頭をなでながら、「○○ちゃん♪いい子だったね！」などと声かけをすると良いでしょう。

ツボ一覧

# この本に出てくるツボ

※本誌5章で紹介されているツボの一覧表です。
※すべてのツボは左右対象に2つずつ存在しています。

《覚えておきましょう》

## “ツボの探し方”

「指2本分」や「3寸」など、ツボのとり方にはさまざまな表現があります。この本では「指○本分」という書き方をしていますが、基本的にはマッサージされる人の指で測ってください。下の図を参考に、その人のツボを正しく見つけ出しましょう。

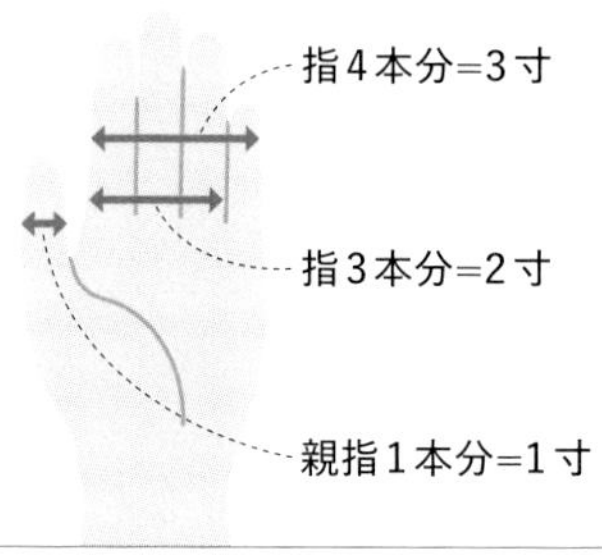


## あ

### 足《あし》五《ご》里《り》

太ももの内側にあって、太もものつけ根から指4本分ひざ方向へ下がったところ。腰痛や、腸・泌尿器・婦人科に効果がある。

### 足《あし》三《さん》里《り》

ひざの外側。ひざ下のくぼみから指4本分下。胃腸のトラブル、全身の疲れ、代謝異常などに効果が期待できる。

## い

### 委《い》中《ちゅう》

ひざ裏。ひざを曲げたときにできる、裏側のシワの真ん中。腰痛やひざ痛、足の疲れなどに効果がある。

### 印《いん》堂《どう》

眉頭の間、眉間の中央。張りのある肌をつくる。集中力アップ、頭痛、鼻水、鼻づまり、花粉症に。

### 陰《いん》陵《りょう》泉《せん》

ひざの内側、ひざ頭下の大きい骨の膨らみの下の際。冷えや月経痛などの婦人科系疾患やひざ痛に。

## う

### 雲《うん》門《もん》

肩の関節部の骨と鎖骨の間にあるくぼみ。呼吸器系の不調や肩こり、四十肩、腕の疲れなどにも効果的。

## か

### 膈《かく》兪《ゆ》

左右の肩甲骨の下端と同じ高さで背骨から指2本分外側。背中から腰にかけてのこりや胃腸症状、喘息に。

### 関《かん》元《げん》

おへそと恥骨の間。おへそから指4本分下。お腹の冷えをとり、便秘や月経痛、子宮のトラブルなどに効果がある。

### 環《かん》跳《ちょう》

おしりの外側に位置し、力を入れたときにできるくぼみ。股関節周りの血行を改善し、坐骨神経痛やひざ痛の緩和に。

### き

**肝《かん》兪《ゆ》**
背骨の第9・10胸椎の間から指の幅2本分外側。肝機能を高め、シミや頭痛、吐き気、肩こり・首こりに。

**気《き》海《かい》**
おへそから指2本下。気の集まるツボ。全身のだるさ、低血圧による食欲不振、吐き気などに効果がある。

**期《き》門《もん》**
乳首の真下で肋骨の下に位置する。イライラや自律神経失調症など、肝のトラブルに効果がある。

**頬《きょう》車《しゃ》**
あごのエラのくぼみ。フェイスラインをスッキリさせる効果がある。歯痛の改善にも。

**曲《きょく》池《ち》**
ひじを曲げたときにできるくぼみ。全身の免疫力をアップさせるツボ。貧血やニキビ、高血圧にも効果がある。

**曲《きょっ》骨《こつ》**
おへそから指5本分下がったところ。EDや尿トラブルの解消に。

**魚《ぎょ》腰《よう》**
眉毛の真ん中のくぼみ。目の疲れ、顔面麻痺やけいれんにも効果がある。

### け

**迎《げい》香《こう》**
小鼻の両脇のくぼんだところ。花粉症や、鼻水鼻づまりのほか、ニキビの予防や美肌効果に効果がある。

**下《げ》関《かん》**
頬骨と顎の骨がぶつかるところ。顎関節症や歯痛のほか、ニキビ、シワ、クマ、色素沈着予防に。肌に潤いを与える。

**血《けっ》海《かい》**
ひざの皿の内側の骨が出ているところから、指3本分上にあるくぼみ。月経痛など婦人科系のトラブルに。

**肩《けん》髃《ぐう》**
肩先。腕を水平に上げたときにできる肩のくぼみ。肩こり、湿疹、アトピーなどに効果がある。

**肩《けん》井《せい》**
首のつけ根と肩先の真中。肩こり、首こりの特効ツボ。

### こ

**行《こう》間《かん》**
足の親指と人差し指の股の間にある。更年期ののぼせや、飲酒で顔が赤くなるのを防ぐ。

**合《ごう》谷《こく》**
人差し指と親指の分かれ目にある圧痛点。あらゆる痛み、便秘、糖尿病に効果あり。ニキビ、肌荒れの特効ツボでもある。

**孔《こう》最《さい》**
腕内側の親指側でひじから指先までの長さの3分の1下。肺の機能を高め、咳を止める効果もあり。

**巨《こ》闕《けつ》**
みぞおちの指3本分下。吐き気や消化不良など消化器系に効果がある。

**巨《こ》髎《りょう》**
瞳の中心から下に小鼻と同じ高さまで下がったところ。蓄膿症やほうれい線、顔のたるみにも効果がある。

### さ

**三《さん》陰《いん》交《こう》**
内くるぶしから指4本上。すねの後ろのくぼみ。生理痛や冷え症、婦人科系のあらゆる悩みに効果がある。

## し

### 攢《さん》竹《ちく》

眉頭のくぼみ。目の周りの血行を良くする。目の疲れ、充血、視力減退、頭痛の改善のほか、シミやシワにも効果がある。

### 支《し》溝《こう》

手首甲側。手首のシワから指4本分ひじ寄り。2本の筋の間に位置する。便秘や下痢、嘔吐など消化器系のトラブルに。

### 志《し》室《しつ》

腰の腎兪（じんゆ）から指2本分外側。腰痛、慢性疲労、生殖器系、泌尿器系の症状に。

### 絲《し》竹《ちく》空《くう》

眉尻のくぼみ。目尻のシワや、シミ、くすみにも効果がある。

### 失《しつ》眠《みん》

足裏のかかとの真ん中。不眠の特効ツボ。かかとやふくらはぎ、ひざや腰などの痛みに効果がある。

### 四《し》白《はく》

承泣（しょうきゅう）の下。瞳から親指1本分下。かすみ目や疲れ目、シワに。美白効果も。

### 尺《しゃく》沢《たく》

ひじの内側の親指側のシワの端。全身のくすみの特効ツボ。ひじの痛み、咳、風邪、のどの痛みに効果がある。

### 照《しょう》海《かい》

内くるぶしの指2本分下のくぼみ。全身の血行をよくし、冷え、更年期、泌尿器系のトラブルに。

### 承《しょう》泣《きゅう》

アイホール下中央の骨のふち。目の瞳のすぐ下。シミ、シワ、くすみ、目の下のクマ、まぶたのむくみに効果がある。

### 上《じょう》巨《こ》虚《きょ》

すねの外側にある前脛骨筋の上、足三里から指4本分下がったところ。便秘など腸のトラブルや、腰痛に。

### 承《しょう》山《ざん》

アキレス腱からさすり上げ、ふくらはぎにさしかかるところ。足の疲れの特効ツボ。足のむくみや疲れ、坐骨神経痛や腰痛に。

### 承《しょう》漿《しょう》

唇の下中央のくぼみ。顔の美白効果のほか、口周りのほうれい線やシワにも効果がある。

### 上《じょう》星《せい》

鼻の頭の直線上で、髪の生え際から親指1本上。鼻水や鼻の通りが悪いときに。

### 次《じ》髎《りょう》

お尻の割れ目の上にある三角形の骨（仙骨）の上から2番目の穴。腰の冷えや、泌尿器系、婦人科系のトラブルに。

### 身《しん》柱《ちゅう》

首の付け根のでっぱった骨から、下に数えて3個めの突起の下。子どもの夜泣きやストレス、抜け毛予防や集中力アップに。

### 神《しん》門《もん》

手首内側のシワの小指側の端にある、小さな丸い骨の真下のくぼみ。動悸、息切れ、便秘、不眠にも効果がある。

### 腎《じん》兪《ゆ》

腰のおへその高さで背骨から指2本分外側。全身のたるみや、冷え性、むくみ、腰痛に効果がある。

## す

### 水《すい》道《どう》

おへそから指2本分外側、さらに指4本分ほど下がったところ。水分代謝を改善し、むくみや排尿困難にも。

### 水《すい》分《ぶん》

おへそから指1本分上。体内の水分代謝に関係するツボで、手足のむくみに効果がある。

## せ

### 睛《せい》明《めい》

目頭と鼻の間。目元の小ジワや皮膚のたるみに。目の疲れや視力減退にも効果がある。

## そ

### 率《そっ》谷《こく》

耳の上、髪の生え際から指2本分上。肩こり、頭痛、耳鳴り、側頭部の張りに効果がある。

## た

### 太《たい》淵《えん》

手首内側。手首のシワの親指側の端。肌荒れや乾燥などのほか、咳、発熱、のどの痛みなどにも効果がある。

### 太《たい》谿《けい》

内くるぶしとアキレス腱の間のくぼみ。むくみを解消し、血行を良くするツボ。

### 大《だい》迎《げい》

口角の下、下あごの両端。歯痛や顎関節痛、フェイスラインの顔やせなどに効果がある。

### 大《だい》巨《こ》

おへそから指3本外側の天枢(てんすう)からさらに指3本下。便秘や下痢、腹痛などのほか瘀血(おけつ)を取り除く効果もある。

### 太《たい》衝《しょう》

足の甲の親指と人差し指の間、骨が交わる手前。イライラ、ストレス、情緒不安定に。

### 大《だい》腸《ちょう》兪《ゆ》

お尻の上。骨盤の高さで、背骨から指2本分外側。腰痛、下痢、便秘、坐骨神経痛に。

### 大《だい》椎《つい》

首のつけ根の中心。顔を前に倒すと首のつけ根に飛び出る骨のすぐ下。風邪のひき始めや寒気に。ドライヤーで温めると効果あり。

### 太《たい》白《はく》

足親指のつけ根の脇、骨の出っ張りの足首側にあるくぼみ。貧血や低血圧にも効果がある。

### 太《たい》陽《よう》

こめかみ。目尻と眉尻を結んだ線から親指1本分外側のくぼみ。シミ、シワ、ニキビに効果がある。

### 大《だい》陵《りょう》

手首内側のシワができるところの真ん中。精神を落ち着かせる効果がある。

### 膻《だん》中《ちゅう》

左右の乳首を結ぶ線と胸の中央にある骨(胸骨体)が交差するところ。動悸、息切れ、精神的な興奮に効果がある。

## ち

### 地《ち》機《き》

ひざ下の内側、膝蓋骨(しつがいこつ)から指5本分下。婦人科系疾患のほか、疲労やだるさにも。

### 地《ち》倉《そう》

口角の外側。ほうれい線と交わる位置。口内炎の予防や、ほうれい線にも効果がある。

### 中《ちゅう》脘《かん》

みぞおちとおへその中間。おへそから指5本分上。胃腸トラブルの特効ツボ。気の流れを整えるほか、ダイエットにも効果がある。

### 中《ちゅう》極《きょく》

恥骨の指1本上。頻尿や膀胱炎、不妊症に効果がある。

**中《ちゅう》府《ふ》**
鎖骨の下。第2肋骨の外側と肩の関節の間のくぼみ。肺の機能を高め、呼吸器系、皮膚に効果のあるツボ。

**中《ちゅう》髎《りょう》**
お尻の割れ目の上にある三角形の骨（仙骨）の上から3番目の穴。腰の冷えや、泌尿器系、婦人科系のトラブルに。

**聴《ちょう》会《え》**
耳の穴の手前にあるやわらかい突起の下。耳鳴り、難聴、顎関節痛などに。

**長《ちょう》強《きょう》**
尾骨下端と肛門の間に位置する。下痢、血便、便秘、脱肛、精力アップに。

## て

**天《てん》枢《すう》**
おへそから指3本分外側。便秘のときは圧痛がある。消化器系に効果がある。お腹が原因の腰痛にも。

**天《てん》宗《そう》**
肩甲骨の中央にあるくぼみ。肩こりや五十肩、腕やひじ、胸の痛みや乳腺炎にも。

**天《てん》窓《そう》**
のどぼとけの高さの線と首を横に向けたとき浮き出る筋肉の際が交わるところ。眼、鼻、耳、口の疾患に効果がある。

**天《てん》柱《ちゅう》**
後頭部、後ろ髪の生え際の両脇にある太い筋の外側。頭痛、不眠、目の疲れ、肩こり、自律神経失調症などに。

**天《てん》突《とつ》**
左右の鎖骨の間のくぼみ。のどの痛みや、喘息、咳などに効果がある。

**天《てん》府《ふ》**
脇の下から指4本分下で、上腕二頭筋の外側のふち。熱を冷まし、肺の気の流れをよくする。喘息、気管支炎、上腕・肩の痛みに。

## と

**瞳《どう》子《し》髎《りょう》**
目尻から指1本外側。目の疲れやかすみ目などに効果がある。

## な

**内《ない》関《かん》**
手の内側、手首中央から指3本分ひじ寄り。精神的なストレスや消化吸収の衰え、血行改善にも効果がある。

## の

**脳《のう》空《くう》**
後頭部。耳上部から後頭部に進んだところの頭の骨のくぼみ。頭痛や肩こり、目の疲れなどに。

## は

**肺《はい》兪《ゆ》**
背中。第3胸椎から指2本分外側。肺機能アップのツボ。皮膚の自然治癒力を高め、ニキビや乾燥にも。

**八《はち》髎《りょう》穴《けつ》**
仙骨の左右4対、上髎、次髎、中髎、下髎というツボの総称。冷えや腰痛、婦人科系の不調や自律神経の調整に役立つ。

## ひ

**鼻《び》通《つう》**
迎香の少し上で小鼻の付け根の両脇。鼻の通りを良くするツボ。

**百《ひゃく》会《え》**
頭頂部の中央。両耳を結ぶ線と鼻から頭に伸ばした線の交点。全身のエネルギーバランスを整える万能ツボ。

**脾《ひ》兪《ゆ》**
背中と腰の中胸椎の11番と12番の間から指2本分外側。脾の機能を高め、消化吸収力がアップ。

## ふ

### 風《ふう》池《ち》

後頭部。後ろ髪の生え際の、僧帽筋の外側のくぼみ。脳血流を増やし、首のこりや、肩こり、頭痛などに効果がある。

### 風《ふう》府《ふ》

後頭部。盆のくぼ（うなじの中央のくぼみ）。頭の骨と頚椎の境目のくぼみ。鼻血や頭痛、頭のこりに効果がある。

### 風《ふう》門《もん》

肩甲骨上部の間。顔を前に倒したとき、首のつけ根に飛び出る2つ目の骨の下から、指2本分外側。風邪予防に。

### 復《ふく》溜《りゅう》

内くるぶしから指3本分上。すねの骨とアキレス腱の間のくぼみ。足のむくみや高血圧など、下半身の血流改善に。

## ほ

### 膀《ぼう》胱《こう》兪《ゆ》

仙骨関節の溝にあり、次髎の親指1本分外側。腰痛や関節痛、泌尿器系疾患に用いる。

### 豊《ほう》隆《りゅう》

すねの外側でひざと足首の中間くらいで筋肉が盛り上がったところ。胃の不調による便秘や頭痛、めまい、むくみに。

## め

### 命《めい》門《もん》

腰のおへその真裏。エネルギーを増やすツボ。全身疲労や腰痛、精力減退などに。

## ゆ

### 湧《ゆう》泉《せん》

足裏。土踏まずの五指を曲げるとくぼむところ。身体のエネルギーが湧き出てくるツボ。

## よ

### 陽《よう》渓《けい》

手の甲、親指の付け根にあるくぼみ。目の充血や疲れ、手首の痛み、ストレスに。

### 陽《よう》陵《りょう》泉《せん》

ひざ下の外側。外くるぶしから上になぞっていくと行き当たる丸い骨のすぐ下。筋肉の痛みやこり、ひざの痛みや足腰痛に。

## り

### 梁《りょう》丘《きゅう》

ひざのお皿の外側にある骨のでっぱりから、指3本分上にあるくぼみ。ひざの痛みや下痢などにも効果がある。

## れ

### 厲《れい》兌《だ》

足人差し指中指側の爪のつけ根。消化器系に効果があり、下痢解消に。ストレス性の胃炎や疲れ目にも。

## ろ

### 労《ろう》宮《きゅう》

手のひらの中央。全身の「気血」のめぐりを良くして、ストレスを和らげる。緊張をほぐす効果もある。

---

**とっておきアドバイス**

### 心と体にいいことがいっぱい！ 漢方薬局の利用の仕方

なんとなく調子が悪いけれど、病院へ行くほどでもない。そんなときにも漢方薬局では、その人の体質や生活習慣を見極めてじっくりと漢方薬を決め、養生法を教えてくれます。服用中も定期的に訪ねるようにすれば、丁寧なサポートが受けられます。

◆効果判定の目安は2〜3カ月。風邪など急性の症状には数回の服用で効果的なものも。

◆お薬代は1日500円から800円くらい。病院や調剤薬局では医療保険がきく場合も。

◆粉末、顆粒、丸剤、錠剤、シロップ、煎じ薬から、自分に合った飲みやすい薬を選びましょう。

**病院のお薬との飲み合わせを確認してもらうこと**

# 五行の音楽でバランスをとる

## 体の中から元気になるコラム《音楽》

好きな音楽を聴いているときは気分も良く、幸せな気持ちになりますね。そうした人間の音に対する性質を利用して、ストレスを解消したり、免疫力をアップしたり、自然治癒力を取り戻したりするのが音楽療法です。 音楽を聴いて心のバランスをとることで未病を改善したり、アンチエイジングに役立てたり、健康増進の効果も得られるとされています。

音は「宮《きゅう》・商《しょう》・角《かく》・徴《ち》・羽《う》」の五音《ごいん》に分けられます。これは自然の音を5タイプに分けた音階の特性で、五行説に対応し、五臓に作用するとされます。木は「角」でのびのびとした音で「肝」に入り、火は「徴」で情熱的な音で「心」に入り、土は「宮」で雄大荘厳な音で「脾」に入り、金は「商」で清らかな粛然とした音で「肺」に入り、水は「羽」で水のように透明感があり澄み渡った音で「腎」に入るといわれています。音楽をゆっくり聴きながら、体や心の声も聞いてみませんか？

### おすすめの五行の音楽

**木の音楽 —— イライラ、情緒不安定**

エンヤ『Amarantine』

**火の音楽 —— やる気が出ない、情熱がない**

ラフマニノフ『パガニーニの主題による狂詩曲』

**土の音楽 —— 憂うつ、悩みが多い**

サティ『ジムノペディ第1番』

**金の音楽 —— 悲しい、自分に優しくしたい**

J.S.バッハ『G線上のアリア』

**水の音楽 —— 元気がない、活力アップしたい**

シューマン『トロイメライ』

**五行すべてを網羅した音楽**

J.S.バッハ『平均律クラヴィーア曲集』

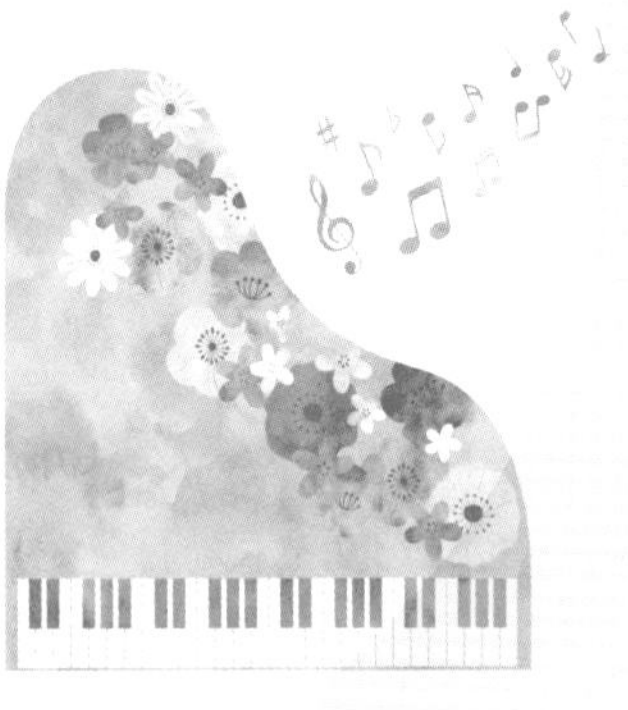

第 6 章

# 中医アロマ的
# おすすめオイル事典

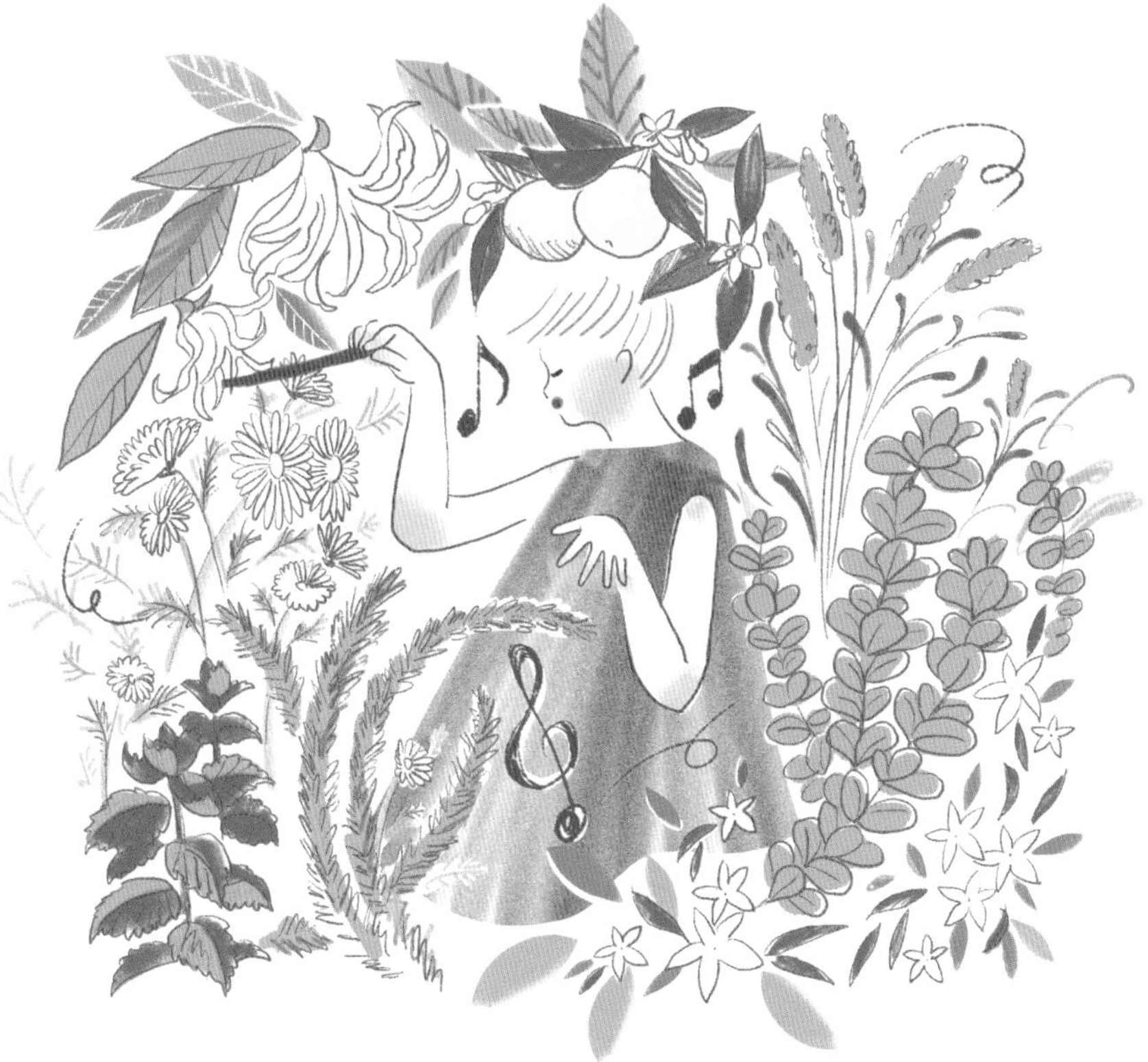

# エッセンシャルオイル効能一覧

本書第5章のレシピで紹介されている精油が、どの症例に対応するか、一目で分かる一覧表です。自分の悩みに合ったオイルを選んだり、また、好きなオイルにどんな効果があるかを知るのに利用できます。

| 精油＼症状 | むくみ | だるい | 食欲不振・胃腸トラブル | 下痢 | 便秘 | 風邪予防&ひき始め |
|---|---|---|---|---|---|---|
| イランイラン | | | | | | |
| カモミールジャーマン | | | | | ○ | ○ |
| カモミールローマン | | | ○ | ○ | | |
| クラリセージ | ○ | | | | ○ | |
| グレープフルーツ | ○ | | ○ | | ○ | |
| サイプレス | ○ | | | | | |
| サンダルウッド | ○ | ○ | ○ | ○ | ○ | |
| シダーウッド | | | | | | |
| シナモン | | | | ○ | ○ | |
| ジャスミンアブソリュート | | | | | | |
| ジュニパーベリー | ○ | ○ | | | | |
| ジンジャー | ○ | ○ | ○ | ○ | ○ | |
| スイートオレンジ | | | ○ | ○ | | |
| スイートマージョラム | | | ○ | ○ | ○ | |
| ゼラニウム | ○ | | | | | |
| ティートリー | ○ | | | | | ○ |
| ネロリ | | | ○ | | | |
| パインニードル | | | | | | |
| パチュリ | ○ | | ○ | ○ | ○ | ○ |
| フェンネル | ○ | | | | | |
| フランキンセンス | ○ | | ○ | | ○ | |
| ペパーミント | | ○ | ○ | ○ | ○ | ○ |
| ベルガモット | | | ○ | ○ | ○ | |
| ホーウッド | | | | | | |
| マンダリン | | | ○ | ○ | | |
| ユーカリグロブルス | | | | | | ○ |
| ラベンダー | | | | | ○ | ○ |
| レモン | ○ | ○ | ○ | ○ | ○ | ○ |
| レモングラス | | | | | | |
| ローズオットー | | | | | | |
| ローズマリー | ○ | ○ | | | | |

オイル名の上のアイコンは中医学的な視点で分けた5つの分類です。それぞれのオイルのタイプを知ったら、「五行別エッセンシャルオイル&キャリアオイル事典」(P.310参照)でオイルの特徴を詳しく学びましょう。

肝のオイル — P.311
心のオイル — P.312
脾のオイル — P.313
肺のオイル — P.314
腎のオイル — P.315

| 男性の更年期障害 | 女性の更年期障害 | 精力減退 | 免疫力の低下 | 自律神経の乱れ | 花粉症 | アトピー | 疲れ目 | 肩こり | 不眠 | うつ | イライラ | 頭痛 | 頭痛の風邪 | 鼻水の風邪 | 咳の風邪 | 胃腸炎の風邪 |
|---|---|---|---|---|---|---|---|---|---|---|---|---|---|---|---|---|
| ○ | ○ | ○ | | | | | | | | | | | | | | |
| | | | | ○ | | ○ | ○ | | | ○ | | ○ | | | | |
| | ○ | | | | | ○ | ○ | ○ | ○ | | ○ | | | | | |
| | ○ | | | | | ○ | | | | | | | | | | |
| | | | | ○ | | | | ○ | | ○ | ○ | ○ | | | | |
| | | | ○ | ○ | ○ | ○ | | | | | ○ | | | ○ | ○ | |
| ○ | ○ | ○ | ○ | ○ | ○ | ○ | | | ○ | | | ○ | | | ○ | |
| ○ | | | | | ○ | | | | ○ | | | | | | ○ | |
| ○ | | | | | | | | | | | | | | | | |
| ○ | | ○ | | | | | | | | | | | | | | |
| ○ | | | | | | | | ○ | | | | ○ | | | | |
| ○ | | ○ | | | | | | ○ | | | | ○ | | ○ | | |
| | ○ | | | ○ | | | | ○ | ○ | ○ | | ○ | | | | |
| | | | | | | | | ○ | ○ | | | | | | | |
| ○ | ○ | | | ○ | | ○ | | | ○ | ○ | | | | | | |
| | | | ○ | | ○ | ○ | | | | | | | | ○ | | |
| ○ | ○ | | | ○ | | ○ | | | | | | | | | | |
| | | | ○ | | ○ | | | | | | | | | | | |
| ○ | | | | | | ○ | | ○ | ○ | | ○ | ○ | | | | ○ |
| | | | | | | | | | | | | | | | | |
| | | | ○ | ○ | ○ | ○ | | ○ | | | ○ | | ○ | | ○ | |
| | | | | | ○ | | | | | ○ | | ○ | ○ | ○ | | ○ |
| ○ | ○ | | ○ | ○ | | | ○ | ○ | ○ | ○ | ○ | ○ | | | | |
| ○ | ○ | ○ | ○ | ○ | | ○ | ○ | | ○ | ○ | | | | | | |
| | ○ | | | | | | ○ | | ○ | | | | | | | |
| | | | ○ | | ○ | | | | | | | ○ | | ○ | ○ | |
| | ○ | | | ○ | | ○ | | | ○ | | ○ | ○ | ○ | | | |
| | ○ | | ○ | ○ | ○ | | | | | ○ | | ○ | | ○ | ○ | ○ |
| ○ | | | | | | | | | | | | | | | | |
| ○ | ○ | ○ | | ○ | | ○ | | | ○ | | | | | | | |
| | | | | | ○ | | | ○ | | ○ | | ○ | | | | |

| 症状／精油 | 汗・体臭 | 抜け毛・白髪 | 腰痛・神経痛 | 頻尿 | 高血圧・高脂血症 | 糖尿病 | がん | 認知症 | 月経痛・月経不順・PMS | 不妊症 | 男性不妊症 | 産後ケア | 冷え性 |
|---|---|---|---|---|---|---|---|---|---|---|---|---|---|
| イランイラン | ○ | | | | ○ | | | ○ | | ○ | ○ | | |
| カモミールジャーマン | | | ○ | | | | | | ○ | | | | |
| カモミールローマン | | | | ○ | | | | | ○ | | | ○ | |
| クラリセージ | ○ | | | | | ○ | | | ○ | | | ○ | |
| グレープフルーツ | ○ | | | ○ | | | | ○ | ○ | | | | |
| サイプレス | ○ | | | ○ | | ○ | ○ | | | ○ | | ○ | |
| サンダルウッド | | ○ | | | | | ○ | ○ | ○ | ○ | ○ | | |
| シダーウッド | | ○ | | ○ | | ○ | | | | ○ | ○ | | |
| シナモン | | | | ○ | | | | | ○ | | | | ○ |
| ジャスミンアブソリュート | | | | | | | | ○ | ○ | | | ○ | ○ |
| ジュニパーベリー | | | ○ | ○ | | | | | ○ | | | | ○ |
| ジンジャー | | | ○ | ○ | | ○ | | ○ | ○ | | | | ○ |
| スイートオレンジ | | ○ | | | | | | ○ | ○ | | | ○ | ○ |
| スイートマージョラム | | | | | | | | ○ | ○ | ○ | | | ○ |
| ゼラニウム | | ○ | ○ | ○ | ○ | ○ | ○ | | | ○ | | | |
| ティートリー | | | | | | | | | | | | ○ | ○ |
| ネロリ | ○ | | | | ○ | | | | ○ | | | ○ | |
| パインニードル | | | | ○ | | | | | | | | | |
| パチュリ | ○ | | | ○ | | | | | ○ | | | | |
| フェンネル | | | | | | | | | | | | | |
| フランキンセンス | | | ○ | ○ | ○ | ○ | ○ | ○ | ○ | ○ | | ○ | ○ |
| ペパーミント | ○ | | | | | ○ | | | ○ | | | ○ | |
| ベルガモット | ○ | ○ | | | ○ | | | ○ | ○ | | ○ | | |
| ホーウッド | | ○ | | ○ | ○ | | ○ | | ○ | ○ | | | |
| マンダリン | | | | ○ | | | | ○ | | ○ | | ○ | ○ |
| ユーカリグロブルス | ○ | | | | | | | | | | | | |
| ラベンダー | ○ | ○ | | | ○ | | ○ | ○ | ○ | | | ○ | |
| レモン | ○ | | | ○ | ○ | ○ | | ○ | ○ | | | | |
| レモングラス | | | | | ○ | | | | | | | | |
| ローズオットー | | | | | ○ | | | | ○ | ○ | | ○ | |
| ローズマリー | ○ | ○ | ○ | | | | | ○ | ○ | | | ○ | ○ |

| ダイエット | ニキビ・吹き出もの | シミ・くすみ | 乾燥肌・小ジワ | 子ども 肝心脾肺腎 | 子ども 熱 | 子ども 咳 | 子ども 下痢 | 子ども 便秘 | 子ども 食欲不振 | 子ども 湿疹・アトピー性皮膚炎 | 子ども アレルギー | 子ども 夜泣き・発達障害 | 子ども うつ・引きこもり | 子ども 虫除け・虫刺され |
|---|---|---|---|---|---|---|---|---|---|---|---|---|---|---|
| | | | ○ | | | | | | | | | | | |
| | ○ | | | | | | | | | ○ | | | | |
| | | ○ | | | | | | | | | | | | |
| | ○ | | | ○ | | | | | | | | | | |
| ○ | | | | | | | | | ○ | | | | | |
| ○ | ○ | | | ○ | | ○ | | | | | | | | |
| ○ | | | ○ | | | ○ | | | | | ○ | | | |
| | | | ○ | | | ○ | | | | | | | | |
| | | | | | | | | | | | | | | |
| | | | | | | | | | | | | | | |
| ○ | | | | | | | | | | | | | | |
| ○ | | | | | | | | | | | | | | |
| ○ | | | | ○ | | | ○ | ○ | ○ | | | | | |
| | | | | ○ | | | ○ | | | | | | ○ | |
| ○ | | ○ | ○ | ○ | | | | | | | | | | ○ |
| | ○ | | | ○ | ○ | | | | | ○ | ○ | | | ○ |
| | ○ | | ○ | | | | | | | | | | | |
| | | | | | | | | | | | | | | |
| ○ | | | | | | | ○ | | | | | | | |
| | | | | | | | | | | | | | | |
| | ○ | ○ | ○ | | | | | | | | ○ | | | |
| ○ | ○ | | | | ○ | | | | | | | | | |
| ○ | ○ | | | | | | | | | | | ○ | | |
| | | ○ | ○ | ○ | | | | | | | | | | |
| | | | | ○ | | | ○ | | | | | | ○ | |
| | | | | ○ | ○ | ○ | | | | | | | | |
| | ○ | | ○ | ○ | ○ | | | ○ | | | | ○ | ○ | ○ |
| ○ | ○ | | | ○ | ○ | | | | | | | | ○ | |
| | | | | | | | | | | | | | | ○ |
| | ○ | ○ | ○ | | | | | | | | | | | |
| ○ | | | | ○ | | | | | | | | | ○ | |

# 五行別エッセンシャルオイル＆キャリアオイル事典

一般的でよく使用するキャリアオイルとエッセンシャルオイル（精油）を中医学的な視点から分け、解説します。香りや効能などの特徴をまとめました。

## キャリアオイル

アロママッサージのベースとして使う、植物の実や種から抽出されたオイル。濃縮され作られたエッセンシャルオイルを希釈し、肌に速やかに吸収させるのに活躍。単体でマッサージオイルとしても利用可能。

### ホホバ

【学名】Simmondsia chinensis
【科名】ツゲ科

人間の皮脂の構造に似た成分の液状ワックスのため、保湿力と皮脂分泌調整作用をあわせ持つ。乾燥肌からニキビ肌にまで使えるキャリアオイルの中でも一番使いやすいオイル。保湿、鎮痛、美肌、美髪、軽い日焼け止め効果あり。全身のマッサージ、特にフェイシャルマッサージにおすすめ。

### アルガン

【学名】Argania spinoza (L.) Skeels
【科名】アカテツ科

「モロッコの黄金」と呼ばれ、美容のためにクレオパトラも愛用していたといわれる、アルガンツリーの実から抽出されたオイル。オレイン酸、リノール酸、ビタミンEを多く含む。酸化に強いオイルでエイジングケアやシミ予防、保湿効果に優れ、日焼け予防や、白髪や抜け毛のヘアケアなど、全身に使える。

### イブニングプリムローズ（月見草）

【学名】Oenothera biennis
【科名】アカバナ科

「王の万能薬」とも呼ばれる月見草は婦人科や皮膚科の疾患に効果がある。月経痛や湿疹に伴うかゆみに有効。また、フェイシャルトリートメントにもおすすめ。劣化が早いので、ホホバなどの安定性の優れたオイルに10%程度でブレンドする。

### ローズヒップ

【学名】Rose canina
【科名】バラ科

ビタミンCを多く含み、組織再生効果と肌の老化防止、美白効果が注目されているオイル。フェイシャルトリートメントにホホバとブレンドすれば、保湿と美白が可能に。酸化が早いので保存に注意し、安定性のあるホホバなどとブレンドして使う。

### セントジョーンズワート

【学名】Hypericum perforatum
【科名】オトギリソウ科

様々な痛みに効く。月経痛や筋肉痛、肩こり、腰痛、リウマチから心の痛みにまで効果があり、うつ症状や不眠にも有効とされる。月経痛のときのお腹のマッサージや腰痛などに局所的に用いるオイル。香りが強いので、精油とブレンドする際には他のキャリアオイルに5%以下をブレンドして使用する。

### スイートアーモンド

【学名】Prunus amygdalus
【科名】バラ科

皮膚を柔らかくし、乾燥や皮膚炎の鎮静に効果がある。全身のトリートメントに向いている。ナッツ系の香り。ナッツアレルギーの人には注意が必要なオイル。

## エッセンシャルオイル

植物に含まれる有効成分を採取した揮発性の芳香成分。揮発の高いものを「トップノート」、中間を「ミドルノート」、低いものを「ベースノート」という。また、「BF」（ブレンドファクター）とはエッセンシャルオイルの香りの強さを表す数値。数字が小さいほど香りが強くなる。この数値と滴数がほぼ比例すると考える。

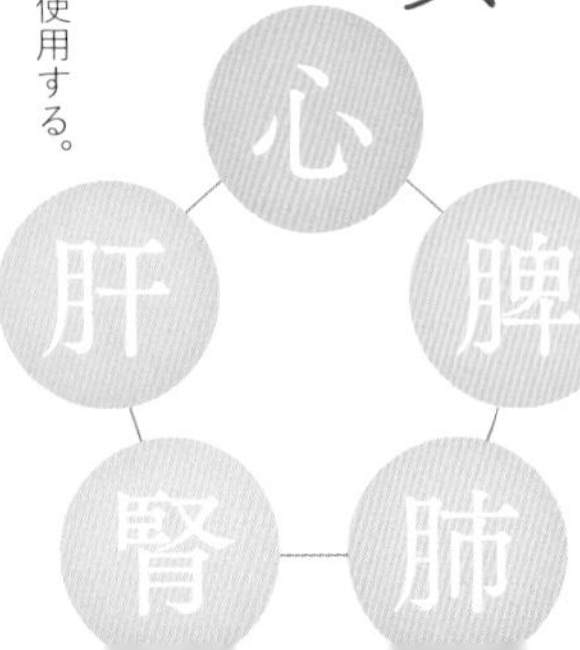

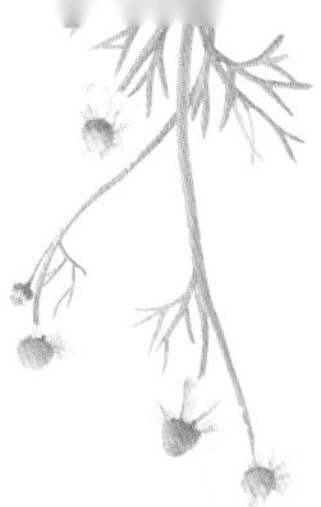

# 「肝」のエッセンシャルオイル

ストレスを受けやすい人におすすめ。
気のめぐりを良くし、リラックスできるオイルです。
ストレスやこりから解放され、
心からのびのびしたいときに使いましょう。

## スイートオレンジ

【学名】Citrus sinensis　【科名】ミカン科　【抽出部位】果皮
【抽出法】圧搾法　【ノート】トップ　【BF】4
【香りの特徴】甘くてフレッシュ。弾けるような柑橘系の香り
【効能】強肝・消化促進・リフレッシュ・抗うつ・胆汁分泌促進・抗菌・腸蠕動活性・血流改善

《中医学的観点》気を補い、流す作用で精神を落ち着けてリフレッシュさせ、肝を強くする。消化促進作用もあり脾に入って胃腸を健康にする。身体を温め血行を促進する。普段からお酒をよく飲む人や、ストレスで肝に負担をかけている人、緊張しやすく便秘や下痢になりやすい人に。《帰経》肝・脾《性質》平性～温性

## グレープフルーツ

【学名】Citrus paradisi　【科名】ミカン科　【抽出部位】果皮
【抽出法】圧搾法　【ノート】トップ　【BF】4
【香りの特徴】甘くフレッシュだが少し苦味もある柑橘系の香り
【効能】消化促進・抗うつ・ダイエット・抗菌・利尿・むくみ解消

《中医学的観点》肝の気を流し、気持ちをスムーズにし、元気を与える。清熱作用で肝に熱がこもり、興奮したとき、暴飲暴食、消化不良のときに効果を発揮。利湿作用により老廃物を流すので、ダイエットやセルライトに有効。《帰経》肝・脾《性質》涼性　※光毒性あり

## ベルガモット

【学名】Citrus bergamia　【科名】ミカン科　【抽出部位】果皮
【抽出法】圧搾法　【ノート】トップ　【BF】4～6
【香りの特徴】甘酸っぱさの中にビターとフローラル調の香り
【効能】抗うつ・抗菌・鎮静・安眠・消化促進・リラックス

《中医学的観点》リラックス効果や清熱作用が、柑橘系の中では№1。滞った気を流して抑制された感情を解きほぐし、心を鎮めて情緒を安定させる。ストレスによる胃腸障害や皮膚病にも効果あり。不眠の人は寝る前に用いると良い。《帰経》肝・心・脾《性質》涼性　※光毒性あり。

## カモミールジャーマン

【学名】Matricaria chamomilla　【科名】キク科
【抽出部位】花　【抽出法】水蒸気蒸留法
【ノート】ミドル　【BF】1～3
【香りの特徴】甘苦い干し草のような香り
【効能】清熱・鎮痛・抗炎症・鎮静・安眠

《中医学的観点》アズレン色素による濃い青色が特徴。肝の気の流れを良くし、こもった熱を冷ます。肩こりや頭痛などの鎮痛効果あり。皮膚に熱を持ったかゆみや炎症には、高濃度で少量用いると良い。《帰経》肝・心・脾《性質》涼性

## マンダリン

【学名】Citrus reticulata　【科名】ミカン科　【抽出部位】果皮
【抽出法】圧搾法　【ノート】トップ　【BF】4～6
【香りの特徴】やさしく甘い柑橘系の香り
【効能】鎮静・強壮・抗うつ・抗不安・消化促進

《中医学的観点》安全性が高く、やさしい香りで子ども、妊婦、高齢者にも安心して使用できる。肝の気の流れを良くし、うつを解消。身体を温める性質があり、精神的にも冷え込んで閉ざされた心を解きほぐす。《帰経》肝・脾《性質》温性

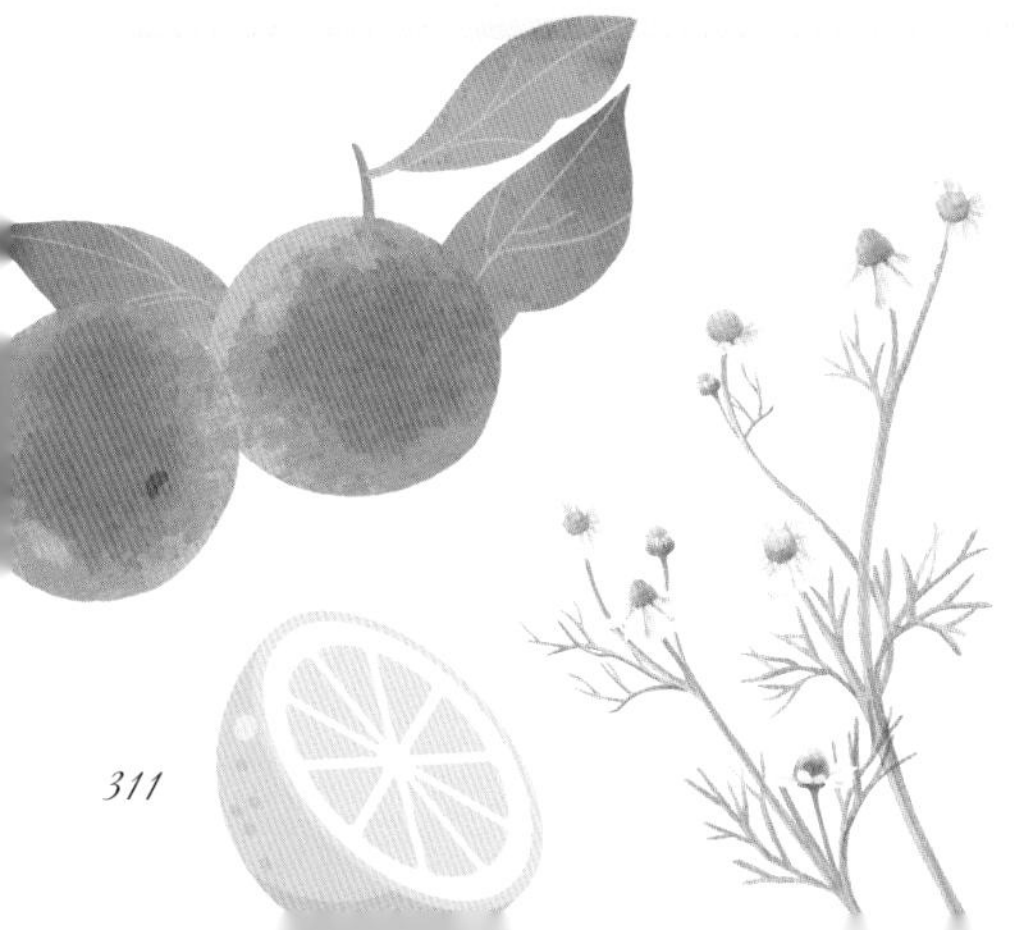

## カモミールローマン

【学名】Anthemis nobilis　【科名】キク科　【抽出部位】花
【抽出法】水蒸気蒸留法　【ノート】ミドル　【BF】1～3
【香りの特徴】甘く温かい青りんごのような香り
【効能】鎮静・視力改善・抗うつ・鎮痛・抗炎症・安眠

《中医学的観点》肝の気の滞りを解消し、肝の血を補う。全身に栄養をいきわたらせ、肌を潤す。また、PMSや月経にも効果的。明目作用にすぐれ、目の疲れや視力減退にも効果があるので、パソコンやスマホをよく使う人には特におすすめ。《帰経》肝・心・脾《性質》平性

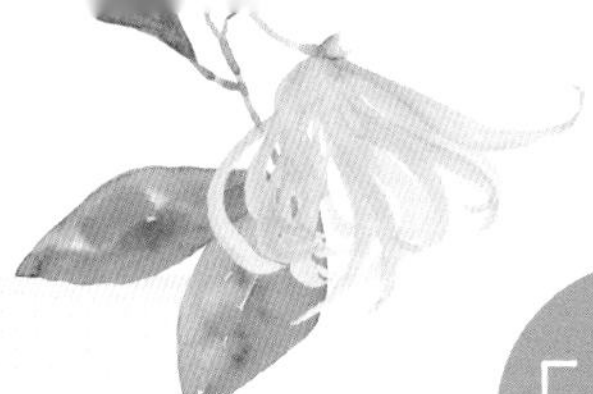

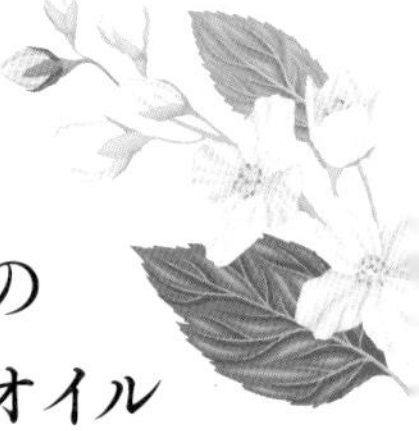

# 「心」のエッセンシャルオイル

循環器や脳の働きが低下している人におすすめ。
血の流れを良くし、心を落ち着かせましょう。
華やかなお花の香りでゆったりしたいときや、
血行不良を改善したいときに。

## ラベンダー

【学名】Lavandula officinalis　【科名】シソ科
【抽出部位】花と茎葉　【抽出法】水蒸気蒸留法　【ノート】トップ
【BF】5〜7
【香りの特徴】ウッディーで花のような香り
【効能】抗炎症・抗菌・抗ウイルス・抗真菌・鎮痛・血圧降下・中枢神経抑制・睡眠改善

《中医学的観点》心神を落ち着かせ、催眠作用を発揮。清熱解毒・鎮痛作用を持ち、肩こりから不眠、感染症までカバーできる万能オイル。少量であればニキビややけどの患部に直接塗布可。多量使用で覚醒効果があるので注意。《帰経》心・肝　《性質》涼性

## イランイラン

【学名】Cananga odorata　【科名】バンレイシ科
【抽出部位】花　【抽出法】水蒸気蒸留法　【ノート】ミドル
【BF】2〜4
【香りの特徴】重厚で甘くエキゾチックな香り
【効能】鎮静・子宮強壮・抗うつ・催淫・睡眠改善・発毛・抗酸化

《中医学的観点》心の気血を補い、精神を鎮める。補陰して体の内側から潤いを与える。月経のリズムを整え、皮膚を養う。気分を高揚させ心身の強壮作用をもつ。精を補い精力減退や脱毛にも有効。※香りが強く、まれに頭痛や吐き気を起こすことも。《帰経》心・腎　《性質》涼性

## ローズマリー

【学名】Rosmarinus officinalis　【科名】シソ科　【抽出部位】葉
【抽出法】水蒸気蒸留法　【ノート】トップ　【BF】2〜5
【香りの特徴】鋭く樟脳《しょうのう》に似たほのかな草木を感じる香り
【効能】中枢神経興奮・筋肉弛緩・去痰・抗菌・抗炎症・記憶力向上・消化促進・うっ滞除去

《中医学的観点》心を活性化して滞った気を流し、瘀血《おけつ》を改善。脳血流を促して記憶力を高め、陽を補う。身体を温めて免疫力を高め、月経を整える。※血圧上昇の可能性があるため高齢者や妊婦、乳幼児は注意する。《帰経》心・肝・脾・肺　《性質》温性

## ネロリ

【学名】Citrus aurantium　【科名】ミカン科　【抽出部位】花
【抽出法】水蒸気蒸留法　【ノート】トップ〜ミドル　【BF】1〜2
【香りの特徴】華やかで少し苦味のある花の香り
【効能】抗うつ・抗不安・鎮静・消化促進・気力アップ・睡眠改善・抗菌・血圧降下・美肌

《中医学的観点》心神を鎮めて気のめぐりを改善し、イライラや不眠を解消。肝脾の調子を整え、消化吸収を促進する。鎮静作用も高く、美肌効果も期待できる。柑橘系だが光毒性はなく、安全性の高い精油。《帰経》心・肝・脾　《性質》涼性〜平性

## ローズオットー

【学名】Rosa damascena　【科名】バラ科　【抽出部位】花
【抽出法】水蒸気蒸留法　【ノート】ミドル　【BF】1
【香りの特徴】深みがあって甘く、高貴で優雅な香り
【効能】皮膚組織再生・弾力性回復・収斂・抗ガン・抗菌・鎮静・筋肉弛緩・血圧降下・抗血栓・抗うつ

《中医学的観点》心神を鎮め、生殖機能を高め、月経リズムを整える。気の流れを改善して陰を補い、瘀血を改善する。月経や更年期など婦人科系全般に効果的。肌のきめを整えて美しく保つフェイシャルトリートメントに最適。《帰経》心・腎　《性質》涼性

## レモングラス

【学名】Cymbopogon flexuosus　【科名】イネ科
【抽出部位】葉や茎　【抽出法】水蒸気蒸留法　【ノート】ミドル
【BF】1
【香りの特徴】レモン様の香りに、やや草や土の香り
【効能】集中力アップ・強壮・鎮静・鎮痛・抗炎症・血行促進・抗菌・抗真菌・消臭・虫除け

《中医学的観点》心神を鎮め、不安やストレスを解消する。瘀血を取り除くことで、鎮痛、抗炎症、血行促進効果があり、肩こりやむくみなどにも効果的。清熱解毒作用により、除菌や殺菌、虫除け対策にも使える。《帰経》心・肝・脾　《性質》涼性〜平性

## ジャスミン

【学名】Jasminum officinale　【科名】モクセイ科
【抽出部位】花　【抽出法】水蒸気蒸留法
【ノート】ミドル〜ベース　【BF】1
【香りの特徴】濃厚で甘くエキゾチックでリッチな花の香り
【効能】催淫・強壮・睡眠・生殖機能改善・抗うつ・分娩促進

《中医学的観点》心神を鎮め、精を補い生殖機能を高め、月経のリズムを整える。出産時の芳香療法に用いられ、子宮を収縮し陣痛の痛みを軽減する。母乳の出をよくする効果、精神を情熱的にする効果も。※香りが強いので濃度に注意する。《帰経》心・肝・脾　《性質》涼性〜平性

# 「脾」のエッセンシャルオイル

消化吸収力をアップし、
体力をつけたいときにおすすめのオイルです。
身体をニュートラルな状態に
リセットさせたいときに使いましょう。

## ペパーミント

【学名】Mentha piperita　【科名】シソ科　【抽出部位】葉
【抽出法】水蒸気蒸留法　【ノート】トップ　【BF】1
【香りの特徴】さわやかな甘みにすっきりとしたメントールの刺激を感じる香り。
【効能】抗菌・抗ウイルス・抗ヒスタミン・鎮痛・鎮静・覚醒・筋肉弛緩・健胃・冷却

《中医学的観点》清熱作用を持ち、熱やほてりを冷まして発散。気の流れを改善し、脾気を補い、胃腸の働きを良くする。肝の気の流れも良くし、うつも改善。頭痛・片頭痛防止や脂肪溶解作用にも。※刺激が強いので要注意。《帰経》脾・肝・肺　《性質》涼性

## パチュリ

【学名】Pogostemon cablin　【科名】シソ科　【抽出部位】全草
【抽出法】水蒸気蒸留法　【ノート】ベース　【BF】1〜2
【香りの特徴】バルサム調で、土を感じる甘く重い香り。
【効能】抗炎症・組織再生・抗アレルギー・静脈うっ滞除去・便秘・下痢解消・防虫・除湿

《中医学的観点》漢方生薬では藿香《かっこう》として用いる。湿を取り除き、高温多湿時期の食欲不振や吐き気、夏風邪、頭痛、便秘、下痢などに用いる。瘀血を改善し、むくみや静脈瘤にも有効。抗菌防虫、皮膚の鎮静作用もある。《帰経》脾・心・肺　《性質》平性〜温性

## フランキンセンス

【学名】Boswellia carterii　【科名】カンラン科
【抽出部位】樹脂　【抽出法】水蒸気蒸留法　【ノート】ミドル
【BF】3〜5
【香りの特徴】穏やかでやや華やかなウッディな香り
【効能】抗炎症・免疫向上・瘢痕形成・美肌・うっ滞除去・抗肥満・抗菌・抗ウイルス・精神安定

《中医学的観点》漢方生薬では乳香《にゅうこう》として用いる。瘀血を除去して皮膚をきれいにし、経絡を流して痛みをとる。気の流れを良くして補気、心神を鎮める。呼吸を深くして精神的な緊張を落ち着かせる効果もある。《帰経》脾・心・肝・肺　《性質》涼性〜温性

## フェンネル

【学名】Foeniculum vulgare　【科名】セリ科
【抽出部位】種子　【抽出法】水蒸気蒸留法　【ノート】ミドル
【BF】1〜3　【香りの特徴】少しスパイシーな花の香り
【効能】解毒・セルライト予防・消化促進・強壮・乳汁分泌促進・女性ホルモン調整

《中医学的観点》脾・肝・腎の冷えを取る。気の流れを良くして胃腸を温め、消化を促して内臓の痛みを取り、腎を温めて冷え性を改善する。月経のリズムや水分代謝を整える効果も。《帰経》脾・腎・肝　《性質》温性　※乳腺炎・乳がん患者には使用しない。

## スイートマージョラム

【学名】Origanum majorana　【科名】シソ科　【抽出部位】全草
【抽出法】水蒸気蒸留法　【ノート】トップ　【BF】3〜4
【香りの特徴】甘く少しスパイシー。ほのかにウッディーの香り。
【効能】免疫向上・抗炎症・抗菌・うっ滞除去・静脈強壮・自律神経を整える・筋肉弛緩

《中医学的観点》母なる温かさを持つ精油。脾気を補い加温して、無気力や悩む心を癒す。胃腸や筋肉を温め、気血の循環を促し、下痢や便秘、筋肉のこりや関節痛、月経不順や月経痛にも効果的。心にも働きかけ不眠や高血圧にも。《帰経》脾・心　《性質》温性

## レモン

【学名】Citrus limon　【科名】ミカン科　【抽出部位】果皮
【抽出法】圧搾法　【ノート】トップ　【BF】4
【香りの特徴】フレッシュで鋭く、瑞々しい柑橘の香り
【効能】消化促進・肝臓強化・うっ滞除去・血流改善・腸蠕動運動促進・むくみ改善・抗菌・抗ウイルス

《中医学的観点》気の滞りを改善し、胃腸を整えて便通を促す。瘀血を取り除いて血行を良くする。肺に作用して免疫力を高め、肝に働きかけて解毒作用を高める効果も。《帰経》脾・肺・肝　《性質》微寒性　※光毒性あり

## サンダルウッド

【学名】Santalum album　【科名】ビャクダン科
【抽出部位】木部　【抽出法】水蒸気蒸留法　【ノート】ベース
【BF】4〜6　【香りの特徴】甘くエキゾチックなウッディーな香り
【効能】うっ滞除去・精神安定・むくみ改善・鎮静・抗ウイルス・抗真菌・尿路不全回復・心臓機能回復

《中医学的観点》日本では白檀《びゃくだん》と呼ばれ、グラウンディング効果を持つ精油。気陰を補い、潤いを与えて気血の滞りを改善する。胃腸を温め、痛みを和らげる効果も。補腎し、水分代謝改善や安神作用で睡眠改善に。《帰経》脾・腎・心　《性質》涼性〜温性

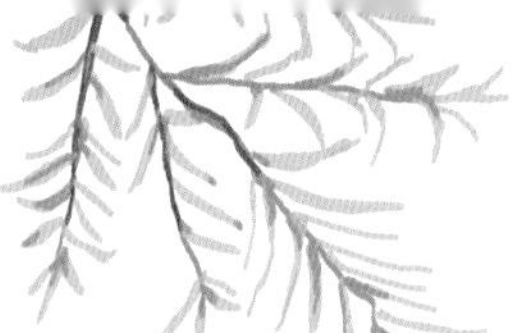

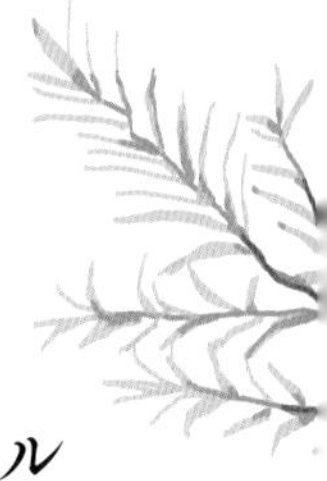

# 「肺」のエッセンシャルオイル

体の浄化機能を高め、免疫力を
アップさせたい人におすすめのオイルです。
また、呼吸器系のトラブルや
皮膚のトラブルに対応します。

## ユーカリグロブルス

【学名】Eucalyptus globulus　【科名】フトモモ科
【抽出部位】葉と小枝　【抽出法】水蒸気蒸留法
【ノート】トップ　【BF】2〜5
【香りの特徴】シャープで清涼感があり、ほのかな甘みのある香り
【効能】免疫向上・抗菌・抗ウイルス・抗炎症・去痰・リフレッシュ・抗アレルギー・鎮痛

《中医学的観点》肺に作用して気を補い、免疫力を高める。補陽効果、抗菌効果も高く、身体のバリアの衛気を高めるので、風邪や花粉症などの感染予防にも役立つ。《帰経》肺　《性質》温性　※刺激が強いため、敏感肌の人は濃度を薄めにして使用すること。

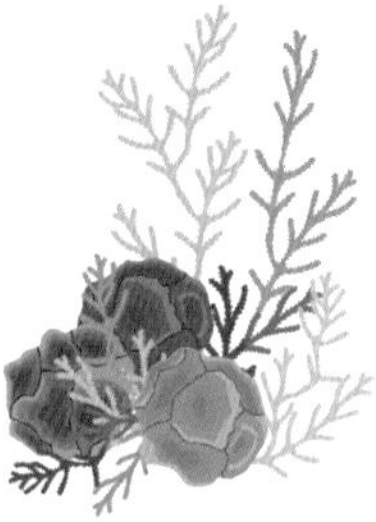

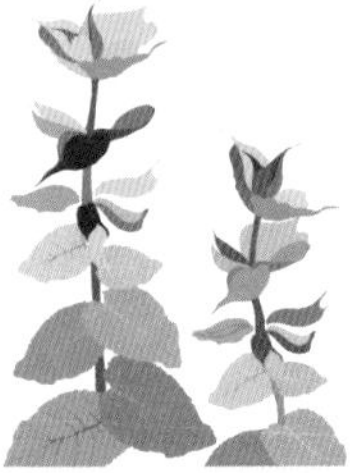

## サイプレス

【学名】Cupressus sempervirens　【科名】ヒノキ科
【抽出部位】葉・球果　【抽出法】水蒸気蒸留法
【ノート】トップ　【BF】4
【香りの特徴】フレッシュで爽やか。スパイシーなウッディーな香り
【効能】抗肥満・免疫向上・抗菌・抗ウイルス・血圧降下・鎮痙・うっ滞除去・鎮咳・利尿

《中医学的観点》気を補い、気のバリアを張りめぐらせ免疫力を高める。肺を開き、呼吸を楽にする。湿を取り、余分な水分を排出し、むくみやデトックス効果に優れる。腎にも作用し、ホルモンバランスや月経リズムを整える。《帰経》肺・腎　《性質》涼性

## パインニードル

【学名】Pinus pinaster　【科名】マツ科　【抽出部位】葉
【抽出法】水蒸気蒸留法　【ノート】ミドル　【BF】2〜5
【香りの特徴】甘く爽やかなウッディー系の香り
【効能】抗炎症・免疫向上・うっ滞除去・抗肥満・抗菌・抗ウイルス・精神安定・抗がん

《中医学的観点》松の香り。気を補い、免疫力を高める。清熱解毒作用があり、咳や痰、咽頭炎など呼吸器系の症状に幅広く対応。リウマチにも。また、膀胱炎など泌尿器トラブルにも効果を示し、尿酸値を下げる働きも。《帰経》肺・腎　《性質》温性

## ティートリー

【学名】Malaleuca alternifolia　【料名】ノトモモ科
【抽出部位】葉　【抽出法】水蒸気蒸留法　【ノート】トップ
【BF】3〜5
【香りの特徴】すっきりして鼻に抜ける香り
【効能】免疫向上・抗炎症・抗菌・抗ウイルス・抗真菌・皮膚浸透性向上・うっ滞除去

《中医学的観点》気を補い、免疫力を高め、気血の流れを改善。極めて高い抗菌力を持ち、身体の周りに気のバリアを張りめぐらせて外邪の侵入を防ぐ。ウイルス、細菌、真菌にまで作用。皮膚感染症にも効果的。《帰経》肺　《性質》温性　※原液塗布可能。

## クラリセージ

【学名】salvia sclarea　【科名】シソ科　【抽出部位】全草
【抽出法】水蒸気蒸留法　【ノート】トップ〜ミドル　【BF】2〜4
【香りの特徴】甘くナッツ系の印象を含んだフルーティーなハーバル調の香り
【効能】女性ホルモン様作用・抗炎症・鎮静・鎮痙・鎮痛・神経バランス調整・抗菌

《中医学的観点》気を補い、滞った気を流し、心神を鎮める。肺気を補い、呼吸器系に作用。肝気の流れを良くして月経リズムを整え、更年期症状にも作用。パニックにも。《帰経》肺・肝　《性質》涼性〜平性　※妊産婦・乳がん・乳腺炎に注意

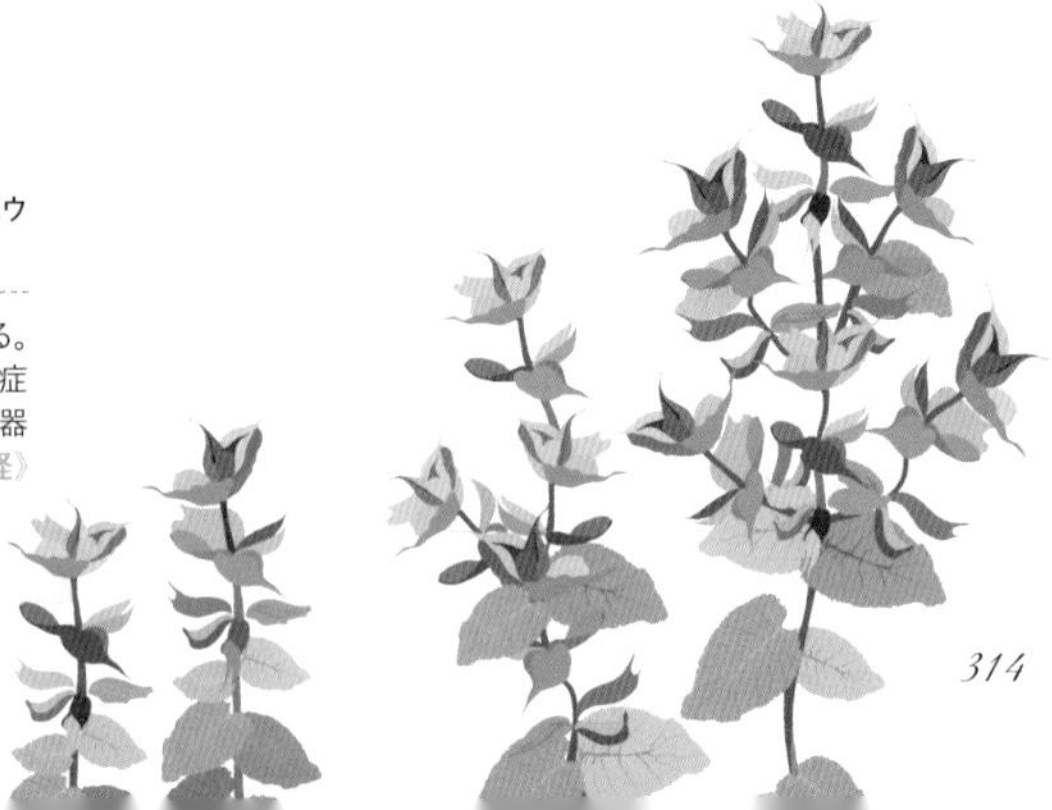

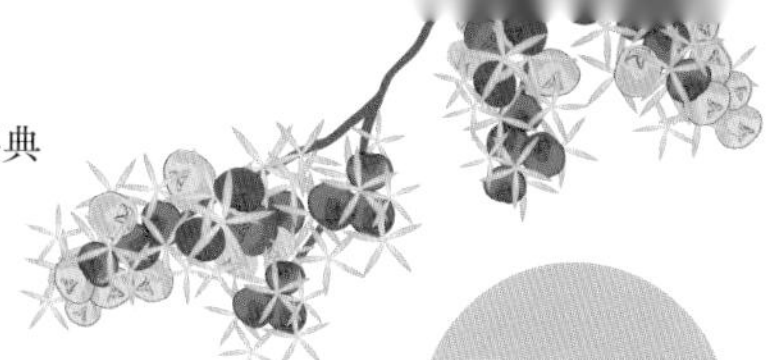

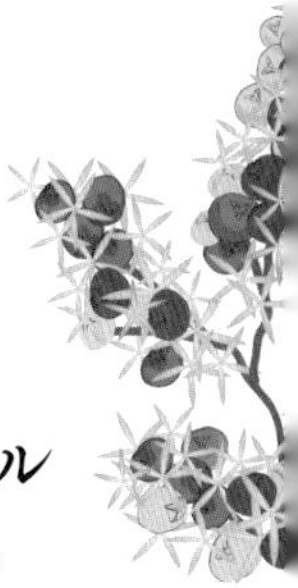

# 「腎」のエッセンシャルオイル

体の水分やホルモンバランスを
調整するオイルです。
冷え性や新陳代謝の衰え、
老化が気になる人に効果的です。

## ゼラニウム

【学名】Pelargonium graveolens 【科名】フウロソウ科
【抽出部位】全草 【抽出法】水蒸気蒸留法
【ノート】トップ～ミドル 【BF】3
【香りの特徴】ローズに似たやさしい香り。ほのかにスパイシーさもある 【効能】抗菌・防虫・皮膚弾力回復・抗ヒスタミン・神経バランス調整・鎮静・興奮・抗炎症

《中医学的観点》腎に働きかけホルモンバランスを整え、心神を鎮めて不安を取り除き、心身の健康を取り戻す。PMSや月経痛、月経中の肌荒れ、更年期障害に有効。水分代謝を改善や、むくみやセルライトにも。《帰経》腎・心 《性質》涼性

## ジュニパーベリー

【学名】Juniperus communis 【科名】ヒノキ科
【抽出部位】液果 【抽出法】水蒸気蒸留法 【ノート】トップ
【BF】4 【香りの特徴】爽やかでウッディーな香り。ジンの香りづけに使われる
【効能】利尿・免疫向上・抗肥満・抗菌・抗リウマチ・うっ滞除去・デトックス・むくみ改善

《中医学的観点》身体を温めて活力を与え、冷えによる腰痛やむくみを解消。腎に働きかけ水分バランスを整え、利尿作用をもたらす。デトックス、セルライト除去にも。《帰経》腎 《性質》熱性 ※6カ月を超える長期使用は腎臓に負担をかけるため注意。

## ホーウッド

【学名】Cinnamomum camphora 【科名】クスノキ科
【抽出部位】木部 【抽出法】水蒸気蒸留法 【ノート】ミドル
【BF】4～8
【香りの特徴】やわらかなウッドの落ち着きと、フローラルな甘さを持ち合わせた香り
【効能】鎮静・抗ストレス・免疫向上・抗炎症・抗菌・抗ウイルス・保湿・細胞賦活

《中医学的観点》腎に作用して気を補い、免疫力や生殖能力を高める。ストレスや落ち込んだ心にアプローチして、体の芯から元気を取り戻す。老化肌や乾燥肌、妊娠線の予防にも。《帰経》腎・肝・心 《性質》涼性

## シナモン

【学名】Cinnamomum zeylanicum 【科名】クスノキ科
【抽出部位】葉 【抽出法】水蒸気蒸留法
【ノート】ミドル～ベース 【BF】1
【香りの特徴】甘くスパイシーなシナモンの香り
【効能】免疫向上・抗ヒスタミン・抗菌・抗ウイルス・抗真菌・局所麻酔・鎮痙・強壮

《中医学的観点》冷えを散じ、瘀血を改善して血流を良くする。補気作用で免疫力や生殖機能を高め、全身に活力を与え、消化促進作用も。腰痛やむくみ、精力減退や風邪の初期症状にも。《帰経》腎・心・脾・肺 《性質》熱性
※皮膚刺激が強いので注意

## ジンジャー

【学名】Zingiber officinale 【科名】ショウガ科
【抽出部位】根茎 【抽出法】水蒸気蒸留法
【ノート】トップ～ミドル 【BF】3～5
【香りの特徴】甘みがあり、スパイシーな生姜の香り
【効能】消化促進・コレステロール低下・抗腫瘍・強心・降圧・鎮痛・鎮痙・抗炎症・抗アレルギー

《中医学的観点》身体を温めて血流を改善し、冷えを散じて関節痛などの痛みを解消する。消化を促進させる作用も。気を補い免疫力を高めて、全身に活力を与える。腰痛やむくみ、精力減退や風邪の初期症状にも。《帰経》腎・心・脾・肺 《性質》熱性

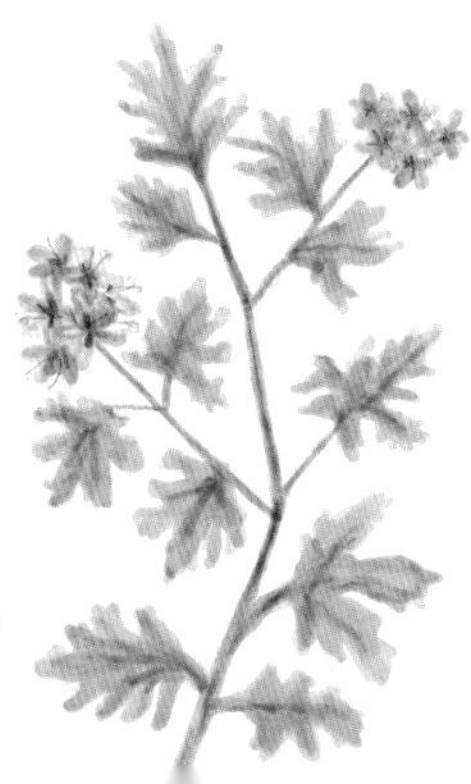

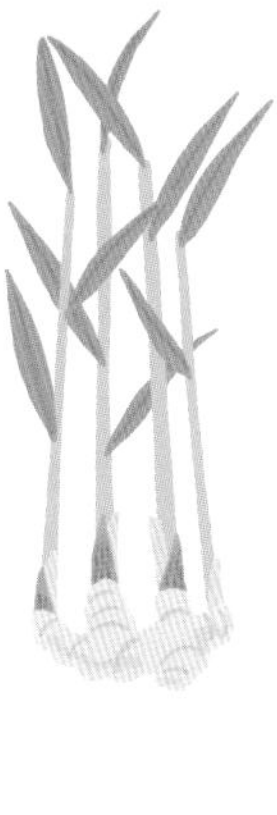

## シダーウッド

【学名】Cedrus atlantica 【科名】マツ科 【抽出部位】木部
【抽出法】水蒸気蒸留法 【ノート】ミドル～ベース 【BF】3～6
【香りの特徴】ウッド系の香りにほのかな甘さとバルサム調が混ざった香り
【効能】鎮静・睡眠改善・鎮咳・リンパうっ滞除去・皮脂分泌抑制・瘢痕形成・利尿

《中医学的観点》体の芯から元気を取り戻す。補気作用で免疫力や生殖機能を高め、水分代謝を促進し、利尿作用もある。補腎し、老化肌や乾燥肌、抜け毛や白髪にも効果的。咳止め効果や催淫作用もあるとされる。《帰経》腎 《性質》平性～温性

# おすすめアロマオイルブランド

国内で購入できる、著者おすすめの精油ブランドを紹介。信頼できるオイルの選び方を教えます。

## 精油として使えるかを確認

そのオイルが、「100％天然のオイルか？」「化学合成された香料を使用していないか？」「人工的に加工されていないか？」「精油名、原産地が書いてあるか？」「輸入元や製造元、ロット番号、使用期限が書いてあるか？」の5項目を確認することから始めましょう。

最近は、香りをライフスタイルに取り入れる方も増え、多くのアロマグッズが販売されています。ただし、精油によく似たパッケージの合成オイルには注意が必要です。化学合成されたオイルなどはアロマセラピーの精油としては使えません。信頼できるブランドを見つけ、そこから自分の体調や体質を知った上で、好きな香りを探してください。

### enherb（エンハーブ）

美容と健康のためのハーブの専門店。ハーブティーやナチュラルコスメなどを主に扱うブランド。精油の多くがACO（Australian Certified Organic）とUSDA（United States Department of Agriculture）のオーガニック認証を取得。国内の化粧品製造工場にて、徹底した衛生管理・品質管理の下で行っている。

「ベルガモット」（左）と華やかな花の香りの「しあわせ感じるアロマ」

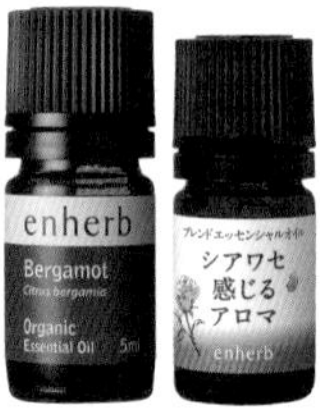


**株式会社コネクト**

https://www.enherb.jp/

### PRANARŌM（プラナロム）

200種に及ぶ多くのケモタイプ精油を扱うブランド。成分分析を行い、含有成分により分類する「化学種」という概念を証明したパイオニア。自然に近い環境で栽培された植物から採油し、低圧で時間をかけて蒸留している。さらに国内で再度成分分析を行っている。

人気の「ラベンダー・アングスティフォリア」（左）と「ティートゥリー」

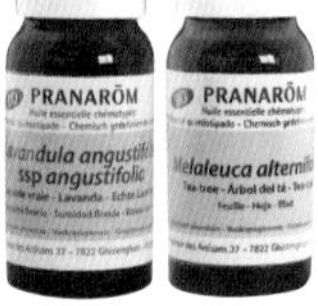


**株式会社健草医学舎**

https://www.pranarom.co.jp/

## 生活の木

アロマセラピーの日本におけるパイオニア的ブランド。国内外の提携農園から、厳選したハーブや精油、植物油など、世界中の自然の恵みを調達している。柚子やクロモジなどの和精油も多く揃う。また、1mℓと小容量から取り揃えているため試しやすい。

フローラルな香りの「ラベンダー」（左）と
ブレンド精油「アールグレイベルガモット」

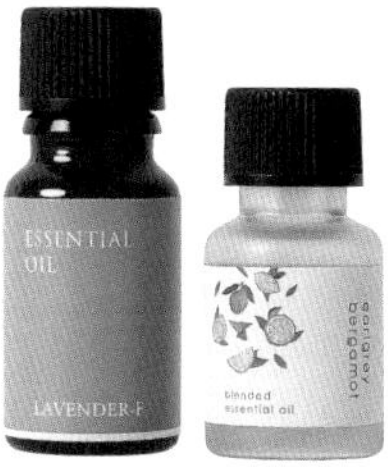


**株式会社生活の木**

https://www.treeoflife.co.jp/

## FLORIHANA（フロリハナ）

製造工程において環境や人体への有害物質の使用などを禁止して、地球環境を守りながらオーガニックアロマセラピー製品を製造している蒸留所。低温低圧で蒸留されているため品質の劣化を起こしにくく、安定性の高い製品を提供している。

鎮静作用の高い野生種の「ラベンダー」
と人気の「フランキンセンス」

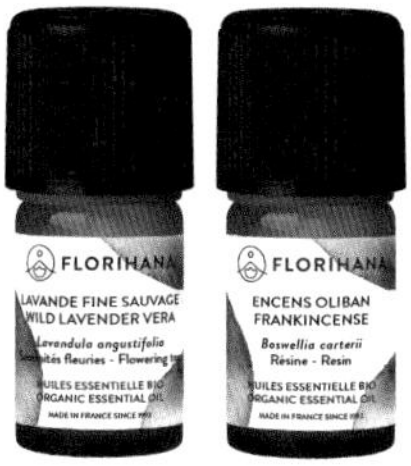


**フロリハナ株式会社**

https://www.florihana.co.jp/

## Xiang（シャン）

本書の著者・有藤文香が手掛ける、漢方生薬の陰陽五行理論をもとに、世界中の生産者から徹底的に厳選した100%オーガニックの精油・キャリアオイルブランド。中医アロマに親しんでもらうため、五行に対応する木・火・土・金・水の5種類のパッケージで展開している。

新鮮な精油の取り扱いに力を入れている。
全体的にフレッシュな香りが評判

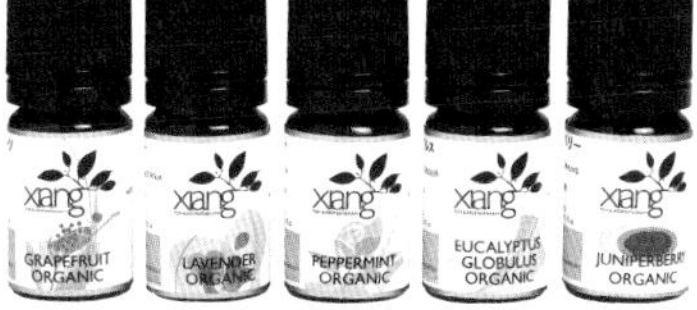


**株式会社Xiang（シャン）**

http://xiang.co.jp/

## ニールズヤードレメディーズ

自然療法に基づいたホリスティックにアプローチする製品と知識を届け、健康で美しいライフスタイルを提供するイギリス発祥のヘルス&ビューティブランド。オーガニックはもちろん、エシカルで持続可能にこだわり原料を調達している。

集中力を高める「ローズマリー」（左）
とブレンド精油「ウーマンズバランス」

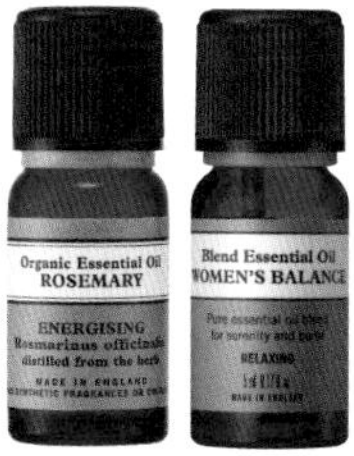


**株式会社ニールズヤードレメディーズ**

https://www.nealsyard.co.jp/

# 温かくやさしい時間の循環

10年後にも残る家庭医学書を作りたいと、初めて本を出版させていただいたのが15年前。それから今日まで、多くの患者様やお客様の症例に向き合ってきました。また、私自身も妊娠出産・子育てをする機会があり、それなりに歳を重ね、身体に変化を感じる中で中医アロマに助けられたことが幾度となくありました。特に子どもが産まれた当初は、仕事も育児もプライベートも１００％完璧じゃなければと、もどかしい毎日でした。仕事の帰り道、ベビーカーを押しながら、訳もなく涙があふれてきたこともありました。

そんなとき、ふと香りを嗅いでみたり、マッサージをしてみたりするだけで気持ちが落ち着き、本来の感覚が呼び戻されたのを覚えています。今は、更年期や来たるべき老年期に向けての身体づくりを見据えて、自分や家族の生活に中医アロマはもちろん、漢方や薬膳を取り入れて実践しています。

大切なのは身体のちょっとした変化に気づいて対処すること——。これはまさに、中医学でいう「未病先防」の考え方です。健康になる、美しくなることは難しいことではありません。香りを感じながら、やさしく体に触れてみましょう。きっと体の奥深いところから、いろいろなサインが発せられているはずです。

また、毎日忙しく、子育てや介護、仕事やボランティアなど、自分以外のために頑張っている人も多いのではないでしょうか。もし大切にしたい人や守りたいものがあるのなら、まずは自分のために丁寧に生きてください。そしてあなたの大切な人たちに還元してあげましょう。

身体を整えることは　こころを整え　人生を整えること。

五感を研ぎ澄まし、かけがえのない自然の循環の中で生きていくことのすばらしさ。あなたの人生や大切な人たちの健康のために、中医アロマで温かくやさしい時間の循環が続いていきますように願っています。

有藤文香

# 参考文献


『中医臨床のための中薬学』神戸中医薬研究会 編著 東洋学術出版社

『カラーアトラス取穴法 第2版』山下詢 著・形井秀一 編 医歯薬出版

『わかりやすい臨床中医臓腑学 第2版』王財源 著 医歯薬出版

『やさしい家庭中国漢方講座テキスト1』川瀬清・猪越恭也 著 中国漢方普及会

『薬食同源の知恵 五臓六腑の健康百科』猪越恭也 著 佼成出版社

『香り高き中国茶を愉しむ 中国茶入門』菊地和男 著 講談社

『図解 アロマセラピー活用百科』ジュリア・ローレス 著 産調出版

『中薬大辞典』上海科学技術出版社 編 小学館

『推拿手法学』王之虹主編 人民工生出版社

『推拿治療学』人民工生出版社

『自分で治せる！家庭でできる！医師が教えるアロマセラピー』川端一永・吉井友季子 著 世界文化社

『心と体のふれあいマッサージ・バイブル』ルーシー・リデル 著 創元社

『顔をみれば病気がわかる』猪越恭也 著 草思社

『中医内科学』陳志清・路京華 監修 たにぐち書店

『中国推拿』王之虹 主編 長春出版社

『定性・定位から学ぶ中医症例集』叢法滋 著 東洋学術出版社

『詳解・中医基礎理論』劉燕池 他著 東洋学術出版社

『中医診断学ノート』内山恵子 著 東洋学術出版社

『いかに弁証論治するか ―「疾患別」漢方エキス製剤の運用―』菅沼栄著・菅沼伸 監修 東洋学術出版社

『いかに弁証論治するか 続篇 ―漢方エキス製剤の中医学的運用―』菅沼栄著・菅沼伸 監修 東洋学術出版社

『心を癒すスキンケアの科学』島上和則 著 中央書院

『アロマセラピーとマッサージのためのキャリアオイル事典』レン・プライス、シャーリー・プライス、イアン・スミス 著 東京堂出版

『自分でできる中国家庭医学〝抗老防衰〟5つの知恵』猪越恭也著 一般社団法人農山漁村文化協会

『女性のヘルス・トラブル１００』猪越恭也 著 日本ヴォーグ社

『心と体をケアするアロマテラピー』宮川明子 著 日本文芸社

『アロマテラピーコンプリートブック 上巻』林伸光 監修 ＢＡＢジャパン出版局

『改訂・増補 アロマテラピー辞典』パトリシア・デービス 著 フレグランスジャーナル社

『スピリットとアロマテラピー』ガブリエル・モージェイ 著 フレグランスジャーナル社

『アロマテラピーのための84の精油』ワンダ・セラー 著 フレグランスジャーナル社

『ベビーマッサージ』ピーター・ウォーカー 著 フレグランスジャーナル社

『中医美容Ｂｏｏｋ』楊暁波 著 ヘルスメディシン社

「オレンジページムック 心と体のクリニック』オレンジページ

『オレンジページムック 漢方養生法』オレンジページ

『チャイナビュー No.84,85,86,89,90,103,104,109,110, 113』イスクラ産業

『The Complete Guide to Aromatherapy』Salvatore Battaglia The Perfect Potion (Aust)Pty.Ltd.

『カラーグラフで読む精油の機能と効用』三上 杏平著 フレグランスジャーナル社

## 有藤文香(ありとう・あやか)

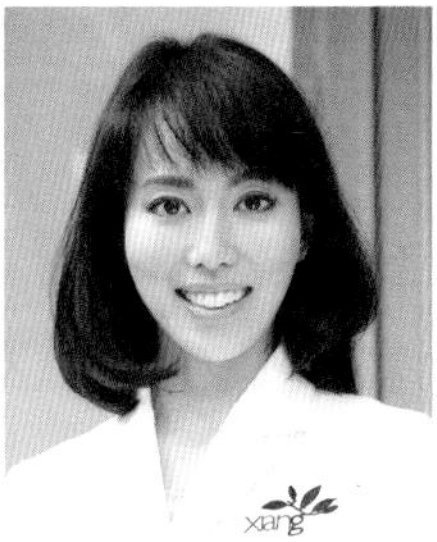

薬剤師・国際中医師・国際中医薬膳管理師・中医アロマセラピスト・株式会社Xiang代表。1979年、島根県生まれ。星薬科大学卒業後、製薬会社でMRとして勤めるが、数々の症例と向き合う中、予防医学の重要性を再確認して退社。渡英して東洋医学を取り入れたアロマセラピー代替医療を学ぶ。帰国後、漢方とアロマセラピーを融合させた「中医アロマセラピー」を体系化。東京・恵比寿に漢方内科・皮膚科クリニックを併設させた、総合サロン『Xiang中医アロマ&漢方サロン』を設立。未病先防により、家庭の中から日本の医療を変えていくことをモットーに、中医アロマ・漢方薬・薬膳のコンサルティング、アロマセラピーブランド、漢方クリニックのプロデュースを行うほかスクールを主宰し、中医アロマセラピストの育成に力を注ぐ。趣味はトライアスロン・温泉スパ巡り・世界中の美容術を探す旅。著書に『はじめての中医アロマセラピー』(池田書店)など多数。講演・執筆などで幅広く活動している。



Staff

| | |
|---|---|
| 編集協力 | 松井亜芸子、引田光江(グループONES) |
| デザイン | 加藤美保子 |
| DTP | 大島歌織 |
| イラスト | 會本久美子 |
| 撮影 | 竹内浩務 |
| ヘアメイク | 鎌田真理子 |
| モデル | ソギョン(スペースクラフト) |
| 校正 | 株式会社ぷれす、村上理恵 |

病気予防や症状改善に役立つ

# 中医アロマセラピー

| | |
|---|---|
| 著　者 | 有藤文香 |
| 発行者 | 池田士文 |
| 印刷所 | 日経印刷株式会社 |
| 製本所 | 日経印刷株式会社 |
| 発行所 | 株式会社池田書店<br>〒162-0851<br>東京都新宿区弁天町43番地<br>電話　03-3267-6821(代)<br>FAX　03-3235-6672 |

落丁・乱丁はお取り替えいたします。





ISBN 978-4-262-16598-1

[本書内容に関するお問い合わせ]
書名、該当ページを明記の上、郵送、FAX、または当社ホームページお問い合わせフォームからお送りください。なお回答にはお時間がかかる場合がございます。電話によるお問い合わせはお受けしておりません。また本書内容以外のご質問などにもお答えできませんので、あらかじめご了承ください。本書ご感想についても、当社HPフォームよりお寄せください。

[お問い合わせ・ご感想フォーム]
当社ホームページから
https://www.ikedashoten.co.jp/





23000012

※本書は2008年11月に小社より刊行した『中医アロマセラピー家庭の医学書』に加筆・再編成したものです。